T. Colin Campbell

InterEssen

Alle jenen, die unser gescheitertes Gesundheitssystem
unnötigerweise mit dem Leben bezahlt haben,
dazu gehören auch Mary, die Mutter meiner Frau,
und mein Vater Tom.

Und – wie immer – meiner Frau Karen und unseren Kindern,
ihren Ehepartnern und unseren Enkeln.

T. Colin Campbell

InterEssen

Ernährungswissenschaft zwischen
Ökonomie und Gesundheit

In Zusammenarbeit mit Howard Jacobson

Deutsche Übersetzung von Markus Vieten

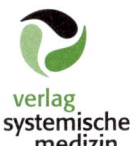

verlag
systemische
medizin

Zuschriften, Verbesserungsvorschläge und Kritik
Verlag Systemische Medizin AG, Müllerstraße 7 – 93444 Bad Kötzting
info@verlag-systemische-medizin.de

Titel der Originalausgabe:
Whole. Rethinking the Science of Nutrition
© T. Colin Campbell
First Published in the United States by BenBella Books (2013)

Wichtiger Hinweis für den Leser
Durch Forschung und klinische Erfahrungen unterliegen die Erkenntnisse in Medizin und Naturwissenschaften einem beständigen Wandel. Die Autoren haben sorgfältig geprüft, dass die in diesem Werk getroffenen therapierelevanten Aussagen und Angaben dem derzeitigen Wissensstand entsprechen. Hierdurch wird der Leser dieses Werkes jedoch nicht von der Verpflichtung entbunden, ggf. auch anhand anderer Werke zu diesem Thema zu prüfen, ob die dort getroffenen Aussagen und Angaben von denen in diesem Werk abweichen. Der Leser trifft seine Therapieentscheidung in eigener Verantwortung. Ggf. erwähnte Produktnamen sind geschützte Marken oder eingetragene Markenzeichen der jeweiligen Eigentümer, Unternehmen oder Organisationen, auch wenn sie im Einzelnen nicht ausdrücklich als solche gekennzeichnet wurden.

Bibliografische Information der Deutschen Nationalbibliothek
Die Deutsche Bibliothek verzeichnet diese Publikation in der Deutschen Nationalbibliografie; detaillierte bibliografische Daten sind im Internet über http://dnb.ddb.de abrufbar.
Alle Rechte vorbehalten

1. Auflage 2014
© der deutschen Ausgabe: Verlag Systemische Medizin AG, Bad Kötzting

Deutsche Übersetzung: Markus Vieten, Aachen
Lektorat und Redaktion: Lisa Lorz, Bayreuth
Herstellung und Produktion: SZ Publishing Support, München
Vorstufe: inmedialo UG, Plankstadt bei Heidelberg
Druck und Bindung: Strauss GmbH, Mörlenbach
Umschlaggestaltung: Stefan Dangl, München
ISBN 978-3-86401-034-7
Aktuelle Informationen finden Sie im Internet unter www.verlag-systemische-medizin.de

Inhalt

Einleitung VII

Teil   I | Sklaven des Systems   1
Kapitel   1 | Der Mythos der modernen Medizin   3
Kapitel   2 | Die ganze Wahrheit über Vollwert   15
Kapitel   3 | Der Weg des Ketzers   29

Teil   II | Gefangen in Paradigmen   45
Kapitel   4 | Der Triumph des Reduktionismus   47
Kapitel   5 | Der Reduktionismus erobert die Ernährungswissenschaft   59
Kapitel   6 | Reduktionistische Forschung   77
Kapitel   7 | Reduktionistische Biologie   91
Kapitel   8 | Genetik kontra Ernährung (Teil 1)   111
Kapitel   9 | Genetik kontra Ernährung (Teil 2)   129
Kapitel   10 | Reduktionismus in der Medizin   145
Kapitel   11 | Reduktionistische Nahrungsergänzung   157
Kapitel   12 | Reduktionistische Sozialpolitik   173

Teil   III | Subtile Mächte und wer dahintersteckt   185
Kapitel   13 | Wie das System funktioniert   187
Kapitel   14 | Industrielle Ausbeutung und Kontrolle   203
Kapitel   15 | Forschung und Profit   223
Kapitel   16 | Die Medien   241
Kapitel   17 | Staatliche Desinformation   257
Kapitel   18 | Den Verführern erlegen   273

Teil   IV | Schlussgedanken   293
Kapitel   19 | Anleitung zum Gesundsein   295

Teil   V | Anhang   303

Danksagung   305
Über die Autoren   307
Abkürzungsverzeichnis   309
Stichwortverzeichnis   311

Einleitung

Im Jahr 1965 hatte ich eine sehr vielversprechende wissenschaftliche Laufbahn vor mir. Nach vier Jahren als wissenschaftlicher Assistent am MIT wechselte ich in mein neues Büro *Virginia Tech's Department of Biochemistry and Nutrition* und war jetzt ein echter Professor! Meine Forschungsagenda sah prächtig aus: Beendigung der Unterernährung bei Kindern in der Dritten Welt durch Schaffung neuer hochqualitativer Proteinquellen. Dank einer großzügigen Spende der US-Behörde für internationale Entwicklung wurden die Philippinen zu meinem Einsatzgebiet.

Die erste Aufgabe bestand darin, eine lokal erzeugte, billige Proteinquelle zu finden. (Auch wenn Unterernährung hauptsächlich eine Frage unzureichender Kalorienzufuhr ist, dachten wir Mitte der 1960er Jahre, dass die Kalorien von Proteinen irgendwie etwas Besonderes hätten.) Die zweite Aufgabe war es, ein Netz aus Selbsthilfezentren im ganzen Land zu errichten, wo wir den Müttern zeigen konnten, wie sie ihre Kinder mithilfe dieser Proteinquelle aus der Unterernährung herausführen. Mein Team und ich entschieden uns für die Erdnuss, die reich an pflanzlichem Eiweiß ist und unter ganz unterschiedlichen Bedingungen wachsen kann. Zur gleichen Zeit arbeitete ich auf Bitten meines Institutsleiters Dekan Charlie Engel an einem anderen Projekt. Charlie hatte sich beim US-Landwirtschaftsministerium die Gelder zur Erforschung des Aflatoxins gesichert. Dabei handelt es sich um eine krebsauslösende Substanz, die von dem Schimmelpilz *Aspergillus flavus* erzeugt wird. Meine Aufgabe bestand darin, möglichst genau zu erforschen, unter welchen Bedingungen der Pilz wuchs, damit wir ihn effektiv am Befall bestimmter Nahrungsmittel hindern konnten. Das war zweifellos eine wichtige Aufgabe, zumal es einige Hinweise darauf gab, dass *Aspergillus flavus* bei Laborratten ein Leberkarzinom hervorruft. (Die gängige Vermutung war, und ist es bis heute, dass alles, was bei Ratten oder Mäusen Krebs erzeugt, dies wahrscheinlich auch beim Menschen tut.)

Ich stellte schnell fest, dass eines der von *Aspergillus flavus* bevorzugten Lebensmittel die Erdnuss ist. Es war dann einer dieser seltsamen Zufälle, die erst Jahre später ganz wundersam erschienen, dass ich nun die Erdnuss gleichzeitig in zwei völlig verschiedenen Zusammenhängen untersuchte. Und was ich da fand, als ich immer tiefer in die Materie dieser beiden scheinbar unzusammenhängenden Themen eintauchte, begann nach und nach mein Weltbild zu erschüttern und ließ mich viele der in Stein gemeißelten Annahmen infrage stellen, auf denen ich, wie auch die meisten meiner Kollegen, aus der Ernährungswissenschaft meine Karriere aufgebaut hatte.

Das wichtigste Ergebnis, das mein ganzes Weltbild – und letzlich auch meine ganze Welt – auf den Kopf stellte war: Die philippinischen Kinder, die die eiweißhaltigste Kost zu sich nahmen, waren auch diejenigen, die mit der höchsten Wahrscheinlichkeit ein Leberkarzinom entwickelten, obwohl gerade diese Kinder aus deutlich wohlhabenderen Familien stammten und einen besseren Zugang zu all den Dingen hatten, die wir typischerweise mit kindlicher Gesundheit in Verbindung bringen wie medizinische Versorgung und sauberes Trinkwasser.

Ich entschied mich dafür, dieser Entdeckung nachzugehen, ganz gleich wohin sie mich führen möge. Die Folge war, dass meine Laufbahn ganz unerwartete Wendungen in aufregende Richtungen nahm, von denen ich viele bereits in meinem ersten Buch *China Study* beschrieben habe. Mir wurden schließlich zwei Dinge klar: Erstens, die Ernährung ist der Schlüssel zur menschlichen Gesundheit; zweitens, was die meisten von uns für gute Ernährung halten, ist es nicht.

Wenn Sie ein Leben ohne Krebs, koronare Herzkrankheit (KHK) und Diabetes leben möchten, liegt dies ganz in Ihren eigenen Händen – genauer zwischen Ihrem Messer und Ihrer Gabel. Doch leider glaubt man an den medizinischen Hochschulen, in den Kliniken und den staatlichen Gesundheitsbehörden immer noch, dass die Ernährung beim Thema Gesundheit nur eine untergeordnete Rolle spielt. Und kein Wunder: Die „normale" westliche Kost mit ihren „Low-Fat"- und „Low-Carb"-Verwandten ist tatsächlich die Ursache und nicht die Lösung der meisten Krankheiten, die uns plagen. Kurz, das „Wundermittel", dem die Wissenschaft jetzt seit einem halben Jahrhundert hinterherjagt, entpuppt sich nicht als neues Wundermedikament, das nach Jahrzehnten brillanter und hartnäckiger Laborarbeit präzise designt wurde, oder als innovatives chirurgisches Instrument oder als eine neue Technik mit Laser und Nanotechnologie oder als Neuordnung unserer DNA, die uns alle so schön und

unsterblich macht wie Venus und Apollo. Stattdessen lag das Geheimnis der Gesundheit die ganze Zeit vor unseren Füßen und nennt sich einfach und vielleicht ein bisschen langweilig Ernährung. Im Hinblick auf unsere Gesundheit erweist sich das, was wir uns täglich in den Mund stecken, als Trumpfkarte. Als ich das alles nach und nach begriff, wurde mir auch etwas anderes, sehr Wichtiges klar, nämlich warum die meisten Menschen das nicht schon längst wissen.

Der medizinische und wissenschaftliche Betrieb ist weit davon entfernt, diese Ergebnisse begeistert aufzunehmen und weist sie systematisch zurück, ja, unterdrückt sie zum Teil sogar.

Nur wenige Mediziner erkennen, dass unsere Speisenauswahl ein weitaus wirkungsvollerer Schutz vor Krankheiten sein kann, als die Tabletten, die sie verschreiben.

Nur wenige Journalisten verbreiten die zweifellos guten Neuigkeiten von strahlender Gesundheit und Prävention durch die Ernährung.

Und nur wenige Wissenschaftler haben es gelernt, sich „das ganze Bild" anzusehen und, statt sich auf die Prüfung einzelner Datenpunkte zu spezialisieren, die wirklich bedeutenden Wissensströme zu erfassen.

Wer die Musik bezahlt, bestimmt auch, was gespielt wird, und das ist in unserem Fall die Pharma- und Lebensmittelindustrie, die uns weismachen will, dass unsere Rettung in einer Tablette oder in einem mit Pflanzenextrakten und künstlichen Zutaten angereicherten Snack liegt.

Das vorliegende Buch handelt von diesen Erkenntnissen, wie man sie vor Ihnen verbirgt und warum das geschieht.

Warum noch ein Buch?

Sollten Sie *China Study* gelesen haben, werden Sie von dieser Geschichte bereits gehört haben. Sie haben von den Erkenntnissen über die Ernährung und auch schon ein wenig von den Widerständen gehört, auf die ich und andere Wissenschaftler gestoßen sind, die versucht haben, dieses Wissen zu verbreiten.

Seit der Veröffentlichung im Jahr 2005 haben Millionen Menschen die *China Study* gelesen oder davon gehört und darüber mit Freunden, Nachbarn, Kollegen und Angehörigen geredet. Es vergeht nicht ein Tag, an dem mich keine dankbaren Berichte über die heilende Wirkung einer pflanzenbasierten Ernährungsweise (PBE) erreichen. So anekdotenhaft jede dieser Geschichten auch sein mag, so ist das Gesamtgewicht ihrer Belege doch beeindruckend. Und jede dieser Geschichten ist mehr als eine befriedigende Entschädigung für all den Ärger und die Hindernisse, die mir mächtige Interessengruppen, die an unserer kollektiven Ignoranz Geld verdienen, in den Weg gelegt haben.

Seit 2005 haben viele meiner Kollegen verschiedene Untersuchungen durchgeführt, die sogar noch stärkere Effekte einer guten Ernährung auf die unterschiedlichen Systeme des Körpers belegen. Heute muss man sagen, dass sich ein Wissenschaftler, Arzt, Journalist oder Politiker, der die Bedeutung der PBE für den Einzelnen und die gesellschaftliche Gesundheit leugnet oder kleinredet, die Fakten nicht richtig angesehen hat. Es gibt einfach zu viele deutliche Beweise, um dies noch weiter zu ignorieren.

Und dennoch hat sich in gewisser Weise praktisch kaum etwas verändert. Die meisten Menschen wissen noch nicht, dass sie den Schlüssel zu ihrer Gesundheit und für ein langes Leben selbst in den Händen halten. Ob nun aus Zynismus oder, was öfters der Fall ist, aus schlichter Ignoranz ist die westliche Kultur schrecklich versessen darauf, die Erkenntnisse darüber, was wir am besten essen sollten, zu ignorieren, zu bezweifeln oder manchmal auch aktiv zu verdrehen. Das geschieht so intensiv, dass es schwer fällt zu glauben, dass man uns die ganze Zeit über etwas Falsches erzählt hat. Es ist oft leichter, einfach zu akzeptieren, was man uns erzählt, als die Möglichkeit einer Konspiration, des Verschweigens und der Fehlinformation in Betracht zu ziehen. Der einzige Weg, dagegen anzukämpfen, ist aus meiner Sicht genau aufzuzeigen, wie und warum dies geschieht.

Aus diesem Grund scheint mir dieses Buch auch so wichtig. Die *China Study* konzentrierte sich auf die Erkenntnis, dass die PBE die gesündeste Ernährungsweise für den Menschen darstellt. *InterEssen* geht der Frage nach, warum es so schwierig ist, dieses Wissen zu verbreiten und was nötig ist, damit eine echte Veränderung angestoßen werden kann.

Teil-InterEssen

Das Buch ist in vier Teile untergliedert.

Teil I bietet weitere Informationen zur Erforschung der pflanzenbasierten Ernährung (PBE), meine Reaktionen auf die wichtigsten Kritiken an diesen Forschungen seit der Veröffentlichung der *China Study* und Einiges zu meinem persönlichen Hintergrund und Werdegang, was zum besseren Verständnis der in diesem Buch geäußerten Vorstellungen und Gedanken beiträgt.

Teil II untersucht den Grund dafür, dass es für viele so schwer ist, die Bedeutung dieser Forschung für die Gesundheit wahrzunehmen, geschweige denn anzuerkennen: Das geistige Gefängnis oder Paradigma, in dem die westliche Wissenschaft und Medizin operieren und das es unmöglich macht, die offensichtlichen Fakten zu betrachten, die außerhalb dieses Denkrahmens liegen. Aus verschiedenen Gründen handeln wir gegenwärtig vorwiegend unter einem Paradigma, das in den kleinsten Einzelheiten nach Erkenntnis sucht, während der Blick für das große Ganze gar nicht mehr zu existieren scheint. „Man sieht den Wald vor lauter Bäumen nicht" trifft es ganz gut, abgesehen davon, dass es hier um weit mehr als Bäume und Wälder geht. Die moderne Wissenschaft ist derart detailverliebt, dass wir den Baum vor lauter Kambium (Wachstumszone des Baums) und vor lauter Phloem (Siebteil eines Leitbündels bei Gefäßpflanzen) usw. nicht mehr sehen. Es ist überhaupt nichts falsch daran, diese Details genau unter die Lupe zu nehmen (ich habe den größten Teil meiner Laufbahn auf diese Weise gearbeitet). Doch es wird problematisch, wenn wir darüber vergessen oder bestreiten, dass es einen größeren Zusammenhang gibt und einfach stur darauf beharren, dieser enge Ausschnitt der Wirklichkeit, den wir mit all unserer Voreingenommenheit und Vorerfahrung betrachten, sei alles, was es gibt.

Der passende Begriff für diese Detailversessenheit ist „Reduktionismus". Der Reduktionismus hat seine eigene verführerische Logik, sodass die Menschen, die in seinem Namen arbeiten, nicht erkennen, dass es auch einen anderen Blick auf die Welt gibt. Für einen Reduktionisten sind alle anderen Blickwinkel auf die Welt unwissenschaftlich, abergläubisch, unpräzise und nicht der Rede wert. Alle Erkenntnisse, die mit nicht reduktionistischen Methoden gewonnen werden – sofern diese Forschung überhaupt finanziert wird – werden ignoriert oder unterdrückt.

Teil III betrachtet die andere Seite dieser Gleichung, nämlich die ökonomischen Kräfte, welche dieses Paradigma stützen und für ihr eigenes Gewinnstreben ausnützen. Diese Kräfte manipulieren fortgesetzt die öffentliche Meinung zu den Themen Gesundheit und Ernährung, um dadurch ihren Profit zu steigern. Wir werden uns die zahlreichen Wege ansehen, auf denen das Geld Tausende kleine Entscheidungen beeinflusst, die sich zu dem großen Ganzen addieren, das Sie, d.h. die Öffentlichkeit, hören (oder auch nicht hören) und somit über Gesundheit und Ernährung glauben.

Schließlich schauen wir in Teil IV, was dadurch insgesamt auf dem Spiel steht und was erforderlich ist, um eine Veränderung herbeizuführen.

Das Wissen gehört uns allen

Ich wollte diese ganze Geschichte erzählen, weil ich es Ihnen, der Öffentlichkeit, schuldig bin. Wenn Sie ein amerikanischer Steuerzahler sind, haben Sie meine Laufbahn als Forscher, Lehrer und politischer Mitgestalter mitfinanziert. Ich habe zu viele Menschen getroffen, einschließlich meiner eigenen Freunde und Angehörigen, die unnötigerweise gelitten haben, nur weil sie nicht wussten, was ich jetzt weiß, und auch sie sind Steuerzahler. Sie haben das Recht zu erfahren, was mit Ihrem Geld passiert ist, und auch ein Recht darauf, von den Ergebnissen zu profitieren.

Hier mein persönlicher Haftungsausschluss und meine Unabhängigkeitserklärung: Ich habe keinerlei finanzielles Interesse daran, dass Sie meinen Worten Glauben schenken. Ich verkaufe keine Gesundheitsprodukte und biete keine Seminare oder Coachings an. Ich bin 79 Jahre alt, blicke auf ein langes und erfülltes Berufsleben zurück und schreibe diese Bücher nicht, um damit Geld zu machen. Wenn Sie anfangen über das, was Sie in diesem Buch erfahren haben, mit Ihren Freunden zu reden und dabei auf eine leidenschaftliche Missachtung meiner Person und meiner Motive stoßen (und das wird geschehen!), schauen Sie sich einfach die Originalquellen der Aussagen an, die man zitiert. Fragen Sie sich, welche finanziellen Interessen dahinter stecken könnten. Was hat jemand durch die Informationen, die ich hier mitteile, zu verlieren?

Dieses Buch zu schreiben, war eine echte Herausforderung. Mir ist sehr bewusst, dass sich die Vorstellung einer rein pflanzenbasierten Ernährung für viele wie eine schräge Idee anhören muss. Doch das ändert sich gerade. Die Idee gewinnt mit der Zeit mehr und mehr Anhänger. Das gegenwärtige System ist nicht aufrechtzuerhalten. Die Frage ist nur, ob wir uns daraus befreien können, bevor es uns mit in den Abgrund zieht. Ob wir weiter unseren Körper, unseren Verstand und unseren Planeten mit dem Müll vergiften, den dieses System ausspuckt, bis es unter seinem eigenen ökonomischen Gewicht und der biologischen Logik zusammenbricht?

Früher war es reine Privatsache, wie man sich ernährte. Die Wahl der Nahrungsmittel schien für die Gesundheit oder Krankheit anderer Menschen weder in der einen noch in der anderen Richtung irgendeine Bedeutung zu haben, und schon gar nicht für Tiere, Pflanzen oder die Belastbarkeit des gesamten Planeten. Das mag früher einmal gegolten haben, heute tut es dies sicher nicht mehr. Was wir essen, jeder einzelne ebenso wie die Gesellschaft, wirkt sich auf weit mehr als nur auf unsere Taille oder unseren Blutdruck aus. Es hängt heute davon nicht weniger als der Fortbestand unserer Art ab. Es liegt an uns.

Ich hoffe, dass dieses Buch Sie zu einer wohl durchdachten Entscheidung für Ihre Gesundheit, für die kommenden Generationen und für den ganzen Planeten ermutigen kann.

T. Colin Campbell
Lansing, New York
November 2012

I Sklaven des Systems

1 Der Mythos der modernen Medizin   3

2 Die ganze Wahrheit über Vollwert   15

3 Der Weg des Ketzers   29

1 Der Mythos der modernen Medizin

Das Krankheitsversorgungssystem 5

Die gute Nachricht 7

Die ideale Ernährungsweise 8

Wenn PBE eine Pille wäre 8

Warum eine pflanzenbasierte Ernährungsweise sinnvoll ist 9

Häufige Fragen 11

Warum sollten Sie auf mich hören? 12

Die Zeit für PBE ist (fast) reif 12

Wer eine Krankheit heilt, ist vielleicht der geschickteste Arzt,
doch wer sie verhindert, ist der umsichtigste Arzt.

Thomas Fuller

Wir leben in einer großartigen Zeit! Die moderne Medizin verspricht uns die Befreiung von Plagen, unter denen die Menschheit bereits seit Urzeiten leidet. Krankheit, Siechtum und Alter gehören dank der großen technologischen Fortschritte, der Genetik, der Pharmakologie und der Ernährungswissenschaft schon bald der Vergangenheit an. Der Krebs wird in Kürze besiegt sein. Mithilfe des DNA-Spleißens werden wir unsere beschädigten Gene gegen neue austauschen können. Praktisch jede Woche werden wir mit einem neuen Wundermedikament beglückt. Und dank neuer Verfahrenstechniken in der Genmanipulation werden wir schon bald eine einfache Tomate, Karotte oder einen Keks in eine vollwertige Mahlzeit verwandeln können. Und wer weiß, vielleicht werden wir eines Tages überhaupt nicht mehr essen müssen, sondern werfen nur noch eine Pille ein, die dann all die Nährstoffe enthält, die wir benötigen.

Es gibt nur ein kleines Problem mit dieser schönen neuen Welt – sie existiert nicht. Nicht eines dieser hochtrabenden Versprechen konnte auch nur ansatzweise realisiert werden. In unserem Wettlauf um die Gesundheit verschleudern wir Milliardenbeträge für gefährliche und wirkungslose Therapien. Wir suchen nach neuen Genen, als wären die, welche sich in Jahrmillionen entwickelt haben, plötzlich nicht mehr gut genug. Wir vergiften uns selbst mit toxischen Cocktails, von denen einige Substanzen die Krankheit behandeln, während der Rest die gefährlichen Nebenwirkungen der Hauptsubstanz bekämpfen.

Immerzu reden wird über das Gesundheitssystem, aber richtiger wäre es, von einem Krankheitsversorgungssystem zu sprechen.

Glücklicherweise kennen wir ja einen weitaus besseren, sichereren und auch preiswerteren Weg zur Gesundheit, noch dazu einen mit ausschließlich positiven Nebenwirkungen. Wenn wir diesen Weg einschlagen, verhindert das zudem viele der Erkrankungen und Beschwerden, die uns bereits quälen, noch bevor sie richtig ausgebrochen sind, sodass wir das Krankheitsversorgungssystem erst einmal gar nicht benötigen.

Das Krankheitsversorgungssystem

Die Vereinigten Staaten geben pro Kopf mehr Geld für die „Gesundheit" aus als jedes andere Land auf der Welt. Vergleichen wir jedoch die Qualität unseres Gesundheitssystems mit dem der anderen Industriestaaten, rangiert unseres ziemlich weit hinten.

Als Land sind wir ziemlich krank. Und trotz unserer hohen Gesundheitsausgaben werden wir nicht gesünder. Tatsächlich hat sich die Quote vieler chronischer Erkrankungen im Laufe der Zeit erhöht, und legt man Gesundheitsmarker wie Adipositas, Diabetes und Bluthochdruck zugrunde, wird sich diese Entwicklung weiter fortsetzen. Die Prävalenz für Übergewicht und Adipositas erhöhte sich von 13 Prozent der US-Bevölkerung im Jahr 1962 auf atemberaubende 34 Prozent im Jahr 2008.[1] Die US-amerikanischen *Centers for Disease Control and Prevention* (CDC) stellten fest, dass sich die Zahl der an Diabetes Typ 2 erkrankten Personen altersangepasst zwischen 1980 und 2010 mehr als verdoppelt hat, und zwar von 2,5 auf 6,9 Prozent der Bevölkerung.[2] Die Zahl der Patienten mit Bluthochdruck unter den US-amerikanischen Erwachsenen erhöhte sich zwischen 1997 und 2009 um 30 Prozent.[3]

Durch die pharmakologischen und operativen Fortschritte wird die Sterberate trotz der erhöhten Risikofaktoren annähernd konstant gehalten (abgesehen vom Diabetes, dessen Mortalität sich in den Vereinigten Staaten zwischen 2007 und 2010 auf bestürzende 29 Prozent erhöht hat).[4] Diese Daten machen deutlich, dass unsere medizinischen Fortschritte an der Prävention völlig vorbeigehen und uns nichts davon grundsätzlich gesünder macht. Die Sterberate wird durch sie nicht gesenkt, aber der Preis, den wir zahlen müssen, ist gepfeffert.

Seit vielen Jahren sind die Kosten für ärztlich verordnete Medikamente stärker gestiegen als die Inflationsrate. Sie glauben, sie sind ihr Geld wert? Weit gefehlt.

Die Nebenwirkungen genau dieser Medikamente stellen nach Herzerkrankungen und Krebs die dritthäufigste Todesursache dar. Sie haben richtig gelesen: Es kommen mehr Menschen durch verschreibungspflichtige Medikamente ums Leben als durch Verkehrsunfälle. Nach Barbara Starfield sterben in den Vereinigten Staaten jährlich 106 000 Menschen an Medikamentennebenwirkungen.[5] Und diese Zahl enthält noch nicht einmal versehentliche Überdosierungen.

Hinzu kommen jährlich 7000 Opfer von Fehlmedikationen im Krankenhaus, 20 000 Opfer von nicht medikamentösen Behandlungsfehlern in Kliniken (z. B. durch stümperhafte Operationen und falsch programmierte und unzureichend überwachte Geräte), 80 000 Tote durch sogenannte nosokomiale (d. h. im Krankenhaus erworbene) Infektionen und 2000 Tote infolge überflüssiger Operationen. Der Rettungswageneinsatz mit quietschenden Reifen und lautem Martinshorn scheint noch der sicherste Abschnitt des Notfall- und Stationärbereichs zu sein.[6]

Wenn Sie die Regierung auf diese Zusammenhänge ansprechen, leugnet sie das alles lautstark. Werfen Sie doch selbst einmal einen Blick auf die Todesfallstatistik der *Centers for Disease Control and Prevention* (CDC) (▶ Tabelle 1.1).

Fällt Ihnen in der Tabelle etwas auf? Das Gesundheitssystem als dritthäufigste Todesursache in den Vereinigten Staaten taucht gar nicht auf. Dies wäre zugegebenermaßen einfach zu schlecht fürs Geschäft, und wenn es etwas gibt, auf das die US-Regierung immer ein Auge hat, dann sind es die ökonomischen Interessen der Medizintechnik- und Pharmaindustrie.

Aber was ist mit den vielen Fällen, in denen die Medizin keine Opfer fordert? Wiegen die vielen Millionen Nutznießer die wenigen hunderttausend Toten jährlich nicht auf?

Besuchen Sie einmal ein Alten- oder Pflegeheim und machen Sie sich selbst ein Bild davon, wie gut das System denjenigen hilft, die es am dringendsten benötigen. Die körperlichen und seelischen Schmerzen der einst vitalen Menschen sind förmlich greifbar. Viele von ihnen leiden unter überflüs-

Tabelle 1.1 Die häufigsten Todesursachen laut Statistik der *Centers for Disease Control and Prevention* (CDC) aus dem Jahr 2009[7]

Herzerkrankungen	599.413
Krebserkrankungen	567.628
Chronische Erkrankungen der unteren Atemwege	137.353
Schlaganfall	128.842
Unfälle (unbeabsichtigte Verletzungen)	118.021
Alzheimer-Krankheit	79.003
Diabetes	68.705
Grippe und Lungenentzündung	53.692
Nephritis, nephrotisches Syndrom, degenerative Erkrankungen der Nierengefäße	48.935
Suizid	36.909

sigen Beschwerden und Krankheiten, die zu einem nicht unerheblichen Teil durch die verschriebenen Pillencocktails verursacht werden. Doch wer könnte es ihnen verübeln? Die Ärzte wissen es doch am besten, oder? Auch die vielen Werbespots im Fernsehen versprechen ihnen doch Medikamente, die ihren Cholesterin- oder Blutzuckerspiegel senken und ihre Libido steigern.

Es gibt unzählige weitere Beispiele, aber Sie wissen sicher schon, worauf ich hinauswill: Je mehr Geld wir für das Krankheitsversorgungssystem ausgeben, desto kränker werden wir anscheinend.

Die gute Nachricht

Die aufgewendeten Milliardengelder verbessern unsere Gesundheit nicht. Die versprochenen Durchbrüche der medizinischen Forschung sind stets noch Jahrzehnte entfernt und verschwinden beinahe so schnell wieder, wie sie aufgetaucht sind. Die Genforschung bescherte uns wahre Horrorszenarien im Hinblick auf den Schutz der Privatsphäre und führte auch zu mitunter tragischen Missverständnissen.

Man denke nur an die Mütter, die ihren Töchtern die Brüste entfernen ließen, weil einige Genetiker sie aufgrund eines DNA-Tests aus einem Tropfen Fingerblut mit der Vorhersage zu Tode erschreckten, dass ihr Kind möglicherweise in der Zukunft Brustkrebs entwickeln könnte. Zugegeben, das ist alles ziemlich erschütternd.

Die gute Nachricht aber ist, dass wir all diese medizinischen Durchbrüche und genetischen Manipulationen gar nicht benötigen, um völlig gesund zu werden oder zu bleiben. Nach einem halben Jahrhundert Forschungsarbeit bin ich gemeinsam mit vielen anderen zu folgenden Überzeugungen gelangt:

▌ Was Sie tagtäglich essen, hat einen wesentlich stärkeren Einfluss auf Ihre Gesundheit als ihre DNA oder die vielen Chemikalien, die überall in der Umgebung lauern.

▌ Die täglichen Nahrungsmittel können Sie schneller und grundlegender heilen als die teuersten verordneten Medikamente und auch tief greifendere Veränderungen herbeiführen als die meisten extremen chirurgischen Interventionen bei gleichzeitig ausschließlich positiven Nebenwirkungen.

I Solche Nahrungsmittel können Krebs, Herzkrankheiten, Diabetes Typ 2, Schlaganfällen, einer Makuladegeneration, Migräne, Erektionsstörungen und Arthritis vorbeugen, um nur einige Übel zu nennen.

I Es ist nie zu spät, die Ernährung umzustellen. Eine sinnvolle Ernährungsweise kann den Verlauf vieler dieser Erkrankungen sogar umkehren.

Kurz: Wenn Sie Ihre Ernährungsweise ändern, können Sie Ihre Gesundheit zum Besseren wenden.

Die ideale Ernährungsweise

Aus irgendwelchen Gründen stehen vollwertige Nahrungsmittel in dem Ruf, fad und unbefriedigend zu schmecken. Wahrscheinlich denken Sie jetzt, dass die wundersame ideale Kost auch die allerödeste sein muss. Aber zum Glück ist das nicht der Fall. Sinnvollerweise hat es die Evolution so eingerichtet, dass uns die Dinge schmecken, die gut für uns sind. Wir müssen lediglich zu den Ursprüngen unserer Ernährung zurückkehren. Dazu ist keinesfalls eine radikale oder spartanische Ernährungsweise notwendig.

Die ideale Ernährungsweise für den Menschen sieht folgendermaßen aus: Verwenden Sie Nahrungsmittel auf pflanzlicher Basis, am besten naturbelassen (vollwertig). Essen Sie viele unterschiedliche Arten von Gemüse und Früchten, außerdem rohe Nüsse und Samen, Bohnen und Hülsenfrüchte sowie volles Korn. Meiden Sie stark verarbeitete Nahrungsmittel und tierische Produkte sowie Produkte mit zu-

sätzlichen Salz-, Öl- und Zuckerbeigaben. Decken Sie 80 Prozent Ihres Kalorienbedarfs durch Kohlenhydrate, 10 Prozent durch Fett und 10 Prozent durch Eiweiß.

Das ist alles, 60 Wörter. In diesem Buch verwende ich den Begriff „pflanzenbasierte Ernährung (PBE)" oder einfach PBE[8] und manchmal auch PBE-Lebensweise (ich persönlich vermeide den Begriff „Diät". Er klingt mehr nach einer übermenschlichen, vorübergehenden Anstrengung als nach einer nachhaltigen und befriedigenden Ernährungsweise).

Wenn PBE eine Pille wäre

Wie gesund ist die pflanzenbasierte Ernährung (PBE)? Stellen Sie sich vor, dass sich alle ihre Effekte in eine einzige Pille pressen ließen. Ein großer Pharmakonzern gäbe eine Pressekonferenz, um die neue Pille mit dem Namen *Eunutria* vorzustellen. Dazu wird noch eine Liste mit den wissenschaftlich belegten Wirkungen von *Eunutria* präsentiert:

I Verhindert 95 Prozent aller Krebserkrankungen, einschließlich der durch Umweltgifte „verursachten".

I Verhindert nahezu alle Herz- und Schlaganfälle.

I Kann sogar schwere Verläufe von Herzerkrankungen bessern.

I Verhindert oder verbessert einen Diabetes Typ 2 so schnell und nachhaltig, dass bereits nach drei Tagen Medikamenteneinnahme ein weiterer Insulineinsatz gefährlich sein kann.

Wie steht es mit den Nebenwirkungen, werden Sie fragen. Natürlich gibt es auch hier welche. Die PBE

▌ führt Sie in gesunder und nachhaltiger Weise an Ihr Idealgewicht heran,
▌ beseitigt vielfach Migräne, Akne, häufige Erkältungserkrankungen, chronische Schmerzen und Verdauungsstörungen,
▌ verbessert das Energiepotenzial,
▌ heilt Erektionsstörungen (was allein die Pille bereits zu einem Kassenschlager macht!).

Dabei handelt es sich jedoch nur um die Nebenwirkungen für den Einzelnen. Es gibt auch Folgen für die Umwelt:

▌ verlangsamt die globale Erwärmung und kann sie vielleicht sogar umzukehren,
▌ verringert die Grundwasserverseuchung,
▌ macht weitere Urwaldrodungen unnötig,
▌ führt zur Schließung industrieller Viehbetriebe,
▌ führt zu einem Rückgang von Mangelernährung und somit zu weniger Hungerflüchtlingen in den ärmsten Regionen der Welt.

Wie gesund ist PBE? Man kann sich kaum etwas Gesünderes vorstellen oder etwas, das wirkungsvoller die größten Gesundheitsprobleme angeht. PBE ist nicht nur die gesündeste Ernährungsweise, die je untersucht wurde, sondern im Hinblick auf die Gesundheitsförderung und Prävention auch weitaus effektiver als Medikamente, Operationen, Vitaminpillen und Nahrungsergänzungsmittel oder auch Genmanipulationen.

Wenn PBE eine Pille wäre, wäre ihr Entwickler wohl der reichste Mensch der Erde. Da es diese Pille aber nicht gibt, schließen sich auch keine Marktkräfte zusammen, um sie zu entwickeln. Kein Versicherungsträger übernimmt ihre Kosten. Und da es die Pille nicht gibt und auch niemand bisher herausgefunden hat, wie man wirklich reich damit wird, den Menschen die richtige Ernährungsweise beizubringen, bleibt die Wahrheit unter vielen Halbwahrheiten, unbestätigten Behauptungen und regelrechten Lügen vergraben. Die gemeinsamen Anstrengungen vieler mächtiger Interessengruppen, die Wahrheit zu nicht zu beachten, in Misskredit zu bringen oder zu verbergen, haben sich bisher bezahlt gemacht.

Warum eine pflanzenbasierte Ernährungsweise sinnvoll ist

Ich habe mich in den vergangenen Jahren mit der Erforschung der PBE-Wirkungen befasst. Für mich sind die Resultate dieser Ernährungsweise allein aufgrund der Datenlage überzeugend. Doch ist die Frage nach dem *Warum* immer noch sinnvoll. Warum ist PBE die gesündeste Ernährungsweise des Menschen? Aufgrund meines Biochemiestudiums konnte ich dazu einige Mutmaßungen anstellen, die alle auf einen Punkt hinauslaufen: Sie verhindert, dass die Oxidation aus den Fugen gerät.

Beim Prozess der Oxidation werden Elektronen freigesetzt, wenn sich Atome und Moleküle mit anderen Atomen und Molekülen verbinden. Es ist eine der elementarsten chemischen Reaktionen im Universum. Wenn man einen Apfel aufschneidet, der sich bei Kontakt mit der Luft braun verfärbt, oder wenn ein Fahrzeug rostet, wird die allgegenwärtige Oxidation für jeden sichtbar. In unserem Körper läuft sie unsichtbar ab. Manchmal ist sie natürlich und sinnvoll. So erleichtert sie etwa die Energieübertragung innerhalb des Körpers. Die Oxidation ist außerdem wichtig, wenn es darum geht, potenziell schädigende Substanzen wieder loszuwerden: Sie macht Schadstoffe wasserlöslich, sodass sie mit dem Urin ausgeschieden werden können. Eine unkontrollierte und überschießende Oxidation jedoch ist gesundheitsschädlich und wirkt lebensverkürzend, gerade so wie exzessive Oxidation aus einem neuen Auto eine alte Blechkiste und aus einem frischen Apfel Kompost macht. Bei der Oxidation entstehen sogenannte freie Radikale, von denen bekannt ist, dass sie für viele krankhafte Prozesse im Körper verantwortlich sind: vorzeitiges Altern, die Entwicklung von Krebs, die Ablösung von Plaques in den Gefäßen, die dann zu Herz- und Hirnschlägen führen sowie andere unerwünschte Folgen im Hinblick auf eine Reihe von Autoimmun- und Nervenerkrankungen.

Wie kann uns also eine pflanzenbasierte Kost vor den schädigenden Wirkungen der freien Radikale schützen? Es gibt Hinweise darauf, dass eine proteinreiche Ernährung die Bildung freier Radikale verstärkt, wodurch z.B. unerwünschte Gewebeschädigungen gefördert werden. Ein zu hoher Eiweißanteil in der Ernährung ist aber praktisch unmöglich, wenn Sie sich hauptsächlich pflanzenbasiert ernähren. Auch wenn Sie den ganzen Tag lang Gemüse, Bohnen und Nüsse knabbern, müssen Sie sich schon sehr anstrengen, um auf einen Proteinanteil von 12 Prozent an der Gesamtkalorienaufnahme zu kommen.

Doch es geht bei den vollwertigen pflanzenbasierten Nahrungsmitteln um viel mehr als nur um den Ersatz tierischer Erzeugnisse. Es hat sich gezeigt, dass auch Pflanzen schädliche freie Radikale erzeugen, und zwar während der Fotosynthese. Um dagegen anzugehen, haben die Pflanzen einen Abwehrschirm entwickelt, der aus einer ganzen Batterie von Substanzen besteht, die allesamt in der Lage sind, Schäden durch freie Radikale zu verhindern, indem sie diese binden und somit neutralisieren. Diese Stoffe werden, nicht besonders originell, als Antioxidanzien bezeichnet.

Wenn wir oder andere Säugetiere Pflanzen essen, nehmen wir auch die darin enthaltenen Antioxidanzien auf, die für uns genauso segensreich und effektiv sind wie für die Pflanzen. Auch uns schützen sie vor freien Radikalen und bremsen die Alterungsprozesse in unseren Zellen. Bemerkenswert ist, dass sie die oben erwähnten nützlichen Oxidationsprozesse nicht beeinträchtigen, sondern nur die schädigenden Abfälle einer übermäßigen Oxidation neutralisieren.

Offenbar ist unser Organismus nie in die Verlegenheit gekommen, Antioxidanzien herstellen zu müssen, weil sie stets in dem verfügbar waren, was für die längste Zeit unserer Entwicklung unsere Hauptnahrungsquelle war: Pflanzen. Erst als der Mensch zu einer Ernährungsweise mit erheblich mehr tierischen Nahrungsanteilen überging und die Nahrung industriell hergestellt wurde, verschob sich das Gleichgewicht zur Seite der Oxidation. Der hohe Proteinanteil in unserer Ernährung hat für diese überbordende Oxidation gesorgt, und wir nehmen zugleich nicht mehr genügend pflanzliche Antioxidanzien zu uns, um die Schäden im Zaum zu halten und zu neutralisieren.

Es gilt jedoch nach wie vor zu bedenken, dass es sich bei diesen Überlegungen um eine Theorie handelt. Das Wichtigste an der PBE ist demnach nicht die Frage, *warum*, sondern die Tatsache, *dass* sie so gut funktioniert. Die Belege für die Wirksamkeit der pflanzenbasierten Ernährungsweise sind eindeutig – aus welchem genauen Grund auch immer.

Häufige Fragen

Wenn ich einen Vortrag halte, werde ich häufig gebeten, Zahlen zu nennen. Viele Menschen wünschen sich präzise Formeln und Regeln. Wie viel Gramm Blattgemüse soll ich täglich essen? In welchem Verhältnis sollen Kohlenhydrate, Fette und Eiweiße in meiner Ernährung zueinander stehen? Wie viel Vitamin C und wie viel Magnesium benötige ich? Dürfen bestimmte Nahrungsmittel mit anderen kombiniert werden, und wenn ja, in welchem Verhältnis? Und die häufigste aller Fragen lautet: „Muss ich mich zu 100 Prozent pflanzlich ernähren, damit meine Gesundheit davon profitiert?"

Wenn auch Sie sich diese Fragen stellen, lautet meine Antwort: Entspannen Sie sich! Wenn es um Zahlen geht, bin ich sehr zurückhaltend damit, ganz genaue Angaben zu machen; erstens weil es noch keine wissenschaftlichen Beweise gibt, welche diese Fragen vollständig beantworten können, zweitens weil in der Biologie praktisch nichts so eindeutig ist, wie wir es gern erscheinen lassen möchten, und drittens weil man sich bei einer pflanzenbasierten Ernährung mit diesen Detailfragen gar nicht mehr beschäftigen muss. Essen Sie einfach so viele verschiedene pflanzliche Nahrungsmittel wie möglich, dann löst ihr Körper die Rechenaufgaben allein!

Wenn es darum geht, ob man sich unbedingt 100-prozentig pflanzlich ernähren soll statt nur etwa zu 95 bis 98 Prozent, muss ich sagen, dass mir keine verlässlichen wissenschaftlichen Belege dafür bekannt sind, dass ein solcher Purismus wirklich erforderlich ist, zumindest in den meisten Fällen. (Ausnahmen sind Patienten mit Krebs, Herzerkrankungen und anderen potenziell schwerwiegenden Erkrankungen, bei denen jede Abweichung zu einer Verschlechterung oder einem Rückfall führen kann.) Ich glaube jedoch, dass es uns umso besser geht, je näher wir einer rein pflanzenbasierten Ernährung kommen. Ich sage das nicht, weil wir absolut eindeutige wissenschaftliche Beweise dafür besitzen, sondern wegen des Effekts auf unsere Geschmacksknospen. Wenn wir unsere Ernährung vollständig umstellen, verändern sich unsere Geschmacksknospen dauerhaft, da wir uns an neue Geschmackserlebnisse gewöhnen, die unserer Gesundheit wesentlich zuträglicher sind. Man würde jemandem, der sich das Rauchen abgewöhnen will, auch nicht raten, weiterhin eine Zigarette pro Tag zu rauchen. 100 Prozent sind viel leichter zu erreichen als 99 Prozent, und die Wahrscheinlichkeit ist viel höher, bei dieser Umstellung zu bleiben.

Oft werde ich auch gefragt, ob ich PBE als vegetarische oder vegane Ernährungsweise betrachte. Bei der Beschreibung der PBE vermeide ich die „V"-Worte. Die meisten Vegetarier verzehren weiterhin Milchprodukte, Eier, zu viel zusätzliches Öl, raffinierte Kohlenhydrate und industriell bearbeitete Nahrungsmittel. Und auch wenn Veganer alle tierischen Produkte verbannt haben, verzehren auch sie häufig zu viel Fett (einschließlich der Öle beim Kochen), raffinierte Kohlenhydrate, Salz und industriell bearbeitete Nahrungsmittel. Meinen Kollegen in den *National Institutes of Health (NIH)* (amerikanische Gesundheitsbehörde) im Überprüfungsausschuss für Krebsforschungsstipendien, dem ich zwischen 1978 und 1980 angehörte, schlug ich den Begriff „vollwertige, pflanzenbasierte Ernährung" vor. Sie vermieden wie ich lieber die Begriffe „vegetarisch" oder „vegan", zum Teil weil sie dabei auch an eine bestimmte ideologische Grundhaltung dachten, die vielfach mit diesen Begriffen verbunden wird. Ich interessierte mich mehr für die Beschreibung der erstaunlichen gesundheitlichen Auswirkungen einer solchen Ernährungsweise und ihrer wissenschaftlichen Bestätigung als für die damit verbundenen persönlichen oder philosophischen Ideologien, so anerkennenswert diese auch sein mochten.

Warum sollten Sie auf mich hören?

Am Ende des Buchs können Sie etwas über meinen persönlichen und beruflichen Werdegang erfahren, doch möchte ich hier kurz auf meine Forschungsaktivitäten eingehen, damit Sie selbst entscheiden können, ob ich in Ihren Augen die nötige Glaubwürdigkeit für die hier vertretenen Standpunkte mitbringe.

Seit über 50 Jahren forsche ich über die komplexen Auswirkungen der Ernährung auf die Gesundheit und halte zu diesem Thema Vorlesungen und Seminare. Etwa 40 dieser 50 Jahre habe ich mit vielen Studenten und Kollegen im Labor bei Experimenten verbracht. Davon war ich wiederum 20 Jahre Mitglied einer Expertenkommission, die nationale und internationale Ernährungs- und Gesundheitsstrategien

evaluierte und formulierte sowie festlegte, welches Forschungsvorhaben unterstützt werden soll. (Oft wurden meine Ansichten nicht von der Mehrheit geteilt und erlangten auch nicht die politische Dimension, die ich mir gewünscht hätte, was im Übrigen ein Grund dafür ist, dass ich die Hochschule verlassen und mich dem Schreiben „populärwissenschaftlicher" Bücher gewidmet habe.) Ich habe über 350 Studien in sehr renommierten wissenschaftlichen Fachzeitschriften veröffentlicht, von denen die meisten einer fachlichen Expertenbegutachtung (peer review) unterzogen wurden. Ich war selbst als Gutachter für einige dieser Zeitschriften tätig. Kurz gesagt: Ich habe ein halbes Jahrhundert der wissenschaftlichen Erforschung der Ernährung gewidmet, und zwar von den experimentellen Anfängen bis hin zur Präsentation meiner Arbeiten in den Hörsälen, in den Vorstandsetagen der Versicherungsträger und vor dem breiten Publikum.

Die Zeit für PBE ist (fast) reif

In meinem vorangehenden Buch *China Study* habe ich die Forschungsergebnisse vorgestellt, die mich zu der Überzeugung geführt haben, dass die PBE die beste Ernährungsform für den Menschen darstellt. Ich war sicherlich ein wenig naiv, als das Buch Anfang 2005 in den Buchhandlungen auslag. Ich hatte gehofft, dass die meines Erachtens unbestreitbaren Belege, die ich dort zusammengetragen hatte, den Speiseplan der amerikanischen Bevölkerung erheblich durcheinanderwirbeln würden. Ich war einfach davon ausgegangen, dass die Erkenntnisse für sich selbst sprechen und die Politik der Regierung und die Entscheidungen der Wirtschaft in die richtigen

Bahnen lenken und die öffentliche Diskussion zum Thema Ernährung verändern würden.

Bis zu einem gewissen Grad ist dies auch geschehen. Einige hochrangige frühere Regierungsmitglieder (z. B. der frühere Präsident Bill Clinton) haben die *China Study* und die pflanzenbasierte Ernährungsweise in den höchsten Tönen gepriesen.

Moderne und einflussreiche Unternehmen wie Google und Facebook bieten in ihren Kantinen viele PBE-Speisen an, und es ist auch viel einfacher geworden, in Supermärkten, Restaurants und Onlineshops PBE-Produkte und -Zutaten zu erhalten. Die gegenwärtige „Glutenfrei-Manie", deren wissenschaftliche Relevanz noch Gegenstand intensiver Diskussionen ist, hat zu einer Abkehr vieler Menschen von industriell verarbeiteten Brot-, Keks- und Nudelprodukten und zu einer Hinwendung zu mehr naturbelassenen Alternativen geführt.

Doch in der breiten Masse ist die pflanzenbasierte Ernährung noch nicht angekommen. Der Staat lehrt und fördert immer noch die falschen Dinge. Die Wirtschaft ist immer noch auf die Standardernährung ausgerichtet, die überwiegend aus Weißmehl, raffiniertem Zucker, Fleischprodukten von Tieren, die mit großen Hormon- und Antibiotikamengen behandelt wurden, sowie künstlichen Farbstoffen, Aromen und Konservierungsstoffen besteht. Die Anhänger der „Low-Carb-Diät", also einer kohlenhydratarmen Ernährung, nehmen üblicherweise ungeheure Mengen tierischer Fette und Eiweiße zu sich. Dieses Buch ist zum Teil auch der Versuch, die Frage nach dem *Warum* zu beantworten: Wenn die vorliegenden Beweise für den Nutzen der PBE doch so eindeutig sind, warum wird sie dann so

wenig umgesetzt? Warum wissen so wenige Menschen darüber Bescheid?

Bevor ich die Antworten darlege, zu denen ich aufgrund meiner jahrzehntelangen Forschungstätigkeit auf dem Gebiet der Ernährung gekommen bin (Antworten, die nicht nur Folgen für die Ernährungsweise und die Gesundheitssysteme haben, sondern auch für die Lebendigkeit unserer Demokratie und letztlich für den Fortbestand der Menschheit), möchte ich Ihnen die Belege für den Nutzen der PBE vorstellen. Im folgenden Kapitel gebe ich Ihnen einen Einblick in die Forschungsergebnisse und erläutere, wie man die Wirksamkeit der empfohlenen Gesundheitsmaßnahmen überprüft.

Anmerkungen

1   Nanci Hellmich, „U.S. Obesity Rate Leveling Off, at about One-Third of Adults" *USA Today*, January 13, 2010, http://www.usatoday.com/news/health/weightloss/2010-01-13-obesity-rates_N.htm.

2   U.S. Centers for Disease Control and Prevention, „Crude and Age-Adjusted Percentage of Civilian, Noninstitutionalized Population with Diagnosed Diabetes, United States, 1980–2010", last modified April 21, 2012, http://www.cdc.gov/diabetes/statistics/prev/national/figage.htm.

3   United States Environmental Protection Agency, „Cardiovascular Disease Prevalence and Mortality", letzte Änderung Juni 2011, http://cfpub.epa.gov/eroe/index.cfm?fuseaction=detail.viewPDF&ch=49&lShowInd=0&subtop=381&lv=list.listByChapter&r=235292.

4   International Diabetes Federation, „Morbidity and Morality", August 3, 2009, http://www.idf.org/ book/ export/html/23040.

5   B. Starfield, „Is US Health Really the Best in the World?" *Journal of the American Medical Association* 284, no. 4 (2000): 483–85.

6   Ebd.

7   Centers for Disease Control and Prevention, „10 Leading Causes of Death by Age Group, United States – 2010", accessed December 2, 2012, http://www.cdc.gov/injury/wisqars/pdf/10LCID_All_Deaths_By_Age_Group_2010-a.pdf

8   Im amerikanischen Original Whole Foods Plant Based (WFPB).

2 Die ganze Wahrheit über Vollwert

Zur Beurteilung der Gesundheitsforschung 17

Woran ich erkenne, ob eine medizinische Maßnahme
sinnvoll ist 19

Esselstyn und die Heilung der koronaren
Herzkrankheit (KHK) 24

Statistisch signifikant oder wirklich signifikant 24

Auf zur Gesundheit, zur Freiheit! 25

Die Zivilisation ist ein Wettlauf zwischen Bildung und Katastrophe.

H.G. Wells

Im vorherigen Kapitel habe ich aufgezeigt, dass unsere Ernährung einen größeren Einfluss auf unsere Gesundheit haben kann als alles andere. Die von mir und anderen im Laufe der Jahre zusammengetragenen Ergebnisse lassen die pflanzenbasierte Ernährung (PBE) als die optimale Ernährungsform für den Menschen erscheinen. Wer sich in die Untersuchungen und ihre Ergebnisse vertiefen möchte, dem sei mein letztes Buch *China Study* ans Herz gelegt.

Natürlich glaubt, trotz aller Beweise, nicht jeder sofort, dass pflanzenbasierte Kost die beste Ernährungsweise für die Gesundheit des Einzelnen ebenso wie für unseren Planeten ist. In den Medien begegnen einem tagtäglich Fachleute, die oft in sehr eloquenter und auch unterhaltsamer Weise das genaue Gegenteil behaupten. Leider ist es für die Kritiker nur allzu leicht, einzelne Daten und Ergebnisse aus dem Gesamtkontext herauszulösen, um damit zu Schlussfolgerungen zu kommen, die meiner Auffassung widersprechen. Die Frage ist, wie es ihnen möglich ist, ohne Fachwissen in Biochemie, Kardiologie, Epidemiologie und den vielen anderen Fachbereichen, die den erforderlichen Kontext schaffen, die Ergebnisse zu bewerten?

Bevor wir die Dinge diskutieren, die einer weiteren Verbreitung der PBE im Weg stehen, möchte ich auf die mir zugetragenen Kritikpunkte eingehen, indem ich hier mein Beurteilungsmodell für die Ergebnisse der Ernährungs- und Gesundheitsforschung vorstelle. Ich hoffe, damit beim Leser ein Gespür für Unsinn und Halbwahrheiten zu wecken, die nicht nur zur Legitimierung der Kritik an der PBE, sondern auch von den Versicherungsträgern ins Feld geführt werden. Wenn Sie gelernt haben, nicht mehr jedem Medienhype nachzueifern, werden Sie den neuesten Gesundheitsbotschaften mit größerem Sachverstand und einer gesunden Skepsis gegenübertreten. Somit können Sie auch für sich die Punkte, die für die PBE sprechen, und auch die Kritikpunkte besser beurteilen.

Zur Beurteilung der Gesundheitsforschung

Wenn Sie die Nachrichten im Fernsehen verfolgen, werden Sie jede Woche Meldungen über neue Medikamente, neue Gentherapien, Hightech-Medizingeräte und neue Erkenntnisse über Ernährung, Vitamine, Enzyme und Mikronährstoffe hören. Keiner dieser „Durchbrüche" kann es mit den Vorzügen der PBE aufnehmen, aber das erfahren Sie nicht in den aufgeblasenen und schlecht recherchierten Berichten über die Studien, auf denen diese Meldungen basieren.

Bevor ich hier meine Belege gegen die der anderen anführe, sollten wir noch ganz allgemein über die Beurteilungsmethoden in der Forschung sprechen, damit wir nicht in eine „Er-sagt... Sie-behauptet-aber..."-Diskussion geraten, bei der derjenige gewinnt, der am lautesten schreit. Wenn Sie mit einer medizinischen Behauptung konfrontiert werden, sollten Sie sich drei Fragen stellen: Ist sie richtig? Ist es die volle Wahrheit (oder nur ein Teil davon)? Spielt es eine Rolle?

Ist sie richtig? Der erste Schritt bei der Beurteilung einer medizinischen Behauptung besteht darin zu ermitteln, ob die Studie, auf die sich die Aussage stützt, sorgsam durchgeführt wurde oder nicht. Mit anderen Worten: Wurde die Studie sinnvoll aufgebaut, professionell durchgeführt und sorgfältig genug statistisch ausgewertet, um ein Körnchen Wahrheit zu enthüllen? Leider werden Studien manchmal so schlecht aufgebaut und durchgeführt, dass die Folgerungen kompletter Unfug sind. Die Wahrscheinlichkeit für ein solches Resultat steigt erheblich, wenn die Geldgeber der Untersuchung sich von einem bestimmten Ergebnis wirtschaftlichen Erfolg versprechen. Verlässliche Studienergebnisse zeichnen sich idealerweise durch ihre Reproduzierbarkeit in verschiedenen Experimenten mit unterschiedlichen Untersucherteams aus, die auf jeden Fall von unterschiedlichen Geldgebern finanziert wurden.

Ist es die volle Wahrheit? Es ist außerdem wichtig, sich das anzuschauen, was man Ihnen nicht über mögliche Nebenwirkungen und andere ungewollte Folgen einer bestimmten Maßnahme sagt. In der Natur (und unsere Körper sind absolut natürlich) ist so ungefähr alles mit allem verbunden. Wenn Sie eine Tablette gegen Kopfschmerzen einnehmen, können Sie sicher sein, dass die Inhaltsstoffe in Ihrem Körper viel mehr tun, als nur die Kopfschmerzen zu lindern. Ganz ähnlich ist es, wenn Sie die PBE zur Prävention einer Herzerkrankung wählen, denn diese Ernährungsweise wirkt sich in Ihrem Körper auf weitaus mehr aus als nur auf die Arterien. Achten Sie immer auf die zusätzlichen („Neben"-)Wirkungen, wenn von einer neuen Wunderpille gegen Bluthochdruck die Rede ist. Eigentlich gibt es gar keine „Nebenwirkungen", sondern nur Wirkungen. Welche Auswirkungen hat die medizinische Maßnahme über das eigentliche Ziel hinaus?

Spielt es eine Rolle? Wie ich im weiteren Verlauf noch zeigen werde, sind viele der sogenannten Durchbrüche in der Medizin bei weitem nicht so eindrucksvoll, wie es uns die Werbung glauben lassen möchte. An den Zahlen zu drehen, mag für das Geschäft gut sein, für die Wissenschaft ist es das ganz und gar nicht. Eine Möglichkeit, dies zu tun, ohne direkt zu lügen, besteht darin, sich nur die Rosinen herauszupicken, diese dann außerhalb des Kontextes dazustellen und ihnen eine viel größere Bedeutung zuzuschreiben, als sie tatsächlich besitzen. So kann etwa ein Medikament in der Lage zu sein, den Cholesterinspiegel im Blut zu senken, ohne jedoch gleichzeitig die Zahl der Herzinfarkte oder Hirnschläge zu senken. Wenn die Bevölkerung der Ansicht ist, dass ein niedriger Cholesterinspiegel gut für das Herz ist, kann die Werbung lautstark darauf verweisen, dass dieses Medikament den Cholesterinspiegel senkt und auch wahrheitsgemäß erklären, dass ein niedriger Cholesterinspiegel typischerweise mit einem geringeren Risiko für Herz-Kreislauf-Erkrankungen verbunden ist. Praktischerweise wird lediglich die Kleinigkeit unterschlagen, dass speziell dieses Medikament eben diese Risikoverminderung nicht zu leisten vermag. Die Wirksamkeit des Medikaments zur Absenkung des Cholesterinspiegels spielt keine Rolle, zumindest wenn es um die Überlebenszeit und die Lebensqualität des Anwenders geht.

Man sollte realistischerweise anmerken, dass man schon wissen muss, wie die wissenschaftlichen Methoden zur Überprüfung einer medizinischen Aussage funktionieren, um die ersten beiden Fragen (Ist es richtig? Ist es die volle Wahrheit?) beurteilen zu können, und auch die Möglichkeit haben muss, die Einzelheiten einer Studie einzusehen. Aber verzweifeln Sie nicht, wenn Sie kein Wissenschaftler sind. Wenn Sie sich die Medikamentenwerbung in einer Zeitschrift ansehen, müssen Sie nur auf das Kleingedruckte zu den Nebenwirkungen und den Warnhinweisen achten. Oder Sie suchen sich ein Peer-Review-Journal. Beim Peer-Review-Verfahren (fachliche Anerkennung) werden die Forschungsergebnisse vor der Veröffentlichung in der Zeitschrift von qualifizierten Experten einer kritischen Prüfung unterzogen. Mit dieser Methode hat die wissenschaftliche Gemeinschaft die Möglichkeit, Studienergebnisse in einer Weise auf Herz und Nieren zu prüfen, die sowohl den Fachleuten als auch der breiten Öffentlichkeit offensteht. Sie bietet auch die Gelegenheit, wissenschaftliche Beobachtungen zu wiederholen und zu bestätigen oder eben zu zeigen, dass die Ergebnisse oder die Folgerungen daraus falsch sind. Es ist zwar kein perfektes System, aber bisher ist mir noch nichts Besseres eingefallen. Es ermutigt zumindest zu Anstand und Objektivität. Und es kreiert eine Leserschaft für diese Peer-Review-Zeitungen, die ein gewisses Maß an Vertrauen zu den dort veröffentlichten Untersuchungen haben.

Wenn es jedoch um die dritte Frage geht – ob die Folgerungen aus einer neuen medizinischen Aussage relevant sind – kann praktisch jeder mit ein wenig gesundem Menschenverstand selbst eine Antwort finden.

Woran ich erkenne, ob eine medizinische Maßnahme sinnvoll ist

Wenn ich mir die Frage stelle, ob eine medizinische Maßnahme sinnvoll ist, d. h. ob sie es wert ist, dass der Einzelne, die Wirtschaft oder die Forschung sie anwenden, lege ich drei Kriterien zugrunde, die ich hier in der Reihenfolge der zunehmenden Bedeutung auflistе:

▌ Wie schnell wirkt die Maßnahme (Wirkungseintritt)?
▌ Wie viele gesundheitliche Probleme lassen sich damit beheben (Wirkungsbereich)?
▌ Wie sehr kann sich meine Gesundheit aufgrund dieser Maßnahme verbessern (Wirkungsgrad)?

Lassen Sie uns diese Fragen der Reihe nach betrachten.

Wirkungseintritt

Wie viel Zeit benötigt ein Nährstoff, ein Medikament, eine Genmodifikation oder dergleichen, um seine Wirkung im Körper zu entfalten? Damit meine ich nicht, wie lange es dauert, bis die Substanz aufgenommen und mit dem Blut zu den Zellen transportiert wird. Ich meine, wie lange dauert es, bis eine spürbare Wirkung eintritt, wie etwa ein Energieschub oder eine Reduzierung der Krankheitssymptome?

In Anbetracht der Geschwindigkeit, mit der sich die günstigen Stoffwechseleffekte beim Wechsel auf die PBE einstellen, kann einem schon einmal der Mund offen stehen bleiben. Diabetiker müssen vom allerersten Tag der PBE an überwacht werden, sodass die Medikation rechtzeitig reduziert werden kann, wenn sich der Effekt des Kostwechsels einstellt, denn andernfalls besteht die akute Gefahr eines zu starken Blutzuckerabfalls mit einem möglichen hypoglykämischen Schock.

Speisen ohne nennenswerten Nährwert bzw. Fastfood wirken ebenfalls sehr schnell, allerdings in die entgegengesetzte Richtung. Innerhalb von ca. ein bis vier Stunden nach einer hochkalorischen McDonalds-Mahlzeit (McMuffin Egg, McMuffin Sausage TS, zwei Hash Browns, koffeinfreies Getränk) schießt der Triglyceridspiegel in die Höhe (erhöhtes Risiko für Herzerkrankungen und Diabetes sowie diverse andere Gesundheitsstörungen), und die Arterien verhärten sich (Blutdruckerhöhung). Die Rückkehr auf normale Werte dauert mehrere Stunden. Solche Effekte bleiben im Anschluss an eine Mahlzeit aus Müsli und Obst komplett aus.[1]

Als mein Freund und Kollege Caldwell Esselstyn Jr. im Jahr 1985 in einer Studie die Wirkung einer überwiegend pflanzenbasierten Ernährung zur Umkehrung der fortgeschrittenen koronaren Herzkrankheit (KHK) untersuchte, verschwanden die typischen chronischen Brustschmerzen (Angina pectoris) in der Regel innerhalb von ein bis zwei Wochen. Man vergleiche dies mit einem Medikament wie Ranolazin (Ranexa®) gegen Angina pectoris, das 2006 in den Vereinigten Staaten von der *Food and Drug Administration* (FDA) zugelassen wurde.[2] In einer klinischen Studie zur Überprüfung der Wirksamkeit von Ranexa® wurden 565 Patienten zufällig der Ranexa®-Gruppe oder einer Placebogruppe zugeteilt. In der Ranexa®-Gruppe zeigte sich innerhalb von sechs Wochen ein „statistisch signifikanter Rückgang" der Angi

na-pectoris-Anfälle. Klingt gut oder? Im Klartext bedeutet dies einen Rückgang von durchschnittlich 4,5 auf 3,5 Angina-pectoris-Anfälle pro Woche. Wohl doch nicht ganz die eigentlich erhoffte schnelle Lösung. Hinzu kommen die üblichen Nebenwirkungen laut Herstellerangaben wie „Schwindel, Kopfschmerzen, Verstopfung und Übelkeit" (die Studie machte keine Angaben darüber, wie schnell die Nebenwirkungen auftreten). Das ist das beste, das die westliche Medizin der PBE entgegenzusetzen hat: eine teure Maßnahme mit begrenzter positiver Wirkung und einer Menge möglicher Nebenwirkungen.

Vielleicht denkt manch einer, dass es unfair sei, Medikamente mit der PBE zu vergleichen, da die Medikamente eher dazu geschaffen werden, die Symptome zu bekämpfen als die Ursachen der Erkrankung. Doch wenn es einen Punkt gibt, der nun wirklich für die verschriebenen Medikamente spricht, dann ist es der rasche Wirkungseintritt, durch den die Medikamente tatsächlich den Patienten Zeit verschaffen, für die eine Anpassung von Lebensstil und Ernährung eventuell zu spät kommt. Wenn jemand nach einem Herz- oder Hirnschlag in die Notaufnahme eingeliefert wird, ist er mit einem thrombolytischen Medikament, das ein Gerinnsel auflösen kann, besser bedient, als mit einem Grünkohl-Smoothie i.v. Doch abseits der echten Notfälle stellt sich der gewünschte Effekt mit einer pflanzenbasierten Ernährung schneller ein als mit jedem Medikament, und das ohne Nebenwirkungen.

Wirkungsbereich

Wie weit wirken die Maßnahmen in den Körper hinein? Werden vielfältige Funktionen verbessert oder geht es nur um einen spezifischen Wert wie etwa den Blutdruck oder die Blutfette? Vielleicht glauben Sie, dass die Verordnung Ihres Arztes genau das bezweckt – die Beseitigung verschiedener gesundheitlicher Probleme durch eine passgenaue Maßnahme. Doch in der medizinischen Zunft herrscht tiefes Misstrauen gegenüber allem, was als Allheilmittel daherkommt.

Im Gegensatz dazu behandeln die meist hochgelobten Arzneien der Traditionellen Chinesischen Medizin (TCM) eine große Vielfalt an Erkrankungen. In den frühen 1980er Jahren führten mich erfahrene chinesische Ärzte in ihre jahrhundertealte Tradition der Phytotherapie ein. Die Arzneisubstanzen werden nicht selten als Ganzes eingesetzt, normalerweise in Wasser eingeweicht und häufig zusammen mit verschiedenen anderen Ingredienzien. Der ungekrönte König dieser chinesischen Arzneisubstanzen und die am häufigsten verordnete und eingenommene Pflanze ist der Ginseng. Carl von Linné, der die Grundlagen des wissenschaftlichen Nomenklatursystems für Pflanzen und Tiere schuf, ordnete den Ginseng der Gattung *Panax* zu. Dieser Name bedeutet „Allheilmittel", womit von Linné der vielfältigen Verwendung des Ginseng in der TCM Rechnung trug.

Daniel Boone war ein amerikanischer Pionier und Jäger, der einige Jahre in der Wildnis North Carolinas lebte. Aber was genau machte er dort mit seiner Bärenfellmütze und der Büchse? Jagen und Fallenstellen oder? Genau, er verkaufte Tierteile und Felle. Doch als er in den 1780er Jahren wegen einiger misslungener Grundstücksgeschäfte vor dem Ruin stand, stieg er in ein Geschäft ein, das förmlich nach Geld

roch: der Vertrieb von amerikanischem Ginseng (*Panax quinquefolius*). Boone bezahlte Indianer für die Ernte der Wurzeln und verschiffte sie nach China, wo er viel Geld damit verdiente, aber nicht nur er allein. Jacob Astor verdiente an seiner ersten Ginseng-Fracht nach China 55 000 Dollar, was einem heutigen Wert von über einer halben Million Euro entspricht!

Es gibt einen Grund dafür, dass China bereitwillig so viel Geld für Ginseng bezahlte und dass die amerikanischen Ureinwohner so genau wussten, wo man ihn ernten konnte: Die Pflanze hatte sich als in vielerlei Hinsicht sehr gesundheitsförderlich erwiesen. Die Cherokee setzten Ginseng gegen Koliken, Krämpfe, Durchfall und Kopfschmerzen ein. Andere Stämme verabreichten ihn bei Verdauungsstörungen, Appetitlosigkeit, Erschöpfung, Krupp, Menstruationsbeschwerden und Schock.[3] Das nenne ich mal einen großen Wirkungsbereich!

Die PBE hat einen günstigen Einfluss auf so viele Krankheiten und Beschwerden, dass man sich fragen könnte, ob es sich nicht um eine einzige Krankheitsursache handelt, nämlich die schlechte Ernährung, die sich dann in Tausenden verschiedenen Symptomenkomplexen äußert. Statt sich auf die zugrunde liegenden Ursachen zu konzentrieren, richtete die westliche Medizin ihr Augenmerk auf die Bekämpfung der individuellen Symptome und bezeichnete jedes einzelne als Krankheit. Aus wirtschaftlicher Sicht ist es zugegebenermaßen geschickt, Tausende verschiedene Krankheiten zu unterscheiden und für jede einzelne eine spezifische Arznei herzustellen und zu verkaufen, statt den Blick auf das große Ganze zu richten und eine simple

Maßnahme zu verordnen, die sich auf alles günstig auswirkt. Aus medizinischer Sicht ist es das aber nicht.

Wenn Sie schon von der Wirkung der Ginseng-Wurzel beeindruckt sind, wird Sie der Wirkungsbereich der pflanzenbasierten Ernährung wahrscheinlich erst recht verblüffen. Während Ginseng eine Vielzahl von Symptomen zu lindern vermag, packt eine gute Ernährung das Übel zahlreicher, ganz unterschiedlicher Krankheiten bei der Wurzel, wozu auch Krebs, Herz-Kreislauf-Erkrankungen (z. B. Herzstillstand, Schlaganfall und Atherosklerose), Adipositas, neurologische Störungen, Diabetes, zahlreiche Autoimmunerkrankungen und Knochenerkrankungen gehören. Seit der Veröffentlichung der *China Study* haben mir Leser von anderen, meist weniger gravierenden Erkrankungen berichtet, die sich unter der PBE ebenfalls gebessert haben oder ganz verschwunden sind, wie etwa Kopfschmerzen (einschließlich Migräne), Gastrointestinalbeschwerden, Seh- und Hörstörungen, stressbedingte Beschwerden, Erkältungskrankheiten und Grippe, Akne, Erektionsstörungen und chronische Schmerzen – ein außerordentlich breites Spektrum an Krankheiten, die sich über die Ernährung kontrollieren lässt, wenngleich es bei den meisten dieser Krankheiten oder Krankheitsgruppen wünschenswert wäre, die Mechanismen dieser Wirkungen mit wissenschaftlichen Methoden zu untersuchen. Nach meiner Einschätzung sind die Berichte über die Effekte der PBE auf einige dieser Erkrankungen (z. B. Erkältungskrankheiten, Grippe, Kopfschmerzen, andere Schmerzen und chronische Schmerzzustände) eher anekdotenhaft, ohne dass es sich um eine empirisch ermittelte, kontrol-

lierte und veröffentlichte Evidenz handelt. Dennoch habe ich Patienten und Ärzte so oft sagen hören, dass die Umstellung auf die PBE gleichzeitig auch diese Gesundheitsprobleme gelöst hat, dass ich von der Wirkung für die überwiegende Mehrheit der Menschen über die meiste Zeit überzeugt bin. Früher litt ich selbst unter Migräne und arthritischen Beschwerden, was sich seit meinem vollständigen Umschwenken auf PBE beides erledigt hat.

Lassen Sie uns ein Gedankenexperiment durchführen. Ein Ihnen nahestehender Mensch berichtet Ihnen von einer chronischen Erkrankung (suchen Sie sich eine aus der Aufzählung oben aus), und sein Arzt ließ ihm die Wahl zwischen zwei Behandlungsansätzen.

Beim ersten Ansatz würde nur ein Symptom dieser Erkrankung etwas gemildert, doch die Chancen auf eine vollständige Heilung (oder sogar ein längeres Leben) verbesserten sich dadurch nicht und es kämen unter Umständen eine ganze Reihe unschöner Nebenwirkungen hinzu. (Natürlich würde der Arzt weitere Medikamente zur Linderung der Nebenwirkungen verordnen und weitere, welche gegen die sich aus den Wechselwirkungen ergebenden unerwünschten Effekte gerichtet wären usw.)

Beim zweiten Ansatz würde normalerweise die Ursache der Erkrankung ziemlich schnell beseitigt, worauf alle Symptome verschwinden und die Lebenserwartung sowie die Lebensqualität zunehmen würden. Zu den Nebenwirkungen würden das Erreichen des persönlichen Idealgewichts, eine größere Energie, ein gesünderes Aussehen und ein besseres Allgemeinbefinden gehören. Zudem würde dieser Mensch zur Erhaltung der Umwelt und zur Verringerung der Klimaerwärmung beitragen.

Welche Behandlung würden Sie diesem Menschen empfehlen?

Aus Sicht der meisten Mediziner ist dieses Gedankenexperiment völlig unsinnig. Bei den allermeisten medizinischen Studien geht es nur um einen spezifischen Effekt eines einzelnen Elements (pharmazeutischer Wirkstoff, Vitamin, Mineralstoff, operatives Verfahren) auf ein einzelnes Symptom oder System. Alles andere ist einfach zu komplex, um sich zuverlässig einordnen zu lassen, so etwa auch der Blick auf allgemeine Unterschiede wie etwa den Lebensstil und die Ernährung.

Wirkungsgrad

Bis hierhin haben wir uns also angesehen, wie schnell sich Ernährungsaspekte auf Körperfunktionen auswirken können (Wirkungseintritt) und wie viele Systeme davon beeinflusst werden können (Wirkungsbereich). Es gibt aber noch einen weiteren entscheidenden Faktor zur Beurteilung einer medizinischen Maßnahme, und das ist das Ausmaß oder die Bedeutung der Wirkung. Ein anderer Begriff dafür ist Wirkungsgrad. Würden Sie, wenn ansonsten alles gleich wäre, lieber eine Behandlung haben, die zu einer leichten Verbesserung oder zu einer ausgeprägten Verbesserung Ihrer Beschwerden führt?

Pflanzliche Kost hat oft enorme Auswirkungen. Erstmalig las ich darüber etwas in den Berichten über Experimente in Indien, die ich dann mit meinen Doktoranden in Cornell wiederholte. Dabei wurden Laborratten starken Karzinogenen (krebserregende Substanzen) ausgesetzt. Anschließend wurde eine Gruppe der Tiere mit einer Kost ernährt, die 20 Prozent tierisches Eiweiß enthielt, während in der Kost der anderen Gruppe nur 5 Prozent enthalten waren. Jedes Tier aus der 20-Prozent-Gruppe entwickelte einen Tumor oder eine Präkanzerose (Vorstufe zum Karzinom), jedoch kein einziges Tier aus der 5-Prozent-Gruppe – 100 Prozent gegen 0 Prozent. Ein solches Ergebnis hat man in der biologischen Forschung mit so vielen verschiedenen Einflussgrößen nur selten. Und doch waren genau das die Zahlen. Wir wiederholten dieses Experiment auf verschiedene Weisen, weil das Resultat zunächst kaum zu glauben war. Doch die Resultate bestätigten sich von Experiment zu Experiment. Ein höherer Wirkungsgrad ist nicht möglich.

Sie sagen jetzt vielleicht: „Moment mal, nur weil die Ernährung bei Ratten diesen Effekt hatte, bedeutet das nicht automatisch, dass dies auch bei Menschen in diesem Ausmaße funktioniert". Tierversuche sind das eine. Wie wäre es mit einer Studie mit kranken Menschen, deren Ernährung drastisch umgestellt wird? Hat eine Ernährungsumstellung hier eine ebenso tief greifende Wirkung?

Die beiden Kardiologen Lester Morrison und John Gofman untersuchten in den 1940er und 1950er Jahren (vor beinahe 70 Jahren!) die Wirkung einer bestimmten Ernährungsweise auf Patienten, die bereits einen Herzinfarkt erlitten hatten.[4] Sie setzten diese Patienten auf eine Diät mit wenig Fett, Cholesterin und tierischen Bestandteilen und erreichten dadurch, dass sich ihre Herzerkrankungen dramatisch besserten. Nathan Pritikin wiederholte diese Untersuchungen in den 1960er und 1970er Jahren.[5] Dann machten sich in den 1980er und

1990er Jahren die Ärzte Esselstyn[6] und Dean Ornish[7] daran, der Sache genauer auf den Grund zu gehen. Beide konnten unabhängig voneinander aufzeigen, dass eine pflanzenbasierte und kohlenhydratreiche Kost in der Lage ist, den Fortgang einer KHK zu stoppen und sogar umzukehren. Die bemerkenswerte Untersuchung von Esselstyn wurde bereits weiter oben im Abschnitt über den Wirkungseintritt angerissen. Eine genauere und vertiefende Beschreibung der Arbeiten von Esselstyn und anderer Forscher findet sich in der *China Study*. Im Folgenden wollen wir noch einen Blick auf Esselstyns Untersuchungen zum Wirkungsgrad werfen.

Esselstyn und die Heilung der koronaren Herzkrankheit (KHK)

Esselstyn rekrutierte im Jahr 1985 Patienten mit fortgeschrittener, aber nicht unmittelbar lebensbedrohlicher KHK für eine klinische Studie um zu untersuchen, ob sich die KHK mit diätetischen Maßnahmen heilen lässt.[8] Der Grad der KHK wurde angiografisch gesichert. Das einzige weitere Aufnahmekriterium war die Bereitschaft, sich auf die von ihm empfohlene Ernährungsumstellung einzulassen, was praktisch einer pflanzenbasierten Ernährungsweise entsprach.

Er veröffentlichte seine Ergebnisse offiziell nach fünf und nach zwölf Jahren.[9] In den acht Jahren vor Studienbeginn kamen seine 18 Probanden auf 49 KHK-Ereignisse (z. B. Angina-pectoris-Anfall, Angioplastik, Bypassoperation). In den zwölf Jahren nach Beginn der Diät kam es jedoch nur zu einem einzigen Ereignis und zwar bei einem Patienten, der nicht bei der Kost geblieben war. Einige Probanden untersuchte er später noch einmal, und bis auf fünf sind nach inzwischen 26 Jahren noch alle am Leben. Die fünf Verstorbenen erlagen zudem keinem Herzleiden, sondern starben aus anderen Gründen. (Das Alter der Probanden betrug 1985 im Durchschnitt 56 Jahre, d. h., wer damals 56 war, hatte im Jahr 2012 ein Alter von 83 Jahren erreicht, sodass die Todesfälle nicht völlig überraschend sind.) Alle anderen haben übrigens keine Herzbeschwerden. Eine solche Quote bei einem gesundheitlichen Nutzen liegt deutlich über allem, was ich je gehört habe. Es gibt nichts in der Medizin, was daran heranreicht.

Man vergleiche diese Resultate mit Ranexa® (s. o.) im Hinblick auf die Mortalität der KHK und andere Todesursachen. Bei einer groß angelegten Follow-up-Studie zeigten sich bei 6500 mit Ranexa® behandelten Patienten einige unterschiedlich ausgeprägte, unbedeutende Besserungen, das Gesamturteil im *Journal of the American Medical Association* lautete jedoch: „Es konnte keine Abnahme der Mortalität unter Ranolazin gegenüber Placebo festgestellt werden".[10]

Statistisch signifikant oder wirklich signifikant

Der Wirkungsgrad spielt nicht nur für denjenigen eine Rolle, der diese Wirkung erfährt. Der erwartete Wirkungsgrad in einer experimentellen Untersuchung bestimmt die Zahl der für diese Untersuchung benötigten Probanden, damit man mit einer gewissen Zuverlässigkeit davon ausgehen kann, dass das Ergebnis echt ist und nicht nur eine bedeutungslose Schwankung. Oder anders ausgedrückt: Je geringer der Unterschied zwischen zwei Zuständen ist (etwa zwischen der experimentellen und der Kontrollgruppe oder zwischen Behandlung A und B), desto mehr Versuchspersonen sind erforderlich, um zu zeigen, dass der gemessene Unterschied eine tatsächliche Wirkung widerspiegelt und nicht nur reiner Zufall ist. Bei Ranexa® etwa gingen die Angina-pectoris-Episoden von 4,5 auf 3,5 pro Woche zurück. Um hier den Zufall auszuschließen – oder um es wissenschaftlich zu sagen: um statistisch signifikant zu sein –, sind mehrere Hundert Studienteilnehmer erforderlich.

Vielleicht wundern Sie sich über die geringe Teilnehmerzahl in der Esselstyn-Studie. Reichen denn 18 Probanden aus, um einen statistisch signifikanten Effekt zu erzielen? Um das zu beantworten, stellen wir uns zunächst einmal vor, dass in dem oben beschriebenen Experiment z. B. in der Kontrollgruppe B weiterhin vier bis fünf Angina-pectoris-Anfälle pro Woche stattgefunden haben, während es in der Gruppe A mit dem neuen Medikament zu absolut überhaupt keinen Anfällen mehr gekommen ist. Wenn der Unterschied so groß ist, sind keine riesigen Datenmengen erforderlich. Die Wahrscheinlichkeit für das zufällige Eintreten eines solchen Resultats ist praktisch null.[11]

Wenn Sie sich ein wenig mit den statistischen Methoden der Wissenschaft beschäftigen, werden Sie oft auf das Konzept der statistischen Signifikanz stoßen. Es handelt sich um ein äußerst sinnvolles Konzept, um zu verhindern, dass voreilige Folgerungen gezogen werden, wenn eine zu geringe Datenmenge dies eigentlich nicht erlaubt. Wenn Sie eine Münze einmal hochwerfen, die mit der Zahl oben in Ihrer Hand landet, können Sie daraus nicht ableiten, dass die Münze diese Seite auch zukünftig immer zeigen wird. Die dem Münzwurf inhärente

Zufälligkeit lässt die Mustererkennung durch einen einzigen Wurf nicht zu und auch nicht durch fünf oder sechs Würfe.

Das Problem besteht darin, dass viele Forscher die statistische Aussagekraft oder Signifikanz zu Lasten der ebenso wichtigen tatsächlichen Aussagekraft bewerten. Ist eine Verringerung der Anfallshäufigkeit von 4,5 auf 3,5 pro Woche wirklich beeindruckend? Ich möchte das sicherlich große Leiden der betroffenen KHK-Patienten gar nicht in Abrede stellen, aber sollten wir unser Geld und unsere Zeit nicht lieber darauf verwenden, Behandlungen zu evaluieren, die das Leben signifikant verbessern können, statt einfach ein Krankheitsstadium zu halten und zu verwalten?

Auf zur Gesundheit, zur Freiheit!

Angesichts der hier vorgestellten Fakten sollte man annehmen, dass die besten medizinischen Fakultäten des Landes die pflanzenbasierte Ernährungsweise künftig zum Hauptfach in der Medizinerausbildung machen und die Fördergelder der Ausbildung und Erforschung der Ernährung zufließen, um die besten Beratungsformen zu entwickeln, welche die Patienten zu einer besseren Ernährung bringen können, und ein Umfeld zu schaffen, in dem eine gesunde Ernährungsweise leichter fällt als die Fastfood-Ernährung. Aber es geschieht nichts dergleichen.

Klar, eine gesunde Ernährung (ein absichtlich vager Begriff, der in der öffentlichen Diskussion alles und nichts bedeutet) wird vom gesamten medizinischen Establishment ständig im Munde geführt. Als primärer Präventions- und Behandlungsansatz von Erkrankungen wird die Ernährung dabei jedoch nicht wirklich ernst genommen. Die Bedeutung einer vollwertigen, pflanzenbasierten (besonders antioxidanzien- und faserreicher Gemüse) Ernährung wird im Grunde nur von Anhängern der alternativen und präventiven Medizin akzeptiert, während in der etablierten Medizin die Vorstellung, dass die Ernährung eine Wirkung auf so schwere Erkrankungen wie etwa Krebs haben kann, als kompletter Unsinn abgetan wird. Dabei ist praktisch keiner dieser Mediziner, die das Potenzial der Ernährung systematisch außer Acht lassen, auf diesem Gebiet ausgebildet.

Die Forschungsergebnisse zeigen, dass die PBE eigentlich die beste Methode zur Behandlung von Krankheiten ist – besser als die Verordnung von Medikamenten, besser als Operationen und besser als alles, was die etablierte Medizin in ihrem Arsenal im „Kampf" gegen Krebs, gegen Schlaganfall, gegen KHK, Multiple Sklerose usw. ins Feld führen kann. Vielleicht ist es an der Zeit, den Kampf gegen uns selbst mit giftigen Cocktails und gefährlichen Operationen zu beenden, um uns stattdessen selbst etwas Gutes zu tun, indem wir uns so ernähren, dass wir wachsen und gesunde, dynamische Menschen und Gesellschaften bleiben.

Wir müssen zu einem neuen Verständnis der Begriffe „Gesundheit" und „Medizin" kommen. Gesundheit ist mehr als ein paar oberflächliche Ratschläge wie „ernähren Sie sich gesund", „trinken Sie wenig Alkohol" oder „nehmen Sie die Treppe und nicht den Aufzug". Natürlich sind diese Aussagen richtig, doch verschenkt man dabei meist die Möglichkeit zu einer echten Veränderung. Es handelt sich lediglich um politisch korrekte Statements, denen es an inhaltlicher Kraft und Präzision mangelt.

Statt Lippenbekenntnisse abzugeben, die gar nichts bewirken, müssen wir die Ernährung ins Zentrum unseres Gesundheitssystems rücken. Zudem müssen wir uns von der „Diät"-Mentalität verabschieden, die zu einem übermenschlichen und leistungsorientierten Umgang mit gesunder Ernährung führt. Statt uns nach einem Diätplan zu ernähren, müssen wir unseren Lebensstil ändern. Dazu gehört eine Ernährungsweise, die der Gesundheit dienlich ist. Menschen, die auf eine pflanzenbasierte Ernährung umgestiegen sind, erleben, dass die meisten ihrer gesundheitlichen Probleme durch ihre bisherige Ernährungsweise verursacht oder deutlich verschlechtert wurden und erholen sich somit auch auf natürliche Weise und schnell, sobald der Körper den richtigen Treibstoff erhält. Es ist so, als würde man sich dreimal täglich mit einem Hammer auf den Kopf schlagen und wundern, dass nichts gegen die Kopfschmerzen hilft. Wie wäre es wohl, den Hammer wegzulegen?

Ich habe ein wenig leichtgläubig angenommen, dass jeder, der mit der Wissenschaft und der Medizin befasst ist, diesen vernünftigen Ansatz nachvollziehen würde, wenn ihm die gleichen Ergebnisse zugänglich gemacht werden, die mir zur Verfügung standen. Doch als ich damit begann, die Ernährung als Herzstück unseres medizinischen Systems zu erklären, wurde mir bald klar, dass ich mich mit dieser Annahme geirrt hatte. Am deutlichsten wurde mir das angesichts der Heftigkeit, mit der ich wegen der Veröffentlichung meiner Forschungsergebnisse und ihrer Implikationen angegangen wurde, manchmal sogar von Kollegen aus der Medizin oder der Forschung.

So töricht es mir auch im Rückblick erscheinen mag – als ich mich auf diesen Weg begab, hatte ich keine Ahnung davon, dass die in diesem Kapitel beschriebenen Ideen mich als Ketzer brandmarken und meine Arbeit und mein Auskommen ernsthaft bedrohen würden. Zu meinem Glück war die Wirkung dann nicht so schlimm wie befürchtet. Doch bevor wir uns den großen Fragen zuwenden, die diese Angriffe angetrieben haben, möchte ich Sie auf den Weg mitnehmen, der mich zum Ketzer machte. Schließlich habe ich bei einigen dieser Ideen einen Vorsprung von 50 Jahren. Ich möchte Sie zunächst auf den aktuellen Stand bringen, bevor wir uns in die Schlacht stürzen.

Anmerkungen

1 R.A. Vogel, M.C. Corretti und G.D. Plotnick, „Effect of a Single High-Fat Meal on Endothelial Function in Healthy Subjects", *American Journal of Cardiology* 79, no. 3 (Februar 1, 1997): 350–54 (1997).

2 Miranda Hitti, „FDA Approves New Angina Drug: Ranexa Is for Patients Who Haven't Responded to Other Chest Pain Drugs", WebMD, February 7, 2006, http://www.webmd.com/heart-disease/news/20060207/fda-approves-new-angina-drug

3 Jack Waters, „The History of American Ginseng", accessed November 10, 2012, http://www.telliquah.com/Ginseng/Ginseng.htm

4 L.M. Morrison, „Arteriosclerosis: Recent Advances in the Dietary and Medicinal Treatment", *Journal of the American Medical Association* 145, no.

16 (1951): 1232-1236. L.M. Morrison, „Diet in Coronary Atherosclerosis", *Journal of the American Medical Association* 173, no. 8 (1960): 884–888.

5 N. Pritikin und P.M. McGrady, *The Pritikin Program for Diet and Exercise*, Bantam Books (1984): 438.

6 Caldwell B. Esselstyn Jr., *Prevent and Reverse Heart Disease: The Revolutionary, Scientifically Proven, Nutrition-Based Cure* (New York: Avery Trade, 2008); C.B. Esselstyn Jr., S.G. Ellis, S.V. Medendorp, and T.D. Crowe, „A Strategy to Arrest and Reverse Coronary Artery Disease: A 5-Year Longitudinal Study of a Single Physician's Practice", *Journal of Family Practice* 41, no. 6 (1995): 560–68.

7 Dean Ornish, *Eat More, Weigh Less* (New York: HarperCollins, 1993); D. Ornish, S.E. Brown, L.W. Scherwitz, J.H. Billings, W.T. Armstrong, T.A. Ports, S.M. McLanahan, R.L. Kirkeeide, R.J. Brand, and K.L. Gould, „Can Lifestyle Changes Reverse Coronary Heart Disease?", *Lancet* 336, no. 8708 (1990): 129–33.

8 Esselstyn et al., „A Strategy to Arrest and Reverse."

9 C.B. Esselstyn, Jr., „Updating a 12-year Experience with Arrest and Reversal Therapy for Coronary Heart Disease (An Overdue Requiem for Palliative Cardiology)", *American Journal of Cardiology* 84 (August 1, 1999): 339-341.

10 Miranda Hitti, „FDA Approves New Angina Drug: Ranexa Is for Patients Who Haven't Responded to Other Chest Pain Drugs", WebMD, February 7, 2006, http://www.webmd.com/heart-disease/news/20060207/fda-approves-new-angina-drug.

11 Die genaue Zahl der erforderlichen Datenpunkte ist im Anhang jedes guten Statistikbuchs zu finden. Der entscheidende Punkt bei Esselstyns Studie ist, dass seine bemerkenswerten Ergebnisse mit einer so geringen Fallzahl gewonnen werden konnten, was in den meisten Medikamententestungen nicht möglich ist.

3 Der Weg des Ketzers

Die Kuh und ich   33
Eiweiß – der nicht ganz so perfekte Nährstoff   34
Minenfeld Krebs   38
Die Ketzerei nimmt kein Ende   39
Der Reduktionismus als letzte Grenze   43

Wer in einem System lebt, absorbiert das System und denkt im System.

James W. Douglass

Als ich mit meiner ernährungswissenschaftlichen Arbeit begann, war ich ausgesprochen naiv. Die ländliche Umgebung mit ihren Feldern und Kuhställen, in der ich aufwuchs, hatte mich nicht auf die „dunkle Seite" der Wissenschaft, in der unter manchen Forschern Gier, Engstirnigkeit, Unehrlichkeit und Zynismus verbreitet sind, vorbereiten können, ganz zu schweigen von den schlimmen Beispielen dafür, wie Politiker ihre Augen vor bedeutsamen Ergebnissen verschließen, wenn sie einer möglichen Wiederwahl im Wege stehen.

Als ich an die Universität kam, hatte ich deshalb eine etwas idealisierte Vorstellung davon, wie ich meinen Beitrag zur wissenschaftlichen Forschung leisten könnte. Ich konnte mir nichts Spannenderes vorstellen, als neue Dinge zu lernen, mir zu überlegen, welchen Fragen ich nachgehen wollte und mich darüber mit Studenten und Kollegen auszutauschen. Ich liebte den transparenten und integrativen Ansatz der wissenschaftlichen Methodik und wie persönliche Auffassungen und Vorurteile von der Erhabenheit eines echten Beweises hinweggefegt werden. Ein klug designtes Experiment war für mich wie die Einladung zu einer fürstlich gedeckten Tafel der wissenschaftlichen Erkenntnis. Ja, ich glaubte, dass offenes Fragen und Suchen die Ignoranz vertreiben und eine bessere Welt schaffen könne.

Die Wissenschaft, die ich angetroffen habe, war und ist genau so und wird es auch bleiben, solange die Forscher sorgsam darauf achten, bloß keine politisch unerwünschten Ideen außerhalb der Grenzen der „normalen" Wissenschaft zu untersuchen. Sie können sich wundern, fragen und forschen so viel Sie wollen, solange Sie dabei die von Vorurteilen gezogenen Grenzen nicht überschreiten, welche durch wirtschaftliche Interessen zementiert sind, von denen praktisch die gesamte Wissenschaft durchdrungen ist.

„Normale Wissenschaft" – an sich schon ein seltsamer Begriff oder? Er umfasst alles, was die vorherrschenden Auffassungen nicht infrage stellt, sozusagen der Common Sense der Weltbeschaffenheit. „Normal" bedeutet hier keinesfalls „gut" oder in irgendeiner Weise „besser", sondern lediglich, dass der Forscher keine Fragen mehr stellt, deren Antworten bereits als gesichert gelten und über die nicht mehr debattiert wird. Ich bin während meiner Forschungstätigkeit häufig an die unsichtbaren Grenzen der wissenschaftlichen Denkmuster gestoßen. Vor einigen Jahrzehnten beschloss ich jedoch, darauf zu pfeifen. Aus diesem Grunde weiß ich jetzt so viel über diese Grenzen. Manchmal muss man eine Linie erst überschreiten, um zu wissen, wo genau sie eigentlich gezogen ist.

Zu den teuflischsten Aspekten eingefahrener Denkmuster gehört es, dass sie praktisch nicht zu erkennen sind, wenn man in ihnen verhaftet ist. Ein solches Paradigma kann so umfassend sein, dass der Eindruck entsteht, es umfasse alles, was es gibt. Denken Sie nur einmal das heute obsolete Paradigma, das über Jahrhunderte geherrscht hat, nach dem sich die Sonne um die Erde dreht und nicht umgekehrt. Man kann niemandem für die Vorstellung, dass die Erde im Mittelpunkt des Universums steht, die Schuld geben, denn was man sieht, wenn man hinausgeht und den Blick zum Himmel richtet, ist, dass sich Sonne, Mond, Planeten und Sterne über das Himmelszelt bewegen, während die Erde scheinbar stillsteht. Als Kopernikus im Jahr 1543 *De Revolutionibus* veröffentlichte, worin er behauptete, dass sich die Erde um die Sonne drehe, stand er im Widerspruch zu dem, was alle anderen Menschen einschließlich der Wissenschaft seit Jahrtausenden dachten, und sah sich einer empörten Kirche gegenüber. Der Umstand, dass er Beweise für seine Behauptung liefern konnte, spielte keine Rolle, obwohl seine Theorie Phänomene erklären konnte, die nur mit einem heliozentrischen Weltbild und nicht mit einem geozentrischen Weltbild in Einklang zu bringen waren. Paul Simon sang einst: „A man hears what he wants to hear and disregards the rest" (der Mensch hört nur, was er hören will und schert sich nicht um den Rest).

Ich will mich nun wirklich nicht mit Kopernikus vergleichen, doch ist seine Geschichte ein gutes Beispiel dafür, wie ein obsoletes Denkmuster dem Fortschritt und der Erkenntnis im Wege stehen kann. In einer perfekten Welt (an die ich zu Beginn meiner wissenschaftlichen Laufbahn glaubte) werden überholte Denkmuster durch die wissenschaftliche Methode einfach zersetzt, wenn die gefundenen Beweise ihre Beschränkungen aufzeigen. Doch Menschen, deren Karrieren auf solchen Denkmustern aufbauen, können sich wie Diktatoren verhalten, deren Volk revoltiert. Sie klammern sich um jeden Preis an die Macht, und je größer die Bedrohung ist, desto böser und gefährlicher werden sie. (Dies gilt besonders, wenn das Denkmuster starke wirtschaftliche Interessen bedient, doch dazu später mehr.)

Als ich erst einmal den Schritt heraus aus den vorherrschenden Ernährungsdenkmustern gewagt hatte, entdeckte ich etwas ganz Erstaunliches: Von außen lernt man Vieles über das Innere eines Denkmusters. Stellen Sie sich einen Fisch im Meer vor, der trotz seiner Unkenntnis über die anderen existierenden Umwelten glücklich ist. Wird er dann in einem Netz gefangen, hoch in die Luft gezogen und plumpst auf das Deck eines Fischkutters, muss er seine alte Vorstellungen von einer Welt, die nur aus Wasser besteht, wohl aufgeben. Wenn sich dieser Fisch aus dem Netz befreien kann und wieder ins Wasser fällt, auf welche Weise könnte er wohl seinen Artgenossen erklären, was er gesehen hat? Wie würden sie wohl darauf reagieren, wenn sie wie wir wären? „Arme Dorie, übergeschnappt, redet wirres Zeug!" Aber Dorie weiß jetzt natürlich, dass das Meer nur eine Lebenswelt unter vielen ist. Sie versteht, dass es Grenzen gibt und erkennt einige Eigenschaften des Elements Wasser. Weil sie trockene Luft kennengelernt hat, weiß sie, dass das Meer nass und kalt ist. Sie begreift die spezielle Haptik der Flüssigkeit Wasser, die auf die Bewegungen von Schwanz und Flossen in einer speziellen Art und Weise reagiert, die nicht für die anderen Lebenswelten gilt. Es gibt da draußen eine andere Wahrheit, und Dorie sieht das Meer nun in einem größeren Gesamtzusammenhang.

Das „Wasser zu verlassen" ließ mich in den Augen vieler Kollegen zum Ketzer werden. Im Gegensatz zu Dorie wurde ich nicht aus dem Wasser gezogen, sondern schwamm immer weiter in eine Richtung, die mich der Küste näher und näher brachte, bis ich schließlich trockenes Land erreichte. Dieser „ketzerische" Weg war das Ergebnis meiner Neugier und Beharrlichkeit bei der Verfolgung statistischer Ausreißer. Als Ausreißer bezeichnet man in der Statistik einzelne Daten, die nicht zu den übrigen Beobachtungsergebnissen passen, ein eigenartiges Geräusch, eine Anomalie, etwas, das nicht dorthin gehört – und ein ungewöhnliches Ergebnis, das, wenn wir ehrlich zu uns selbst sind, dazu führen kann, dass wir unser bisher intaktes Weltbild infrage stellen müssen.

Oft handelt es sich bei Ausreißern um einfache Messfehler, weil ein Gerät defekt war, zwei Teströhrchen versehentlich vertauscht wurden usw. Manchmal sind sie auch das Ergebnis einer vorsätzlichen Täuschung, mit deren Hilfe Forscher versuchen, berühmt zu werden (oder Geld zu machen). Deshalb tut die Wissenschaft gut daran, Daten gegenüber skeptisch zu sein, die dem vorherrschenden Wissen anscheinend widersprechen. Schließlich wollen wir nicht unser gesamtes Weltbild wegen eines statistischen Ausreißers ins Wanken geraten lassen.

Eigentlich sieht sich die wissenschaftliche Methode Ausreißer genau an und versucht, sie als richtig zu beweisen und zu zeigen, dass es sich nicht um einen Zufall, einen Fehler oder gar eine Lüge handelt. Das Ergebnis sollte also unter Laborbedingungen wiederholt werden. Das Experiment sollte zudem so detailliert beschrieben werden, dass andere es wiederholen können um zu prüfen, ob sie auf denselben Ausreißer stoßen. Wenn ein Außenseiterergebnis all diesen Prüfungen standhält, sollte es unser Wissen erweitern und das Denkmuster verändern.

Leider sind Wissenschaftler jedoch Menschen und halten sich nicht immer an die beste und wissenschaftlichste Vorgehensweise. Wenn ein Ergebnis den Wert ihrer ganzen Lebensleistung bedroht, kann es sein, dass sie zu irrationalen Verteidigungsmaßnahmen greifen. Und wenn neue Erkenntnisse dazu führen würden, dass ihnen der Geldhahn abgedreht wird, können sie ausgesprochen böse werden. Man erkennt das daran, dass die Ergebnisse nicht mehr sachlich diskutiert werden, sondern dass nur noch herumgeschimpft wird.

Den Weg des Ketzers beschritt ich in dem Moment, als ich einen Ausreißer entdeckte, durch den großer Zweifel an einem der grundlegenden Glaubenssätze der Ernährung gesät wurde, nämlich dass tierisches Eiweiß gut für uns ist.

Die Kuh und ich

Ich stamme aus einem Molkereibetrieb und glaubte stets, dass mein Beitrag zum Wohle der Menschheit darin bestünde, mehr tierisches Eiweiß aus den Nutztieren zu gewinnen. Schließlich leiden Millionen Menschen auf der Welt an Unterernährung, und zu den Hauptproblemen zählt der Eiweißmangel. Sollte es uns gelingen, Milch und Fleisch billiger und gehaltvoller zu machen, ließe sich ungeahntes Leid verhindern. In einem populären Folksong aus dem Jahr 1947 hört sich das so an: „If each little kid could have fresh milk each day, if each working man had enough time to play, if each homeless soul had a good place to stay, it could be a wonderful world". Immer frische Milch, vernünftige Arbeitszeiten und ein schönes Zuhause. Was könnte ehrenvoller sein?

Das Thema war wie geschaffen für mich. In meiner ganzen Kindheit ging es um das Kühemelken und die Zufriedenheit unserer Kunden. Dank meines biochemischen, tier- und ernährungsmedizinischen Hintergrunds verfügte ich über das Wissen und die Möglichkeiten, das Tierfutter zu manipulieren, um das Nahrungsangebot für die Menschen zu verbessern. Und die Fleisch- und Milchindustrie ist weiterhin sehr großzügig mit der finanziellen Förderung weiterer Forschungen in dieser Richtung. Es dürfte wohl kaum jemanden gegeben haben, für den es weniger wahrscheinlich war als für mich, nur wegen einiger Beweise dafür, dass tierisches Protein für den Menschen eigentlich schädlich ist, alles hinzuwerfen.

Was mich rückblickend dazu gebracht hat, war meine unstillbare Neugier, als ich auf die statistischen Ausreißerdaten stieß. Ich glaubte, dass es meine Aufgabe wäre, der Wahrheit ein Stückchen näherzukommen, ganz gleich wo mich das hinführen würde. Meine Proteinforschung brachte mich dann Schritt für Schritt zu der Einsicht, dass das ganze moderne wissenschaftliche Denkgebäude äußerst rissig war.

Eiweiß – der nicht ganz so perfekte Nährstoff

Mein rutschiger Abstieg in die Ketzerei begann mit einer verwirrenden und alarmierenden Beobachtung, die ich in den später 1970er Jahren machte und die ich bereits in der Einleitung erwähnte. Die Kinder auf den Philippinen, die mit der Nahrung am meisten Eiweiß aufnahmen, hatten auch das höchste Risiko für die Entwicklung eines Leberkarzinoms. Dieses Ergebnis war so unerwartet und widersprach so sehr dem, was ich dachte und zu wissen glaubte, dass ich sofort die wissenschaftliche Literatur danach durchforstete, ob schon jemand anders diese Beobachtung gemacht hatte.

Es gab jemanden – eine Gruppe indischer Forscher hatte eine klinische Untersuchung im „Goldstandard" der medizinischen Forschung durchgeführt, d. h., es wurde eine Variable isoliert, zu der dann eine kontrollierte klinische Studie durchgeführt wurde.[1] Die Forscher hatten zwei Gruppen von Ratten mit dem starken Kanzerogen Aflatoxin gefüttert. Eine Gruppe der Ratten erhielt zudem ein Futter, das 20 Prozent tierisches Eiweiß (Casein) enthielt, während die andere Gruppe lediglich 5 Prozent ihrer Kalorien mit Casein bestritt. Das verblüffende Ergebnis war, dass jede der 20-Prozent-Ratten ein Leberkarzinom oder eine Präkanzerose entwickelte, während dies keiner einzigen der 5-Prozent-Ratten der Fall war (bereits oben in Kapitel 2 unter „Wirkungsgrad" beschrieben).

Zurückblickend wäre es besser für meine Karriere gewesen, sich ein paar hinter die Binde zu kippen, ins Bett zu gehen und nie mehr darüber nachzudenken. Ein so kontrovers diskutiertes Thema zu einem so frühen Zeitpunkt meiner Laufbahn zum Thema zu machen, war wesentlich riskanter, als ich dachte. Und obschon mir immer klarer wurde, dass die aktuellen wissenschaftlichen Gepflogenheiten nicht nur der selbstlosen Entdeckung von Wahrheiten dienen, war ich immer noch so naiv zu glauben, dass die Welt Erkenntnisse zu würdigen (und zu belohnen) wisse, die die Geißel Krebs eindämmen könnten.

Ich möchte aber betonen, dass ich behutsam vorging und viele Jahre den Radar potenzieller Kritiker unterflogen habe. Ich arbeitete im Labor, zunächst an der Virginia Tech und dann viele Jahre in Cornell, und suchte nach krebsfördernden und krebshemmenden Einflüssen in unserer Ernährung. Wir führten dabei sehr konservative Experimente durch, bei denen wir uns mit der Biochemie von Eiweißen, Enzymen und Krebszellen befassten – genau die Art von Messbecher- und Reagenzglasexperimenten, angereichert mit Hochleistungsmikroskopen, die das Herz der Fachprüfer in Förderbehörden und die Herausgeber von Fachzeitschriften höher schlagen lässt. Unsere Gruppe konnte nach und nach zweifelsfrei belegen, dass nicht einfach die übermäßige Eiweißzufuhr die Tumorentstehung und das Tumorwachstum begünstigt, sondern dass dafür eine ganz bestimmte Art von Eiweißen bei exzessiver Zufuhr verantwortlich ist. Die Beobachtungen, die wir an Ratten gemacht hatten, passten gut zu den Fall-Kontroll-Studien mit Menschen, die eindrucksvolle Übereinstimmungen zwischen dem Verzehr von tierischem Eiweiß und der Krebsrate zeigten.

An welche Nahrungsmittel denken Sie eigentlich, wenn ich von „Eiweiß" oder „Proteinen" spreche? Wahrscheinlich nicht an Spinat und Kohl, wenngleich diese Pflanzen etwa doppelt soviel Eiweiß pro Kalorie enthalten wie eine dünne Scheibe Rindfleischaufschnitt. Die meisten Menschen bei uns denken bei „Eiweiß" an Fleisch, Milch und Eier, und diese Liebe zum Eiweiß währt schon eine ganze Weile. Der Ursprung des Namens „Protein" verrät bereits, wie hoch es angesehen ist. Der griechische Stamm des Wortes *proteios* bedeutet „besonders wichtig". Und als „wirklich gutes Eiweiß" galt lange Zeit das, was man in Nahrung tierischen Ursprungs fand. Kurz nach der Isolierung von Proteinen im Jahr 1839 durch Gerhard Mulder[2] ging der berühmte Chemiker Justus von Liebig so weit zu behaupten, dass das tierische („hochqualitative") Eiweiß der „Stoff des Lebens selbst" sei. Das Etikett „hochqualitativ" ergibt aus biochemischer Sicht sogar Sinn, denn unser Körper, der selbst aus tierischem Eiweiß besteht, kann dieses viel effizienter umsetzen als pflanzliches Eiweiß.

Und jetzt stellen Sie sich einmal unsere Überraschung vor, als plötzlich das tierische Eiweiß und nicht das pflanzliche am Pranger stand und beschuldigt wurde, bei der Krebsentstehung eine Rolle zu spielen. Das signifikanteste Kanzerogen dabei war das Casein oder Milcheiweiß, das bei Ratten mit einem diätetischen Casein-Anteil von 20 Prozent praktisch ausnahmslos Krebs erzeugt. Pflanzliche Eiweiße etwa aus Weizen oder Soja hingegen hatten auch bei hoher Zufuhr keinen Einfluss auf die Krebsentwicklung.[3]

In unserer Forschungsgruppe an der Universität von Cornell konnten wir im Jahr 1983 zeigen, dass sich das frühe Tumorwachstum bei Ratten einfach durch Veränderung des Eiweißanteils im Futter an- und ausschalten ließ. Ebenso erstaunlich war es, dass ein durch einen geringen Eiweißanteil in der Nahrung relativ lange „ausgeschalteter" Krebs über den Wechsel zu einer eiweißreichen Kost wieder zum Wachstum angeregt wurde.[4] Die Wirkung war sehr auffällig. Nach dem „Einschalten" war das Tumorwachstum stark und robust, während es nach dem „Abschalten" völlig erlosch. Starke Veränderungen in der

Krebsentwicklung wurden sowohl in positiver als auch negativer Richtung durch eine nur mäßige Veränderung bei der Eiweißaufnahme verursacht.

Ein solcher Fund kam für einen Forscher einem Goldschatz gleich! Ein Teil der signifikanten Befunde war der vergleichsweise niedrige Anteil an tierischem Eiweiß, der nötig war, um ein Tumorwachstum zu erzeugen. In den meisten Kanzerogenstudien (z.B. zu Lebensmittelfarben und Nitraten in Hotdogs oder zu Umweltgiften wie Dioxin) werden die Versuchstiere einer Substanz in der hundert- oder tausendfachen Konzentration von dem ausgesetzt, was unter natürlichen Bedingungen üblich ist. Der extrem ausgeprägte kanzerogene Effekt, den wir beobachteten, stellte sich bereits bei Mengen an tierischem Eiweiß ein, die der Mensch üblicherweise zu sich nimmt und zu dem wir auch ermuntert werden.

An diesem Punkt war mir klar, dass wir einige konfliktträchtige Befunde in der Hand hielten. Wir benötigten ein absolut wasserdichtes Studiendesign, eine peinlich genaue Dokumentation und ein Höchstmaß an Transparenz, um die Verbindung zwischen Eiweiß und Krebserkrankung zu stützen. Wir betrachteten unsere weiteren Forschungen aus verschiedenen Blickwinkeln und veröffentlichten die Ergebnisse in den kritischsten Peer-Review-Zeitschriften. Unsere Untersuchungen mussten sehr sorgfältig sein und nach den gängigen Kriterien der wissenschaftlichen Forschung durchgeführt werden, um den Überprüfungen standzuhalten und die notwendigen aber stark umkämpften Fördermittel zu bekommen.

Da wir die wissenschaftlichen Kriterien so genau eingehalten haben, erhielten wir trotz des aufwieglerischen Potenzials des Themas tatsächlich weitere Fördergelder. Die *National Institutes of Health* (NIH) unterstützten uns 27 Jahre in Folge. Mithilfe dieser Gelder konnten wir unglaublich viel Wissen über die Natur tierischen Eiweißes und seiner biochemischen Effekte innerhalb des Körpers sammeln. Wir brachten in Erfahrung, wie die Eiweiße in den Zellen die Tumorentwicklung befördern. Wie bereits bei der indischen Studie an Ratten waren unsere Resultate absolut überzeugend. Da war etwas durchaus Dramatisches und Revolutionäres im Gange.

In dieser Frühphase unserer Forschungen wurde ich von Peter Magee, dem Chefredakteur von *Cancer Research*, der führenden Fachzeitschrift für onkologische Forschung, zu einem Vortrag an das *Fels Institute* der *Temple University School of Medicine* eingeladen. Nach meinem Vortrag erzählte ich ihm beim Abendessen von einem neuen Experiment, dessen Ergebnisse sich als recht provokant erweisen könnten. Ich plante einen Vergleich zwischen dem bemerkenswerten Eiweißeffekt auf das Krebswachstum mit dem eines allgemein bekannten und sehr potenten chemischen Kanzerogens. Ich sagte, dass ich einen deutlich stärkeren Effekt beim tierischen Eiweiß erwarten würde, worauf er äußerst skeptisch reagierte, was der Herausgeber einer angesehen Fachzeitschrift auch sein sollte. Wenn ein wissenschaftliches Paradigma bedroht ist, liegt die Beweislast voll und ganz und auch ganz zu Recht beim „Herausforderer".

Ein Teil des gegenwärtigen Paradigmas besteht darin, dass Krebs durch schädliche Substanzen aus der Umwelt hervorgerufen wird und dass die Fachleute im Kampf gegen den Krebs nach Wegen suchen, die zu einer geringeren Freisetzung dieser Substanzen führen. Zu diesem Paradigma gehört jedoch nicht die Vorstellung, dass unsere Ernährung eine deutlich stärkere kanzerogene Wirkung haben kann als praktisch jedes Umwelttoxin. Ich äußerte die Vermutung, dass eine relativ geringfügige Veränderung der Ernährungsgewohnheiten für die Krebsentwicklung wichtiger sein könnte als die Aufnahme eines potenten Kanzerogens. Ich fragte den Herausgeber der Zeitschrift, ob er bereit wäre, ein solches Ergebnis gegebenenfalls auf der Titelseite zu bringen. Zu seiner Ehrenrettung muss ich sagen, dass er es trotz seiner unverhohlenen Skepsis in Betracht zog. Er „wusste" einfach wie beinahe jeder Krebsforscher, dass Krebs meist durch chemische Kanzerogene, Viren und Gene hervorgerufen wird und nicht aufgrund einer geringfügigen Veränderung der Nahrungszusammensetzung. Doch er willigte ein, dass er im Falle zufriedenstellender Beweise für diese ketzerische Behauptung diese akzeptieren und auch publizieren würde.

Als wir dieses Experiment dann tatsächlich durchführten, wurden unsere vorherigen Befunde noch deutlicher bestätigt, als ich es erwartet hatte.[5] Die Aufnahme von tierischem Eiweiß beeinflusste die Krebsentwicklung deutlich stärker als das chemische Kanzerogen. Doch meine Hoffnung auf einer Platzierung dieser Ergebnisse auf der Titelseite der Fachzeitschrift wurde enttäuscht. Der befreundete Herausgeber der Zeitschrift war inzwischen in den Ruhestand gegangen, sein Nachfolger und das Kontrollorgan der Herausgeberschaft hatten einige Grundsätze abgeändert. Sie waren eher geneigt, den Effekt der Ernährung

auf die Krebsentwicklung abzulehnen. Stattdessen bündelten sie Eingänge zur Verbindung von Krebs und Ernährung zu einer neuen und noch nicht anerkannten Fachzeitschrift *Cancer Epidemiology, Biomarkers & Prevention*, was eine geschickte Methode war, um solche ernährungsbezogenen Arbeiten zweitklassig erscheinen zu lassen. Sie wünschten sich „intellektuell stimulierendere" Arbeiten wie etwa solche, in denen die Krebsentstehung auf molekularer Ebene aufgezeigt wird, vor allem im Hinblick auf chemische Agenzien, Viren und Gene. Sie betrachteten die Erforschung von nahrungsbedingten Wirkungen auf das Krebswachstum, wie wir sie untersuchten, als eher unwissenschaftlich.

Etwa zur gleichen Zeit hielt ich, nachdem wir noch überzeugendere Belege für diesen bemerkenswerten Effekt gefunden hatten, einen Festvortrag beim Welternährungskongress in Seoul in Südkorea. Das Auditorium war mit Zuhörern aus der Forschung gut gefüllt, und während einer Frage-Antwort-Runde erhob sich ein ehemaliger Kollege (und bekannter Verfechter einer eiweißreichen Ernährung) und klagte: „Collin, Du sprichst von guten Nahrungsmitteln! Nimm uns nicht die Freude am Essen!" Er fragte nicht nach der Validität unserer Ergebnisse, sondern war besorgt, dass ich ihm seinen persönlichen Genuss an tierischem Eiweiß madig machen wollte.

Da wurde mir klar, dass unsere Forschung zu einem Blitzableiter für das starke Festhalten der Menschen an ihren Ernährungsgewohnheiten geworden war. Selbst rationale und vom Datensammeln getriebene Wissenschaftler können in einen Zustand anhaltender Hysterie verfallen, wenn sie mit Fakten darüber konfrontiert werden, dass ihre Lieblingsspeisen sie möglicherweise umbringen. Als träfe man einen offenliegenden Nerv! Das Traurige an der Geschichte ist, dass der Fragensteller inzwischen viel zu jung verstorben ist. Er litt an einer Herzkrankheit, die mit tierischen Eiweißen in Zusammenhang gebracht wird.

Wir setzten unsere Forschungen mit einer Reihe sehr provokativer Ketzereien fort, wobei wir uns auf das sogenannte hochqualitative Eiweiß konzentrierten, das qualitativ vielleicht doch nicht so hochwertig war, wie man gemeinhin glaubte. Eine Verbindung zwischen einem als wertvoll geltenden Nahrungsmittel und einem verstärkten Tumorwachstum herzustellen, war Ketzerei hoch zwei. Der meist geschätzte Nährstoff als Treibstoff für unsere am meisten gefürchtete Erkrankung.

Minenfeld Krebs

In den späten 1980er Jahren nahm ich eine Einladung zu einer Fallkonferenz an der *McGill University Faculty of Medicin* in Montreal an, die als eine der besten Medizinfakultäten Kanadas gilt. Da dies vor der Veröffentlichung unserer landesweit in China durchgeführten Untersuchungen war (*China Study*), sprach ich nur über den möglichen Zusammenhang zwischen Krebs und unausgewogener Ernährung. Dabei verwies ich auf die Ergebnisse aus unserer Proteinforschung und einige Beobachtungen anderer Forschergruppen. Ich legte die erstaunlichen Ergebnisse unserer Untersuchungen zur Umkehrung eines Krebses durch Reduzierung des alimentären Eiweißes im Detail dar. Dann spekulierte ich darüber, ob es wohl eines Tages eine ernährungsmedizinische Krebstherapie geben werde. Ich konnte zu jener Zeit allerdings

nicht mehr sagen, weil ich zu diesem Zeitpunkt noch nicht wusste, welche spezifische Strategie eingesetzt werden könnte.

Nach der Konferenz wurde ich von den Vorsitzenden der drei großen Fachrichtungen in der Krebsbekämpfung (Chirurgie, Strahlentherapie, Chemotherapie) zum Abendessen eingeladen. Während unseres Gesprächs fragte mich der Chirurg, was ich mit der Bemerkung meinte, die Patienten könnten nach der Entdeckung ihrer Krebserkrankung dessen Entwicklung über die Ernährung beeinflussen. Ich erklärte, genügend vorläufige Beweise zu haben, um eine Überprüfung dieser Hypothese zu rechtfertigen. Wir hatten viel mehr Beweise, als im Normalfall bei der Risikoprüfung kommerzieller Therapien wie etwa einer neuen Chemo- oder Strahlentherapieform zur Verfügung stehen. Es war wirklich kein Vergleich. Potenzielle positive Folgen waren der vollständige Stillstand des Tumorwachstums. Die Wahrscheinlichkeit dafür war aufgrund der experimentellen Daten sehr hoch. Potenzielle Nachteile einer Ernährungstherapie gab es aus medizinischer Sicht nicht. Wir alle wissen um die Nebenwirkungen einer Strahlen- oder Chemotherapie und auch um ihre nicht gerade überragenden Erfolgsquoten. Ist es da nicht sinnvoll, der Ernährung wenigstens eine Chance zu geben?

Der Chirurg beeilte sich zu erklären, dass er es seinen Patienten niemals gestatten würde, einen ernährungsmedizinischen Ansatz als Ersatz für die ihm bestens vertrauten Operationen zu versuchen. Als Beispiel führte er die überlegenen Möglichkeiten der Brustkrebschirurgie an. Der Verfechter der Chemotherapie konnte dem Chirurgen da nicht zustimmen und bewertete im Vergleich dazu die Chemotherapie als effektiver. Während sich der Chirurg zu meiner Linken mit dem Chemotherapeuten zu meiner Rechten stritt, wies der Strahlentherapeut an der gegenüberliegenden Tischseite auf Argumentationsfehler seiner beiden Kollegen hin. Bei dem zur Diskussion stehenden Fall sei die Strahlentherapie der Erfolg versprechendste Ansatz. Ich befand mich nicht in der Position, hier Stellung zu beziehen und beschränkte mich aufs Zuhören. Rückblickend war es eigentlich ganz amüsant, wären da nicht die vielen Toten und das Leid gewesen, das diese Haltungen bis heute verursachen.

Zu jener Zeit machte ich drei interessante Entdeckungen. Diese drei Koryphäen konnten sich nicht einigen, welche der drei Behandlungen – Chirurgie, Chemo- oder Strahlentherapie – die beste Methode der Brustkrebsbekämpfung war. Zweitens sahen sie keinen Platz für eine Ernährungstherapie, da es nach ihrer – und damals auch meiner – Auffassung keinen Wirksamkeitsnachweis am Menschen gab. Der dritte und vielleicht wichtigste Punkt war, dass sie eindeutig noch nicht einmal daran interessiert waren, darüber zu diskutieren, wie die Forschung zur Untersuchung der Möglichkeit einer Ernährungstherapie aussehen könnte. Heute, 20 Jahre später, ist die Diskussion immer noch die gleiche. Es war klar, dass es im Hinblick auf die aufkommenden Belege zur Bedeutung der Ernährung bei Krebs eine gewaltige Interpretationskluft zwischen diesen Herren und mir gibt. Die Mehrheit der Onkologen favorisiert nach wie vor eine der drei „klassischen" Behandlungsmethoden und bringt keine Ausdauer und auch kein Verständnis für ernährungsmedizinische Optionen auf.

Ich habe jüngst zwei Vorträge gehalten, einen vor einem Publikum mit Krebsforschern und onkologischen Spezialisten in Chicago, das von zwei sehr renommierten medizinischen Fakultäten gesponsert wurde, den anderen am *U. S. National Cancer Institute* in Sacramento in Kalifornien, wo ich diese 20 Jahre alte Geschichte zum Besten gab, einfach um aufzuzeigen, dass sich die Gespräche im Laufe der Zeit nicht verändert hatten. Wenn es sich nicht um ein neues OP-Verfahren, einen neuen Chemococktail oder ein neues Bestrahlungsprotokoll handelte, kaufte die Krebsindustrie es einem nicht ab.

Die Ketzerei nimmt kein Ende

Ich möchte hier nicht den Eindruck erwecken, als hielte ich jeden, der meine Auffassungen nicht teilt, für einen engstirnigen und minderbemittelten Neandertaler. Ich bin Wissenschaftler und erwarte (und hoffe), dass meine Forschungsergebnisse von anderen Forschern auf den Prüfstand gestellt werden. In Anbetracht der Bedeutung dessen, was ich und auch andere glauben entdeckt zu haben, ist die Überprüfung und Bestätigung der Resultate ganz entscheidend, damit ausgeschlossen werden kann, dass die Studien schlecht designt und schlampig ausgeführt wurden. Ich lade jeden dazu ein, meine statistischen Methoden einer kritischen Sichtung zu unterziehen, und ich finde es äußerst spannend, wenn jemand versucht, meine Befunde zu wiederholen, auch wenn es mit der Absicht geschieht, sie zu widerlegen. Im Laufe der Jahre haben viele meiner Kritiker den Anstoß für die nächste Forschungsphase gegeben oder dabei geholfen, das Studiendesign noch weiter zu schärfen. Sie halfen mir auch dabei, neue Ansätze bei einem haarigen Thema zu finden. Das ist Wissenschaft, wie sie sein sollte: Der Wettstreit dient nicht dem persönlichen Ruhm und Reichtum, sondern dem größten Nutzen für den Erkenntnisgewinn.

Die Angriffe auf meine Forschungsergebnisse und die Verunglimpfungen gehen jedoch über den normalen wissenschaftlichen Erkenntnisprozess hinaus. Vielfach geht es in Wahrheit darum, dass ich es gewagt habe, die herrschenden Paradigmen der Medizin und der Wissenschaft infrage zu stellen. Die Fragen, die ich und andere im Laufe der Jahre gestellt haben, führten zu Antworten, die außerhalb der starren Denkmuster liegen, von denen die kleingeistige Wissenschaft durchsetzt ist.

So konnten wir zeigen, dass das Casein oder Milcheiweiß in der Kuhmilch bei normaler Zufuhrmenge im Experiment das Krebswachstum deutlich fördert, was nicht dem gängigen Ernährungsmodell entspricht.

Wir stellten fest, dass sich das Krebswachstum im Experiment durch Veränderung der normalen Nährstoffmengen an- und ausschalten und somit auch durch Nahrungsanpassung behandeln lässt, was nicht dem gängigen Denkmuster der Krebstherapie entspricht.

Wir beobachteten, dass diese Effekte im Zusammenwirken vieler Mechanismen entstehen, was nicht dem gängigen medizinischen Paradigma entspricht.

Wir konnten belegen, dass das Krebswachstum weitaus stärker von der Ernährung als von Genen bestimmt wird, was nicht dem gängigen wissenschaftlichen Paradigma entspricht.

Wir fanden heraus, dass die Nährstoffzusammensetzung unserer Nahrungsmittel in einem engeren Zusammenhang mit dem Auftreten von Tumorerkrankungen steht als chemische Kanzerogene, was nicht dem gängigen Denkmuster bei Krebsuntersuchungen und der verantwortlichen Institutionen entspricht.

Gesättigte Fettsäuren (und, wenn wir schon einmal dabei sind, auch das Gesamtfett und das Cholesterin) erwiesen sich nicht als Hauptmotor für Herzerkrankungen, sondern ebenfalls tierische Eiweiße, was nicht dem gängigen kardiologischen Paradigma entspricht.

Ich könnte so immer weiter fortfahren. Ich bin dankbar dafür, dass ich in einer Gesellschaft lebe, in der Ketzer für ihre Ansichten nicht unter Hausarrest gestellt oder gar auf dem Scheiterhaufen verbrannt werden.

Solche Ergebnisse mögen für diejenigen, die außerhalb des wissenschaftlichen Betriebs stehen, weniger aufsehenerregend sein, doch glauben Sie mir, wenn ich sage, dass es sich für fast jeden innerhalb der medizinischen Forschungsgemeinschaft um völlig unerwartete und sogar unglaubliche Phänomene handelt. Viele dieser Ergebnisse, und ich könnte noch eine ganze Reihe weitere benennen, sind teilweise mit etwas Glück zustande gekommen, doch nach den ersten ungewöhnlichen Beobachtungen (hohe Casein-Mengen fördern das Krebswachstum) wurde mir immer bewusster, dass ich mich außerhalb der normalen wissenschaftlichen Paradigmen bewegte.

Als ich erst einmal von der verbotenen Frucht gekostet hatte, war ich schon abhängig. Ich hatte mich zufällig abseits der schmalen, geraden Pfade bewegt und wurde jetzt immer neugieriger darauf, was es abseits der herrschenden Denkmuster sonst noch zu entdecken gibt. Ich erkannte durch meine gewissermaßen öffentliche politische Arbeit allmählich, warum Paradigmen existieren und wie sie funktionieren. Mir wurde auch bewusst, dass die Vorstellungen innerhalb des Denkmusters oft absolut konträr zu den Ideen außerhalb des Denkmusters sind, was die Abgrenzung voneinander erleichtert.

Sie denken vielleicht, dass dieses ganze Gerede darüber, was jetzt innerhalb und außerhalb des Paradigmas gedacht und gesagt wird, rein akademisch und abstrakt sei. Warum ist das wichtig? Die Entscheidung darüber, ob eine Beobachtung nun einen ketzerischen Charakter hat oder nicht, hat ganz reale Folgen. In der Welt der medizinischen Forschung werden unerwartete Entdeckungen oft ignoriert. Die Forscher blenden sie aus und behaupten, dass das Ergebnis einfach nicht stimmen *kann*. Solche Entdeckungen erblicken somit niemals das Licht der Öffentlichkeit und zieren nie das Titelblatt einer anerkannten Fachzeitschrift. Tatsächlich könnte es sich aber um wahre Perlen der Forschung handeln, die entweder Fehler in unserer Sicht der Dinge aufzeigen oder dem Denken eine neue Dimension hinzufügen.

Viele philosophische Texte in der Menschheitsgeschichte handelten von der Erforschung schwer fassbarer Wahrheiten. Wir haben zwar Regeln zur Orientierung unseres Denkens aufgestellt, doch erkennen wir nicht, dass genau diese Regeln, die uns dabei helfen, über unsere gegenwärtiges Weltbild zu reden und unsere Ansicht darüber mitzuteilen, sei es in der Wissenschaft oder auch in der Allgemeinheit, auch ein Hemmnis sein können. Wir bilden Hypothesen und schaffen oder suchen erst dann die Beweise, um diese Hypothese zu bestätigen.

Ein anderer Weg zur Wahrheit besteht nach dem Wissenschaftsphilosophen Karl Popper darin, unsere Hypothesen zu falsifizieren, was eigentlich bedeutet, an die Grenzen unserer Denkmuster zu gehen und kräftig dagegen zu drücken, um zu sehen, ob sie dem Druck standhalten können. Lassen sich Beweise finden, die unserer Hypothese widersprechen und können wir diese auch ernst nehmen? Manchmal kann ich mich nur wundern, wie oft und wie sehr uns unsere Regeln und Strategien daran hindern, vom Status quo abzuweichen

Ich hatte bei meiner Arbeit stets Vergnügen daran, die statistischen Ausreißer zu erforschen, denn sie bringen mich zum Nachdenken. Während meiner wissenschaftlichen Laufbahn habe ich an mehr Dingen gearbeitet, als nur an den Beobachtungen, die als nicht normal angesehen werden. Nachdem ich allerdings genügend ketzerisches Material angesammelt hatte, zeichnete sich ein Muster ab, das deutlich eine andere Weltsicht nahelegte. An diesem Punkt ist es sinnvoll, nicht mehr von „Ketzereien" zu sprechen, sondern von Gesetzmäßigkeiten. Es folgen einige Beispiele.

In der Studie, die wir in China durchgeführt haben, stellten wir fest, dass der Cholesterinspiegel im Blut von Chinesen, die auf dem Land leben, im Mittel bei 127 mg/dl lag mit einer Schwankungsbreite von 88 bis 165 mg/dl.[6] Zu dieser Zeit (Mitte der 1980er Jahre) wurden 127 mg/dl als ein gefährlich niedriger Wert eingestuft. Der Normalwert für Cholesterin in den Vereinigten Staaten wurde zu dieser Zeit mit 155 bis 274 mg/dl (Mittelwert 212 mg/dl) angegeben, und es gab überraschend viele

Hinweise darauf, dass in der westlichen Bevölkerung die Inzidenz für Suizide, Unfälle, Gewaltverbrechen[7] oder auch für das Kolonkarzinom[8] höher lag, wenn das Gesamtcholesterin auf Werte unter 160 mg/dl fiel. Sollte ich daraus ableiten, dass alle auf dem Land lebenden Chinesen ein erhöhtes Risiko für Suizide, Unfälle, Gewaltverbrechen und das Kolonkarzinom haben? Natürlich fanden wir nichts dergleichen. Stattdessen stellten wir fest, dass die ländlich lebenden Chinesen mit einem mittleren Cholesterinspiegel von 127 mg/dl eigentlich weitaus gesünder zu sein schienen als Amerikaner mit den „normalen" Cholesterinwerten.

Zuerst dachte ich, dass vielleicht mit unserer Messmethode etwas nicht in Ordnung sei (Blutentnahme und -analyse). Gemäß Poppers Grundsatz des Versuchs der Widerlegung der eigenen Hypothese versuchte ich, meine eigenen Messungen mithilfe einer anderen Bestimmungsmethode als falsch zu entlarven und ließ die Analysen an drei anderen Orten durchführen (Cornell, Beijing und London). Alle Analysen ergaben die gleichen niedrigen Cholesterinwerte. Jetzt hatten wir also das Problem, dass sehr gesunde Chinesen Cholesterinwerte aufwiesen, die in den Vereinigten Staaten als gefährlich niedrig angesehen wurden.

Bei der weiteren Untersuchung kam heraus, dass bei diesen Chinesen der Bereich zwischen 88 und 165 mg/dl wie der entsprechende Bereich von 155 bis 274 mg/dl in den Vereinigten Staaten mit einem verstärkten Schutz gegenüber verschiedenen Krebsformen und schweren verwandten Erkrankungen in Zusammenhang stand. Diese chinesische Population zeigte Korrelationen zwischen einem niedrigen Choles-

terinspiegel und dem allgemeinen Gesundheitszustand, die in den Vereinigten Staaten nicht zu beobachten waren, aus dem einfachen Grund, weil dort so gut wie niemand so niedrige Werte hat. Der chinesische Normalbereich zeigte uns, dass ein Cholesterinspiegel um die 88 mg/dl gesünder sein kann als einer von 155 mg/dl. Eine solche Entdeckung hätte man in der Bevölkerung der Vereinigten Staaten einfach nie machen können.

Ein weiteres Beispiel für einen statistischen Ausreißer, der mich vom „akzeptierten Wissen" weggebracht hat, waren unsere Ergebnisse zum Casein, das jahrzehntelang das am höchsten geschätzte und respektierte Eiweiß war und jetzt als eindeutig stark krebsfördernde Substanz dastand. Selbst heute noch ist dies so ketzerisch, dass niemand das Offenkundige aussprechen will, nämlich dass Casein das bedeutendste chemische Kanzerogen ist, das jemals identifiziert wurde. Die Bedeutung dieses Befunds gehört wie die des extrem niedrigen Cholesterinspiegels im ländlichen China zu den vielen Scharnieren, an denen die Tür zum Verständnis der Zusammenhänge zwischen Ernährung und Gesundheit hängt.

Interessanterweise erwies sich die Wirkung des Caseins auf die Krebsentwicklung als so ketzerisch, dass selbst die Wissenschaftler in Indien, die den Effekt als erste in einer weitaus begrenzteren Studie nachgewiesen hatten, ihre Ergebnisse nicht mehr als das gelten lassen wollten, was sie waren.[9] Sie zogen es vor, sich nicht mehr auf die Langzeiteffekte des Caseins bei der Initiierung eines Krebswachstums zu konzentrieren, sondern auf die scheinbare Wirkung des Caseins im Hinblick auf die rasche Reduzierung der toxischen Effekte einer hohen Einzeldosis eines Kanzerogens.[10] (Wir werden diese beiden Effekte im zweiten Teil des Buchs weiter vertiefen.) Sie verabschiedeten sich mit anderen Worten von der großen Bedeutung ihrer Entdeckung, um sich fortan auf ein eher unbedeutendes Detail zu konzentrieren.

Ich bin froh, dass ich mich von gar nichts verabschiedet habe, weil ich beobachten konnte, dass die Aufmerksamkeit für ein unerwartetes Ergebnis, das ansonsten wohl missachtet oder abgewertet würde, ungemein lohnend sein kann, vor allem, wenn man es zu erklären versucht. Meine wissenschaftliche Laufbahn begann, als ich einigen statistischen Ausreißern auf unwegsames Gelände folgte, wo ich Gefahr lief, den Glauben aus meiner Kindheit und der Frühphase meiner Laufbahn an das tierische Protein zu verlieren (was dann auch geschah). Als sich genügend ketzerische Gedanken angesammelt hatten, bildeten sich allmählich Muster ab. Aus diesen Mustern entstanden Grundsätze und schließlich ausgereifte Theorien, alternative Modelle, die meinen Blick auf die Welt veränderten. Der Lohn für ein Leben mit ketzerischen Ideen kann eine aufregende Erfahrung sein, der den Preis wert ist, als Abtrünniger angesehen zu werden.

Natürlich hat sich das Verhalten meines sozialen Umfelds und meiner Kollegen verändert, als ich damit anfing, von Untersuchungsergebnissen zu sprechen, die außerhalb der Norm lagen. Breite Skepsis und vielsagendes Schweigen, um es vorsichtig auszudrücken, wurden häufiger. Es hat sich jedoch gelohnt, und ich würde keinen Moment zögern, junge Menschen dazu zu ermutigen, denselben Weg einzuschlagen, den ich gewählt habe. (Wenn sie mich fragen, wie es viele getan haben, wie sie dasselbe tun können wie ich, rate ich ihnen, nie Angst davor zu haben, Fragen zu stellen, auch nicht wenn alle einen für dumm halten. Sie sollten sich zur Verteidigung ihrer Standpunkte lediglich stets der guten Wissenschaft und der Logik bedienen.)

Der Blick von außen auf ein Paradigma kann äußerst lohnend und auch erhellend sein, wenn man es im Kontext des Alltagslebens betrachtet. Im Laufe der Zeit haben die sonderbaren und überraschenden Forschungsergebnisse bei mir zu einer neuen Sicht der Dinge geführt. Sie schienen immer stärker miteinander verbunden zu sein. Wenn diese neue Sichtweise die Fragen von Leben und Tod berührt, kommen persönliche Leidenschaften ins Spiel, sowohl das Für als auch das Wider. Dann werden die Konturen dieser Paradigmen klarer und sichtbarer.

Der Reduktionismus als letzte Grenze

Jetzt, wo Sie einen Eindruck von meinen Gefechten mit rigiden Denkmustern gewonnen haben, ist es an der Zeit, Ihnen darzulegen, was ich aus all diesen Befragungen über das vorherrschende wissenschaftliche und medizinische Paradigma gelernt habe.

Aus den anfänglichen statistischen Ausreißern ergaben sich ketzerische Fragen. Aus diesen Fragen ergaben sich ketzerische Antworten, die zu einem ganzen Bündel ketzerischer Grundsätze führte. Längere Zeit versuchte ich, diese Prinzipien in einem Denkmodell zu platzieren, das so groß war, dass ich es nicht mehr zu überblicken vermochte. Erst als ich begann, die Mechanismen der wissenschaftlichen Methodik

selbst zu hinterfragen, trat ich aus dem
größten, restriktivsten und tückischsten Paradigma von allen heraus: dem Reduktionismus.

Anmerkungen

1   T.V. Madhavan und C. Gopalan, „The Effect of Die-
    tary Protein on Carcinogenesis of Aflatoxin", Archi-
    ves of Pathology 85, no. 2 (Februar 1968): 133–37.
2   Gerardus Johannes Mulder, „On the Composition of
    Some Animal Substances", *Journal für praktische
    Chemie* 16 (1839): 129–52 (the paper where he na-
    med protein, according to H.N. Munro in *Mamma-
    lian protein metabolism,* Vol. I, Hrsg. H.N. Munro
    and J.B. Allison, Academic Press (1964): 1–29). Ge-
    rardus Johannes Mulder, *The Chemistry of Vegetable
    & Animal Physiology,* trans. P.F.H. Fromberg, W.
    Blackwood & Sons: Edinburgh, Schottland (1849).
3   D.A. Schulsinger, M.M. Root und T.C. Campbell,
    „Effect of Dietary Protein Quality on Development
    of Aflatoxin B_1-Induced Hepatic Preneoplastic Lesi-
    ons", *Journal of the National Cancer Institute* 81
    (1989): 1241–1245.
4   L.D. Youngman, „Recall, Memory, Persistence, and
    the Sequential Modulation of Preneoplastic Lesion
    Development by Dietary Protein", Cornell Univer-
    sity (1987). Masters Thesis (T.C. Campbell, Men-
    tor).
5   G.E. Dunaif und T.C. Campbell, „Relative Contri-
    bution of Dietary Protein Level and Aflatoxin
    B_1 Dose in Generation of Presumptive Preneoplastic
    Foci in Rat Liver", *Journal of the National Cancer In-
    stitute* 78 (1987): 365–69; L.D. Youngman und T.C.
    Campbell, „Inhibition of Aflatoxin B_1-Induced
    Gamma-Glutamyl Transpeptidase Positive (GGT^+)
    Hepatic Preneoplastic Foci and Tumors by Low Pro-
    tein Diets: Evidence That Altered GGT^+ Foci Indica-
    te Neoplastic Potential", *Carcinogenesis* 13, no. 9
    (1992): 1607–13.
6   J. Chen, T.C. Campbell, J. Li und R. Peto, *Diet, Life-
    Style and Mortality in China. A study of the characte-
    ristics of 65 Chinese counties* (Oxford, United King-
    dom; Ithaca, NY; and Beijing, People's Republic of
    China: Oxford University Press, Cornell University
    Press, and People's Medical Publishing House, 1990).
7   M.F. Muldoon, S.B. Manuck und K.A. Matthews,
    „Lowering Cholesterol Concentrations and Mortality:
    A Quantitative Review of Primary Prevention Trials",
    BMJ 301, no. 6747 (1990): 309–14.
8   G.N. Stemmermann, A.M. Nomura, L.K. Heilbrun,
    E.S. Pollack, and A. Kagan, „Serum Cholesterol and
    Colon Cancer Incidence in Hawaiian Japanese
    Men", *Journal of the National Cancer Institute* 67,
    no. 6 (1981): 1179–82.
9   T.V. Madhavan and C. Gopalan, „The Effect of Die-
    tary Protein on Carcinogenesis of Aflatoxin", *Archi-
    ves of Pathology* 85, Nr. 2 (Februar 1968): 133–37.
10 T.V. Madhavan und C. Gopalan, „Effect of Dietary
    Protein on Aflatoxin Liver Injury in Weanling Rats",
    Archives of Pathology 80 (August 1965): 123–26.

II Gefangen in Paradigmen

4 Der Triumph des Reduktionismus   47

5 Der Reduktionismus erobert die
  Ernährungswissenschaft   59

6 Reduktionistische Forschung   77

7 Reduktionistische Biologie   91

8 Genetik kontra Ernährung (Teil 1)   111

9 Genetik kontra Ernährung (Teil 2)   129

10 Reduktionismus in der Medizin   145

11 Reduktionistische Nahrungsergänzung   157

12 Reduktionistische Sozialpolitik   173

Im ersten Teil habe ich meine Vorstellung erläutert, dass uns wichtige Informationen zu unserer Gesundheit vorenthalten werden und dass das Fehlen dieser Informationen zum Teil für unser teures und in tragischer Weise ineffektives Gesundheitssystem verantwortlich ist. In diesem zweiten Teil beschäftigen wir uns mit dem ersten von zwei Gründen für diesen Informationsmangel: das aktuelle reduktionistische Denkmuster bzw. Paradigma.

In Kapitel 4 geht es zunächst um den Reduktionismus und den Holismus als dazu entgegengesetzte Weltsicht aus philosophischer und historischer Sicht. In gewisser Weise bedeuten diese beiden Blickwinkel einen weitaus größeren Unterschied im Denken und Erleben als alle anderen politischen, sozialen oder religiösen Unterschiede der modernen Gesellschaften.

In den Kapiteln 5 bis 12 sehen wir uns dann an, wie genau der Reduktionismus unser Denken über Ernährung und Gesundheit geprägt hat. Wir analysieren dabei nicht nur, wie dadurch unsere Art, Ergebnisse zu interpretieren, beeinflusst wird, sondern auch, welche Art der Forschung vorrangig betrieben wird. Zudem betrachten wir den Anteil, den der Reduktionismus am Aufstieg der Genetik in der wissenschaftlichen Gemeinschaft hat – und auch die Grenzen der Genetik bei der Heilung von Krankheiten – und inwieweit der Reduktionismus darüber entscheidet, wie wir über die Verbindung von Umwelttoxinen und Krebsentstehung denken. Ich werde außerdem aufzeigen, in welcher Weise der Reduktionismus die fundamentalsten Grundsätze der Forschung infiziert und die Entwicklung von Gesundheitsprodukten und Gesundheitsdiensten beeinflusst hat, sodass aus dynamischen Institutionen wahre Zombies geworden sind: Sie scheinen am Leben zu sein, doch fehlt ihnen jede Leidenschaft und auch der Wunsch, uns gesund zu sehen. Schließlich zeigen wir die Auswirkungen des Reduktionismus auf unsere Ernährungsgewohnheiten, die nicht nur unsere individuelle und kollektive Gesundheit betreffen, sondern darüber hinaus so verschiedene Bereiche wie Armut, Tierquälerei und Umweltzerstörung.

Wenn wir damit fertig sind, werden Sie feststellen, dass ein „überzeugender Beweis" ganz unterschiedlich aussehen kann, je nachdem welches Paradigma Sie gerade zugrunde legen. Sie werden dann auch verstehen, weshalb viele Forschungsergebnisse zur Ernährung und Gesundheit so widersprüchlich und verwirrend erscheinen. Schließlich werden Sie auch erkennen, warum es so wichtig für uns ist, die Ernährung vor der rückständigen Wissenschaft und der hinterwäldlerischen Sozialpolitik zu bewahren, in die sie verbannt wurde.

4 Der Triumph des Reduktionismus

Grenzen der Paradigmen   49
Reduktionismus versus Holismus   50
Geschichte des Reduktionismus   51
Wo der Reduktionismus versagt   53
Im Da-Vinci-Modus   54
Ganzheitlichkeit – Holismus   55
Der intellektuelle Preis für den Sieg des Reduktionismus   56

Wir sehen die Dinge nicht, wie sie sind, wir sehen sie, wie wir sind.

Talmud

Alt aber gut: Sechs Blinde ertasten einen Elefanten und werden gebeten zu beschreiben, was sie fühlen. Jeder nimmt sich einen anderen Teil des Körpers vor: Bein, Stoßzahn, Rumpf, Schwanz, Ohr und Rüssel. Leicht vorstellbar, dass jeder von ihnen zu einer völlig anderen Einschätzung dessen kommt, was er da vor sich hat: eine Säule, den Zweig eines Baums, eine Wand, ein Seil, einen Fächer, einen Schlauch. Sie diskutieren heftig miteinander und ein jeder ist sich sicher, dass seine Einschätzung die einzig richtige ist.

Mir fällt kein besseres Gleichnis für das Problem der aktuellen wissenschaftlichen Forschung ein. Nur dass statt sechs Blinder heute 60 000 Forscher von der modernen Wissenschaft mit der Untersuchung des Elefanten beauftragt sind, wobei jeder ein anderes Objektiv verwendet.

Daran muss jedoch an und für sich nichts falsch sein. Man könnte meinen, dass jeder der Sechs sich auf eine spezielle Region konzentriert und alle zusammen eine bessere und detailliertere Beschreibung eines Elefanten zuwege brächten als eine Einzelperson, die nur um das Tier herumgeht und es als Ganzes betrachtet. Ganz ähnlich kann man sich die Masse an Detailangaben vorstellen, die 60 000 Wissenschaftler hervorbringen können, wenn man sie darin ermutigt, sich auf solche kleinen Einzelheiten zu konzentrieren.

Zu den Problemen kommt es, wenn, wie in der Parabel, die persönlichen Ansichten als Beschreibung der ganzen Wahrheit angesehen werden, wenn ein Ausschnitt von der Größe eines Laserpunkts mit dem globalen Überblick verwechselt wird, wenn 6 oder auch 60 000 Forscher nicht miteinander sprechen und das große Ziel einer umfassenden Beschreibung und Beurteilung des ganzen Elefanten nicht anerkennen, wenn sie glauben, dass jeder Blickwinkel, der den eigenen infrage stellt, einfach falsch ist und nicht, dass es eine vollständigere Wahrheit als die eigene geben mag.

Wir schauen uns in diesem Kapitel die beiden miteinander konkurrierenden Paradigmen der Wissenschaft und der Medizin an: den Reduktionismus und den Holismus. Dabei wird man auch feststellen, dass in den vergangenen Jahrhunderten der Sieg des Reduktionismus über den Holismus (und nicht der Einsatz des Reduktionismus als Werkzeug im Dienste eines umfassenden Verständnisses) unsere Fähigkeit, die Welt zu verstehen, ernsthaft beeinträchtigt hat.

Grenzen der Paradigmen

Der inzwischen verstorbene Autor David Foster Wallace wurde 2005 darum gebeten, vor Absolventen des *Kenyon College* eine Rede zu halten, in der er die Wirkungsweise eines Paradigmas im Kern trifft: „Zwei junge Fische schwimmen umher, als ihnen ein älterer Fisch entgegenkommt. Er nickt ihnen zu und sagt: ‚Hallo, Jungs! Wie ist das Wasser?' Die beiden Fische schwimmen stumm eine Weile weiter, bis der eine plötzlich zum anderen sagt: ‚Was zum Henker ist Wasser?'"[1]

In Kapitel 3 haben wir über Paradigmen gesprochen, weil ich zeigen wollte, wie viele meiner Kollegen auf unsere Forschungsergebnisse zum tierischen Eiweiß und den gesundheitlichen Vorzügen einer pflanzenbasierten Ernährung (PBE) reagierten. Ich verglich meine Erfahrungen mit einem Fisch, der das Wasser verlässt und zum ersten Mal an der Luft ist, denn auch ich fand mich plötzlich außerhalb des dominierenden wissenschaftlichen Denkmusters wieder. Ich war dadurch jedoch besser in der Lage, die Grenzen dieses Paradigmas zu erkennen.

Worum wir uns dabei noch nicht gekümmert hatten, war der Blick auf die Stärken und Schwächen eines Paradigmas. Die Paradigmen haben zunächst einen nützlichen Rahmen für das Wissen und zur Überprüfung von Theorien geschaffen. Ich gehe sogar so weit zu sagen, dass wir gar nicht wirklich ohne sie leben können. Ohne sie gelingt es uns sicherlich nicht, das Wissen über das Universum zu vergrößern.

Bei einem Paradigma handelt es sich im weitesten Sinne um einen mentalen Filter, der das begrenzt, was man zu einem gegebenen Zeitpunkt betrachten kann. Mentale Filter sind ganz wesentlich, denn ohne sie würde unser Gehirn mit Reizen überflutet und könnte sich nicht mehr darauf konzentrieren, nur auf die relevanten Reize zu reagieren. Ohne die Fähigkeit, sich auf eine Sache zu konzentrieren und Ablenkungen auszuschalten, könnten Sie nicht viel tun, und ohne die Filter Mikroskop und Teleskop wüssten wir ziemlich wenig über unseren inneren und den äußeren Kosmos.

Solche Filter können zu einem Problem werden, wenn wir ihre Funktion vergessen und glauben, dass das, was wir sehen, die gesamte Wirklichkeit ist und nicht nur ein sehr kleiner Ausschnitt davon. Ein Paradig-

ma kann zu einem Gefängnis werden, wenn wir das nicht mehr als solches erkennen, wenn wir glauben, dass Wasser alles ist, was es gibt, sodass wir nicht einmal mehr einen Namen dafür haben. In einer Welt, die vom Paradigma Wasser geformt wird, ereilt jeden, der die Existenz einer wasserlosen Welt behauptet, automatisch der Ruf, ein Ketzer, ein Irrer oder ein Clown zu sein.

Wir tauchen jetzt also erst einmal in die etwas unruhige See der Philosophie und versuchen, die beiden miteinander im Wettstreit liegenden Paradigmen Reduktionismus und Holismus greifbar zu machen.

Reduktionismus versus Holismus

Wenn Sie ein Reduktionist sind, glauben Sie, dass Sie die ganze Welt verstehen können, wenn Sie alle ihre Einzelheiten kennen. Ein Holist hingegen glaubt, dass das Ganze größer als die Summe seiner Teile sein kann. Damit ist die ganze Diskussion in zwei handliche Sätze gepackt. Doch diese Diskussion beschäftigt Philosophen, Theologen und Wissenschaftler bereits seit der Antike. Ist das Thema denn eine reine Kopfgeburt? Etwa so wie die Frage, wie viele Engel auf einer Nadelspitze tanzen können? Wohl kaum, denn wie wir sehen werden, führt die Entscheidung für ein bestimmtes Paradigma zu sehr unterschiedlichen Ansätzen in Wissenschaft, Medizin, Wirtschaft, Politik und im Leben selbst.

Ich werde auch zeigen, wie diese Ansätze unser Verständnis von Ernährung beeinflussen (▶ Kapitel 5). Jetzt wenden wir uns jedoch der Schlacht zwischen Reduktionismus und Holismus zu und überlegen, wie Letzterer wieder die Oberhand gewinnen kann.

Zu Anfang muss ich erst einmal festhalten, dass diese Schlacht eigentlich völlig überflüssig ist. Es gibt keinen inhärenten Konflikt zwischen einer reduktionistischen wissenschaftlichen Vorgehensweise und einer übergeordneten holistischen Weltanschauung. Reduktionismus an sich ist nicht schlecht. Tatsächlich ist die reduktionistische Forschung für einige der grundlegendsten Erkenntnisse der vergangenen Jahrhunderte verantwortlich. Von der Anatomie über Physik, Astronomie und Biologie bis hin zur Geologie brachten uns die gezielten, kontrollierten Experimente des Reduktionismus zu einem größeren Verständnis des Universums und erhöhten unsere Möglichkeiten, darin zu agieren.

Holismus ist nicht das Gegenteil von Reduktionismus, vielmehr umfasst er den Reduktionismus, so wie jedes Ganze seine Teile umfasst. Ich bin nicht der Ansicht, dass wir 2000 Jahre wissenschaftlichen Fortschritts vergessen und zu einer Zeit zurückkehren sollten, in welcher der Mensch die Natur achtete, ohne den Wunsch zu verspüren, sie zu verstehen. Ich finde es großartig, dass sechs Blinde an dem Elefantenproblem arbeiten. Ich wünschte nur, jemand würde sie über den ganzen Elefanten in Kenntnis setzen.

Ein Teil des Problems mag auch sein, dass das Wort „holistisch" oder „ganzheitlich" immer ein wenig nach Religion und Esoterik schmeckt. Viele Wissenschaftler stehen der Religion so ablehnend gegenüber wie religiöse Fundamentalisten der Wissenschaft. Bei diesen Begriffen denken sie schnell an unpräzise, „märchenhafte" Glaubenssätze, die in der ernsthaften Erforschung der „realen Welt" keinen Platz haben. Ironischerweise ist diese Ablehnung des Holismus durch Wissenschaftler der Gipfel des Dogmatismus, ein fundamentaler Standpunkt, der die Möglichkeit irgendeiner Wahrheit abseits der reduktionistisch erworbenen Erkenntnis negiert. Ich sehe meine Kollegen förmlich zusammenzucken bei der Vorstellung, dass sie sich wie religiöse Fundamentalisten verhalten könnten, ohne es zu bemerken!

Geschichte des Reduktionismus

Seit Anbeginn unserer Existenz war der Mensch von einer unstillbaren Neugier getrieben, mehr über die Welt, in der er lebt, und über sich selbst zu erfahren. Wo kommen wir her? Was sind Gefühle und wie kommen wir mit ihnen zurecht? Wo gehen wir hin? Was ist der Sinn des Lebens?

Im antiken Griechenland, der Geburtsstätte unserer westlichen Denkart, waren die wissenschaftliche und die theologische Philosophie eng miteinander verbunden und hatten viele Gemeinsamkeiten. Beide behandelten die großen Fragen zur menschlichen Existenz und zu den Rätseln der Natur. Sie arbeiteten Hand in Hand – die Wissenschaft lieferte das Rohmaterial, die Beobachtungen, während die Theologie diese Daten in ein übergreifendes, umfassendes Weltbild integrierte.

Wissenschaft und Theologie sind zwei Objektive, die mit der Wirklichkeit interagieren und sie interpretieren, etwa wie ein Mikroskop und ein Fernglas. Beide Objektive teilen uns mehr über die Welt mit, als wir mit bloßen Augen erkennen können, doch können die Informationen selbst, die wir über die Objektive erhalten, stark voneinander abweichen. Die griechischen Wissenschaftler und Theologen wie Pythagoras, Sokrates, Aristoteles oder Platon hätten sich ganz schön geärgert, wenn sie sich nur eines Instruments hätten bedienen können und das andere außer Acht lassen müssten. Diese Philosophen (Philosophie bedeutet wörtlich „Liebe zur Weisheit") schrieben und sprachen über Ernährung und Gesundheit, Gerechtigkeit, Frauenrechte, Literatur und Theologie so unbeschwert und mit soviel Engagement und Überzeugung wie über Geologie, Physik und Mathematik.

An irgendeinem Punkt der Entwicklung – und ich bin kein Historiker, sodass ich die Details ihnen überlasse – trennten sich die Wege von Wissenschaft und Theologie, was beiden nicht gut bekam. Die Offiziellen der Kirche hielten an zentralen Dogmen zum Verständnis des Universums fest, was zur Folge hatte, dass jedes Infragestellen dieser Vorstellungen mit Ketzerei gleichgesetzt wurde. Die Wissenschaft im Westen geriet dadurch ins Hintertreffen. Absolut vernünftige wissenschaftliche Annahmen auf der Grundlage beobachtbarer Fakten (wie etwa die Erde als Mittelpunkt des Universums im ptolemäischen Weltbild) wurden zu unveränderlichen Glaubenssätzen entstellt. Die direkte Beobachtung der Umwelt wurde zu einer riskanten Aktivität. Was, wenn man etwas beobachtete, dass der aktuellen Glaubenslehre zuwiderlief?

Die Wissenschaft erholte sich erst wieder ab dem 13. Jahrhundert. Mit der Renaissance wurde eine neue Ära eingeläutet, die zu einem Zusammenprall der glaubensbasierten und der rationalen Weltsicht führte. In den Schulen wurden die Schriften der alten Griechen wiederentdeckt und ihre Beobachtungsformen fortgeführt, statt an glaubensbasierten Folgerungen festzuhalten. Nikolaus Kopernikus (1473–1543)

stellte ein theologisches Dogma infrage, indem er der Sonne anstelle der Erde den Platz im Mittelpunkt des Universums zuwies. Galileo Galilei (1564–1642) erfand das Teleskop und bewies, dass Kopernikus richtig gelegen hatte.

In den darauf folgenden 300 Jahren (1600–1900) machten viele angesehene und couragierte Gelehrte und Wissenschaftler Beobachtungen, aus denen sich die Basis für die Vorrangstellung wissenschaftlicher Fakten vor dem theologischen Glauben entwickelte, zumindest haben viele Menschen das so erlebt. Die vom Menschen ausgehenden, vernunftgeleiteten Beobachtungen und Gedanken erblühten als Humanismus und erwiesen sich als erhellend und nützlich.

Doch dieser neue Humanismus erstritt sich seine Anerkennung in Opposition zur doktrinären Kirche und entwickelte sich gegenüber der Theologie weit weniger tolerant, als dies noch bei seinen griechischen Vorbildern der Fall war. Die Wissenschaftler versuchten zunehmend, statt eine Partnerschaft mit der Theologie einzugehen, sich selbst und ihre Arbeiten von dem nicht auf beobachtbaren Fakten basierenden „Aberglauben" zu distanzieren. Das betraf nicht nur die Religionen, sondern jede Idee, die nicht der wissenschaftlichen Sichtweise entsprach, nach der sich die Wahrheit nur offenbart, wenn die beobachtbare Welt in möglichst viele kleinere Teile zerlegt wird, kurz: Reduktionismus. Auch wenn sich das, was wir als Menschen beobachten können, im Laufe der Zeit verändert hat und gewachsen ist, hat sich die grundsätzliche Einstellung zur Wahrheit nicht gewandelt. Jede neue technologische Entwicklung ermöglicht es uns lediglich, die Welt wieder ein bisschen weiter in ihre Einzelteile zu zerlegen.

In den vergangenen 200 Jahre war der Reduktionismus unaufhaltsam auf dem Vormarsch und hat sämtliche Lebensbereiche durchdrungen, von der Wissenschaft, über die Ernährung, die Erziehung (man denke nur an all die „Subjekte", die gewissermaßen in Isolation unterrichtet werden) und die Wirtschaft (Mikroökonomie versus Makroökonomie) sogar bis hin zur Seele des Menschen (die auf ein großes Nervennetz im Gehirn zusammengeschrumpft ist).

Wo der Reduktionismus versagt

Betrachtet man die gegenwärtigen Ansätze zur Mehrung des Wissens, scheint es, als habe der Reduktionismus, im Gewand der Wissenschaft, gewonnen, allerdings zu dem hohen Preis eines Verstandnisses der Welt als Ganzes. Mit der Ablehnung einer religiösen Kontrolle der Wissenschaft weisen wir auch die nützlichen Perspektiven der Theologie zurück, welche die Welt als grundsätzlich zusammenhängendes Ganzes betrachtet, die Bereitschaft zu akzeptieren, dass es Dinge gibt, die wir vielleicht nie völlig verstehen werden und die sich lediglich beobachten lassen.

Die reinen wissenschaftlichen Fakten können nur einen kleinen Teil der weitreichenden und komplexen persönlichen Gefühle erklären, die wir in bestimmten Situationen unseres Lebens erfahren, oder die uns überfluten, wenn wir vor den großen Wundern dieser Welt stehen. Werden Fakten jemals die Inspiration und die Ehrfurcht erklären können, die wir beim Hören von Musik, beim Staunen über den Anfang und das Ende des Universums oder bei der Bewunderung für die Fähigkeiten

oder Gefühle anderer Menschen erfahren? Kann die Beschreibung einer Enzymaktivität, Nervenübertragung oder Hormonausschüttung erklären, was uns wirklich erfasst, wenn wir diese Bewunderung oder diese Emotionen empfinden? Diese Dinge sind unvorstellbar komplex und entziehen sich somit den Instrumenten einer objektiven Erforschung. Der österreichische Mathematiker Kurt Gödel zeigte in seinem Unvollständigkeitssatz (1931), dass sich ein komplexes System nicht durch eine reduktionistische Technik abbilden lässt. Er bewies mathematisch, dass sich kein komplexes System als Ganzes erfassen lässt und dass ein als Ganzes erfasstes System doch nur ein Unterteil eines größeren Systems ist. Mit anderen Worten: Die Wissenschaft wird das Universum nie vollständig beschreiben können. Ganz gleich wie leistungsstark das Objektiv oder der Computer auch sein mag, wir werden nie die chemischen Reaktionen vollständig darstellen können, die sich abspielen, wenn wir etwas so Einfaches und Banales tun, wie den Sonnenuntergang zu beobachten. Es ist keine Frage der Technik, besserer Instrumente oder leistungsfähigerer Rechner, es ist vielmehr, als würde die Wirklichkeit selbst sich gegen den Versuch wehren.

Zur selben Zeit, als Gödel die Grenzen der Mathematik zur Beschreibung der numerischen Wirklichkeit entdeckte, sahen auch die Teilchenphysiker ein, dass sie mit ihren ausgefeilten Instrumenten ebenso wenig in der Lage waren, die physikalische Wirklichkeit greifbar zu machen. Licht stellte sich entweder als Teilchen oder als Welle dar, abhängig von der Art der Beobachtung. Die Quantenphysik löste sich gleich ganz von der Objektivität und beschrieb subatomare Teilchen fortan in Begriffen der Wahrscheinlichkeit statt der Realität. Werner Heisenberg zeigte, dass sich zu einem gegebenen Zeitpunkt zwar die Position oder die Geschwindigkeit eines Elektrons bestimmen ließe, nie jedoch beides gleichzeitig.

Der Reduktionismus – eigentlich das Streben nach der vollständigen Aufdeckung von allem – ist ein äußerst nützliches Instrument, doch je mehr wir erkennen, desto deutlicher wird, dass der Reduktionismus für die Aufgabe, das Universum zu verstehen, ungeeignet ist.

Im Da-Vinci-Modus

Die Art, wie wir heute Wissenschaft betreiben, ist das Ergebnis der Ablehnung eines ganzheitlicheren Blickwinkels auf die Welt, zusätzlich zur Religion selbst. Diese ablehnende Haltung setzte nach der Renaissance ein. Doch kann eine Rückkehr zur Arbeitsteilung zwischen Wissenschaftlern und Theologen wie in der Zeit vor dieser Epoche nicht die Lösung sein. Um zu einem auch heute hilfreichen Modell zu kommen, in dem ein Wissenschaftler sich der reduktionistischen Methoden innerhalb eines holistischen Überbaus bedient, müssen wir uns in die Renaissance selbst zurückbegeben.

Es gibt wohl niemanden, dessen Leistungen die Integration von Wissenschaft und Holismus stärker verkörpert, als das Universalgenie der Renaissance Leonardo da Vinci (1452–1519). Sein außergewöhnlicher Ruf und seine Bedeutung liegen nicht allein in seinen herausragenden künstlerischen Talenten begründet (z. B. Mona Lisa, Das letzte Abendmahl), sondern auch in seinem überragenden wissenschaftlichen

Schaffen. Sein Interesse an der Wissenschaft war ungewöhnlich breit gefächert und umfasste die Biologie (Anatomie, Zoologie, Botanik) ebenso wie die Physik (Geologie, Optik, Aerodynamik, Strömungslehre). Leonardos Leistungen sind auch nach modernen Maßstäben enorm und liegen, bevor wir es vergessen, über 500 Jahre zurück!

Leonardo hatte ein ausgeprägtes Interesse an der Wirklichkeit und den Wundern der Natur als einer riesigen und dynamischen Einheit. Die in seinen anregenden Gemälden behandelten Themen und Figuren waren meist eher wundersam als real, was zumindest für mich bedeutet, dass er auch die menschliche Existenz als große und dynamische Einheit betrachtete. Er war außerdem extrem wissbegierig, was kleine Details betraf. Dies kann der Grund für die menschliche Wahrnehmung seiner Bilder als wahre Wunder sein. Dies lässt sich leicht sowohl in seinen anatomischen Zeichnungen als auch in seinen ausgefeilten Darstellungen mechanischer Konstruktionen erkennen. Er veröffentlichte erstaunlich detailgetreue Zeichnungen der menschlichen Anatomie, wobei er, wie ein Biograf schrieb, selbst die allerkleinsten Organe, Gefäße und versteckten Skelettteile nicht unberücksichtigt ließ. Ihm wird auch die erstmalige Idee eines kontrollierten Experimentaufbaus als zentralem Konzept der modernen Wissenschaft zugeschrieben, weshalb er häufig als Vater der Wissenschaft bezeichnet wird. Wahrscheinlich erkannte er mehr als jede scholastische Koryphäe seiner Epoche den Zusammenhang zwischen dem Ganzen und seinen Teilen.

Leonardo war das, was wie heute einen Universalgelehrten nennen. Dieser Begriff bezieht sich auf die enorme Spannbreite seiner künstlerischen, humanistischen und wissenschaftlichen Talente. Doch noch wichtiger als seine einzelnen Erfindungen und Leistungen war im Hinblick auf dieses Buch Leonardos Art, wissenschaftlich zu forschen, die eine neue Art des Denkens vorantrieb und unterstützte: die Synthese des Ganzen und seiner Teile. Für ihn gab es das Denken sowohl in die Breite als auch in die Tiefe, er achtete auf die Mithilfe der Wissenschaft bei neu entdeckten Fakten und Details und hatte ein Gespür für die mitreißenden Empfindungen, wenn alle Teile, die bekannten und unbekannten, in symphonischer Weise zu einem Ganzen verschmolzen.

Leonardos Beitrag zu unserem Verständnis des Universums ist gerade wegen dieser Integrationsfähigkeit so weitreichend und dauerhaft. Er verstand, dass der Holismus den Reduktionismus benötigt, um voranzukommen, und dass der Reduktionismus den Holismus braucht, um relevant zu bleiben. Ihm war klar, dass man, wenn man etwas aus seinem Kontext herauslöst, um es eingehender zu untersuchen oder zu betrachten, Gefahr läuft, mehr zu verlieren als zu gewinnen.

Ganzheitlichkeit – Holismus

Man schreibt allgemein dem südafrikanischen Politiker und Philosophen Jan Smuts den Begriff „Holismus" zu. Er meinte, dass die Wirklichkeit aus einem „großen Ganzen" bestehe, das „in kleinen Naturzentren oder empirischen, in der Natur beobachteten Ganzen belegt wird und wirksam ist". Für mich ist der Körper das große Ganze und der Prozess, durch den die Nahrung vom Körper verdaut wird, ist ein kleines Zentrum der Ganzheitlichkeit innerhalb des Körpers. (Die Ernährung ist ein Aspekt der Ganzheitlichkeit des Körpers.) Dieses Prinzip lässt sich auch auf den Menschen als kleines Zentrum der Ganzheitlichkeit innerhalb der großen Ganzheitlichkeit des Lebensraums Erde übertragen, oder auch auf eine einzelne menschliche Zelle als eine große Ganzheitlichkeit, innerhalb derer die Mitochondrien, die DNA und andere Zellorganellen, die Sie noch aus dem Biologieunterricht kennen, kleine Naturzentren bilden, die wiederum selbst eine Ganzheitlichkeit darstellen. In der anderen Richtung können Sie so weit fortschreiten, wie Ihre Beobachtungsgabe und Vorstellungskraft Sie tragen. Vom Makrokosmos des Universums bis hinab in den Mikrokosmos gibt es aus philosophischer Sicht eine Hierarchie der Ganzheitlichkeiten, wobei jede Ganzheitlichkeit Teile in sich birgt, die ihrerseits wieder Ganzheitlichkeiten sind.

Ich möchte in diesem Buch lediglich einige ausgewählte Aspekte der Biologie diskutieren: die genetische Expression, den intrazellulären Metabolismus und die Ernährung. Jedes dieser Themen behandelt ein nicht bis ins letzte Detail ergründbares System, da seine Grenzen in Wirklichkeit vage und eher willkürlich sind. Wenngleich ein Organ im Körper zweifellos über Grenzen verfügt, steht es doch über neurale und hormonelle Kommunikationswege mit anderen Körperteilen in Verbindung. Jede Einheit innerhalb des Körpers, ganz gleich ob eine physikalische oder eine metabolische, ist sowohl ein Ganzes als auch ein Teil. Wenn wir Ganzheitlichkeiten in ihre Bestandteile zerlegen, lässt sich gut über sie sprechen, doch selbst wenn wir das tun, müssen wir uns stets vor Augen halten, dass es sich dabei um etwas Willkürliches handelt.

In der Tat ist die Vorstellung, dass unser Klassifikationssystem eine perfekte Darstellung der Wirklichkeit ist, eine sehr eingeschränkte und auch potenziell gefährliche Sichtweise. Die westliche Medizin hat einen „geografischen" Blick auf den Körper – hier gibt es die Leber, die behandelt wird, dort das Herz, die Niere, die linke Patella usw. In der chinesischen Medizin wird dagegen der Körper eher als energetisches Netzwerk betrachtet. Ein Patient mit der westlichen Diagnose „Leberkarzinom" leidet dort eher an „zu viel Yang im Meridian des dreifachen Erwärmers". Dies ist eine Beschreibung für ein energetisches Ungleichgewicht im System des sogenannten Dreifachen Erwärmers des Körpers, das an Kopf, Thorax und Becken gelegen ist. Als die westliche Medizin erstmalig Kontakt zu diesem System bekam, hielten die meisten das Gerede von Chi-Energie und Meridianen für Hokuspokus, der im Gegensatz zur „objektiven Realität" der Organe, Knochen, Flüssigkeiten und Muskeln steht. Doch die nachgewiesene Wirksamkeit der Akupunktur, die gestörte Energieflüsse durch Stiche in die auf den Meridianen angenommenen Akupunkturpunkte ausgleicht und dadurch in der Lage ist, viele Krankheiten zu behandeln, ist ein Beleg für die Nützlichkeit des chinesischen Paradigmas.

Der intellektuelle Preis für den Sieg des Reduktionismus

Ich hoffe, ich konnte verdeutlichen, dass ich nicht etwa der Rückkehr zu einer glaubensbasierten dogmatischen Akzeptanz des Weltbildes irgendeiner Autorität das Wort reden möchte. Ich bin ganz im Gegenteil der Auffassung, dass wir weniger Dogmen und mehr Aufgeschlossenheit in der wissenschaftlichen Gemeinschaft brauchen, wenn es darum geht, die Welt zu beobachten und zu beschreiben. Ein grundlegendes Prinzip der Wissenschaft, das sie von jeder anderen Weltsicht unterscheidet, ist die Idee der Falsifizierbarkeit. Wenn eine Theorie grundsätzlich falsifizierbar ist, ist eine Beweislage möglich, durch die sie sich als falsch erweisen kann. Das Gegenteil davon ist das Dogma, das per definitionem nicht falsifizierbar ist.

Angenommen, Sie glaubten, dass der Bus von New York City nach Ithaka immer pünktlich ist. Käme der Bus jetzt eines Tages 20 Minuten zu spät an, würde sich Ihre Theorie als falsch herausstellen. Sie korrigieren Ihre Theorie dann vielleicht zu „in 95 Prozent der Fälle" oder zu „mit einer Toleranz von 30 Minuten gegenüber dem angekündigten Zeitpunkt". Dann könnten wir wieder Beobachtungen anstellen, die diese neue Theorie bestätigen oder ihr widersprechen. Entscheidend ist, dass Sie bereits im Vorfeld akzeptieren, dass eine bestimmte Anordnung der beobachtbaren Fakten die Theorie teilweise oder vollständig entkräften könnte.

Sehen Sie sich im Gegensatz dazu den Glauben an ein Leben nach dem Tode an, bei dem die Guten in den Himmel und die Bösen in die Hölle kommen. Wenn Sie Menschen, die an ein solches Leben nach dem Tode glauben, fragen, welche Beweise sie dazu bewegen könnten, ihre Ansicht zu ändern, werden Sie wahrscheinlich nur verständnislos angesehen. Ein solcher Glauben steht für eine Widerlegung durch Fakten nicht zur Verfügung. Selbst wenn Sie nicht an ein derartiges Leben nach dem Tode glauben, können Sie sich wohl keine Fakten vorstellen, die einen solchen Glauben widerlegen könnten. Ich sage nicht, dass ein solcher Glaube richtig oder falsch ist, sondern nur, dass er keine wissenschaftliche Grundlage hat, weil er sich grundsätzlich nicht durch Beobachtungen oder Experimente widerlegen oder falsifizieren lässt.

Das reduktionistische Paradigma ist ein Dogma, ein Glaubensbekenntnis. Es lehnt von vornherein die Vorstellung ab, dass der Reduktionismus vielleicht nicht immer der beste oder einzige Weg ist, um die Wirklichkeit zu verstehen oder zu erfassen. Die moderne Wissenschaft (und vor allem die Biologie und die Medizin) hat das Dogma des Reduktionismus unter Ausschluss des gesunden Menschenverstandes und der Fairness begeistert angenommen. Die ange-

sehensten und gebildetsten Persönlichkeiten unserer Zeit sind darauf programmiert, sich ausschließlich innerhalb der Grenzen dieses Dogmas zu bewegen. Um zu einem früheren Bild zurückzukehren: Sie erforschen und beschreiben die ganze Zeit über die Details eines Elefanten, ohne dass auch nur einem von ihnen klar ist, dass es so etwas wie einen Elefanten überhaupt gibt. Tragisch daran ist, dass wir auf dieses System bei der Suche nach der Wahrheit vertrauen, dessen Ergebnisse unsere Kultur und Öffentlichkeit bestimmen und unsere persönlichen Entscheidungen beeinflussen.

Anmerkung

1   David Foster Wallace, „David Foster Wallace, In His Own Words", *More Intelligent Life*, September 19, 2008, http://moreintelligentlife.com/story/david-foster-wallace-in-his-own-words.

5 Der Reduktionismus erobert die Ernährungs- wissenschaft

Reduktionistische Ernährungswissenschaft 62

Reduktionistische Ernährung im Supermarkt und zu Hause 66

Erschütterungen des reduktionistischen Modells 69

Von der Sinnlosigkeit reduktionistischer Präzision 72

Fang den Ball! 73

*Das größte Problem für uns alle – Männer und Frauen – ist nicht das Lernen,
sondern das Verlernen.*

Gloria Steinem

Jetzt wo wir die grundlegenden Fehler des reduktionistischen Paradigmas im Allgemeinen verstanden haben, ist es an der Zeit, sich anzuschauen, wie dieses Paradigma unsere Ernährung verdorben und unsere Gesundheit geschwächt hat.

Ich weiß sehr wohl, dass Nahrung und Ernährung außerhalb meiner kleinen Welt als nicht so wichtig angesehen werden. In den Zeitungen, die ich so lese, gibt es die Seiten über Politik, Wirtschaft, Sport und Unterhaltung, aber keine Rubrik, die sich mit Ernährungsthemen befasst. Über Ernährung schreiben Restaurantkritiker oder Lebensmittelhändler, die sich auf denselben Zeitungseiten tummeln wie die Frisuren-, Mode- und Ausstattungsberater. Dabei ist die Ernährung eines der wichtigsten Themen, die es gibt. Ohne Ernährung, keine Zivilisation. Ernteausfälle, Rinderwahn und belastete Nahrungsmittel könnten unsere Gesellschaft in kürzester Zeit in die Knie zwingen. Wir halten uns solchen Katastrophen gegenüber für immun, weil die meisten Menschen bei Nahrungsmitteln an die Dinge denken, die wir im Supermarkt einkaufen. Und jedes Mal wenn wir dort hingehen, quillt er über vor Nahrungsmitteln. Wir leiden niemals Hunger. Also muss alles in Ordnung sein.

Aber nur weil wir uns nicht den ganzen Tag lang über unsere Nahrung den Kopf zerbrechen, bedeutete das nicht, dass das Thema nicht besonders wichtig ist. Die meisten von uns sind nicht von der Sorge um genügend Atemluft besessen. Wer zu ertrinken droht oder in einem brennenden Gebäude gefangen ist, kann an nichts anderes mehr denken. Nahrung ist für unser Überleben so wichtig wie die Atemluft. Doch während wir alle dieselbe Luft atmen, haben wir, wenn es um unserer Ernährung geht, vielfältige Auswahlmöglichkeiten. Diese Möglichkeiten bestimmen nicht nur, wie wir uns ernähren, sondern auch, wie wir unsere fruchtbaren Böden nutzen, was der Staat finanziell unterstützt, was wir unseren Kindern beibringen und was für eine Gesellschaft wir schaffen.

Im Supermarkt haben wir die Wahl zwischen den landwirtschaftlichen Produkten, den Molkereiprodukten, der Tiefkühltruhe, dem Dosenregal und dem Tütenregal. Wir können die Nahrungsmittel von lokalen Erzeugern nehmen oder uns an die Produkte der Riesenfarmen in Südamerika halten. Wir können in Fastfood-Restaurants essen oder zu Hause kochen. Und wenn unsere Entscheidungen dazu führen, dass wir viel zu viel an Gewicht zulegen, stehen uns tausend verschiedene Diätpläne zur Verfügung, von der Atkins-Diät über Paleo-Diät bis zu Weight Watchers und makrobiotischer Kost. Die Gesamtheit all dieser individuellen Entscheidungen wirkt sich auf unser nationales Ernährungssystem aus, so wie auch das Ernährungssystem selbst diese individuellen Entscheidungen stark beeinflusst. Sowohl das System als auch unsere persönlichen Entscheidungen hängen stark von unseren Vorstellungen von Ernährung ab.

Warum sonst wird ein so großer Teil der Lebensmittelverpackungen von den Labels der Herstellerfirmen beansprucht? Warum sonst sollte der Staat so viel Geld und Zeit dafür aufwenden, Lebensmittelgruppen, Ernährungspyramiden, Werte für die empfohlene tägliche Nährstoffmengenzufuhr und für erforderliche Mindestmengen auszutüfteln? Und warum sonst würde die *Food and Drug Administration* (FDA) so viele Regeln dafür aufstellen und durchsetzen, was bei Nahrungsmittel-, Medikamenten- und Ergänzungsmittelherstellern als gut für die Gesundheit deklariert werden darf?

Obwohl das nicht so oft in den Zeitungen steht, haben die Ernährung und die damit verbundenen staatlichen Programme eine große Bedeutung für unsere Gesellschaft. Fast alles, was unsere Gesellschaft über Ernährung zu wissen glaubt, trägt einen reduktionistischen Stempel. In diesem Kapitel möchte ich mit Ihnen der Frage nachgehen, wie das reduktionistische Paradigma zu einer so schlechten Ernährungspolitik und zu so verunsicherten Verbrauchern führen konnte und wie und warum sich die Ernährung dem reduktionistischen Modell, das unsere Gesellschaft ihr unbedingt überstülpen möchte, nicht unterordnen lässt.

Reduktionistische Ernährungswissenschaft

Ich habe viel über die Definition von „Ernährung" nachgedacht. Wenn es während meiner 50-jährigen akademischen Laufbahn einmal etwas ruhiger zuging, machten wir uns Gedanken darüber, was dieser Begriff wirklich meint. Das war nicht besonders fruchtbar, da in jeder dieser Phasen die Diskussion wieder von vorn begann.

Jedes Mal kamen wir schließlich zu so etwas wie einer Definition des Wortes, wie sie sich ganz ähnlich auch in den üblichen Nachschlagewerken findet, etwa: „der Prozess der Beschaffung oder Zufuhr von Nahrung, die für die Gesundheit und das Wachstum erforderlich ist" *(Oxford English Dictionary)* oder „der Akt bzw. der Prozess des sich Ernährens oder des Ernährtwerdens; speziell die Summe aller Prozesse bei Tieren oder Pflanzen, durch die Nährstoffe aufgenommen und umgesetzt werden" *(Webster's Dictionary)*.

Ich mag keine dieser Definitionen. *Websters* Definition funktioniert zum Teil aus technischen Gründen nicht, weil dort das Wort „ernährt" verwendet wird, das sich von „Nahrung" ableitet. Man kann einen Begriff jedoch nicht unter Bezug auf sich selbst definieren. Das *Webster* auf diesen Taschenspielertrick zurückgreift, zeigt nur, wie schwierig die Aufgabe tatsächlich ist. Ein anderes, eher substanzielles Problem zeigt sich bei der Verwendung des Wortes „Summe". Dabei denke ich, ehrlich gesagt, sofort an den Mathematikunterricht in der Schule. Wir addierten zwei Zahlen und erhielten eine dritte, die wir dann als Summe bezeichneten. Damit sind wir auch beim Kern des Reduktionismus: Die Summe ist absolut berechenbar, wenn jeder einzelne Teil genauestens bekannt ist.

Sowohl im Oxford- als auch im Webster-Lexikon wird der Begriff „Prozess" verwendet, der zwar auf etwas Wichtiges hindeutet, jedoch für sich alleine völlig vage ist. Das Oxford-Lexikon konzentriert sich ganz auf den „Prozess der Ernährung" wie auf etwas, das außerhalb des Körpers stattfindet: Die Nahrung wird entweder beschafft oder zugeführt. Hier bleibt kein Raum mehr für Ernährung als innerer, biologischer und sehr komplexer Prozess. Für einen Reduktionisten ist die Ernährung einfach die mathematische Aufsummierung der Effekte der individuellen Ernährungsweise. Diese irreführenden Definitionen in zwei der renommiertesten und meistgenutzten englischsprachigen Wörterbücher zeigt, wie tief das reduktionistische Denken bereits in unserer Kultur verankert ist.

Wenn Sie mit Sätzen wie „Kalzium stärkt die Knochen", „Vitamin A ist gut für die Augen" oder „Vitamin E wirkt als Antioxidans gegen Krebs" aufgewachsen sind, werden Sie in ähnlicher Weise an die gesamte Ernährung herangehen. Das Gleiche gilt für das Kalorienzählen oder die Bewertung der Nährstoffzusammensetzung auf den Lebensmittelpackungen oder wenn Sie sich fragen, ob Sie auch genügend Proteine aufnehmen, oder die Fritten in Ketchup baden, weil Sie gehört haben, dass Tomaten eine gute Lycopinquelle sind.

Solche Gedanken ergeben nur in einem reduktionistischen Denkrahmen einen Sinn, in dem die Nahrungsbestandteile, d. h. die einzelnen Nährstoffe, identifiziert sind und ihre genaue Wirkung im Körper und die erforderliche Tagesmenge für den Körper bekannt sind. Das ist genau das, was wir Wissenschaftler zu tun gelernt haben. Mir wurde das Thema Ernährung auf diese Weise vermittelt und genau so habe ich es an meine Studenten weitergegeben. Dazu gehörten auch ein Kurs in höherer Biochemie an der *Virginia Tech*, einer in höherer Ernährungsbiochemie an der Universität von Cornell sowie zwei Kurse in biochemischer Toxikologie und molekularer Toxikologie im Aufbaustudiengang Toxikologie, ebenfalls an der Universität von Cornell. Auch

ich folgte hier dem üblichen Lehrbuchcharakter der Vorlesungen, die sich zumeist auf die einzelnen Nährstoffe, die jeweiligen toxischen Wirkstoffe, die einzelnen Wirkmechanismen (d. h. die biochemische Erklärung) sowie die einzelnen Wirkungen der Nährstoffe – wenn es diese denn gibt – oder chemischen Substanzen konzentrierten. Dabei wurde dann ein Hauptmechanismus postuliert, der den Zusammenhang zwischen Ursache und Wirkung erklärt und vielleicht auch kontrollierbar macht.

Als ich Ernährung in dieser traditionellen, reduktionistischen Weise unterrichtete, ging ich folgendermaßen vor. Zuerst betrachteten wir den chemischen Aufbau des Nährstoffs. Dann diskutierten wir seine Wirkungsweise im Körper, wie er von der Dünndarmschleimhaut ins Blut aufgenommen wird, wie er im Körper transportiert und gelagert wird, wie er ausgeschieden wird und wie viel man davon für die Erhaltung der Gesundheit benötigt. So verfuhren wir mit jedem einzelnen Nährstoff, als operierten sie alle allein auf eine rein mechanische Art und Weise. Der Unterricht in Ernährung bedeutete also, dass die Studenten die Fakten, Formeln und chemischen Abläufe behalten mussten, um ihre Prüfungen zu bestehen, ohne dass von ihnen verlangt worden wäre, dass sie über den Gesamtzusammenhang dieser winzigen Informationseinheiten nachdenken.

In der Forschung tun wir das Gleiche wie in der Lehre. Der Goldstandard der Ernährungsforschung, also die Art Untersuchungen, die bevorzugt gefördert und in den besten Fachzeitschriften veröffentlicht wird, hat einen einzelnen Nährstoff und eine Erklärung für seine Wirkung zum Gegenstand.

Meine Versuchsreihen konzentrierten sich auf die Effekte kleinster Ursachen, auf Reaktionen, Enzyme und Wirkungen, die oftmals außerhalb des Körpers als Einheit beobachtet wurden. Dies geschah teilweise auch, weil ich, wie erwähnt, ebenfalls gelernt hatte, auf diese Weise zu denken[1], aber auch weil wir als Wissenschaftler gezwungen sind, unsere Hypothesen und Versuchsanordnungen so zu gestalten, dass messbare Ergebnisse herauskommen, denn nur unter solchen Voraussetzungen besteht auch die Chance, Fördergelder zu erhalten.

Ich gebe Ihnen dafür ein Beispiel aus den Anfängen meiner eigenen Forschungsarbeiten zum Krebswachstum durch Aflatoxin, das ein bekannter Auslöser des Leberzellkarzinoms ist. (Vielleicht erinnern Sie sich noch an die Einleitung: Aflatoxin ist das Kanzerogen, das von einem Pilz erzeugt wird, der auf Erdnüssen wächst. Diesen Pilz hatte ich auf den Philippinen untersucht.) Abbildung 5.1 stellt den Prozess dar, an dem wir arbeiteten (mit einer Kost aus 20 Prozent Casein bzw. Milcheiweiß).

In diesem frühen Stadium entsprachen meine Laboruntersuchungen vollständig den reduktionistischen Regeln. Wir konzentrierten uns auf ein bestimmtes Kanzerogen (Aflatoxin), das eine Art von Krebs erzeugt (Leberzellkarzinom), was auf ein bestimmtes Enzym zurückzuführen ist (multifunktionelle Oxidase: MFO), das bei der Verstoffwechselung von Aflatoxin ein einziges hochreaktives Produkt erzeugt (Aflatoxinepoxid). Dieses ist wiederum für einen einzigen biochemischen Effekt verantwortlich (die sehr enge chemische Bindung des Epoxids an die DNA, die zu Genschädigungen führt). Jeder dieser Schritte schien in sich folgerichtig und biologisch nachvollziehbar. Zudem stellten wir fest, dass umso mehr Krebszellen entstehen, je stärker sich das Kanzerogen mit der DNA verbindet.[2] Da hatten wir ihn, den einen Mechanismus, der die Wirkung des Proteins auf den Krebs „erklärte"!

Gestatten Sie mir noch ein paar Anmerkungen zum vorherigen Absatz. Zunächst erwarte ich nicht, dass Sie alles verstehen, was ich hier schreibe. Ich beschreibe hier komplexe biologische und chemische Reaktionen unter Verwendung spezieller Fachbegriffe, die von allen Wissenschaftlern verwendet werden, um die Kommunikation untereinander möglichst präzise zu halten. Sie sollten lediglich verstehen, dass in diesem Modell B durch A verursacht wird, dass B wiederum C verursacht, das seinerseits D verursacht. Je mehr A Sie also am Anfang haben (das Kanzerogen), desto mehr D erhalten Sie (Krebs).

Zudem klingt es wahrscheinlich sehr überzeugend, auch falls Sie es nicht voll-

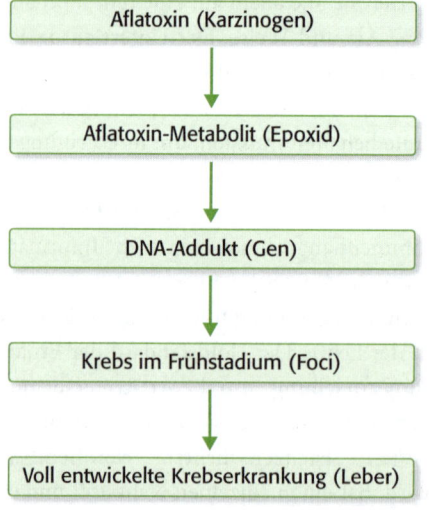

Abbildung 5.1 Lineares Modell der Krebsentstehung durch Aflatoxin

ständig verstehen sollten. Diese Art von Forschung scheint wasserdicht zu sein, weil sie mit objektiven Fakten arbeitet (Reaktionen, genetische Mutationen, Karzinogenese), im Gegensatz zu so schwer greifbaren Themen wie das menschliche Verhalten oder sein Lebensstil. Solche linearen, kausalen Zusammenhänge bei biologischen Kettenreaktionen lassen sich nur herstellen, wenn man die verworrene und komplexe Realität ausschließt.

Obwohl wir viele Jahre lang fleißig an dieser Untersuchungsreihe arbeiteten und wirklich beeindruckende Ergebnisse erzielten sowie zahlreiche Fachartikel dazu veröffentlichen konnten, blieb eine wichtige Frage unbeantwortet: Wussten wir durch diesen Befund (dass eine mit Casein angereicherte Nahrung bei Ratten ein verstärktes Krebswachstum auslöst) mehr über andere Proteine, chemische Kanzerogene, Krebs, Krankheiten und die verschiedenen Gattungen (z. B. den Menschen)?

Hat mit anderen Worten dieser überraschende statistische Ausreißer zum Protein in der Nahrung dazu geführt, dass wir das lieb gewonnene tierische Eiweiß jetzt für einen Irrweg und für gefährlich halten? Fördert ein moderater Kuhmilchkonsum das Krebswachstum beim Menschen? Wie sieht es mit anderen Erkrankungen aus? Haben andere tierische Proteine denselben Effekt? Während ich jahrzehntelang mithilfe reduktionistischer Methoden versuchte, Antworten auf diese Fragen zu finden, dämmerte mir allmählich, dass solche Fragen die Möglichkeiten solcher Forschungsmethoden übersteigen. Nicht etwa weil sich ein solches Experiment nicht durchführen ließe, um die Wirkungen einer tiereiweißreichen Ernährung mit anderen, typischer-

weise bei einer pflanzenbasierten Ernährungsweise (PBE) anzutreffenden Faktoren zu vergleichen. Das wurde schon gemacht, und die Ergebnisse waren geradezu atemberaubend (besonders die Untersuchungen und klinischen Experimente von Esselstyn, McDougall, Goldhamer, Barnard und Ornish, von denen einige an anderen Stellen dieses Buches zur Sprache kommen).

Nein, das Problem bei der reduktionistischen Forschung besteht darin, dass es ganz leicht ist, Experimente anzusetzen, die genau das Gegenteil zeigen, nämlich dass Milch Krebs verhindert, dass Fischöl das Gehirn schützt, dass die Aufnahme von viel tierischem Eiweiß und Fett den Blutzucker stabilisiert und Adipositas und Diabetes vorbeugt. Wenn Sie tatsächlich oder auch nur buchstäblich durch ein Mikroskop schauen, können Sie nicht das ganze Bild sehen. Alles was Sie sehen, ist der winzige Ausschnitt einer größeren Wahrheit, der völlig aus seinem Kontext herausgelöst ist. Und wer am lautesten schreit, hat auch den größten Einfluss – in diesem Fall diejenigen, die mit freundlicher Unterstützung der entsprechenden Industrie behaupten, Milch und Fleisch seien für die Gesundheit des Menschen das Beste.

Wenn ich genügend Zeit und Geld zur Verfügung hätte, könnte ich gewiss reduktionistische Experimente anstellen, welche die gesundheitlichen Vorzüge von Coca-Cola, tiefgefrorenen Snickers (die auf der Landwirtschaftsmesse in North Carolina immer sehr beliebt sind) oder auch von Aflatoxin herausstellen (dies gelang uns in unserem Labor tatsächlich einmal[3]). Ich müsste nur die Versuchsanordnung ein wenig manipulieren, indem ich etwa die Wirkung von Coca-Cola auf verdurstende

Menschen in der Sahara oder die Bedeutung eines Snicker-Riegels für die Mortalität müder Autofahrer um zwei Uhr morgens prüfen würde. Ich könnte mir außerdem Hunderte verschiedene Biomarker ansehen und mir diejenigen herauspicken, welche meine Hypothese stützen. Oder ich könnte, wie die Elefantenforscher in Kapitel 4, ganz gewissenhaft forschen und aufgrund meiner begrenzten Sicht auf das Ganze dennoch zu unvollständigen und irreführenden Ergebnissen kommen.

Aus diesem Grund gibt es in den Medien so häufig einander widersprechende Forschungsergebnisse. Die vorherrschende Forschungsmethode fördert geradezu solche Widersprüche. Derselbe reduktionistische Rahmen ist auch der Grund für die in unserer Gesellschaft oft widersprüchlichen und verwirrenden Vorstellungen zum Thema Ernährung, ganz gleich ob man nun Lehrbücher, Lebensmittelverpackungen oder offizielle Verlautbarungen heranzieht.

Reduktionistische Ernährung im Supermarkt und zu Hause

Obwohl der Reduktionismus vor allem in den Labors stattfindet, durchdringt er doch die öffentliche Wahrnehmung ebenso wie das Denken der Wissenschaftler. Weil wir Wissenschaftler und Forscher als „Experten" gelten, bestimmt unsere Weltsicht auf jeder Ebene maßgeblich das kulturelle Verständnis von Ernährung.

Nehmen Sie irgendein Schulbuch zur Hand, in dem es um Ernährung geht. Sie werden dort unweigerlich eine Liste mit bekannten Inhaltsstoffen vorfinden. Da gibt es dann etwa ein Dutzend Vitamine und Mineralstoffe, vielleicht auch 20 bis 22 Aminosäuren und die drei Hauptnährstoffe Kohlenhydrate, Eiweiß und Fett. Diese chemischen Verbindungen und ihre Wirkungen gelten als Essenz der Ernährung: Wenn Sie von allem die richtige Menge (aber nicht zu viel) zu sich nehmen, geht es Ihnen gut. So ist es schon eine ganze Weile. Wir sehen in unseren Speisen die einzelnen Elemente, die wir benötigen. So essen wir Möhren wegen ihres Vitamin-A-Gehalts und Orangen, weil sie Vitamin C enthalten, Milch trinken wir wegen ihres Kalzium- und Vitamin-D-Gehalts.

Wenn wir ein bestimmtes Nahrungsmittel mögen, mit dem wir unsere Nährstoffe bekommen, sind wir froh. Wenn wir es nicht mögen, z. B. Spinat, Rosenkohl oder süße Kartoffeln, verzichten wir problemlos darauf, weil wir uns ja die darin enthaltenen Nährstoffe als Nahrungsergänzungsmittel zuführen können. Doch hat sogar die reduktionistische Forschung in jüngster Zeit gezeigt, dass Nahrungsergänzungsmittel nicht funktionieren. Es hat sich herausgestellt, dass ein Apfel viel mehr in unserem Körper bewirkt als alle bekannten Inhaltsstoffe des Apfels, wenn sie in eine Pille gepresst wären. Der ganze Apfel ist mehr als die Summe seiner Teile. Dank einer reduktionistischen Weltsicht glauben wir jedoch nicht wirklich, dass die Nahrung selbst wichtig ist, sondern dass es nur auf die darin enthaltenen Wirkstoffe ankommt.

Dieser Glaube wird jedes Mal verstärkt, wenn wir uns die Angaben zu den Inhaltsstoffen auf den Lebensmittelverpackungen durchlesen. Mitunter sind diese Listen sehr ausführlich. In einer typischen Aufzählung sind viele einzelne Inhaltsstoffe und ihre jeweilige exakte mengenabhängige Konzentration angegeben (▶ Tabelle 5.1).

Tabelle 5.1 Angaben einer typischen Lebensmittelkennzeichnung.[4]

	pro 100 g	pro Portion = 65 g	% der empfohlenen Tageszufuhr eines Erwachsenen
Energie	1986 kJ 476 kcal	1291 kJ 309 kcal (15%)	15%
Eiweiß	6,6 g	4,3 g	9%
Kohlenhydrate davon Zucker	43,0 g 33,5 g	28,0 g 21,8 g	10% 24%
Fett davon gesättigte Fett- säuren	31,0 g 18,4 g	20,2 g 12,0 g	29% 60%
Ballaststoffe	4,2 g	2,7 g	11%
Natrium	0,24 g	0,16	7%

Ich war im Jahr 1990 Mitglied der von der FDA einberufenen Expertengruppe der *National Academy of Sciences* (NAS), deren Aufgabe eine Standardisierung und Vereinfachung der Lebensmittelkennzeichnung war. In unserem Gremium gab es zwei vorherrschende Standpunkte. Der eine Teil bevorzugte eine Kennzeichnung, die dem Verbraucher zeigte, wie viel von den einzelnen Nährstoffen enthalten ist. Die andere Gruppe, der auch ich angehörte, wollte die reinen Mengenangaben auf den Verpackungen auf ein Minimum beschränken. Ich war der Ansicht, dass dem Verbraucher mehr damit gedient ist, einige allgemeine Angaben zu machen wie etwa eine Liste der Inhaltsstoffe, ohne jedoch die genaueren Details aufzuführen. (Meine Gruppe verlor diese Diskussion, wenngleich unser Abschlussbericht eine gegenüber der Vorlage stärker gebündelte Kennzeichnung empfahl.)

Natürlich sind die Inhaltsstoffe wichtig, und zwar nicht nur solche, die eventuell eine Allergie auslösen können. Wahrscheinlich steht Ihnen nicht der Sinn nach Lebensmitteln, in denen eine lange Liste schier unaussprechlicher Substanzen ent-

halten ist, sondern ich nehme einmal an, dass Sie gern wissen möchten, ob ihr Frühstücksmüsli stark gezuckerten Maissirup enthält.

Doch die bis auf das Mikrogramm genauen Angaben etwas zu Vitamin B_3 leistet dem Verbraucher in zweierlei Hinsicht einen Bärendienst, der zu einer schlechteren Ernährungsweise führen kann. Zum einen wird der Konsument überfordert und die meisten Kennzeichnungen werden gar nicht mehr beachtet. Zum anderen wird der Eindruck erweckt, dass die aufgeführten Inhaltsstoffe, die nur einen geringen Prozentsatz der tatsächlichen Inhaltsstoffe ausmachen, die einzig relevanten sind.

Dies ist nicht die einzige Art und Weise, wie der Staat die reduktionistische Denkweise über die Ernährung unterstützt und fördert. Ein bekanntes Beispiel sind die vor vielen Jahren unternommenen Anstrengungen zum Aufbau einer Datenbank, in der die Zusammensetzung sämtlicher bekannter Nahrungsmittel aufgeführt ist. Seit den frühen 1960er Jahren hat das Landwirtschaftsministerium der Vereinigten Staaten einen enormen Datenberg zusammengetragen, in dem jedem Nahrungsmittel eine ausführliche Liste der darin enthaltenen Nährstoffe und ihrer Menge zugeordnet ist.[5]

Wissenschaftler fördern im Dienst des Staats den Reduktionismus auch über ihre Ernährungsempfehlungen, die sich auf die Mengen jedes einzelnen Nährstoffs konzentrieren, die als gesundheitsrelevant gelten. Diese Empfehlungen erreichen viel mehr Menschen als eine Online-Datenbank. Alle fünf Jahre werden diese Empfehlungen vom *Food and Nutrition Board* der NAS überarbeitet und an die neuesten Untersuchungsergebnisse angepasst, die man allgemein als die „empfohlene Tagesdosis" (Recommended daily allowances: RDA) kennt. Seit 2002 ist man in den Vereinigten Staaten von der Nennung eines einzelnen Werts abgerückt und gibt nun Mengenbereiche an, welche die Gesundheit maximieren und Krankheiten minimieren sollen (jetzt „empfohlener Tagesbedarf"; Recommended daily intake [RDI]). Das Problem dabei ist, dass der empfohlene Tagesbedarf weiterhin vom einzelnen Nährstoff ausgeht. Diese Empfehlungen in ihrer numerischen Ausdrucksform dienen nun als Instrument zur Qualitätskontrolle für öffentliche Ernährungsprogramme, z. B. für das Schulmittagessen, in den Krankenhausküchen und in anderen von der Regierung unterstützten Programmen.

Nun kann der Verbraucher mit den offiziellen Empfehlungen in der einen Hand und der riesigen Datenmenge in der anderen die Angaben zum empfohlenen Tagesbedarf prüfen und dann die Kreuzprobe mit der Datenbank machen, um genau zu ermitteln, welche Nährstoffe er noch hinzufügen oder reduzieren sollte, um zu einer ausgewogenen Nährstoffaufnahme zu kommen. Die Schöpfer des empfohlenen Tagesbedarfs müssten sich eigentlich fragen, wie es unsere Vorfahren geschafft haben, sich ohne Computer ausreichend gut zu ernähren, zu überleben und auch noch Nachkommen zu zeugen!

Ich weiß, natürlich stellt sich niemand einen Speiseplan nach den Angaben zum empfohlenen Tagesbedarf und aus einer Datenbank zusammen. Doch die auf diese Art fortgesetzte Quantifizierung von Nährstoffen verstärkt den Eindruck, dass dies der beste Weg zum Verständnis der Ernährung sei. Überdies entsteht durch diese reduktionistischen Instrumente bei vielen Menschen die Sorge, nicht genügend von den täglich erforderlichen Nährstoffen zu bekommen. Deshalb geben die Bürger der Vereinigten Staaten jährlich 25 bis 30 Milliarden Dollar für Nahrungsergänzungsmittel aus (Stand 2007).[6] Für viele Menschen ist der Gebrauch dieser Substanzen die Essenz einer modernen Ernährung. Zudem wurden Nahrungsmittel lange Zeit mit spezifischen Nährstoffen angereichert, an denen manche Menschen in bestimmten Regionen der Erde Mangel litten, wie z. B. mit Eisen, Selen, Kalzium, Vitamin D und Jod. Bei schweren Mangelzuständen wie etwa bei den Seefahrern des 19. Jahrhunderts, die an Vitamin-C-Mangel litten und dann an Skorbut erkrankten, oder im Fall eines Eiweißmangels in den Elendsgebieten der Dritten Welt ist die Sorge um einzelne Nährstoffe berechtigt. Bei einer Unter- oder Mangelernährung kann eine Nahrungsergänzung kurzfristig lebensrettend sein, um Zeit für eine längerfristige Lösung zu gewinnen, die dann eine ausreichende und ausgewogene Nährstoffversorgung durch reale Nahrungsmittel bietet. Doch für die meisten Menschen in den Vereinigten Staaten, die unter einem Zuviel an Nahrung und einem Zuviel an unzureichenden Informationen darüber leiden, ist dieses Thema irrelevant. Wir werden mit all diesen Informationen überschwemmt, sodass wir ständig die falschen Schwerpunkte setzen oder um es mit den Worten des US-amerikanischen Motivationstrainers Jim Rohn zu sagen: „Majoring in minor things" – Konzentration auf unwichtige Dinge.

Erschütterungen des reduktionistischen Modells

Praktisch jeder von uns, ob Wissenschaftler oder Laie, spricht über Nahrungsmittel, liest über Nahrungsmittel, verkauft Nahrungsmittel und probiert Nahrungsmittel im Hinblick auf bestimmte Nährstoffe und oft auch auf bestimmte Mengen. Wir sind besessen von den Mengen: Vitamine, Spurenelemente, Fettsäuren und natürlich – die größte Obsession – Kalorien.

Wir haben gesehen, woher diese Besessenheit kommt, und sie ist auch leicht nachvollziehbar. Die meisten Menschen wollen doch gesund sein und sich wohl fühlen, und man sagt uns, dass unsere Gesundheit zum Teil davon abhängt, ob wir genau die richtige Menge dieser Substanzen zu uns nehmen. Ganz gleich, ob es sich nun um das obsessive Kalorienzählen der Weight Watchers oder das absurde 40/40/30 der Zone-Diät oder Sears-Diät handelt – wir glauben, dass wir unseren Ernährungs-Input nur fest genug im Blick behalten müssen, damit wir auch den Ouput – unsere Gesundheit – voll unter Kontrolle haben.

Leider stimmt das aber nicht. Die Ernährung folgt keiner mathematischen Gleichung, in der 2 plus 2 immer 4 ist. Was wir uns in den Mund stecken, bestimmt nicht unsere Ernährung, jedenfalls nicht ganz, sonder was unser Körper mit der Nahrung anstellt.

Erste Erschütterung: das Wissen unseres Körpers

Sitzen Sie bequem? Ich muss nämlich einen Aspekt zur Ernährung klarstellen, den kaum jemand kennt. Es besteht praktisch kein direkter Zusammenhang zwischen der Menge eines aufgenommenen Nährstoffs in einer Mahlzeit und der Menge, die tatsächlich am Hauptwirkort im Körper anlangt (sogenannte Bioverfügbarkeit). Wenn z.B. bei einer Mahlzeit 100 mg Vitamin C aufgenommen werden und bei der nächsten 500 mg, bedeutet das nicht, dass bei der zweiten Mahlzeit fünf Mal so viel Vitamin C in den Zellen ankommt, in denen es seiner Funktion nachkommt.

Ist das für Sie eine schlechte Nachricht? Für einen Reduktionisten bestimmt, denn das bedeutet, dass wir nie genau wissen können, wie viel eines Nährstoffs wir unserem Körper zuführen müssen, weil wir nicht vorhersagen können, wie viel davon umgesetzt wird. Reine Ungewissheit, der Albtraum jedes Reduktionisten.

Aber eigentlich sind das gute Nachrichten. Die Ungewissheit darüber, wie viel eines zugeführten Nährstoffes letztlich resorbiert und vom Körper umgesetzt wird, liegt darin begründet, dass dies, innerhalb bestimmter Grenzen, davon abhängt, was der Körper zum gegenwärtigen Zeitpunkt benötigt. Erstaunlich, oder? Oder etwas wissenschaftlicher ausgedrückt: Das Ausmaß der Verdauung, Resorption und Bereitstellung eines Nährstoffs für verschiedene Gewebe und die darin enthaltenen Zellen hängt im Wesentlichen vom Bedarf des Körpers nach diesem Nährstoff zu diesem Zeitpunkt ab. Dieser Bedarf wird vom Körper fortwährend durch verschiedene Mechanismen auf unterschiedlichen Stufen von der Nahrungsaufnahme bis zur Umsetzung des Nährstoffs überwacht. Der Körper selbst ist der maßgebliche Entscheider bei der Frage, welche Nährstoffe aktuell genutzt werden und welche unverstoffwechselt wieder ausgeschieden werden. Der Weg eines Nährstoffs im Körper kennt sehr viele Abzweigungen und führt durch ein wahres Labyrinth von Reaktionen, das weitaus komplexer und undurchschaubarer ist, als uns das einfache lineare Modell des Reduktionismus glauben lassen möchte.

Der Verhältnis von aufgenommenem Betacarotin, das tatsächlich in den häufigsten Metaboliten Retinol (Vitamin A) umgewandelt wird, schwankt um den Faktor 8 (!). Die umgewandelte Menge geht umso stärker zurück, je mehr Betacarotin aufgenommen wird, sodass die absolut resorbierte Menge in etwa gleich bleibt. Der Prozentsatz des resorbierten Kalziums schwankt mindestens um das Zweifache. Je höher die zugeführte Kalziummenge, desto weniger Kalzium wird in das Blut aufgenommen, was einen angemessenen Kalziumspiegel sicherstellt und eine Überflutung mit Kalzium verhindert. Die Bioverfügbarkeit von Eisen schwankt zwischen dem Drei- und Neunfachen. Ähnliche Verhältnisse finden sich für praktisch jeden einzelnen Nährstoff und verwandte Verbindungen.

Kurz: Es gibt eigentlich für keinen einzigen Nährstoff eine lineare Verbindung zwischen der aufgenommenen und der umgesetzten Menge. Obwohl diese Tatsache vie-

len Fachleuten bekannt ist, wird der Bedeutung dieses komplexen Zusammenhangs kaum Rechnung getragen. Denn es folgt daraus, dass Nährstofftabellen nicht annähernd so nützlich sind, wie man allgemein annimmt. Es bedeutet auch, dass eine reduktionistische Nahrungsergänzung mit hohen Dosen eines einzelnen Nährstoffs keine entsprechende Umsetzung garantiert. (Tatsächlich sind die Verdauungsprozesse so komplex und dynamisch, dass die Überdosierung eines einzelnen Nährstoffs so gut wie sicher ein Ungleichgewicht anderer Nährstoffe garantiert, wie wir weiter unten bei der dritten Erschütterung noch sehen werden.)

Zweite Erschütterung: die Vielseitigkeit der Nahrung

Nicht zu wissen, welche Menge eines bestimmten Nährstoffs vom Körper aufgenommen wird, macht nur einen Teil der Unsicherheit aus. Der Nährstoffgehalt unserer Lebensmittel schwankt in weit größerem Ausmaß, als wir uns gewöhnlich klarmachen. Sehen Sie sich nur einmal die Werte für ein einziges antioxidatives Vitamin wie das Betacarotin (und/oder verwandte Carotinoide) an. Der Betacarotingehalt in unterschiedlichen Proben desselben Lebensmittels schwankt um den Faktor 3 bis 19, könnte aber unter Umständen auch den Faktor 40 erreichen, wie es bei Pfirsichen der Fall ist. Wenn Sie in jeder Hand einen Pfirsich halten, kann es tatsächlich sein, dass der eine 40-mal mehr Betacarotin enthält als der andere. Das ist abhängig von Faktoren wie Jahreszeit, Fruchtbarkeit des Bodens, Lagerung, Verarbeitung und sogar dem ursprünglichen

Platz der Frucht am Baum. Das Betacarotin ist nur ein Beispiel von vielen. Der Gehalt des vergleichsweise stabilen Kalziums in vier Sorten gekochter Bohnen (schwarze Bohnen, Kidneybohnen, weiße Bohnen, Pintobohnen) schwankt um das 2,7-Fache und liegt zwischen 46 und 126 mg pro Becher (240 ml).

Diese Unterschiede im Nährstoffgehalt der Lebensmittel und die verschiedenen Resorptions- und Verstoffwechselungsraten des Körpers vermischen sich miteinander. Ein kleines Rechenbeispiel macht das Problem noch deutlicher: Angenommen, die Betacarotinkonzentration in einer Möhre schwankt um den Faktor 4 und diese ungewisse Konzentration würde über die Darmwand noch mit einem zusätzlichen Unsicherheitsfaktor von 2 resorbiert. Das bedeutet, dass die theoretisch über eine Möhre zugeführte Betacarotinmenge mit einer Unsicherheit um den Faktor 8 im Blut erscheint.

Dies sind gewaltige, aber auch ungewisse Schwankungen, und ganz gleich ob die Werte 2-mal- oder 40-mal höher oder niedriger sind, bleibt die Folgerung, die sich daraus ergibt, stets die gleiche: Wir haben überhaupt keine Gewissheit darüber, welche Menge von einem Nährstoff aus irgendeinem Lebensmittel unserem Körper tatsächlich zur Verfügung steht oder wie viel unser Körper davon wirklich verwendet.

Dritte Erschütterung: die komplizierten Wechselwirkungen der Nährstoffe

Stopp! Es gibt noch weitere Unsicherheiten. Wussten Sie, dass die drei oben genannten Nährstoffe ihre Aktivität wechselseitig beeinflussen? Kalzium kann die Bioverfüg-

barkeit von Eisen um 400 Prozent senken, während die Carotinoide (wie auch das Betacarotin) die Eisenresorption um 300 Prozent erhöhen. Wenn man also theoretisch eine kalziumreiche und carotinarme Kost mit einer kalziumarmen und carotinreichen vergleicht, kommen wir auf einen Unterschied von 800 bis 1200 Prozent bei der Eisenresorption. Doch auch wenn diese theoretische Variation nur bei 100 bis 200 Prozent läge, wäre das immer noch ein riesiger Unterschied. Bei manchen Nährstoffen können Konzentrationsunterschiede im Gewebe von mehr als 10 bis 20 Prozent bereits zu gravierenden Problemen führen.

Die Wechselwirkungen zwischen einzelnen Nährstoffen aus der Nahrung sind vielfältig und dynamisch und haben große praktische Bedeutung. Karen Kubena und David McMurray von der *Texas A&M University* veröffentlichten eine hervorragende Übersichtsarbeit zu den publizierten Wirkungen zahlreicher Nährstoffe auf das außerordentlich komplexe Immunsystem.[7] Bei folgenden „Nährstoffpärchen" wurde eine gegenseitige Beeinflussung und eine Wirkung auf Teile des Immunsystems nachgewiesen: Vitamin E – Selen, Vitamin E – Vitamin C, Vitamin E – Vitamin A, Vitamin A – Vitamin D. Magnesium beeinflusst die Wirkung von Eisen, Mangan, Vitamin E, Kalium, Kalzium, Phosphat, Natrium und dadurch auch von Hunderten Enzymen, die diese Stoffe weiterverarbeiten. Kupfer interagiert mit Eisen, Zink, Molybdän und Selen und beeinflusst dadurch das Immunsystem. Das Nahrungsprotein interagiert mit Zink und Vitamin A, und die Nahrungsfette beeinflussen sich wechselseitig beim Krebswachstum im Laborversuch.

Sogar eng miteinander verwandte Substanzen der gleichen Stoffklasse können großen Einfluss aufeinander haben. So wirken sich etwa verschiedene Fettsäuren auf die Aktivitäten anderer Fettsäuren innerhalb des Immunsystems aus. So wird z. B. die Auswirkung mehrfach ungesättigter Fettsäuren (aus pflanzlichen Ölen) auf einen Brustkrebs erheblich durch die Gesamtmenge an Fetten und an gesättigten Fetten in der Ernährung modifiziert.

Allein der Umstand, dass Magnesium maßgeblich an der Funktion von über 300 Enzymen beteiligt ist, spricht bereits Bände über die schier unendlichen Interaktionen der Nährstoffe. Die Effekte dieser Wechselwirkungen auf die enzymatischen Prozesse des Medikamentenmetabolismus und auf das Immunsystem führen uns zu weiteren komplexen Systemen, wie dem Hormonsystem, dem Säure-Basen-Haushalt und dem Nervensystem.[8]

Die hier aufgeführten Beispiele machen nur einen winzigen Teil der gesamten Interaktionen aus, die in jedem Augenblick in unserem Körper ablaufen. Demnach ist auch der verbreitete Glaube, dass sich die Wirkungen eines einzelnen Nährstoffs oder eines Medikaments ungeachtet der möglichen Modifizierungen durch andere chemische Faktoren bestimmen ließe, geradezu tollkühn. Solche Erkenntnisse sollten uns im Gegenteil äußerst skeptisch gegenüber „Megadosen" von Nährstoffen machen. Unsere Körper sind darauf ausgelegt, Lebensmittel im Ganzen zu verarbeiten und sind in der Lage, mit den darin enthaltenen Nährstoffkombinationen und -interaktionen in nutzbringender Weise umzugehen. Wenn Sie dem Körper jedoch 10 mg Vitamin C zuführen, ist alles möglich.

Von der Sinnlosigkeit reduktionistischer Präzision

Sie werden bemerkt haben, dass ich selbst bei der Schilderung der variablen Nährstoffresorption einer recht reduktionistischen Linie gefolgt bin. Ich habe die Variabilität einzelner Nährstoffe und ihre unterschiedliche Konzentration in den verschiedenen Lebensmitteln und an den verschiedenen Wirkstätten innerhalb des Körpers untersucht. Wie wir gesehen haben, beeinflussen sich zwei gleichzeitig aufgenommene Nährstoffe in der Regel gegenseitig. Diese Schwankungen werden um einige Größenordnungen komplexer und ungewisser, wenn viele Nährstoffe gleichzeitig aufgenommen werden (auch bekannt als „essen"). Wir reden hier nicht von drei oder sechs verschiedenen Nährstoffen, die sich gegenseitig beeinflussen. Hier geht es vielmehr um alle aktiven Bestandteile einer ganzen Mahlzeit. Es lässt sich einfach nicht feststellen, wie viele verschiedene Substanzen in einem einzigen Bissen oder in einer einzigen Tagesmahlzeit enthalten sind. Hunderte oder Tausende oder Millionen? Die daraus entstehende Komplexität ist praktisch unendlich.

Wenn wir uns auf unser Gehirn verlassen müssten, um herauszufinden, was wir in welchen Mengen und in welchen Kombinationen essen sollen oder wobei wir Mangelernährung oder Krankheit riskierten, wäre die Menschheit schon vor langer Zeit ausgestorben. Zum Glück ist die Aufgabe jedoch wesentlich einfacher. Wenn wir die richtigen Dinge essen, noch dazu in ausreichender Menge, ohne uns vollzustopfen, holt sich unser Körper die darin enthaltenen Nährstoffe so heraus, dass wir jederzeit alles haben, was wir brauchen.

Unser Körper kontrolliert die Nährstoffkonzentrationen und ihre Metaboliten so sorgfältig, dass die verfügbaren Konzentrationen im Körper häufig innerhalb sehr enger Margen liegen. Bei manchen Nährstoffen müssen die Konzentrationen sogar innerhalb solch enger Grenzen bleiben, da uns andernfalls große Gesundheitsprobleme oder sogar der Tod drohen. Der Körper ist also demnach dazu in der Lage, die höchst unterschiedlichen Nährstoffkonzentrationen in unseren Mahlzeiten in wesentlich stabilere Konzentrationen in unseren Geweben umzuwandeln, indem er sorgfältig auswählt, was nötig und was überflüssig ist.

Um einen Eindruck davon zu bekommen, was ich damit meine, werfen Sie doch einen Blick auf die Normalwerte einiger Nährstoffe, die in unserem Blut enthalten sind (▶ Tabelle 5.2). Vielleicht kennen Sie diese Werte schon von den Laboruntersuchungen bei Ihrem Arzt.

Die Normbereiche in Tabelle 5.2 sind das Resultat einer Auswertung der Blutzusammensetzung von offenkundig gesunden Personen. Achten Sie einmal darauf, wie eng diese Bereiche sind. Hier geht es lediglich um 1,1- bis 2,3-fache Werte – im Vergleich zu den Schwankungen der Nährstoffkonzentrationen um den Faktor 5 oder 10 (oder darüber) in Nahrungsmitteln.

Ihr Körper überwacht und korrigiert also kontinuierlich die Nährstoffkonzentrationen in Ihren Mahlzeiten, um deren massive Variabilität in die engen Grenzen einzupassen, die zur Erhaltung der Gesundheit eingehalten werden müssen.

Fang den Ball!

Das alles klingt nach ziemlich viel Arbeit für den Körper, aber dafür ist er gemacht. Das ist es, was er am besten kann, und zwar ohne dass ein bewusstes Eingreifen in diesen Prozess erforderlich wäre.

Denken Sie einmal an den einfachen Vorgang, einen Ball zu fangen, den man Ihnen zugeworfen hat. Haben Sie eine Vorstellung davon, wie komplex dieser Prozess ist? Zunächst müssen Ihre Augen das Objekt wahrnehmen und erkennen, dass es sich um einen Ball handelt und nicht etwa um eine Handgranate oder um einen mit Vaseline gefüllten Ballon. Dann senden Ihre Augen eine Flut stereoskopischer Daten an das Gehirn, mit deren Hilfe die Größe

Tabelle 5.2 Normbereiche einiger Blutwerte.[9]

Nährstoff	Normbereich	Vielfaches
Natrium	135−145 mmol/l	1,07
Kalium	3,5−5,0 mmol/l	1,43
Chlorid	340−370 mg/dl	1,09
Kalzium (ionisiert)	1,03 mmol/l	1,23
Eisen	9−21 µmol/l	2,33
Kupfer	11−24 µmol/l	2,18
Magnesium	0,6−0,8 mmol/l	1,33
Gesamteiweiß	60−78 g/l	1,30
Vitamin A (Retinol)	30−65 µg/dl	2,17

und die Geschwindigkeit des Balls eingeschätzt werden. Auch wenn Sie in Geometrie durchgefallen sein sollten, kann ihr Gehirn trotzdem seine parabolische Flugbahn berechnen. Selbst wenn Sie sich in Physik nur gerade so durchgeschummelt haben, berechnet Ihr Gehirn Masse, Beschleunigung und die Kraft des Balls. Und während es all diese Informationen verarbeitet, stellt es bereits die Verbindung zu den Nerven her, die Ihre Arme und Hände kontrollieren, zu den Muskeln, die Ihren Rücken, Kopf und die Beine stabilisieren, und zum Parasympathikus, der Teil des vegetativen Nervensystems, der Sie nach dem ersten Eindruck, dass etwas auf Sie zugeflogen kommt, wieder beruhigt.

Es ist schon fast ein Wunder, wie Ihr Körper mit diesem gewaltigen Input an Informationen jongliert und eine perfekt getimte Antwort generiert: Sie strecken Ihre Arme aus und die Hände umschließen den Ball. Jetzt stellen Sie sich doch einmal vor, jemand würde behaupten, um dies zu vollbringen, müssten Sie zunächst alle damit verbundenen mathematischen und physikalischen Berechnungen beherrschen, um Geschwindigkeit, Flugbahn, Windstärke und alle anderen Faktoren bestimmen und in die Rechnung miteinbeziehen zu können. Die Lehrpläne zum Thema „Fangen“ würden ins Kraut schießen, und die Lehrer würden über die beste Unterrichtsmethode streiten. Etwa ein Prozent der Studenten würde diese Methodik hervorragend umsetzen, während die große Mehrheit von uns herumlaufen und von Bällen abgetroffen würde, die wir nicht einmal fangen könnten, wenn unser Leben davon abhinge. Kämen wir in Länder, in denen jeder einen Ball fangen kann, würden wir als Wissenschaftler beginnen, ihre Physiologie und die Materialien, aus denen sie ihre Bälle herstellen, zu untersuchen. Wir würden die gesellschaftliche Haltung zum Thema „Fangen“ analysieren und hoffen, das Mysterium zu ergründen, damit wir im entscheidenden Augenblick ein Mittel gegen unser Versagen in der Hand hätten.

Sich so auf die einzelnen Nährstoffe, ihre Merkmale, ihre Konzentration in den Lebensmitteln und in den Geweben sowie auf ihre biologischen Funktionsweisen zu konzentrieren ist so, als würde man die Mathematik und Physik zurate ziehen, um einen Ball zu fangen. So hat sich die Natur nicht entwickelt. Eine gute Ernährung wird auf diese Weise weitaus schwieriger, als sie sein müsste. Unser Körper verfügt über zahllose Mechanismen, die an strategisch wichtigen Abschnitten von Verdauung, Resorption, Transport und Metabolismus einsetzen, um völlig mühelos die für eine gute Gesundheit erforderlichen Nährstoffkonzentrationen in den Geweben sicherzustellen. Dafür sind keine Datenbanken erforderlich. Doch solange wir uns mit reduktionistischen Methoden um die Erforschung und das Verständnis der Ernährung bemühen, bleibt die gute Gesundheit unerreichbar.

Anmerkungen

1   Ich kann mich noch an meine mündliche Abschlussprüfung zur Erlangung des Magistergrades im Jahr 1956 in Cornell erinnern, bei der ich jede der damals bekannten Aminosäuren mitsamt ihrer chemischen Struktur wissen musste. Ich konnte es aber nicht und wäre fast durchgefallen. Und so richtig auswendig kann ich sie bis heute nicht, obwohl ich diesen Stoff jahrelang selbst unterrichtet habe!

2   R.S. Preston, J.R. Hayes und T.C. Campbell, „The Effect of Protein Deficiency on the In Vivo Binding of Aflatoxin B_1 to Rat Liver Macromolecules“, *Life Sciences* 19, no. 8 (Oktober 15, 1976), 1191–98.

3 K.D. Mainigi knd T.C. Campbell, „Subcellular Distribution and Covalent Binding of Aflatoxins as Functions of Dietary Manipulation", *Journal of Toxicology and Environmental Health* 6 (1980): 659–671.

4 „MonaVie: Discover the Beat of a Healthy Heart", Monavie.com, besucht am 2. Dezember 2012, http://www.monavie.com/products/health-juices/monavie-pulse.

5 http://www.blsdb.de, in etwa vergleichbar in Deutschland ist der Bundeslebensmittelschlüssel des Bundesministeriums für Ernährung, Landwirtschaft und Verbraucherschutz (Informationen unter: http://www.blsdb.de).

6 Office of Dietary Supplements, „Dietary Supplement Fact Sheet: Multivitamin/mineral Supplements", accessed December 2, 2012, http://ods.od.nih.gov/factsheets/MVMS-HealthProfessional.

7 K.S. Kubena und D.N. McMurray, „Nutrition and the Immune System: A Review of Nutrient-Nutrient Interactions", *Journal of the American Dietetic Association* 96 (1996): 1156–1164.

8 T.C. Campbell und J.R. Hayes, „Role of Nutrition in the Drug Metabolizing System", *Pharmacological Reviews* 26 (1974): 171–197.

9 N.W. Tietz, Textbook of Clinical Chemistry, W.B. Saunders Co.: Philadelphia, PA (1986).

6 Reduktionistische Forschung

Reduktionistische Wissenschaft und die Kausalität 79
Woher wissen wir, was wir wissen? 82
Holistische versus reduktionistische Forschung 88
Das neue Paradigma der Ernährungsforschung 89

Keine Angst vor großen Schritten, wenn sich ein Abgrund nicht in zwei kleinen überbrücken lässt.

David Lloyd George

Bisher haben wir uns angesehen, wie sehr das wissenschaftliche und regierungsamtliche Verständnis von Ernährung im reduktionistischen Paradigma verankert ist und wie sich daraus die Haltung der Gesellschaft zur Ernährung ableitet. Wir haben auch festgestellt, dass es sich bei der Ernährung um ein ganzheitliches Phänomen handelt, das sich innerhalb eines reduktionistischen Rahmens niemals vollständig erfassen lassen wird, weil sie dafür einfach zu komplex ist und zu viele Variablen hat.

In diesem Kapitel werden wir die Unterschiede zwischen reduktionistischer und holistischer Wissenschaft etwas intensiver beleuchten. Dabei werden wir zeigen, wie das reduktionistische Weltbild bei dem Versuch, das ungeheuer komplexe Gebilde des menschlichen Körpers zu verstehen und zu manipulieren, zwangsläufig versagen musste.

Reduktionistische Wissenschaft und die Kausalität

Wie wir in Kapitel 5 gesehen haben, macht der Reduktionismus aus der Wissenschaft eine mathematische Gleichung. Er sucht nach der Ursache und der Wirkung, und je gerichteter diese Suche abläuft, desto besser. Als heiliger Gral der Forschung gilt, wenn man zuverlässig vorhersagen kann, dass A zu B führt. Wenn man das weiß und z. B. B verringern oder eliminieren möchte (z. B. ein Leberkarzinom), sucht man einfach nach Wegen, um A zu verringern oder zu eliminieren (hier also Aflatoxin), oder

nach einer Möglichkeit, den Prozess, bei dem B aus A folgt, zu blockieren.

Fester Bestandteil der reduktionistischen Wissenschaft ist die Prämisse, dass die Welt einem linearen Muster folgt, dem eine einfache Kausalität zugrunde liegt. Was ich damit meine? Die klassische Beweisführung dafür, dass A zu B führt, erfolgt in drei Schritten:

1. A führt immer zu B.
2. B folgt immer auf A.
3. Es gibt kein C, das ebenfalls zu B führen könnte.

Da bleibt nicht mehr viel Spielraum. Schon gar nicht für ungeordnete, unvorhersehbare und komplexe Interaktionen. Es ist auch kein Platz für die Akzeptanz von Systemen, die zu komplex sind, um sie detailliert abzubilden, und auch kein Platz für Unsicherheiten jeglicher Art. Aus diesem Grund sind auch Tabakkonzerne in der Lage, Wissenschaftler zu finden, die behaupten, dass Rauchen keinen Lungenkrebs verursacht: Nicht alle Raucher bekommen Lungenkrebs und nicht jeder Patient mit Lungenkrebs war Raucher. In der reduktionistischen Welt ist die Aussage „Rauchen verursacht keinen Lungenkrebs" absolut in Ordnung. Sie ist nur völlig unangebracht, wenn es um die praktische Aufgabe geht, die Auswirkungen des Tabakkonsums auf eine Lungenkrebserkrankung verständlich zu machen, um die Menschen davon zu überzeugen, mit dem Rauchen aufzuhören.

In der Welt der einfachen Kausalitäten ist das Universum letztlich so mechanisch wie ein Uhrwerk. Manche reduktionistischen Wissenschaftsphilosophen sind sogar so weit gegangen zu behaupten, es gäbe keinen freien Willen, weil letztlich jeder Gedanke, jedes Gefühl und jeder Impuls das Ergebnis chemischer Reaktionen sei, die wiederum auf andere chemische Reaktionen zurückzuführen sind bis zurück zum Urknall selbst.

Der Psychologe Abraham Maslow sagte einmal: „Wenn man nur einen Hammer hat, wird jedes Problem zum Nagel." Und wenn die einzige Perspektive auf die Welt aus einfachen Kausalitäten besteht, sieht man diese Ursache-Wirkung-Beziehungen überall, auch da, wo gar keine sind. Wir sehen die Welt nicht so, wie sie ist, sondern so, wie wir sie erwarten. Reduktionistische Forschung erzeugt naturgemäß reduktionistische Resultate. Es geht gar nicht anders. Somit ist auch das Umgekehrte wahr: Da die reduktionistische Forschung davon ausgeht, dass die Welt nach dem Prinzip einfacher Kausalitäten funktioniert, bedeutet dies, dass wir uns nicht darum kümmern müssen, wenn sich keine einfache Kausalität finden lässt, oder die Beobachtungs- und Berechnungskapazitäten reichen einfach nicht aus, um die Frage zu klären. Will man die wundervolle Komplexität der Natur erkennen, ist das nur möglich, wenn man dies auch zulässt.

Doch die Betrachtung von Komplexität ist eine viel schwierigere Aufgabe. Monokausale Zusammenhänge lassen sich viel besser messen und führen zu befriedigenderen (wenn auch wertlosen) Antworten. Denn ganz gleich wie komplex das System und seine Interaktionen in der Wirklichkeit

sind, ein guter Reduktionist geht immer noch davon aus, dass ein einziger Faktor unter Hunderten, Tausenden oder Millionen notwendig und ausreichend ist, um das beobachtete Resultat zu verursachen. Raucher erkranken häufiger an Krebs? Das beweist gar nichts, solange nicht die einzelne chemische Substanz isoliert ist, die zweifelsfrei für den Krebs verantwortlich ist. Wenn die Auswirkungen des Rauchens etwa durch den Lebensstil, die Ernährung oder die Frage, ob es sich um eine gelegentliche Genusszigarette oder eine mit Schuldgefühlen belastete Sucht handelt, modifiziert werden, findet die reduktionistische Forschung angesichts dieser Komplexität keinen Ansatzpunkt.

In einer Hinsicht ist die Betrachtung eines komplexen Geschehens jedoch einfacher als die Suche nach einer starren Kausalität. Der Reduktionismus geht zwar von einfachen Kausalzusammenhängen aus, doch kommt es bei solchen Versuchsanordnungen häufig zu unerwarteten und unerklärlichen Ergebnissen, die letztlich eine komplexere und irritierende (und manchmal auch völlig unplausible) Lösung nahelegen. Der Holismus geht hingegen von komplexen Ursachen aus, die eine einfache Lösung nahelegen. (Viel einfacher als „beseitigen Sie die meisten Ihrer gesundheitlichen Probleme, indem Sie pflanzliche Kost zu sich nehmen" geht es wohl kaum.)

Die reduktionistische Forschung erfordert oft die Entwicklung *neuer* Komplexitäten, vor allem komplexere Untersuchungsmethoden und Erklärungsmodelle. Es gibt einen alten Witz über den Milchfarmer, dessen Kühe einfach nicht mehr Milch produzieren möchten. Er bat die örtliche Hochschule um Rat, die ein Professorenteam entsandte, das von einem theoretischen Physiker angeführt wurde. Nach wochenlangen intensiven Studien kehrte das Team an die Universität zurück, wo die Experten die möglichen Lösungen diskutierten. Schließlich kehrte der Physiker mit einer Antwort im Gepäck auf den Hof zurück, doch er schickte seinem Lösungsvorschlag eine Warnung voraus: „Die Lösung geht von einer runden Kuh im luftleeren Raum aus". Die Arbeit des Physikers findet überwiegend im Labor statt (wie bei den Reduktionisten, wenn es um die Ernährung geht) und erzeugt Lösungen, die in der realen Welt keinen Wert haben. (Es ist vielleicht kein Zufall, dass der Begriff „akademisch" auch so viel wie „irrelevant" bedeuten kann.)

Da ich wirklich auf einer Milchfarm aufgewachsen bin, musste ich mich nie mit runden Kühen im Vakuum beschäftigen. Zu Beginn meiner akademischen Laufbahn stürzte ich mich auf die unglaublich komplexe biochemische Materie und in die Forschung. Was lässt sich wohl erreichen, wenn man versucht, etwas zu vereinfachen, damit es in einen theoretischen Rahmen passt?

Ich möchte nicht den Eindruck erwecken, als stecke die gesamte Wissenschaft in einem reduktionistischen Sumpf fest. Gerade die Physiker sind ja dem reduktionistischen Traum von dem einen Teilchen nachgejagt, das sich nicht mehr teilen lässt, und mussten ihn letztlich aufgeben.

Zuerst entdeckten die Physiker das Atom. Dann kamen die großen subatomaren Teilchen hinzu, die wir noch aus der Schule kennen: Protonen, Elektronen und Neutronen. Danach wurde es etwas unübersichtlich. Man fand Neutrinos, Quarks,

Mesonen, Bosonen und Fermionen, und jedes wurde als das Ursprungsteilchen geheiligt, bis die Theorie oder Beobachtungen weitere Teilungen offenbarten. Je genauer die Physik hinschaute, desto mehr entpuppte sich die feste Materie als größtenteils aus leerem Raum mit einem winzigen Teilchen in der Mitte zusammengesetzt. Jetzt betrachtet die moderne Physik Materie einfach als verdichtete Energie. Es ist wohl auch kein Zufall, dass das kürzlich entdeckte Higgs-Boson den Spitznamen „Gottesteilchen" trägt. Die Teilchenphysik hat erkannt, dass ein umfassender Holismus sogar der reduktionistischsten Form der Beobachtung helfen kann. Viele Physiker weisen auf die wundersame Selbstähnlichkeit zwischen Atomen, Zellen, Planeten, Galaxien und dem Universum als Ganzes hin. (Die Selbstähnlichkeit auf verschiedenen Ebenen ist eines der Kennzeichen des holistischen Systems.) Das Aufkommen der Quantentheorie im 20. Jahrhundert bedeutete für das reduktionistische Paradigma einen herben Rückschlag, indem man an einer Stelle eine Unsicherheit verankerte, an der es eigentlich um rein mechanische Ereignisse gehen sollte. Der Physiker und Autor Stephen Hawking schrieb von subatomaren Teilchen, die sich rückwärts durch die Zeit bewegen, was man als Retrokausalität bezeichnet. Das bedeutet, dass bestimmte Wirkungen vor ihren Ursachen eintreten können, was einen weiteren Nagel im Sarg des monokausalen Reduktionismus bedeutet.

Noch immer sind viele Wissenschaftler mit beiden Beinen fest im Newton-Universum des 17. Jahrhunderts verhaftet, besonders diejenigen, die (wie die Ernährungswissenschaftler) für die Erforschung menschlicher Gesundheit und Krankheit zuständig sind.

Woher wissen wir, was wir wissen?

Die Wissenschaft kann den ganzen Tag lang philosophieren, doch was wirklich zählt, sind Beweise. Das wirft jedoch eine Frage auf: Was zählt als Beweis? Was gilt als gute und was als schlechte Wissenschaft? Welche Methoden sind für welche Art von Fragestellung geeignet?

Die Antworten auf diese Fragen sind recht subjektiv, auch wenn sich die Wissenschaft selbst für eine objektive und wertfreie Disziplin hält. Sie hängen sehr stark von den gestellten Fragen und von der Art und Weise der Suche ab. Die Epidemiologen, die nach den Ursachen menschlicher Gesundheit und Krankheit forschen, sprechen bei den verschiedenen Herangehensweisen an wissenschaftliche Fragestellungen von „Studiendesign". Ich möchte mir einmal einige Punkte zu diesem Thema mit Ihnen genauer anschauen, und zwar aus einem zuhöchst holistischen und einem zutiefst reduktionistischen Blickwinkel. Wir werden uns die Unterschiede zwischen den beiden Sichtweisen ansehen sowie die Beweisarten, die sie liefern. Überdies prüfen wir, wie die beiden Sichtweisen die Schlussfolgerungen beeinflussen, die wir aus den gewonnenen Ergebnissen ableiten, vor allem, wenn es dabei um die Ernährung geht.

Quelle 1 für holistische Beweise: empirische Forschung

Eine Möglichkeit herauszufinden, welche Ernährungsweise für den Menschen am besten geeignet ist, besteht darin, bestimmte Bevölkerungen bzw. Bevölkerungsgruppen nach ihren Essgewohnheiten zu befragen und ihre Gesundheit zu vergleichen. (Dieser naheliegende Ansatz dürfte nur von fundamentalistischen Reduktionisten abgelehnt werden.) Eine solche Untersuchung wird von Epidemiologen als empirische Forschung bezeichnet. Ihr Hauptmerkmal ist die Registrierung bestimmter beobachtbarer Fakten ohne Intervention, wie etwa die Essensaufnahme und die Erkrankungsrate. Dabei wird nicht versucht, das eine als die Ursache des anderen darzustellen. Stattdessen zeichnen die Untersucher einfach die Merkmale der Ernährung und der Krankheiten einer Population so auf, wie sie sind. Wenn eine empirische Studie die Ernährung und die Erkrankungsraten in einer Gruppe zu einem bestimmten Zeitpunkt wie eine Momentaufnahme betrachtet, bezeichnet man dies als Querschnittsstudie. Die untersuchte Population kann dabei eine kleine Gemeinschaft von ein paar Hundert Personen oder auch ein ganzes Land sein.

Die Ergebnisse einer solchen empirischen Studie zeigen einen Zusammenhang zwischen bestimmten Variablen auf, beweisen jedoch nicht, dass ein bestimmter Input zu einem bestimmten Output führt. Solche Zusammenhänge werden meist als Korrelationen zwischen Input und Output präsentiert, deren biologische Relevanz und vermutliche Signifikanz statistisch bestimmt wird. Man bezeichnet eine solche Untersuchung somit auch als Korrelationsstudie.

Da es sich bei den Daten aus solchen Untersuchungen um Durchschnittswerte einer gesamten Population handelt, lassen sich daraus keine Kausalzusammenhänge für das Individuum ableiten. Wenn man versucht, aus diesen Daten eine Kausalität abzuleiten, begeht man einen Fehler, der als Scheinkorrelation bezeichnet wird. Vielleicht beobachtet man bei verschiedenen Populationen, dass eine höhere Anzahl von Autos pro Kopf, als Indikator für eine vermögende Gesellschaft, mit einem höheren Brustkrebsrisiko korreliert, der ebenfalls in reicheren Gesellschaften häufiger ist. Es ist jedoch sinnlos daraus abzuleiten, dass Autos Brustkrebs auslösen, oder Frauen, die sich vor Brustkrebs fürchten, zu raten, Autos fern zu bleiben. Allerdings legt diese Beobachtung nahe, dass beide Faktoren eine Gemeinsamkeit haben, die weitere Untersuchungen rechtfertigt. Die Stärke einer empirischen Studie liegt darin, signifikante Muster herauszustellen und den relativen Erfolg unterschiedlicher Lebensstile zu vergleichen. Da diese Form der Untersuchung jedoch keine Folgerungen über spezifische Ursachen zulässt, gilt sie bei Reduktionisten als schwaches Studiendesign.

Unser Projekt in China (die Hauptstudie in der *China Study*) war eine solche Querschnitts- oder empirische Studie. Unter Verwendung verschiedener Beweisformen stellten wir fest, dass, je höher die Aufnahme von tierischem Eiweiß in unterschiedlichen Regionen Chinas war, desto größer war die Inzidenz und Mortalität im Hinblick auf ein ganzes Bündel von Erkrankungen wie z.B. verschiedene Krebsformen, Herzerkrankungen, Schlaganfall. Doch die Kritiker posaunten schon bald, dass die Schlussfolgerung, eine pflanzenbasierte Ernährung (PBE) trage in irgendeiner Form zur Senkung dieser Krankheitsraten bei, aufgrund dieser Korrelation nicht zulässig sei, da das Studiendesign für eine solche Aussage nicht differenziert genug sei.

In einer Hinsicht haben die Kritiker Recht, in einer anderen jedoch nicht. Aus reduktionistischer Sicht ist es korrekt zu sagen, dass die Aussage, PBE verringere das Krankheitsrisiko, nicht statthaft ist, so wie wir auch nicht behaupten können, Autos verursachen Brustkrebs. Doch die Analogie hält einer genaueren Betrachtung nicht Stand. Wir verglichen nicht einen Input (Autos) mit einem Output (Brustkrebs), sondern wir betrachteten die Ernährung, die ein unglaublich komplexes Geflecht aus Prozessen und Interaktionen ist. Es existiert keine sinnvolle Methode, die Ernährung auf einen einzigen Parameter herunterzubrechen. Das Projekt in China basierte auf der Hypothese, dass der gesundheitliche Einfluss der Ernährung holistischer Natur ist, d.h., mich interessierte nicht, ob mehr Vitamin C Erkältungen vorbeugt. Ich wollte aus holistischer Sicht bestimmen, ob eine bestimmte Ernährungsart mit einer besseren Gesundheit verbunden ist als eine andere. Eine Möglichkeit, das herauszufinden, bestand darin, Menschen in einem in sich geschlossenen Lebensumfeld zu studieren, in diesem Fall die ländliche Bevölkerung Chinas, die sich ganz anders ernährt, als wir das im Westen tun. Der Ansatz über die ländliche Bevölkerung ermöglichte es uns, eine ausreichend große Zahl und Vielfalt von Lebensumständen und gesundheitlichen Bedingungen zu berücksichtigen, um einen Blick auf den ganzen Elefanten werfen zu können und nicht nur seine Stoßzähne oder seinen Rüssel. Wir konnten Hypothesen nachgehen, die bestimmte Nahrungsmittelgruppen mit bestimmten Krankheiten assoziierten, die vergleichbare biochemische Grundlagen haben. Auf dieser Grundlage konnten wir dann bestimmen, ob es in diesen Gruppen oder bei der Ernährung etwas gab, das sich eher auslösend oder eher vorbeugend auf diese Erkrankungen auswirkte.

Quelle 2 für holistische Beweise: Bionik

Eine weitere Möglichkeit, etwas über unsere „ideale" Ernährungsform zu erfahren, ist der Blick auf Gorillas und Schimpansen als unsere nächsten Artverwandten, um zu sehen, was die denn so essen. Der Speiseplan der Primaten hat sich in den vergangenen zigtausend Jahren im Gegensatz zu unserem eigenen kaum verändert. So können wir also davon ausgehen, dass die instinktive Ernährung der Primaten ihrer Gesundheit nachhaltig zuträglich ist. Die Primaten sind in ihrem Lebensraum auch nicht der Werbung von Fastfood-Ketten und regierungsgesteuerter Propaganda ausgesetzt, sodass ihre Instinkte vielleicht noch zuverlässiger arbeiten als unsere eigenen. Schließlich nehmen Primaten keine Medikamente ein und unterziehen sich keinen Operationen, um mit den Folgen einer schlechten Ernährungsweise fertig zu werden. Wenn sich also eine Gruppe von Primaten schlecht ernährt, würden sie wahrscheinlich zu krank und zu fett, um zu überleben und sich fortzupflanzen.

Nach Janine Benyus, der Autorin von *Biomimicry: Innovation Inspired by Nature*, bedienten sich vielleicht schon die frühen Menschen der holistischen Strategie der Bionik um herauszufinden, welche Pflanzen für sie genießbar waren und welche giftig. Schließlich ist es im Hinblick auf die Evolution sinnvoll, jemanden als Vorkoster einzusetzen.

Auch wenn die Beobachtung der Tiere für sich genommen keine Beweiskraft hat,

kann sie uns doch Anhaltspunkte bei der Erforschung unserer eigenen Ernährungsweise liefern. Schaut man sich etwa die kräftigen Knochen und Muskeln von Schimpansen und Gorillas an, die sich pflanzenbasiert ernähren, untergräbt das die Behauptung, dass der Mensch viel tierisches Eiweiß für sein Wachstum und zum Erhalt der Muskelmasse benötige. Und natürlich lässt sich hier auch trefflich auf Elefanten und Nilpferde verweisen, die zu den größten Landbewohnern des Planeten zählen und bei einer zu 100 Prozent pflanzlichen Ernährung nicht gerade klapprig wirken.

Kurz gesagt: Die Bionik stellt das Thema Ernährung in einen Rahmen, in dem der Mensch nur eine Spezies unter vielen ist. Die Beobachtung von Tieren, die uns ähneln, kann uns Einblicke in die Ernährung verschaffen, wie es die Beobachtung von menschlichen Essgewohnheiten, die von den menschlichen Technologien, von der Landwirtschaft bis zur Tiefkühlkost beeinflusst sind, nicht zu leisten vermag. Wir können dadurch auch auf aktuelle Forschungsgebiete stoßen, wo wir eventuell falsch liegen (d. h. zweifeln) und auch Gebiete für weitere reduktionistische Untersuchungen aufzeigen.

Quelle 3 für holistische Beweise: Evolutionsbiologie

Ein weiterer holistischer Ansatz ist die Evolutionsbiologie. Dabei wird die menschliche Physiologie untersucht und bestimmt, zur Aufnahme und Verwertung welcher Nahrung sich unser Körper entwickelt hat. Man kann sich z. B. die Länge unseres Verdauungstrakts ansehen, Form und Anzahl der Zähne beurteilen, unsere aufrechte Haltung und die Kieferform berücksichtigen, den pH-Wert in unseren Mägen heranziehen und vieles mehr und dies alles mit den Verhältnissen bei ausgewiesenen Fleisch- oder Pflanzenfressern vergleichen. (Dabei stellt man übrigens fest, dass wir fast sämtliche Merkmale eines Pflanzenfressers aufweisen und fast nichts mit Fleischfressern gemeinsam haben.) Geht man auf diese Weise vor, kann man im Umkehrschluss darauf schließen, für welche Art von Nahrung unser Körper ausgelegt ist.

Reduktionistische Untersuchungen Typ 1: prospektive Studien

Die anerkannteste Form einer reduktionistischen Studie (und damit auch die am stärksten geförderte und am weitesten verbreitete) ist die prospektive Studie. Dabei werden Informationen in Echtzeit aufgezeichnet und Effekte zu dem Zeitpunkt beobachtet, wenn sie auftreten. In der einfachsten Form heißt das, dass etwa bei einer Personengruppe (der experimentellen Gruppe) eine Intervention vorgenommen wird, während eine andere Personengruppe (die Kontrollgruppe) diese Intervention nicht erhält. Der Goldstandard der reduktionistischen Forschung ist die als „randomisierte kontrollierte Studie" bekannte Form einer prospektiven Untersuchung. Der „randomisierte", also zufällige Anteil bezieht sich dabei auf die Verteilung der teilnehmenden Personen auf die experimentelle und die Kontrollgruppe. In der Theorie führt diese Randomisierung dazu, dass die Auswirkungen von möglicherweise irritierenden und störenden Variablen durch ihre gleichmäßige Verteilung auf die beiden Gruppen eliminiert werden. Wenn man sich fragt, ob starkes Rauchen die Ergebnis-

se einer Intervention beeinflussen können, sorgt die zufällige Verteilung aufgrund ihrer statistischen Kraft zu einer ebenmäßigen Verteilung dieser Variablen über die verschiedenen Gruppen und macht sie dadurch in der Theorie irrelevant.

Randomisierte kontrollierte Studien weisen häufig das Merkmal der Doppelverblindung auf, d. h., dass weder der Untersucher noch der Proband weiß, ob an ihm die relevante Behandlung erfolgt. Bei einer Medikamententestung weiß dann z. B. keiner der beiden, ob die Prüfsubstanz oder ein Placebo verabreicht wird. Auf diese Weise wird der mögliche Fehler umgangen, dass es den Patienten nur besser geht, weil sie glauben, eine neue Wunderpille bekommen zu haben[1], und der Untersucher kann sich bei der Abgabe der Pille nicht unbewusst anders verhalten, wenn er nicht weiß, ob er ein Placebo oder den Wirkstoff abgibt.

Solche prospektiven Untersuchungen gelten als „reines" Studiendesign, weil sie die Details präziser herausarbeiten und verwirrende und störende Umgebungseinflüsse der realen Welt minimieren. Dadurch wird es den Untersuchern ermöglicht, die Wirkungen der Behandlung zu isolieren, die sie beobachten wollen. Durch diese Isolierung einer einzelnen Variablen (x) kann der Untersucher scheinbar korrekterweise die Aussage treffen, dass „x zu y führt", wobei y ein Resultat ist, dass sich nach x einstellt, jedoch nicht, wenn x gar nicht vorhanden ist.

Dieses Vorgehen ist besonders nützlich, wenn es darum geht, einen einzelnen Faktor herauszustellen, wie etwa bei der Frage nach der Verträglichkeit und Wirksamkeit eines neuen Medikaments. Doch selbst bei den Medikamententestungen gibt es einen inhärenten Ausgleich zwischen der Gewissheit, die eine kontrollierte Umgebung verheißt, und der unkontrollierten und „lärmenden" Außenwelt. Je perfekter das Experiment angelegt ist, desto weniger ähnelt es der Wirklichkeit.

Diese Methode kann z.B. bei der Untersuchung spezifischer chemischer Substanzen genaue Resultate liefern, sie eignet sich jedoch nicht als Vorhersagemodell für komplexe Interaktionen mit multiplen Ursachen und Wirkungen, sprich für das Leben selbst.

Reduktionistische Untersuchungen Typ 2: Fall-Kontroll-Studie

Ein anderes, häufig eingesetztes Studiendesign ist die Fall-Kontroll-Studie, die von reduktionistischen Forschern als statistisch weniger diskriminierend angesehen wird, die also weniger scharf abzugrenzen vermag als die prospektive Studie. Dabei werden z.B. Personen, die an einer bestimmten Erkrankung leiden, mit einer Kontrollgruppe verglichen, in der sich Personen desselben Geschlechts, derselben Altersgruppe usw. befinden, die diese Erkrankung jedoch nicht haben. Bei der Fall-Kontroll-Studie wird nach unterschiedlichen Lebensgewohnheiten in den beiden Gruppen gesucht, die einen Einfluss auf die unterschiedlichen Ergebnisse haben könnten. Die Fall-Kontroll-Studie untersucht typischerweise Einflüsse, die aus praktischen oder ethischen Gründen bei Menschen im Experiment nicht umzusetzen sind, wie etwa Ernährungsweisen, Lifestyle oder der Kontakt mit giftigen Substanzen. Sie können schlecht die Hälfte der Versuchsteilnehmer dazu zwingen, z.B. eine Zeitlang ausschließlich bei McDonald's zu essen, aber Sie werden Menschen finden, die das freiwillig tun, und können beobachten, was mit ihnen passiert.

Eine Fall-Kontroll-Studie kann retrospektiv angelegt sein, wenn die Forscher auf früher erhobene Beobachtungen zurückgreifen, um Krankheitsverläufe zu erklären. Sie können aber auch prospektiv sein, dann werden Gruppen mit verschiedenen Lebensstilen und Ernährungsgewohnheiten beobachtet, um zu sehen, was mit ihnen geschieht. Die Teilnehmer werden den jeweiligen Gruppen jedoch in beiden Fällen nicht zufällig zugeordnet, deshalb lässt sich unmöglich beweisen, dass die Unterschiede für das Ergebnis verantwortlich sind. Das Problem dabei ist, dass Personen, die sich in einem Punkt ähneln, sich wahrscheinlich auch in vielen anderen Punkten ähnlich sind. Dabei lässt sich dann nicht sagen, welches Merkmal die treibende Kraft für die unterschiedlichen Ergebnisse war. Die Forscher bedienen sich deshalb üblicherweise einiger statistischer Prozeduren, um dieses Problem auszuschalten, was man als „Ausgleich der Störvariablen" bezeichnet.

Beim Ausgleich der Störvariablen passiert Folgendes: Angenommen, Sie untersuchen den Zusammenhang zwischen Brustkrebs und Nahrungsfetten. Sie beginnen mit zwei Gruppen: Zu der einen Gruppe gehören Frauen mit Brustkrebs (die Fälle), zu der anderen Frauen ohne Brustkrebsdiagnose (die Kontrolle). Sie befragen sie nach ihren Ernährungsgewohnheiten um festzustellen, ob die Probandinnen in der Fallgruppe mehr Nahrungsfette zu sich nehmen als die Personen der Kontrollgruppe. Dabei gibt es jedoch ein Problem: Der Fettanteil der Frauen mit Brustkrebs am gesamten Körpergewicht ist höher. Aber was verursacht hier was? Sind die Nahrungsfette für den Brustkrebs verantwortlich? Oder sind Frauen, die zur Körperfülle neigen, anfälliger für Brustkrebs?

Je mehr Fragen wir uns stellen und je mehr mögliche Interaktionen wir vermuten, desto tiefer versinken wir im reduktionistischen Sumpf. Vielleicht haben die Frauen mit Brustkrebs und einem höheren Körperfettanteil eine genetische Disposition sowohl für eine Krebserkrankung als auch für Adipositas. Deshalb müssen wir uns keine Gedanken über den Fettkonsum von Frauen ohne diese genetische Disposition machen. Vielleicht gibt es noch andere Variablen, die wir noch nicht hinreichend berücksichtigt haben. Unter Umständen treiben fülligere Frauen weniger Sport oder leiden vermehrt unter gesellschaftlicher Ausgrenzung und neigen aus diesen Gründen mehr zur Entwicklung einer Krebserkrankung. Oder sie sind dicker, weil sie niedergeschlagen sind, und neigen deshalb dazu, mehr zu essen und sich weniger zu bewegen. Oder vielleicht sind sie auch deshalb dicker, weil sie weniger über gesunde Ernährung gelernt haben, was manchmal auch mit einem schlechteren Zugang zur Gesundheitsvorsorge verbunden ist, was mit einem geringeren Einkommen korreliert, was mit einem schlechteren Zugang zu frischen Lebensmitteln korreliert, was häufiger mit Lebensbedingungen in einer stärker mit Schadstoffen belasteten Umgebung verbunden ist.

Um mit Ungewissheiten arbeiten zu können, bedienen sich Reduktionisten gern statistischer Methoden, um all diese möglichen Störgrößen mathematisch unter Kontrolle zu bringen und ihre Effekte auf magische Weise verschwinden zu lassen. Das bedeutet, dass sie kleine Untergruppen einer Gruppe mit in etwa gleichen Störvariablen miteinander vergleichen. Das geht natürlich nur mit Störvariablen, an die man gedacht hat und die sich außerdem in irgendeiner Weise messen lassen. Aber keine Studie verfügt über unendliche zeitliche und finanzielle Ressourcen, sodass es immer noch potenzielle Störvariablen gibt, die durch den statistischen Zauber nicht neutralisiert werden können.

Doch je mehr wir als Wissenschaftler versuchen, dieses Gewirr aus Einflüssen im Umfeld eines spezifischen medizinischen Resultats zu entflechten, als desto weniger hilfreich erweisen sich dann die Ergebnisse einer Studie. Angenommen, es würde uns gelingen, in unserem Beispiel der Brustkrebs-Studie jeden nur denkbaren Einfluss auszuschließen, sodass letztlich nur der Brustkrebs und die Adipositas als Variablen übrig bleiben. Wenn wir dann die Aussage treffen, dass anscheinend dicke Frauen häufiger Brustkrebs bekommen, schrumpft die ganze Brustkrebsprävention auf ein „nehmen Sie ab" zusammen. Jede Methode der Gewichtsreduktion würde damit zur Brustkrebsprophylaxe. Meal Replacement Shakes, Low-Carb-Diät, Zitronensaftdiät und andere verrückte Auswüchse würden sich als gesund erweisen, ungeachtet des tatsächlichen Zusammenhangs zwischen Adipositas und Brustkrebs. Angenommen, die erhöhte Brustkrebsrate und die Adipositas sind beide die Folge industriell verarbeiteter Lebensmittel mit einem hohen Anteil tierischer Produkte und einem Zuwenig an naturbelassener pflanzlicher Kost. Für viele Frauen, die dem Gewichtsreduktionsplan „dünn um jeden Preis zur Verhinderung von Brustkrebs" folgen, könnte die daraus abgeleitete Ernährungsweise ein erhöhtes Krebsrisiko anstelle eines niedrigeren bedeuten.

Es ist so, als würde man feststellen, dass glückliche Menschen mehr lächeln als unglückliche, und daraufhin ein Gerät entwickeln, das einem die Mundwinkel hochzieht, um damit eine Depression zu heilen. Ja, Lächeln und Lachen sind gute Marker für Glück. Und, ja, es gibt eine Korrelation zwischen Lächeln und Glück. Und es ist auch richtig, dass es sich auf die Stimmung auswirkt, wenn man sich daran erinnert, mehr zu lächeln. Doch sich allein auf das Lächeln zu konzentrieren und alle anderen Faktoren außer Acht zu lassen, die das persönliche Glück bzw. die Depression beeinflussen, ist einfach lächerlich.

Halten Sie diese Beispiele für weit hergeholt? Dann sprechen wir uns in Kapitel 11 wieder, wenn es um die realen Konsequenzen einer derartig eingeengten reduktionistischen Forschung geht und wir uns den Hype um die Nahrungsergänzungsmittel ansehen. Bei diesem Trend haben es Wissenschaftler mit statistischen Methoden zu der Folgerung gebracht, dass bestimmte Nährstoffe nicht der Ausdruck einer guten Gesundheit sind, sondern deren Ursache, wobei sie zahllose Faktoren im Umfeld solcher Nährstoffe ignorierten, als würden diese gar keine Rolle spielen oder einfach nicht existieren. Die Folge dieser Fehleinschätzung ist nicht nur das Geld, das die Vitaminschlucker zum Fenster hinauswerfen, in manchen Fällen kommt es auch zu ernsten Erkrankungen oder sogar zu Todesfällen.

Holistische versus reduktionistische Forschung

Der Grund dafür, dass so viele Wissenschaftler heutzutage den holistischen Forschungsansatz strikt ablehnen, ist der Beigeschmack von Unschärfe und Ungenauigkeit. Er bringt Ursache und Wirkung nicht so nahe zueinander, dass alles wasserdicht, vollständig reproduzierbar und bis zur fünften Stelle hinter dem Komma messbar ist, wie es das reduktionistische Studiendesign verspricht.

Der Reduktionismus versucht per definitionem alle „Störgrößen" zu eliminieren und damit jede Variable, die das Ergebnis außer der unter Beobachtung stehenden Substanz beeinflussen könnte. Doch bei der Ernährung handelt es sich um etwas Holistisches, und es ergibt einfach keinen Sinn so zu tun, als handle es sich dabei um eine einzige Variable. Wer bei der Erforschung unserer Ernährung so tut, als nähme man eine Pille mit einer einzigen Wirkung ein, verkennt die komplexen Interaktionen.

Beim Holismus geht es nur darum, dass man sich kein Einzelteil herauspicken kann und alles andere unberücksichtigt lässt. Natürlich sind das Körperfett, die Nahrungsfette, das Bildungsniveau, Depressionen, der sozioökonomische Status und viele andere Faktoren miteinander verknüpft und beeinflussen sich sowohl gegenseitig als auch unsere Körpersysteme. Mithilfe der statistischen Kniffe lässt sich die Realität in hübsche kleine Päckchen verpacken, doch ergibt sich daraus keinesfalls das Bild der zugrunde liegenden Wirklichkeit.

Holistische Phänomene lassen sich nicht ausschließlich durch reduktionistische Forschungsmethoden erfassen, es sei denn, man opfert dabei die Realität und die Wahrheit.

Das neue Paradigma der Ernährungsforschung

Im besten Fall schafft es die Epidemiologie, ihre Folgerungen aus vielen unterschiedlichen Studientypen zu ziehen, so wie eine Gruppe blinder Elefantenforscher alle Befunde zusammenträgt, die sie gesammelt hat, um zu einem besseren Verständnis für die ganze Kreatur zu kommen. Leider werden jedoch nur reduktionistische Forschungsanstrengungen ernst genommen und großzügig unterstützt, und zwar in einem Ausmaß, dass die gesamte epidemiologische Forschung durch die reduktionistische Philosophie verzerrt wird. Sie würden doch auch niemandem ein Elektronenmikroskop in die Hand drücken und dann erwarten, dass er Ihnen etwas über das Wesen von Elefanten oder ihre Sozialstruktur verrät. Holistische Antworten erhält man nur, wenn man auch offen ist, sie zu erkennen. Die reduktionistische Kritik an der China-Studie lautet, dass sie aus experimenteller Sicht schwach angelegt sei, weil sie keine Beweise für die unabhängige Wirkung eines einzelnen Stoffs liefert und keine Resultate aufzeigt, die auf das Individuum übertragbar seien. Ich hoffe, in diesem Kapitel gezeigt zu haben, dass die Kritik fehlgeleitet ist. Es ist nicht erforderlich, die Wirkung eines einzelnen Nährstoffs auf die Gesundheit zu kennen, weil die Natur nicht auf diese Weise funktioniert. Die Ernährung hat eine holistische Wirkung auf die Gesundheit, die wir immer wieder übersehen und falsch deuten, wenn wir unserer Aufmerksamkeit auf isolierte Nährstoffe richten. Unser Projekt in China, das aus holistischer Sicht durch das Studiendesign und die einzigartigen experimentellen Voraussetzungen angeregt war, lieferte Beweise für Ursache-Wirkung-Beziehungen zwischen Ernährung und Krankheit durch hochsignifikante Muster von Zusammenhängen zwischen Ernährung, klinischen Risikomarkern und Gesundheitszustand.

Für die Testung eines Medikaments ist die randomisierte kontrollierte Studie die beste Methode. Doch das gilt nicht für die Ernährung. Hier ist das holistische Studiendesign der beste Ansatz, weil er uns in die Lage versetzt zu sehen, wie Interaktionen auf unvorstellbar komplexe Weise beeinflusst werden können, und wie durch einfache diätetische Maßnahmen eine umfassende Gesundheit erreicht werden kann.

Anmerkung

1 Der Placeboeffekt, bei dem es Patienten besser geht, weil sie glauben, eine Behandlung erhalten zu haben, gehört zu den wirkungsvollsten Therapiemethoden, die je dokumentiert wurden. Manche Forscher glauben, dass 30 Prozent jeder Therapiewirkung auf die sich selbst erfüllende Prophezeiung der Patienten zurückzuführen sind, dass es ihnen besser geht, weil sie z. B. ein wirksames Medikament bekommen haben.

7 Reduktionistische Biologie

Meine persönliche MFO-Vorgeschichte:
Erdnüsse und Leberkrebs   93
MFO, Aflatoxin und Krebs   95
Die Biochemie der Ernährung   97
Metabolismus und Enzyme   101
Das MFO-Paradoxon   103
Was ich von der MFO gelernt habe   106
Homöostase – die Basis der Gesundheit   107

Erklärungen verlaufen immer in eine Richtung, und zwar von komplex nach einfach, und vor allem in Richtung weniger menschlich.

T.H. Jones

Im vorangehenden Kapitel haben wir uns angesehen, inwieweit ein reduktionistisches Studiendesign reduktionistische Antworten erzeugt und die eigentliche Natur der biologischen Komplexität ausklammert. Doch jetzt wird es Zeit, sich auf diese irrwitzige Komplexität zu stürzen, vor allem wenn es um das Thema Ernährung geht.

Ich möchte Ihnen in diesem Kapitel einen alten Freund von mir vorstellen, und zwar das Enzym *mischfunktionelle Oxidase* (MFO), das aus dem Reduktionisten, der ich war, letztlich einen Holisten gemacht hat.[1] Mehr über die Funktion von Enzymen zu wissen, die als erstaunlich komplexe und mächtige Moleküle für jede chemische Reaktion in unserem Körper verantwortlich sind, ist die beste Möglichkeit, die ich mir denken kann, um Ihnen die Komplexität der Wirkung von Nahrungsmitteln auf unsere Gesundheit verständlich zu machen und zugleich zu zeigen, wie unangemessen das reduktionistische Modell der wissenschaftlichen Forschung bei diesem Thema ist.

Meine persönliche MFO-Vorgeschichte: Erdnüsse und Leberkrebs

Wie ich bereits in der Einleitung zu diesem Buch beschrieben habe, bestand mein erstes Forschungsprojekt als Professor an der *Virginia Tech* im Jahr 1965 in der Analyse von Erdnüssen im Hinblick auf das Leberkrebs auslösende Aflatoxin.[2] Das Aflatoxin wird von dem Schimmelpilz *Aspergillus fla-*

vus[3] erzeugt und ist im Tierversuch mit Laborratten ein äußerst potentes Kanzerogen für die Leber.[4] Auf der Liste der beliebtesten Nahrungsmittel in den Vereinigten Staaten rangiert die Erdnuss ganz weit oben zusammen mit Milch und T-Bone-Steaks. Dank der Erdnüsse wissen wir auf Cocktailpartys immer, wohin mit unseren Händen. Die Hälfte der in den Vereinigten Staaten so beliebten Pausenbrote werden mit Erdnussbutter und Marmelade bestrichen. Die Vorstellung eines von Schimmelpilzen erzeugten Kanzerogens war also wirklich kein schöner Gedanke. Ein weiterer besorgniserregender Aspekt dabei war der Umstand, dass bei Ratten nur eine außerordentlich geringe Menge Aflatoxin erforderlich war, um ein Leberkarzinom zu erzeugen, sodass es eines der potentesten chemischen Kanzerogene war, die zumindest für Ratten jemals entdeckt worden waren.[5]

Mein Team hatte die Aufgabe, etwas über die klimatischen und geografischen Bedingungen in Erfahrung zu bringen, unter denen *Aspergillus flavus* am besten gedeiht. Wir untersuchten verschiedene essbare Pflanzen, konzentrierten uns aber vor allem auf Erdnüsse.

Kurze Zeit später bat mich der Dekan der *Virgina Tech*, Charlie Engel, der mich angeworben hatte, ihn bei der Entwicklung eines landesweiten Ernährungsprogramms für Kinder auf den Philippinen in Zusammenarbeit mit dem dortigen Gesundheitsministerium zu unterstützen. Gefördert wurde das Projekt vom *USAID*. Zu den Hauptzielen gehörte die Bestimmung einer lokal wachsenden und kostengünstigen Eiweißquelle für Kinder. Die naheliegende Lösung war, zumindest aus unserer Sicht, die Erdnuss. Ihr Proteingehalt ist hoch, die meisten Kinder mögen sie und sie gedeiht wie verrückt unter ganz unterschiedlichen klimatischen und lokalen Bedingungen. Es gab nur ein Problem – das Aflatoxin.

Bevor wir uns also daran machen konnten, die Erdnuss auszusäen, um die Proteinlücke in der Versorgung zu schließen, mussten wir das mögliche Problem der Aflatoxin-Kontamination verstehen und lösen. Aufgrund meiner früheren Erfahrungen mit Aflatoxin fiel mir dieser Aufgabenbereich zu. Nachdem wir in Manila ein Analyselabor aufgebaut hatten, machte ich mich mit einigen Kollegen daran, die wichtigsten Nahrungsquellen für Aflatoxin auf den Philippinen zu erkunden. Zählten Erdnüsse dazu? Und was war mit anderen Nahrungsmitteln? Bekamen die Menschen, die mit Aflatoxin kontaminierte Nahrungsmittel aßen, wirklich häufiger Leberkrebs? Und wenn ja, wie könnte man das Aflatoxin eliminieren oder zumindest seine negativen Auswirkungen neutralisieren, damit die Erdnuss zu einer kostengünstigen Proteinquelle in armen Regionen werden kann?

Zunächst kauften wir auf dem Markt erhältliche Erdnussprodukte. Die teuren geschälten Erdnüsse, die die Wohlhabenden kauften, waren sauber und enthielten kein Aflatoxin oder nur geringe Spuren (unsere Proben stammten genau genommen von einer Cocktailparty in der US-Botschaft!). Im Gegensatz dazu fanden wir in der Erdnussbutter, die besonders von den ärmeren

Bevölkerungsschichten Manilas konsumiert wurde, starke Kontaminationen. Jede der 29 Erdnussbutterproben, die wir anfänglich untersuchten, enthielt Aflatoxin in einer Konzentration von durchschnittlich 0,0005 Promille[6], wobei die höchsten Konzentrationen bei 0,0086 Promille lagen.[7] Das waren damals erschreckende Werte, denn die FDA in den Vereinigten Staaten hatte einen Grenzwert von 0,00003 Promille festgelegt (der später noch nach unten korrigiert wurde, weil auch noch geringere Werte bei Ratten, Regenbogenforellen und Entenküken stark toxisch und kanzerogen wirkten).[8]

Um den Grund für die große Diskrepanz der Aflatoxin-Konzentration zwischen den Cocktailerdnüssen und der Erdnussbutter herauszufinden, besuchte ich gemeinsam mit einem Vertreter des philippinischen Landwirtschaftsministeriums eine Erdnussbutter-Produktionsanlage. Die Antwort war augenfällig: In dem Werk wurden die ganzen Erdnüsse mit Schalen an einem Ende eines Förderbandes aufgeladen und an einer Reihe von Arbeitern vorbeigeführt. Am anderen Ende des Bandes fielen die Nüsse in ein Mahlwerk und dann in einen großen Kochtopf. Die Arbeiter an dem Band pickten die schönsten Kerne für die Cocktailnüsse heraus, während der Rest in das Mahlwerk und den Kochtopf kam, woraus dann die Erdnussbutter gemacht wurde. Die besten und appetitlichsten Kerne gelangten also in die Cocktailgläser, während die schlechten zu Erdnussbutter verarbeitet wurden. Mit „schlecht" meine ich hier die verfärbten und häufig verschrumpelten Kerne, die auch am wahrscheinlichsten mit dem Pilz infiziert sind. Diese Kerne wiesen dann bei unseren Analysen Werte von bis zu zwei Promille auf, was bedeutet, dass bereits ein einziger dieser Kerne eine ganze Charge von Erdnussbutter mit Leichtigkeit über den zulässigen Höchstwert für Aflatoxin heben kann.[9]

Mit weiteren Unterstützungsgeldern des NHI führte ich alsbald eine Studie darüber durch, wer der Hauptkonsument der Erdnussbutter auf den Philippinen ist und stellte fest, dass es wie auch in den Vereinigten Staaten die Kinder sind. Da ich davon ausging, dass praktisch sämtliche Erdnussbuttererzeugnisse verseucht sind, gingen meine Kollegen und ich direkt zu den Menschen in die Häuser und fragten sie, ob sie regelmäßig Erdnussbutter essen würden und ob wir, falls ja, wohl die halb leeren Gläser zu Analysezwecken mitnehmen dürften. Wir baten außerdem die Mütter in den Haushalten darum, eine Schätzung abzugeben, wann bei ihnen in den zurückliegenden 24 bis 48 Stunden wie viel Erdnussbutter konsumiert worden war. Aus diesen Angaben konnte ich dann die tatsächliche Aflatoxin-Aufnahme abschätzen. Wir nahmen zudem von jedem Familienmitglied Urinproben, sodass wir auch bei Follow-up-Studien noch in der Lage waren, Abbauprodukte von Aflatoxin nachzuweisen, um so einen verlässlichen Marker für die Aflatoxin-Aufnahme zu haben.[10]

Ich verfügte somit über Schätzwerte sowohl zur Aflatoxin-Aufnahme als auch zur Ausscheidung und konnte zeigen, dass die Aflatoxin-Abbauprodukte nur bei den Personen im Urin auftraten, die mit Aflatoxin versuchte Erdnussbutter gegessen hatten.[11] Wir stellten darüber hinaus fest, dass Personen, die mit Aflatoxin kontaminierte Nahrungsmittel gegessen hatten, mit dem Urin Aflatoxin-Metaboliten in Konzentrationen ausschieden, die sich im Tierversuch als kanzerogen[12] erwiesen hatten.[13]

MFO, Aflatoxin und Krebs

Zu jener Zeit glaubte ich noch wie andere Forscher auch, dass Aflatoxin ein bedeutendes Kanzerogen für den Menschen sei. Aber mir war auch klar, dass diese bei Tieren sehr hohe Kanzerogenität noch nicht für den Menschen nachgewiesen war, zumindest noch nicht in unabhängiger Form. Wir wussten zum damaligen Zeitpunkt zwar, dass die Maus im Gegensatz zur Ratte auf Aflatoxin nicht mit Krebswachstum reagiert[14]. Wenn nun diese relativ nah verwandte Art völlig anders reagiert, d.h. eine Art empfänglich und eine Art resistent gegenüber den Aflatoxin-Wirkungen ist, war es nicht vermessen, sich vorzustellen, dass Menschen vielleicht auch resistent waren. Auf jeden Fall mussten wir noch einiges über die Verbindung von Aflatoxin und Krebs lernen: Spielt es für den Menschen eine Rolle und wenn ja, über welchen kausalen Mechanismus?[15]

Bei der Untersuchung dieser Frage kam mir mit der Zeit der Gedanke, ob das Enzym MFO (mischfunktionelle Oxidase) vielleicht daran beteiligt ist, weil es Ergebnisse gab, die auf einen Zusammenhang zwischen diesem Enzym und Aflatoxin hindeuteten. Zu diesem Thema hatte bereits eine britische Forschergruppe etwas veröffentlicht.[16] Demnach war die MFO für den Abbau des Aflatoxins in mehrere, nicht ganz so kanzerogene Abbauprodukte verantwortlich, die dann mit der Milch und über den Urin ausgeschieden werden. Je effizienter die MFO arbeitete (d.h. je „aktiver" sie war), desto mehr Aflatoxin wurde abgebaut, was den Schluss nahelegte, dass eine erhöhte MFO-Aktivität die Gefahr eines Leberkarzinoms senkt.

Etwa zur gleichen Zeit wurde festgestellt, dass sich die MFO-Aktivität durch verschiedene Substanzen wie z. B. Medikamente steigern, verringern und auch verändern lässt.[17] Wir selbst zeigten, dass eine vermehrte Eiweißzufuhr mit der Nahrung zu einer Steigerung der MFO-Aktivität führt[18], und dachten, dass sich die MFO über die Eiweißzufuhr „aufladen" ließe und so die Krebsentwicklung aufhalten könnte.

Dann stolperte ich über den weiter oben in Kapitel 3 erwähnten Bericht aus Indien, der das Gegenteil aussagte, dass nämlich mit einer vermehrten Eiweißzufuhr das durch Aflatoxin ausgelöste Tumorwachstum zunimmt.[19] Aber das konnte doch nicht sein! Das allseits beliebte Nahrungseiweiß sollte Krebs auslösen können? Dazu noch das Eiweiß Casein, das als Haupteiweiß im gesündesten Getränk vorkommt, das es gab – in der Kuhmilch. Ich musste unbedingt mehr darüber in Erfahrung bringen und das Ergebnis entweder selbst reproduzieren oder es als Zufallsbefund entlarven.

Gleichzeitig machte ich eine nicht weniger beunruhigende Entdeckung zum kindlichen Leberkarzinom auf den Philippinen. Diese Tumorerkrankung entwickelte sich nämlich nicht unbedingt bei Kindern, die größere Mengen Aflatoxin aufgenommen hatten, sondern eher bei Kindern wohlhabender Familien, die mehr und vor allem „qualitativ hochwertiges" tierisches Eiweiß verzehrten. Die indische Protein-Tumor-Studie und die philippinische Protein-Krebs-Studie brachten mein Weltbild ordentlich durcheinander. Konnte mehr Eiweiß vor Krebs schützen oder förderte es Krebs?

Der Schlüssel zur Beantwortung dieser Frage war das MFO, dieses bemerkenswerte Enzym, das also sowohl in die Auslösung eines Leberkarzinoms durch Aflatoxin als auch in den Abbau und die Aflatoxin-Entgiftung verwickelt war. Was ging da vor sich? Erhöhte das Nahrungsprotein die Konversionsrate des MFO von Aflatoxin zu ungiftigen wasserlöslichen Abbauprodukten oder verwandelte es Aflatoxin in bösartige kanzerogene Metaboliten oder beides? Wir hatten das Gefühl, einer weit größeren Sache auf der Spur zu sein als allein der Frage, ob MFO das durch Aflatoxin induzierte Leberkarzinom förderte oder bremste. Wir stellten die Theorie auf, dass MFO allgemein ein Kernelement bei jedem Tumorwachstum und jeder Tumorbekämpfung im Körper sein könnte.

Die paradoxe Eiweißwirkung lieferte uns den Hinweis auf das, was wir letztlich herausfanden: MFO reagiert auf die Nahrung, die wir tagtäglich zu uns nehmen. Manche Nahrungsmittel machen aus der MFO eine wirkungsvolle Waffe zur Krebsabwehr, während andere sie so durcheinanderbringen, dass sie kanzerogene Abbauprodukte erzeugt.

Um zu verstehen, wie so etwas möglich ist, müssen wir ganz allgemein einen Blick auf unsere Nahrungsmittel und ihre Wirkung auf Enzyme werfen. Wir werden dabei nicht nur das scheinbare MFO-Aflatoxin-Paradoxon auflösen, sondern auch zeigen, warum das reduktionistische Denken diesem Problem einfach nicht gerecht werden kann und warum es dadurch unser mächtigstes Instrument im Kampf gegen Krebs aus den Händen gibt.

Die Biochemie der Ernährung

Wenn Sie in der Schule Biologieunterricht hatten, haben Sie wahrscheinlich einige Zeit damit verbracht, die Einzelheiten der aeroben Atmung, auch bekannt als Zitratzyklus, auswendig zu lernen. Diese Abfolge biochemischer Reaktionen sollte Ihnen – falls Sie nicht vorher eingeschlafen sind – den Eindruck vermitteln, dass es sich bei der Ernährung um einen ganz geradlinigen Prozess handelt. Die Zellen des Körpers ziehen aus den zugeführten Kohlenhydraten, Fetten und Eiweißen eine vorhersagbare Menge Energie, mit der sie eine gigantische Menge nützlicher Metaboliten erzeugen und am Ende das übrig gebliebene Wasser und CO_2 ausscheiden. Die Pfeile in den Grafiken des Zitratzyklus, welche die einzelnen Schritte miteinander verbinden, scheinen keine andere Richtung zuzulassen und suggerieren, dass die Einzelschritte immer, überall und unter allen Umständen genau in dieser Form ablaufen. Dieses Modell ist durchaus hilfreich, um die Grundlagen zu verstehen, es bildet die Wirklichkeit jedoch nur höchst unvollständig ab. Der Prozess der Ernährung verläuft weitaus komplexer, als es ein solches statisches Diagramm nahelegt.

Nährstoffe folgen generell keinem bestimmten, vorhersagbaren Weg, sobald sie einmal in die Billionen von Zellen unseres Körpers gelangt sind. Meistens verzweigt sich der Weg eines Nährstoffs direkt oder indirekt gleich nach dem Eintritt in die Zelle in zahlreiche Wege oder Metaboliten, die sich ihrerseits weiter verzweigen. Außerdem führen diese sich ausbreitenden Pfade zu verschiedenen Aktivitätsformen oder Funktionen wie Energieerzeugung oder die Reparatur geschädigter Zellen. Die Hauptwege bestimmen am Ende in hohem Maße, ob wir gesund bleiben oder krank werden. Um diesen Stoffwechsel zu verstehen, genügt es jedoch nicht, einen Nährstoff über eine große Anzahl von unabhängigen Pfaden zu verfolgen. Während sich diese Pfade verzweigen, sind ihre wechselseitigen Verflechtungen schier unendlich.

Die Wände vieler Forschungseinrichtungen sind mit großen Illustrationen dieser Irrgärten des Stoffwechsels dekoriert. Der Zitratzyklus aus Ihrer Schulzeit ist dabei nur eine extrem vereinfachte Darstellung eines Teils davon. Ich war lange genug als Forscher tätig und habe die Entwicklung einer der komplexesten dieser Wandtafeln miterlebt, das vor vielen Jahren entstand, um die Reaktionswege der Glukose zur Energiegewinnung aufzuzeigen. Die früheste Version war äußerst hilfreich, als ich in den 1960er und 1970er Jahren an der *Virginia Tech* Biochemie und Ernährung unterrichtete. Ich benötigt ein gutes Dutzend Vorlesungsstunden, um in einem Biochemiegrundkurs auch nur die Reaktionsschritte zu beschreiben, die von der Glukose zum Zitratzyklus am Fuß der Schautafel führten, wobei es hauptsächlich um die Energiegewinnung aus der Glukose ging (▶ Abbildung 7.1).

Ganz schön kompliziert, oder? Doch dieses Diagramm, das ich zu Unterrichtszwecken verwendete, kratzte nur an der Oberfläche dessen, was wir heute über die Reaktionswege im Glukosestoffwechsel wissen. Im Laufe der Zeit wurden immer mehr Blöcke von Reaktionswegen zu der ursprünglichen Grafik hinzugefügt, wozu auch Bereiche aus dem Eiweiß-, Fett- und Nukleinsäurestoffwechsel gehören. Es ist noch gar nicht so lange her, dass angesichts der vielen ergänzten Reaktionswege und der viel

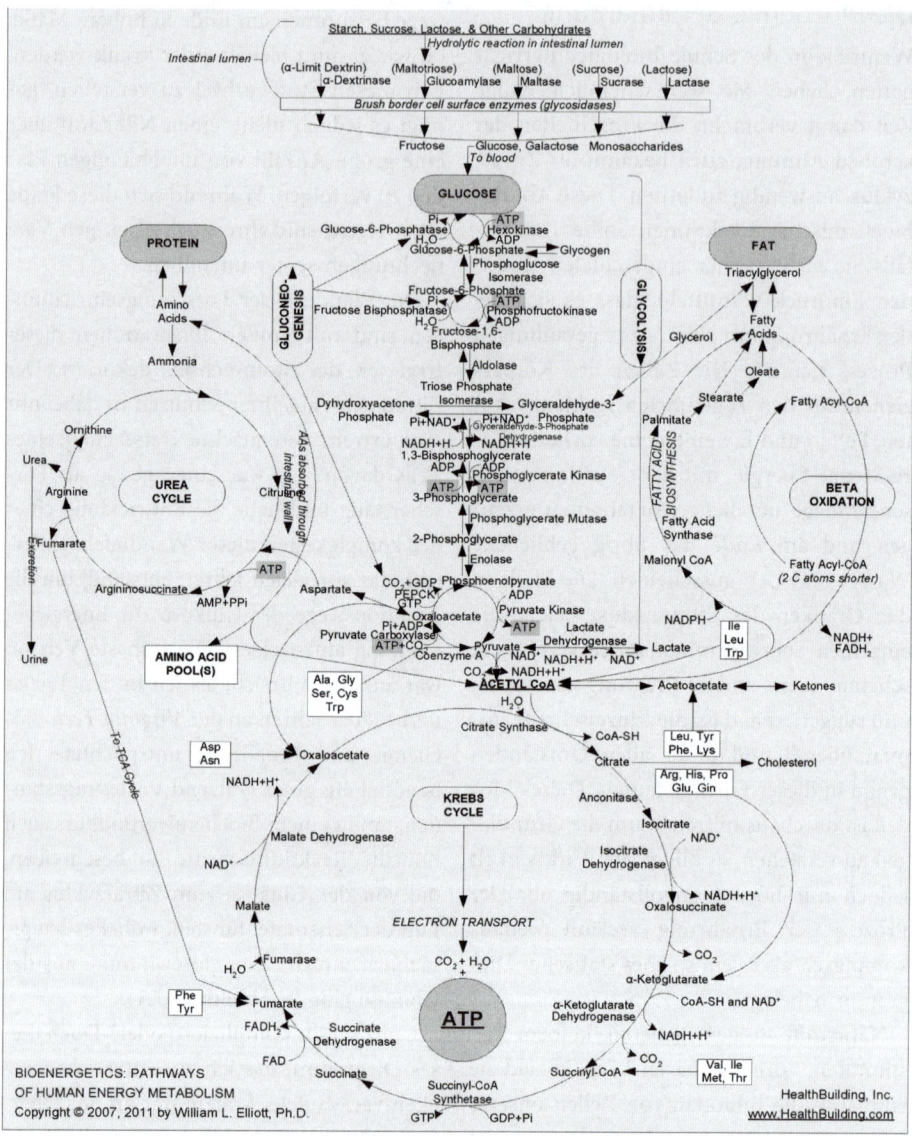

Abbildung 7.1 „Vereinfachte" Darstellung der Reaktionswege im Glukosestoffwechsel[20]

zu kleinen Schriftgröße für normal große Seiten keine weiteren Wege mehr ergänzt werden konnten, wenn das Ganze noch mit bloßem Auge lesbar bleiben sollte. Die Grafiker begannen, regelrechte Landkarten des Glukosestoffwechsels zu zeichnen. Aus einer ehemals einfachen Reaktion war jetzt ein mehrere Seiten füllendes Diagramm geworden, das auch noch Platz für zukünftige Entdeckungen lässt.

Diese Übersichtskarten gerieten immer spezialisierter und fragmentierter und wurden zum Symbol dafür, wie beim reduktionistischen Ansatz, wenn immer mehr Details und immer spezifischere Informationen hinzugefügt werden, der Blick für das Ganze verloren geht. Wissenschaftler verbrachten Jahre, wenn nicht Jahrzehnte damit, eine oder zwei Reaktionen auszuarbeiten. Ganz allmählich tauchten immer mehr Ergänzungen in dem Diagramm auf, während jedes Körnchen Wissen uns immer tiefer in den Zellmetabolismus hinunterführte und uns immer weniger die Kraft und Intelligenz des gesamten Systems erkennen ließ.

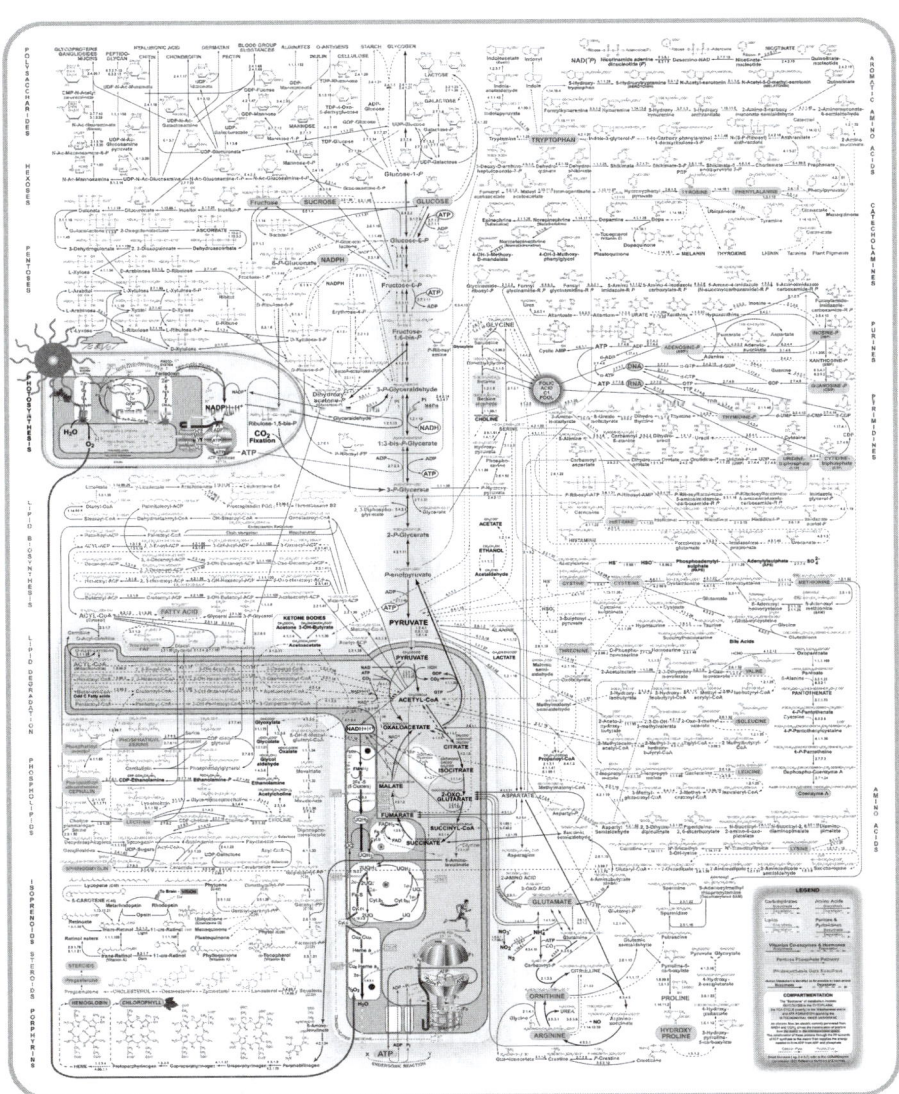

Abbildung 7.2 Letzte Version der grafischen Darstellung des Glukosestoffwechsels

Die lateinische Wendung „reductio ad absurdum" ist eng mit dem Wort Reduktionismus verwandt und bedeutet in etwa Reduktion, bis es absurd wird. Haben Sie noch die einfache, wenngleich komplexe Grafik zum Glukosestoffwechsel von oben vor Augen? Abbildung 7.2 ist das Update dazu.

Die Wissenschaft ist jedoch noch weiter gegangen. Abbildung 7.3 zeigt einen sehr kleinen Ausschnitt, den wir vergrößert haben, damit er überhaupt erkennbar ist.

Und die umfangreichere Darstellung in Abbildung 7.2 macht nur einen unendlich kleinen Teil von all den Reaktionen aus, die in jeder der 100 Billionen Zellen des Körpers ablaufen.

Ich reite so sehr auf der Komplexität des Stoffwechsels herum, weil ich Ihnen zeigen möchte, dass es praktisch unmöglich ist, im Detail zu verstehen, wie sich unsere Nahrungsmittel und darin enthaltenen Nähr-

stoffe auf unsere Körper auswirken. Die Erklärung der Funktion eines Nährstoffs anhand einer einzigen oder sogar mehrere dieser Reaktionen greift zu kurz. Einmal in den Körper aufgenommen, treten die Nährstoffe untereinander und mit anderen Lebensmittelchemikalien in Wechselwirkung, wobei es in den Billionen Zellen zu einem enormen Gewirr metabolischer Reaktionen kommt. Es gibt keine einzelne Reaktion und keinen einzelnen Mechanismus, der für einen individuellen Nährstoffeffekt verantwortlich ist. Jeder Nährstoff und jede Chemikalie gelangt in den Zellstoffwechsel und wird über weitverzweigte und eng miteinander verflochtene Pfade in multiple Abbauprodukte verstoffwechselt, die allesamt so komplex sind, wie die in den Abbildungen 7.1 bis 7.3 gezeigten.

Der Umstand, dass jeder Nährstoff einen solchen Irrgarten von Pfaden durchläuft, lädt zu der Vorstellung ein, dass jeder

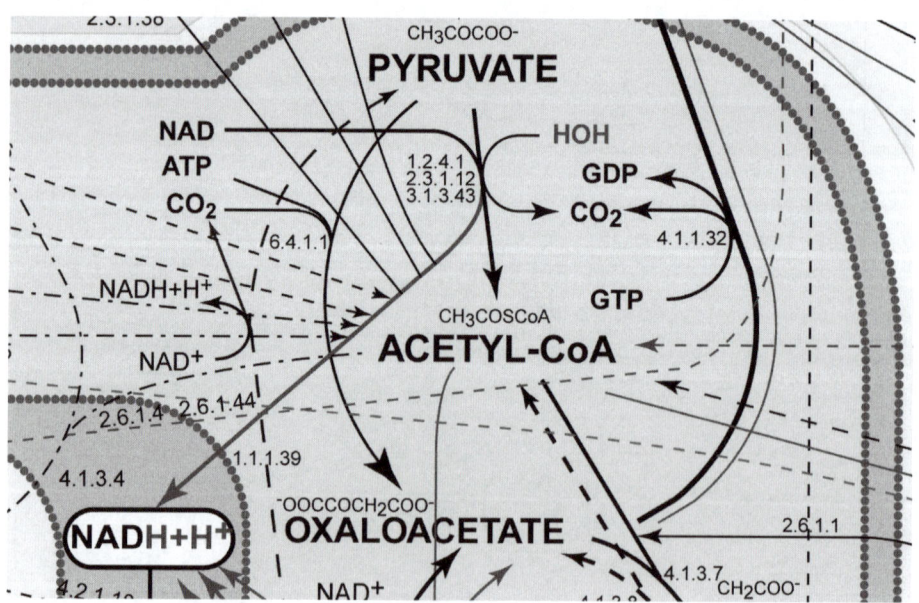

Abbildung 7.3 Ausschnittvergrößerung von Abbildung 7.2

Nährstoff auch an vielen gesundheitlichen und krankheitsrelevanten Aspekten beteiligt ist. Die Vorstellung, dass es einen Zusammenhang zwischen dem einen Nährstoff und der einen Krankheit gibt, den die reduktionistische Forschung gern suggeriert, ist zwar weitverbreitet, aber schlicht falsch. Jede nährstoffähnliche Substanz, die in dieses komplexe System gelangt, ist wie ein Tropfen, der in ein riesiges Wasserbecken fällt und seine Wellen bis zum Ende des „Metabolismus-Beckens" ausbreitet. Mit jedem Bissen, den wir zu uns nehmen, gelangen mehr oder weniger gleichzeitig Zig- und wahrscheinlich Hunderttausende chemische Substanzen in dieses Becken.

Metabolismus und Enzyme

Unter Metabolismus bzw. Stoffwechsel versteht man die Summe aller chemischen Reaktionen, die im Körper zur Erhaltung des Lebens ablaufen. Wenn man sich die Milliarden Reaktionen vorstellt, die ununterbrochen ablaufen, fragt man sich vielleicht, woher der Körper überhaupt noch Energie für irgendetwas anderes nimmt. Denn schließlich verbraucht jede dieser chemischen Reaktionen Energie. Und weil eines der Hauptziele des Stoffwechsels die Bereitstellung von Energie für den Körper ist, muss die erzeugte Energie um Einiges größer sein, als die Energie, die zu ihrer Erzeugung erforderlich war. Zum Glück haben wir Moleküle entwickelt, deren Hauptaufgabe darin besteht, die für eine chemische Reaktion im Körper erforderliche Energiemenge deutlich zu verringern. Solche Moleküle werden als „Enzyme" bezeichnet.

Dabei handelt es sich um große Eiweißmoleküle, die in allen Zellen vorkommen und über eine Reaktionskette die eine Substanz, das sogenannte Substrat (z.B. ein Zuckermolekül), in eine andere Substanz verwandeln, das sogenannte Produkt oder den Metaboliten (z.B. eine mit der Glukose verwandte Substanz, die der Körper zur Fettsynthese benötigt). Man kann sich Enzyme gut als große, voll automatisierte Fabriken vorstellen. Am einen Ende der Fabrik wird ein Holzklotz (das Substrat) auf das Fertigungsband gelegt, und am anderen Ende kommt eine wohlgeformte Salatschüssel heraus (das Produkt). Sie könnten die Schüssel auch selbst aus dem Holzklotz herausschnitzen, doch würde das viel mehr Zeit und Arbeit erfordern. Diese Fabrik steigert die Effizienz der Produktion dramatisch. Enzyme tun dasselbe innerhalb der Zellen und wandeln die Substrate sehr schnell und mit sehr geringem Energieaufwand in die Produkte um. Die von den Enzymen erzeugte Reaktion (in der Biologie als Katalyse bezeichnet) läuft fast nie ohne enzymatische Unterstützung ab. Und wenn doch, kommt die Reaktionsrate, d.h. die Geschwindigkeit, mit der eine Reaktion erfolgt, nur auf einen Bruchteil dessen, was unter enzymatischer Beteiligung möglich ist, der Energieaufwand ist jedoch ungleich größer.

Enzyme sind vergleichsweise große Moleküle. Sie können 10 000- bis 20 000-mal größer sein als das Substrat, das sie verarbeiten. Deshalb funktioniert auch der Vergleich mit dem Holzklotz und der Fabrik. In Abbildung 7.4 ist schematisch dargestellt, wie ein Substrat A zu einem Produkt B verarbeitet wird, allerdings laufen die meisten Reaktionen nicht derart isoliert ab. Sie verbinden sich mit Folgereaktionen, wie in der Abbildung dargestellt, wo aus B, das jetzt Substrat ist, das neue Produkt C

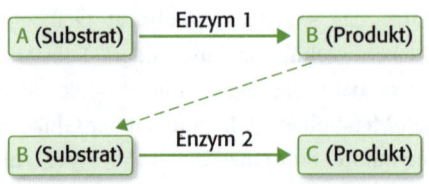

Abbildung 7.4 Einfache enzymatische Reaktion

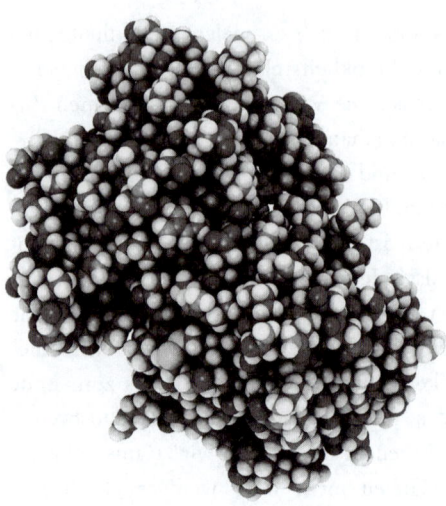

Abbildung 7.5 Computermodell des Enzyms zyklische ADP-Ribose-Hydrolase (CD38)

wird. Enzym 1 wandelt A in B um, während Enzym 2 für die Umwandlung von B in C verantwortlich ist.

Ein Enzym kann je nach Angebot (der verfügbaren Substratmenge) und Nachfrage (der Menge des bereits in der Zelle vorhandenen Produkts) auf unterschiedlichen Aktivitätsniveaus funktionieren. So wie die Fertigungsstraße in einer Fabrik sich in Abhängigkeit vom vorhandenen Rohmaterial und dem Bedarf an fertigen Produkten schnell oder langsam bewegt, so passt auch ein Enzym die Geschwindigkeit an, mit der es ein Substrat in ein Produkt umwandelt an (Aktivität des Enzyms). Ein Enzym kann sogar die Reaktion umkehren und aus einem Produkt wieder ein Substrat machen. Kurz gesagt: Ein Enzym kontrolliert, ob eine Reaktion stattfindet und wenn ja, wie schnell und in welcher Richtung dies geschieht.

Bei der Produktion erscheinen die Enzyme zunächst als Ketten aneinandergereihter Aminosäuren, deren Abfolge in der DNA genau festgeschrieben ist. Die Aminosäuren ziehen sich untereinander chemisch und physikalisch an und falten sich deshalb selbst zusammen, als handle es sich um eine sehr lange Kette mit magnetischen Perlen, wodurch ein räumliches Gebilde entsteht (▶ Abbildung 7.5).

Durch diese Fältelung besitzt das Enzym die Möglichkeit, seine Aktivität zu variie-

ren, und zwar einfach indem es seine Form ändert. Das Prinzip der enzymatischen Formänderung ist ganz entscheidend, weil sich dadurch seine chemischen und physikalischen Eigenschaften ändern. Dadurch ändert sich auch seine Fähigkeit zu Modifizierung der Reaktionsrate. Viele Wissenschaftler, die sich mit Enzymen beschäftigen, geraten über die ungeheure Geschwindigkeit, mit denen Enzyme sich neu konfigurieren, um ihre Aufgaben zu erledigen, geradezu ins Schwärmen. Hier ein typischer Eintrag aus der *New World Encyclopedia*:

Um seine Aufgabe erfüllen zu können, muss ein Enzym eine präzise räumliche Struktur einnehmen. Wie eine solche komplexe Fältelung abläuft, ist bislang ein Rätsel. Eine kleine Kette aus 150 Aminosäuren, die ein Enzym bilden, hat bereits eine gewaltige Anzahl von möglichen Fältelungskonfigurationen. Würde man in jeder Sekunde 1012 verschiedene

Konfigurationen prüfen, bräuchte man 1026 Jahre, um die richtige zu finden ... Doch auch ein denaturiertes Enzym kann sich in Bruchteilen einer Sekunde neu fälteln und bei einer chemischen Reaktion fehlerfrei mitwirken ... Dies ist ein Beispiel für die erstaunliche Komplexität und Harmonie im Universums.[21]

Der Autor nennt im Zitat die Zahlen eines für Enzymmaßstäbe relativ kleinen Moleküls, um damit das Unbeschreibliche zu beschreiben. Die Geschwindigkeit, in der ein Enzym reagiert (in Sekundenbruchteilen von einer unförmigen Kette zu einem einsatzbereiten Klümpchen), ist in der Tat phänomenal, genau wie die chemische Vielfalt der Substrate, die von einem einzigen aktiven Enzym metabolisiert werden kann. Ebenso phänomenal ist die Zahl der Faktoren, welche die Enzymstruktur, -menge und -aktivität beeinflussen.

Bei dieser Diskussion schwingt immer auch der enge Zusammenhang zwischen dem Stoffwechsel von Nährstoffen und der Welt der Enzyme mit. Die unendlich zahlreichen und verwickelten katalytischen Enzymreaktionen werden von Nährstoffen und Nährstoffgemischen kontrolliert, deren Zahl ebenfalls unermesslich groß ist. Obwohl also die Nährstoffe die Enzyme kontrollieren, verarbeiten Enzyme Nährstoffe, um daraus Produkte zu erzeugen, die dann innerhalb des Körpers eingesetzt werden, um dessen Funktionen aufrechtzuerhalten.

Das MFO-Paradoxon

Damit wären wir schließlich wieder bei der mischfunktionellen Oxidase (MFO) und ihrer Rolle bei der Krebsentstehung.

Es ließ sich nicht vermeiden, unsere Forschungen und Ergebnisse zusammenzufassen und in knapper und vereinfachter Form darzustellen. Das Thema ist einfach zu vielschichtig und zu technisch, um es in einem einzigen Kapitel erschöpfend zu erklären. Ich habe aber nicht die Absicht, Sie hier zu Experten für die MFO zu machen. Indem ich Ihnen von meiner über 50-jährigen Forscherlaufbahn berichte, hoffe ich vielmehr, Ihnen ein besseres Verständnis für den Einfluss von tierischem Eiweiß auf die Krebsentstehung zu vermitteln und Sie dazu zu bringen, die Komplexität der MFO zu würdigen, die ein beredtes Zeugnis für eine holistische, und nicht reduktionistische, Sicht auf die Ernährung und Gesundheit ablegt.

Die MFO ist ein besonders komplexes Enzym, das viele Substanzen verstoffwechselt, von denen manche im Körper vorkommen, während es mit anderen noch nie zuvor in Berührung gekommen ist. Es ist überwiegend in der Leber zu finden. Dort metabolisiert es Steroidhormone (z. B. Sexualhormone wie Androgene und Östrogene sowie Stresshormone), Fettsäuren (z. B. Vorstufen wichtiger Substanzen des Immun- und Nervensystems), Cholesterin (das bei kardiovaskulären Erkrankungen und beim Aufbau der Zellmembranen eine Rolle spielt) sowie eine Reihe weiterer Substanzen. Daraus entstehen Produkte, die den Substanzen, die letztlich vom Körper benötigt werden, schon ein ganzes Stück ähnlicher sind. Die MFO entgiftet zudem fremde Substanzen und bereitet sie für die Ausscheidung mit dem Urin vor.

Zu einem sehr frühen Zeitpunkt meiner wissenschaftlichen Laufbahn wurde mir klar, dass Aflatoxin (wie auch andere Kan-

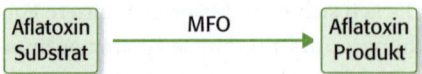

Abbildung 7.6 Modellhafte Vorstellung zum Abbau von Aflatoxin durch MFO

zerogen) durch die MFO in weniger toxische Metaboliten aufgespalten wird, die dann mit dem Urin und dem Stuhl ausgeschieden werden (▶ Abbildung 7.6).

Doch dieses Modell war eindeutig zu simpel. Erstens hatte die bereits erwähnte indische Forschungsgruppe, die 1968 ihre Resultate zu erhöhten Leberkarzinomwerten bei Ratten unter eiweißreicher Kost (20 Prozent) präsentiert hatte[22], kurz zuvor nachgewiesen, dass die direkt toxische Wirkung von hoch dosiertem Aflatoxin unter derselben eiweißreichen Kost zurückgeht.[23] Die Ergebnisse schienen paradox und entsprachen nicht dem klassischen Modell des Aflatoxin-Stoffwechsels.

Geleitet von der Vorstellung, dass der Schlüssel zu diesem Paradoxon bei der MFO liege, wies meine Arbeitsgruppe zunächst nach, dass die eiweißreiche Kost zu einer verstärkten MFO-Aktivität bei Ratten führt[24], d. h., je mehr Proteine die Ratte mit der Nahrung aufnahm, desto schneller wurde das Aflatoxin (besonders die Ausgangssubstanz AFB_1) abgebaut. Dies war zwar ein klares Ergebnis, doch widersprach es scheinbar der indischen Forschergruppe[25], wonach die Krebsrate unter einer eiweißreichen Kost *ansteigt*.

Eine mögliche Erklärung, die wir ins Auge gefasst hatten, lautete, dass die MFO zwei verschiedene Metaboliten produziert: einen, der gegenüber Aflatoxin weniger toxisch ist und leicht ausgeschieden wird, und einen noch toxischeren, der das Karzinomrisiko erhöht. Aber warum sollte sich ein Enzym

derart gegensätzlich und widersprüchlich verhalten? Auch wenn es ein wenig abwegig klingen mag, gehörte es doch zu den von uns einkalkulierten Möglichkeiten. In der Wissenschaft ging man sehr lange (vor der MFO-Entdeckung) davon aus, dass viele chemische Kanzerogene ihre Wirkung erst nach der „Aktivierung" durch ein Enzym entfalten, und so war die Vorstellung eines noch toxischeren Metaboliten als das Aflatoxin selbst durchaus schlüssig.

Ein weiteres Puzzleteil fanden wir in den frühen 1970er Jahren, als die beiden renommierten Krebsforscher der *University of Wisconsin* Professor Jim und Betty Miller und ihr jüngerer Kollege Colin Garner eine bemerkenswerte Entdeckung machten: Die Produktion eines unschädlichen Aflatoxin-Metaboliten erfolgt über die Bildung eines extrem reaktiven Zwischenmetaboliten, der Krebs auslösen kann.[26] Mit anderen Worten fallen beim Abbau von Aflatoxin durch die MFO zwei Stoffwechselprodukte an; eins davon wird entschärft und ausgeschieden, während das andere zur Krebs auslösenden Substanz wird – etwa so, als würde aus dem Holzklotz in der Fabrik für den Bruchteil einer Sekunde zuerst ein Knüppel geformt, bevor er dann in seine endgültige Form als Salatschüssel gebracht wird.

Dieser Zwischenmetabolit gehört in die Gruppe der Epoxide und existiert offenbar nur einige Millisekunden lang, doch scheint dieser Zeitraum für das Epoxid leider lang genug zu sein, um sich fest mit der Zell-DNA zu verbinden und dadurch eine Mutation auszulösen, die eine Reihe von Reaktionen nach sich zieht, die letztlich zum Tumorwachstum führt.

Das aktualisierte Reaktionsschema mit dem Epoxid ist in Abbildung 7.7 dargestellt.

Abbildung 7.7 Abbau von Aflatoxin durch MFO mit Zwischenmetabolit

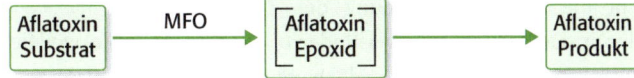

Diese Entdeckung brachte uns zu einem neuen Verständnis dafür, wie Nahrungseiweiß das Krebsrisiko erhöht und zugleich die akute Toxizität verringert, wie es die indischen Forscher zuerst beobachtet hatten: Wenn eine eiweißreiche Ernährungsweise die MFO-Aktivität erhöht, werden dadurch einerseits mehr kanzerogene Zwischenmetabolite erzeugt, aber letztlich auch mehr der weniger toxischen Metaboliten.

Eine weitere wichtige Erkenntnis bei der Auflösung des Paradoxons war, dass Aflatoxin selbst ohne irgendeine Aktivierung äußerst toxisch wirkt, weil es die Zellatmung unterbindet, was den Tod der Zelle bedeutet.[27] Wenn demnach eine eiweißreiche Ernährungsweise die MFO-Aktivität erhöht, wird dadurch das Aflatoxin unschädlich gemacht, das den Zelltod verursacht, was für sich genommen ein scheinbar positiver Effekt ist. Doch zugleich wird

die Produktion des Epoxids erhöht, das den Krebs initiiert und ein wahrlich negativer Effekt ist.

Unser abermals aktualisiertes Reaktionsschema zeigt jetzt die Abbildung 7.8 mitsamt dem weniger toxischen Metaboliten und dem kanzerogenes Epoxid bei eiweißreicher Ernährung.

Obwohl wir das für eine gute Erklärung des Paradoxons hielten, blieben noch einige Fragen offen. Da war zunächst die Frage, warum der Körper als erstes ein kanzerogenes Epoxid erzeugt. Genauer: Wie konnte sich ein Prozess entwickeln, bei dem ein natürliches, aber gefährliches Abfallprodukt eines Schimmelpilzes zuerst in eine nicht minder gefährliche und krebsauslösende Substanz umgewandelt wird?

Ich weiß die Antwort bis heute nicht, aber wahrscheinlich geht der Körper das Risiko einer späteren Krebserkrankung ein,

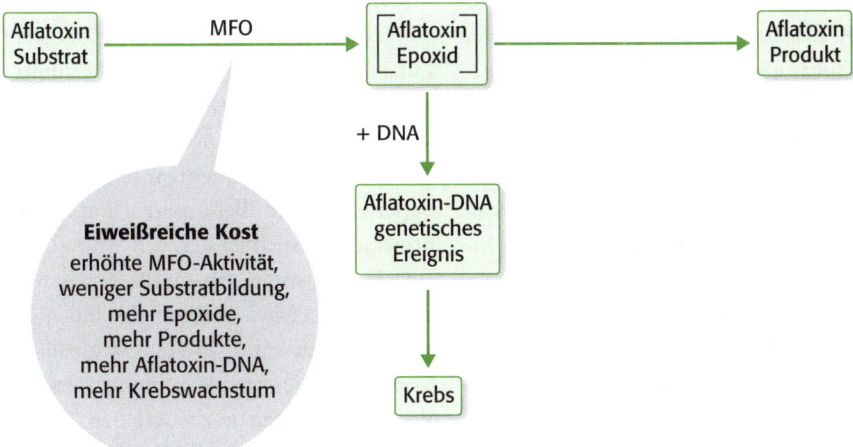

Abbildung 7.8 Abschließende Modelldarstellung des Aflatoxin-Abbaus durch MFO

um die aktuelle Bedrohung des Zelltods durch das Aflatoxin zu verhindern. Das ist zwar keine perfekte Lösung, doch scheint die Bilanz aus evolutionärer Sicht positiv oder zumindest neutral zu sein. Dieser Weg kann sich auf das menschliche Überleben und die Reproduktion nicht nachteilig ausgewirkt haben, sonst wären wir heute nicht hier.

Das legt den Schluss nahe, dass der Körper über einen Selbstheilungsmechanismus verfügt, der eine permanente Schädigung durch das Epoxid verhindert. Das Epoxid ist mit Bruchteilen einer Millisekunde äußerst kurzlebig und hat nicht allzu viel Zeit, um Schaden anzurichten. Es konnte auch gezeigt werden, dass sich Wasser, das durch das Enzym Epoxidhydrolase in der Nähe des Geschehens bereitgestellt wird, mit dem Epoxid zu einem harmlosen Produkt verbindet, das dann ausgeschieden wird. Somit wird das Epoxid wirksam entschärft, bevor es die DNA schädigen kann.

Zudem wissen wir, dass der Körper über ein ungeheures Reparaturvermögen verfügt, wenn es darum geht, DNA-Schäden zu beseitigen. Wird diese Fähigkeit durch die Nahrung unterstützt, können lange vor der Krebsentstehung die meisten, wenn nicht sogar alle Schäden beseitigt werden.

Die zweite Frage lautet: Warum erhöht tierisches Eiweiß die MFO-Aktivität? Eine tiereiweißreiche Ernährung erhöht die Aktivität zahlreicher Enzyme im Körper, von denen die MFO nur eines ist. Tierisches Eiweiß führt im Organismus ganz allgemein zu einer Übersteuerung. Warum das so ist, können wir heute noch nicht genau sagen. Vielleicht wird sich das eines Tages klären lassen, doch heute ist nur wichtig, *dass* es so ist, und dass diese Tatsache negative Folgen für unsere Gesundheit hat.

Was ich von der MFO gelernt habe

Wie Sie vielleicht bemerkt haben, war die Konzentration auf eine einzige MFO-katalysierte Reaktion zur Erforschung der Zusammenhänge zwischen Aflatoxin und dem Leberkarzinom ein recht reduktionistischer Ansatz, wenngleich ich auch andere überschaubare reduktionistische Reaktionen im Hinblick auf ihre mögliche Bedeutung für die Entwicklung eines Leberkarzinoms mitberücksichtigt hatte. Die Konzentration auf die MFO, die mutmaßlich eine einzige Reaktion katalysiert, an dem nur ein einziges Substrat (Aflatoxin) beteiligt ist, das nur ein einziges Ergebnis liefert (Leberkarzinom) war äußerst naiv. Meine späteren Forschungen zum Mechanismus der Krebsentstehung durch die Wirkung von Nahrungsproteinen erwiesen sich als weitaus komplexer als eine simple MFO-abhängige Reaktion. Doch gerade diese ersten Forschungsanstrengungen zwangen uns, die Aufmerksamkeit auf diese wahrlich atemberaubende biologische Komplexität des Körpers zu richten, die ich zuvor nicht vollständig verstanden hatte.

Man sehe sich nur ein paar Beispiele für die Komplexität an, für die die MFO steht. Zunächst einmal ist die MFO sehr kompliziert aufgebaut. Sie besteht aus drei Hauptkomponenten und ähnelt damit eher einem ganzen System als einem einzelnen eiweißbasierten Enzym. Bei unseren Forschungsprojekten versuchten wir, den Beitrag jeder einzelnen Komponente für die Aktivität des gesamten Enzyms zu ermitteln, indem wir sie isolierten und in unterschiedlichen Kombinationen wieder zusammensetzten.[28] Wir untersuchten auch, welchen Einfluss die Eiweißzufuhr mit der Nahrung auf diese Kombinationen hat.[29] Jede Kombination bedeutet eine andere MFO-Aktivität, was in eine schier endlose Komplexität führt. Nur ein kleiner chemischer „Stoß" auf der einen oder anderen Seite und schon ändern sich Form und Aktivität der MFO und anderer Enzyme, und all dies innerhalb eines Rahmens, der eine Dokumentation oder Schätzung nicht zulässt.

Zweitens ist die MFO nur ein Enzym unter vielen, die alle als System besser verstehbar sind. Die Veränderung der Aktivität eines dieser Enzyme beeinflusst fast immer andere Enzyme aus derselben Reihe. Wenn ein Substrat ein Produkt erzeugt, regt es z. B. die Synthese anderer, nachgeordneter Enzyme an, die dann in den nachfolgenden Reaktionen bereitstehen, oder ein Signal an die vorgeschalteten Enzyme zurücksenden, die die initiale Reaktion ausgelöst haben, um die Reihe wieder herunterzufahren. Bei der Aflatoxin-Katalyse ermöglicht die bereits erwähnte Epoxidhydrolase die Verbindung des von der MFO erzeugten Epoxids mit Wasser.[30] Etwas weiter unten im Reaktionsablauf kann der Aflatoxin-Metabolit, der auf diese Weise unschädlich gemacht wurde, an verschiedene Substanzen gebunden werden, welche die Ausscheidung aus dem Körper fördern.[31] Die Enzyme und ihre Reaktionen interagieren zwangsläufig intensiv miteinander.

Drittens metabolisiert die MFO eine ungeheure Vielzahl von körpereigenen und körperfremden Substanzen. Am faszinierendsten ist dabei, dass sie sich rasch an synthetische Chemikalien anpassen kann, die weder jemals in der Natur festgestellt wurden noch im Körper vorkommen, um sie dann zu verstoffwechseln. Es ist beinahe so, als wäre die MFO eine Fabrik, die sich selbstständig rekonfiguriert – in einem Moment produziert sie Salatschüsseln, um in der nächsten Sekunde Balken für ein Fachwerkhaus zu erzeugen.

Homöostase – die Basis der Gesundheit

In der Ernährungswissenschaft ist gelegentlich von Homöostase die Rede. Dieser Begriff bedeutet, dass der Körper immer in Richtung auf ein stabiles, funktionales Gleichgewicht hinarbeitet. Dies gilt für ganz unterschiedliche Körpersysteme vom Elektrolythaushalt über die Körpertemperatur bis zum pH-Wert, aber auch für die Interaktion der Körpersysteme. Dieses feine Gleichgewicht ist das, was wir als Gesundheit bezeichnen.

Innerhalb der Zellen wird die Homöostase hauptsächlich von einer Vielzahl von Enzymen geregelt. Zehntausende arbeiten in Hunderten von Billionen Zellen zusammen und stehen untereinander in Verbindung. Das Material, das sie verwenden, um die Homöostase und damit unsere Gesundheit zu erhalten, stammt aus unserer Nahrung. Aus diesem Grund ist die Ernährung aus ganzheitlicher Sicht auch der entscheidende Faktor für die Gesundheit. Gesundheit entsteht „einfach so" trotz – oder wahrscheinlich gerade wegen – der inhärenten Komplexität der Körperchemie und ist kein Produkt zahlloser reduktionistischer Interventionen, von denen man überzeugt werden muss.

Die MFO katalysiert so viele verschiedene Substanzarten, dass sie durch eine Änderung unseres Speiseplans besonders anfällig wird. Schon eine relativ moderate Umstellung führt zu messbaren Veränderungen. Das konnten wir feststellen, als wir versuchten, die Beteiligung der MFO bei der Krebsentstehung zu bestimmen. Wenn wir uns angemessen ernähren, führt uns die MFO zur Homöostase, wenn nicht, kann sie zur Entstehung von Krankheiten beitragen. Wie gesagt, ist die MFO nur eines von Hunderttausenden oder noch mehr Enzymen, die die Funktionen des Körpers aufrechterhalten. Die hier angesprochenen Substanzen machen nur einen Bruchteil der Substrate, Zwischenmetaboliten und der unvorstellbar großen Zahl an Produkten aus, die permanent in unserem Körper miteinander interagieren.

Bei meiner Beschäftigung mit der MFO wurde mir klar, dass jeder einzelne Mensch ein außerordentlich dynamisches System darstellt, das sich in jedem Sekundenbruchteil mit ungeheurer Geschwindigkeit verändert und wie in einer einzigartigen Symphonie neu ordnet. Diese Symphonie ist nicht weniger bemerkenswert, nur weil wir jetzt einige Enzyme und metabolische „Werkzeuge" entdeckt und benannt haben, mit denen der Körper sie regelt und kontrolliert. Die biologische Komplexität sollte als Grundstein unseres Verständnisses von Gesundheit anerkannt werden. Leider ist die reduktionistische Wissenschaft so sehr damit beschäftigt, der ständig wachsende Komplexität Namen zu geben, dass darüber das Zusammenwirken all dieser Elemente als Wesenskern der Homöostase und Gesundheit völlig übersehen wird.

Anmerkungen

1 T.C. Campbell und J.R. Hayes, „Role of Nutrition in the Drug Metabolizing Enzyme System", *Pharmacological Reviews* 26, no. 3 (September 1974): 171–97; T.C. Campbell and J.R. Hayes, „The Role of Aflatoxin in Its Toxic Lesion", *Toxicology and Applied Pharmacology* 35, no. 2 (Februar 1976), 199–222.

2 Ich spreche zwar in diesem Kapitel von „Aflatoxin", doch genau genommen steht dieser Begriff für die ge-

samte Aflatoxin-Gruppe, wobei meine Arbeiten sich überwiegend auf das AFB$_1$ beziehen, das sein häufigster und am stärksten kanzerogene Vertreter ist.

3 K. Sargeant, A. Sheridan, J. O'Kelly und R.B.A. Carnaghan, „Toxicity Associated with Certain Samples of Groundnuts", *Nature* 192 (1961): 1096–97

4 M.C. Lancaster, F.P. Jenkins und J.M. Philp, „Toxicity Associated with Certain Samples of Groundnuts", *Nature* 192 (1961): 1095–96; W.H. Butler und J.M. Barnes, „Toxic Effects of Groundnut Meal Containing Aflatoxin to Rats and Guinea Pigs", British Journal of Cancer 17, no. 4 (1964): 699–710; G.N. Wogan und P.M. Newberne, „Dose-Response Characteristics of Aflatoxin B1 Carcinogenesis in the Rat", *Cancer Research* 27, no. 12 (Dezember 1967): 2370–76.

5 Lancaster et al., „Toxicity"; Butler and Barnes, „Toxic Effects."

6 T.C. Campbell, J.P. Caedo Jr., J. Bulatao-Jayme, L. Salamat und R.W. Engel, „Aflatoxin M1 in Human Urine", *Nature* 227 (1970): 403–4

7 T.C. Campbell und L.A. Salamat, „Aflatoxin Ingestion and Excretion by Humans", in *Mycotoxins in Human Health,* Hrsg. I.F. Purchase (London: Macmillan, 1971), 263–69

8 T.C. Campbell, „Present Day Knowledge on Aflatoxin", *Philippine Journal of Nutrition* 20 (1967): 193–201

9 Ebd. Wollen Sie Aflatoxine vermeiden, lautet die einfache Botschaft übrigens: Wenn Sie Erdnüsse essen, knacken sie die Schale und werfen sie die verschrumpelten und verfärbten Kerne weg.

10 Urinproben erlauben in der Regel eine zuverlässigere Einschätzung der Aflatoxin-Aufnahme, als wenn man die Menschen fragt, was sie gegessen haben. Sie vergessen oder unter- bzw. überschätzen die Mengen, die sie gegessen haben. Oder sie neigen dazu, ihre Ernährungsweise „aufzuwerten", um dem Befrager zu imponieren, ein Problem, das bei der Überwachung von Diätvorschriften nur allzu gut bekannt ist.

11 Campbell et al., „Aflatoxin M1 in Human Urine"; T.C. Campbell, R.O. Sinnhuber, D.J. Lee, J.H. Wales, and L.A. Salamat, „Brief Communication: Hepatocarcinogenic Material in Urine Specimens from Humans Consuming Aflatoxin", *Journal of the National Cancer Institute* 52 (1974): 1647–49

12 Campbell et al., „Brief Communication."

13 Ebd. Diese Tests wurden von Russell Sinnhuber an der Oregon State University durchgeführt.

14 Wogan und Newberne, „Dose-Response Characteristics"; R.S. Portman, K.M. Plowman und T.C. Campbell, „On Mechanisms Affecting Species Susceptibility to Aflatoxin", *Biochimica et Biophysica Acta* 208, no. 3 (Juni 1970): 487–95.

15 Portman et al., „On Mechanisms Affecting Species."

16 R. Allcroft und R.B.A. Carnaghan, „Groundnut Toxicity: And Examination for Toxin in Human Food Products from Animals Fed Toxic Groundnut Meal", *Veterinary Record* 75 (1963): 259–63.

17 A.H. Conney, „Pharmacological Implications of Microsomal Enzyme Induction", *Pharmacological Reviews* 19 (1967): 317–66.

18 M. Maso, „Decrease in Mixed Function Oxidase Activity in Rat Liver Over Time", Cornell University (1979). Undergraduate Honors Thesis (T.C. Campbell, Mentor).

19 Madhavan and Gopalan, „Effect of Dietary Protein on Carcinogenesis."

20 W.L. Elliott, „Bioenergetics: Pathways of Human Energy Metabolism", HealthBuilding.com, http://www.healthbuilding.com/metabolism.htm. Eine Vierfarbdarstellung dieses Bildes kann unter HealthBuilding.com erworben werden.

21 R.L. Lewis, *The Unity of the Sciences Volume One: Do Proteins Teleport in an RNA World?* (New York: International Conference on the Unity of the Sciences, 2005).

22 T.V. Madhavan und C. Gopalan, „The Effect of Dietary Protein on Carcinogenesis of Aflatoxin", Archives of Pathology 85, Nr. 2 (Februar 1968): 133–37.

23 Madhavan und Gopalan, „Effect of Dietary Protein on Aflatoxin"; Madhavan and Gopalan, „Effect of Dietary Protein on Carcinogenesis."

24 J.R. Hayes, M.U.K. Mgbodile und T.C. Campbell, „Effect of Protein Deficiency on the Inducibility of the Hepatic Microsomal Drug-metabolizing Enzyme System. I. Effect on Substrate Interaction with Cytochrome P-450", *Biochemical Pharmacology* 22 (1973): 1005–14; M.U.K. Mgbodile, J.R. Hayes, und T.C. Campbell, „Effect of Protein Deficiency on the Inducibility of the Hepatic Microsomal Drug-metabolizing Enzyme System. II. Effect on Enzyme Kinetics and Electron Transport System", *Biochemical Pharmacology* 22 (1973): 1125–32; J.R. Hayes & T.C. Campbell, „Effect of Protein Deficiency on the

Inducibility of the Hepatic Microsomal Drug-metabolizing Enzyme System. III. Effect of 3-Methylcholanthrene Induction on Activity and Binding Kinetics", *Biochemical Pharmacology* 23 (1974): 1721–32.

25 Madhavan und Gopalan, „The Effect of Dietary Protein on Carcinogenesis."

26 R.C. Garner, E.C. Miller, J.A. Miller, J.V. Garner und R.S. Hanson, „Formation of a Factor Lethal for S. Typhimurium TA1530 and TA1531 on Incubation of Aflatoxin B1 with Rat Liver Microsomes", *Biochemical and Biophysical Research Communications* 45 (1971): 774–80.

27 W.P. Doherty und T.C. Campbell, „Aflatoxin Inhibition of Rat Liver Mitochondria", *Chemical and Biological Interactions* 7 (1973): 63–77.

28 J.R. Hayes, M.U.K. Mgbodile, A.H. Merrill Jr., L.S. Nerurkar und T.C. Campbell, „The Effect of Dietary Protein Depletion and Repletion on Rat Hepatic Mixed Function Oxidase Activities", *Journal of Nutrition* 108 (1978): 1788–97; L.S. Nerurkar, J.R. Hayes, and T.C. Campbell, „The Reconstitution of Hepatic Microsomal Mixed Function Oxidase Activity with Fractions Derived from Weanling Rats Fed Different Levels of Protein", *Journal of Nutrition* 108 (1978): 678–86.

29 J.R. Hayes et al., „Effect of Dietary Protein"; Nerurkar LS, Hayes JR, Campbell TC. The reconstitution of hepatic microsomal mixed function oxidase activity with fractions derived from weanling rats fed different levels of protein. *Journal of Nutrition* 1978;108:678–686; Hayes et al., „Effect of Protein Deficiency I."

30 A.A. Adekunle, J.R. Hayes und T.C. Campbell, „Interrelationships of Dietary Protein Level, Aflatoxin B1 Metabolism, and Hepatic Microsomal Epoxide Hydrase Activity", *Life Sciences* 21 (1977): 1785–92.

31 K.D. Mainigi und T.C. Campbell, „Effects of Low Dietary Protein and Dietary Aflatoxin on Hepatic Glutathione Levels in F-344 Rats", *Toxicology and Applied Pharmacology* 59 (1981): 196–203.

8 Genetik kontra Ernährung (Teil 1)

Das Ende aller Krankheit   113
Das Gen-Beben   115
Genetische Vielfalt versus Reduktionismus   116
Eine kurze Geschichte der Genetik   116
Der Traum der Genetiker   119
Der sinkende Stern der Ernährung   121
Genetische Anlage oder Umwelteinfluss   122
Hoffnung (Ernährung) kontra Aufgabe (Gene)   125

Wissenschaftler haben jetzt das Gen für Schüchternheit entdeckt. Das hätte schon viel früher passieren können, aber es hatte sich hinter einem Haufen anderer Gene versteckt.

Jonathan Katz

In allen Dingen ist besser hoffen als verzweifeln.

Johann Wolfgang von Goethe

Im vorangehenden Kapitel haben wir gesehen, wie der Reduktionismus angesichts der Ehrfurcht einflößenden Komplexität unserer enzymatischen Systeme sowohl in der Theorie als auch in der Praxis versagt. Wir haben außerdem erkannt, wie unnötig reduktionistische Interventionen sind, wenn wir uns richtig ernähren, da unsere Biochemie uns auf natürliche Weise zu einer gesunden Homöostase bringt. Doch statt sich jetzt der Ernährung zuzuwenden und die Sinnlosigkeit der Versuche anzuerkennen, eine enzymatische Aktivität so zu manipulieren, dass sie mehr nutzt als schadet, richtet die reduktionistische Forschung den Blick zurück auf den Ausgangspunkt all dieser erstaunlichen Enzyme – die DNA (Desoxyribonukleinsäure).

Die Genetik ist der ultimative reduktionistische Traum. Es lässt all die großen und chaotischen Einflussfaktoren für Gesundheit und Krankheit links liegen und richtet den Blick auf die Millionen und Abermillionen winziger deterministischer Elemente, die keinen Raum für Unschärfe oder Zufall mehr lassen. Die Wissenschaftler können dann auf eine Stelle in der DNA zeigen und sagen: „Deshalb haben Sie ein Pankreaskarzinom!". Und trotz aller Beweise, die einen an der direkten Verbindung zwischen Genen und Krebserkrankung (und den meisten anderen Erkrankungen) zweifeln lassen, zeigen die Genetiker erneut auf ein

DNA-Stück und behaupten, dass man genau deshalb wahrscheinlich in den nächsten 40 Jahren ein Pankreaskarzinom entwickeln wird. Sie stürzen sich freudig in eine Zukunft, in der sich das fehlerhafte Gen identifizieren, isolieren und reparieren lassen wird, um die Krankheit ein für alle Mal zu besiegen.

In den vergangenen 50 Jahren war die medizinische Forschung äußerst fasziniert von der Möglichkeit, die DNA zu entschlüsseln, zu dokumentieren und zu manipulieren. Der ökonomische und auch philosophische Preis für diese Faszination war sehr hoch, wie wir in den nächsten beiden Kapiteln sehen werden. Er kostete uns die Überzeugung, unsere Gesundheit selbst beeinflussen zu können.

Das Ende aller Krankheit

Trotz jahrzehntelanger Enttäuschungen glauben immer noch die meisten von uns an *das* große Versprechen der modernen Medizin, das da lautet, eine Welt ohne Krankheit und frühzeitigen Tod zu schaffen, ein Paradies ohne Furcht vor Krebs, koronarer Herzkrankheit, Diabetes usw.

Warum glauben wir so etwas? Um diese Frage zu beantworten, muss man nur einmal einen Blick auf die beachtlichen Fortschritte der Medizin des 20. Jahrhunderts werfen. Noch im Jahr 1900 gab es keine Möglichkeit, Infektionen wirkungsvoll zu bekämpfen, Organe zu transplantieren, Menschen mithilfe von Beatmungsgeräten am Leben zu erhalten oder ein Nierenversagen durch Dialyse zu kompensieren. Auch der durchdringende Blick in unseren Körper mit CT oder MRT war noch undenkbar. Die Liste der medizinischen Fortschritte ist schwindelerregend lang. Warum sollten wir nicht davon ausgehen, dass die zukünftigen Durchbrüche noch spektakulärer sein werden? Da sich die Computer und andere Technologien immer weiterentwickeln, ist es doch nur vernünftig anzunehmen, dass uns all diese Entdeckungen und Behandlungsmethoden vor unseren Torheiten und den meisten, wenn nicht gar allen Krankheiten, unter denen die Menschheit immer noch leidet, schützen werden.

Der medizinische Betrieb facht das Feuer unserer Liebe zum wissenschaftlichen Fortschritt immer weiter an. Schließlich hat doch unser kollektiver Glaube an das große Versprechen auch die Initialzündung für den Kampf gegen den Krebs und vieles andere gegeben. Die Populärkultur tat ein Übriges, um das Image der selbstlosen und heldenhaften Forscher zu erhalten, die einem „Heilmittel" gegen den Krebs auf der Spur sind.

Problematisch ist nur, dass der medizinische Betrieb bereits seit langer Zeit gar keinen echten Fortschritt mehr geliefert hat. Die technologische Entwicklung hat zwar ein halsbrecherisches Tempo vorgelegt, doch bei der Verbesserung der Gesundheit hat das kaum Niederschlag gefunden. Während sich die Todesraten in den Industrienationen seit dem frühen 20. Jahrhundert deutlich verringert haben, was hauptsächlich darauf zurückzuführen ist, dass hygienische Zusammenhänge besser verstanden wurden[1], hatten die äußerst kostspieligen Hightech-Entwicklungen der vergangenen 50 Jahre kaum Einfluss auf die Todes- und Krankheitsraten in den reichen Ländern. Während wir also heute bei akuten Verletzungen wie etwa nach einem Verkehrsunfall oder bei einem plötzlichen Herzanfall viel besser dastehen als noch vor 50 Jahren, trifft das auf Vorbeugung chronisch degenerativer Erkrankungen wie der KHK oder auch den Krebserkrankungen (den sogenannten Zivilisationskrankheiten) nicht zu.

Wir warten immer noch auf den nächsten medizinischen Ritter, der in seiner weißen Rüstung angeritten kommt, um uns mit einer Pille, einer Impfung, einer medizinischen Technik oder Maßnahme, die uns resistent gegen alle Krankheiten macht, zu retten, und zwar nicht nur vor der Krankheit selbst, sondern vor der alles durchdringenden Furcht vor Erkrankungen, die scheinbar zufällig in unser Leben platzen.

Diese (scheinbare) Zufälligkeit ängstigt uns am meisten. Ich erinnere mich noch gut an die Erschütterung, als Jim Fixx, der Autor des Bestsellers *The Complete Book of Running* im Alter von 52 Jahren einem Herzanfall erlag. In den Medien wurde sein Tod mit einem Schuss fatalistischer Ironie als Beweis dafür gedeutet, dass uns der Tod überall findet, ganz gleich wie eifrig wir einen gesunden Lebensstil verfolgten.

Was wir uns von der Wissenschaft wirklich erhoffen, ist das Ende der Zufälligkeit. Wir wollen verstehen, warum eine Krankheit manche Menschen trifft und andere nicht. Wir wollen außerdem wissen, wie wir uns vor den Geißeln schützen können, die auf uns lauern. Kurz: Wir wollen das Unvorhersehbare verbannen.

In einem reduktionistischen Universum ist das Unvorhersehbare, wie Sie sich erinnern werden, nicht erlaubt. Ist das Universum lediglich ein Ausdruck physikalischer Gesetze, kann theoretisch alles gewusst werden. Wenn wir aber nicht genau vorhersagen können, wer ein Pankreaskarzinom oder eine Herzerkrankung bekommen wird, liegt das nur daran, dass wir noch nicht genügend Daten zur Verfügung haben. Es fehlen uns eben noch sensiblere oder stärkere Instrumente, um das Rätsel zu lösen. Aber das wird sicher kommen …! Es ist schon fast soweit. Das Problem ist nur, dass wir dies schon seit 40 Jahren zu hören bekommen.

Das Gen-Beben

In den vergangenen Jahren hat sich eine Disziplin als Hoffnungsträger zur Lösung aller unserer Gesundheitsprobleme über alle anderen Fachrichtungen erhoben und verrät uns Dinge, die wir noch nicht wussten. Die Rede ist natürlich von der Genetik. Ihr Siegeszug begann in den frühen 1950er Jahren. Seitdem hat sie viel Staub (und Geld) aufgewirbelt. Man könnte sagen, dass wir im Zeitalter der Genetik leben. Die Entschlüsselung des menschlichen Genoms und die individuelle Gen-Sequenzierung spielen in der Medizintechnologie gegenwärtig eine Vorreiterrolle. Die DNA ist unser Bauplan, richtig? Unsere gesamte Biografie und unser Schicksal als ungeheuer große und komplizierte Blaupause. Alle Geheimnisse unserer Entwicklung und unseres Wesens sind in der Doppelhelix der DNA hinterlegt: unsere äußere Erscheinung und alle körperlichen Funktionen, unsere Persönlichkeit und unsere Anfälligkeit für bestimmte Krankheiten. Da die

Computerleistung und -geschwindigkeit ständig steigt, werden wir bald auch diese Geheimnisse enthüllen. Am 7. März 2012 behauptete die *New York Times*, dass die individuelle Gen-Sequenzierung bald nicht mehr kosten würde als ein einfacher Bluttest, was für die Langlebigkeit der Menschen von enormer Bedeutung sei.[2] Die Wissenschaftler in den Start-ups im Silicon Valley bemühen sich um eine schnelle und kostengünstige Sequenzierung. Dabei gehen sie von der Annahme aus, dass der limitierende Faktor im Streben nach einer Verbesserung der menschlichen Gesundheit ein Mangel an Informationen sei. Ganz typisch für diese Haltung ist eine Aussage von Larry Smarr, dem Direktor des *California Institute of Telecommunications and Information Technology* und Mitglied eines wissenschaftlichen Beratergremiums bei *Complete Genomics* (eine Pionierfirma der Gen-Sequenzierung im Silicon Valley): „In der Geschichte der Menschheit gab es noch nie die Möglichkeit, die Software einzulesen, die sie am Leben hält. Wenn man einmal den Übergang von einer informationsarmen in eine informationsreiche Umgebung schafft, ändert das alles".[3]

Solche genetischen Kreuzzügler sehen sich selbst als die Heilsbringer einer neuen Aufklärung, einer ausdrücklich reduktionistischen Aufklärung. Die Gene sind in ihren Augen einfach menschliche Software. So wie ein guter Programmierer einen Programmcode lesen kann und in der Lage ist, genau zu bestimmen, was das Programm tun wird, werden wir schließlich einen Blick auf die Gene werfen und genau sagen können, welche Krankheiten wir entwickeln und vielleicht auch, welche Gefühle wir in bestimmten Momenten haben werden.

Das Problem ist nur, dass wir das nicht können. Die Gene sagen uns, was passieren könnte, aber nicht ob oder wie. Die zunehmende Faszination der Genetik und die Förderung der Gentechnik ist nur eine weitere medizinische Sackgasse, eine weitere reduktionistische Falle, die uns bei der Verhinderung oder Heilung chronischer Krankheiten nicht weiterbringt.

Genetische Vielfalt versus Reduktionismus

So wie das Gebiet der Ernährung ist auch das Thema „Genetik" unfassbar komplex. Das ist jedoch noch nicht bis an die Öffentlichkeit vorgedrungen. Die meisten Menschen neigen zu der Ansicht, dass die Gene relativ fixe Einheiten sind, die bestimmen, wie wir aussehen, was wir können und wie wir uns verhalten. Die Wahrheit ist jedoch weitaus interessanter.

Als ich noch auf unserer Farm lebte, hatten wir Brüder – Jack und Ron und ich – jeder einen „selbstfahrenden Mähdrescher". Dabei handelte es sich um eine große Maschine, die das Getreide abenntet, während wir durch das Feld fuhren (das war unsere Art, unserem Vater dabei zu helfen, Geld für die Ausbildung am College zur Seite zu legen). Damals waren Mähdrescher so komplex wie andere Maschinen. Ich weiß nicht mehr, wie viele Bänder und Rollen meine Maschine hatte, doch ich erinnere mich noch gut an die 103 Verschraubungen, die an jedem Einsatztag geschmiert werden mussten. Für mich war ihre geordnete Komplexität ein Wunder der Ingenieurskunst. Doch waren diese Maschinen nur der Anfang weiterer Konstruktionswunder, die noch in der Entstehung waren:

immer größere Flugzeuge, gigantische Ozeanriesen, Radios mit Farbbildern (d. h. Fernsehgeräte), Satelliten, Raumstationen, Kommunikationsgeräte, völlig verrückte Labortechnik und jetzt überall Computer. Faszinierende Maschinen und großartige Erfinder! Doch so beeindruckend diese technischen Leistungen in ihrem Aufbau und ihrer Komplexität auch sein mögen, verblassen sie doch im Vergleich zu dem mikrokosmischen Universum der Molekulargenetik bis zur Bedeutungslosigkeit.

Eine kurze Geschichte der Genetik

Wie Sie aus dem Schulunterricht in Biologie sicher noch wissen, ist die DNA ein langer Faden, der aus zwei parallelen Strängen besteht, die ganz fein umeinander verdreht die Form der Doppelhelix annehmen. Das Rückgrat der benachbarten Stränge bilden wechselnde molekulare Zucker- und Phosphatverbindungen (▶ Abbildung 8.1).

An diesen Strängen befinden sich vier exakt arrangierte, oder sequenzierte, stickstoffhaltige Basenpaare, die jeweils mit einer Desoxyribose-Einheit eines Strangs verbunden sind. Die Basen heißen Adenin (A), Thymin (T), Guanin (G) und Cytosin (C). Sie stehen senkrecht zum Strang und liegen dann ihrer Partnerbase am benachbarten Strang direkt gegenüber. Sie sind somit nach innen gerichtet und halten die Stränge dadurch zusammen. Bei den Basenpaaren haben jeweils zwei eine höhere chemische Affinität zueinander und zwar A und T bzw. G und C.

Das DNA-Molekül ist unvorstellbar lang und trägt die vier Basen in einer für jeden Menschen, der jemals gelebt hat, absolut einzigartigen Kombination. Da diese Basen

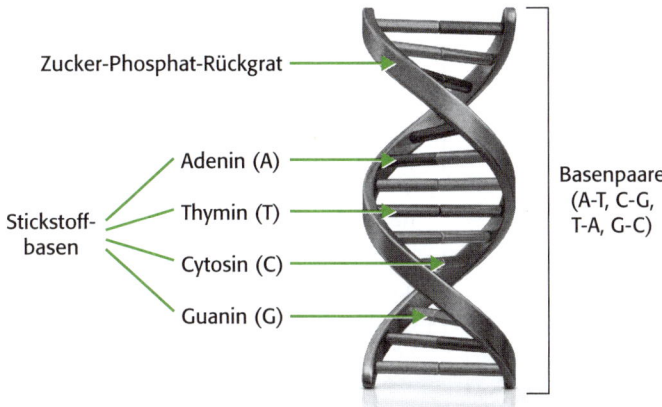

Zucker-Phosphat-Rückgrat

Stickstoff-basen

Adenin (A)

Thymin (T)

Cytosin (C)

Guanin (G)

Basenpaare (A-T, C-G, T-A, G-C)

Abbildung 8.1 DNA-Molekül

wie die Buchstaben eines Alphabets funktionieren, das Worte bildet, können sie eine enorme Datenmenge kodieren.[4]

Diese einzigartige DNA-Kette wird in 23 Chromosomenpaare zusammengeschnitten und verpackt, die sich im Kern jeder einzelnen der 100 Billionen Zellen unseres Körpers befinden (von denen jede für sich bequem Platz auf einer Nadelspitze hat). Unsere Zellen nutzen die DNA als Blaupause zur Erledigung ihrer Aufgaben. Die Basen der 23 Chromosomenpaare (insgesamt etwa drei Milliarden Basen) sind in kleinen Gruppen angeordnet, die als Gene bezeichnet werden (etwa 25 000). Und jedes dieser Gene, das entweder 100 aber auch bis zu mehrere Millionen Basenpaare groß sein kann, bestimmt letztlich die Bildung eines einzelnen Proteins.

Allerdings werden diese Gene nicht direkt in Proteine übertragen. Dies geschieht über einen Zwischenschritt, bei dem es zur Ausformung der RNA (Ribonukleinsäure) kommt. Dabei handelt es sich um einen ganz ähnlichen Basenstrang, der ein Spiegelbild des DNA-Strangs ist (▶ Abbildung 8.2).

Die RNA-Basensequenz dient ihrerseits wiederum als Code für die Auswahl der Aminosäuren. Der menschliche Organismus nutzt rund 20 Aminosäuren zur Eiweißproduktion, von denen jede eine einzigartige chemische Struktur besitzt. Werden sie zu einem langen Strang geformt, bilden sie ein Protein. Die Basen der RNA-Ketten kodieren die Aminosäuren jedoch nicht eins zu eins. Stattdessen werden Basentripletts genutzt, von denen jedes für eine oder mehrere Aminosäuren steht. Mit vier Basen lassen sich also 64 verschiedene Triplettkombinationen oder sogenannte Codons erzeugen (manche Aminosäuren können von mehr als einem Codon spezifiziert werden).

In den Anfängen der Genforschung glaubten die Wissenschaftler noch an die „Ein-Gen-ein-Protein"-Hypothese, bei der, wie es der Name sagt, jedes Gen für die Expression genau eines Proteins verantwortlich ist. Wenn es 25 000 Gene gibt, würde dies bedeuten, dass es auch 25 000 Proteine gibt. Doch zeigen neuere Untersuchungen auf diesem Gebiet, dass das zu einfach gedacht ist. So können sich z. B. mehrere Gene die Produktion eines Proteins teilen, weil manche Proteine aus mehr als einem Aminosäurestrang bestehen und jeder die-

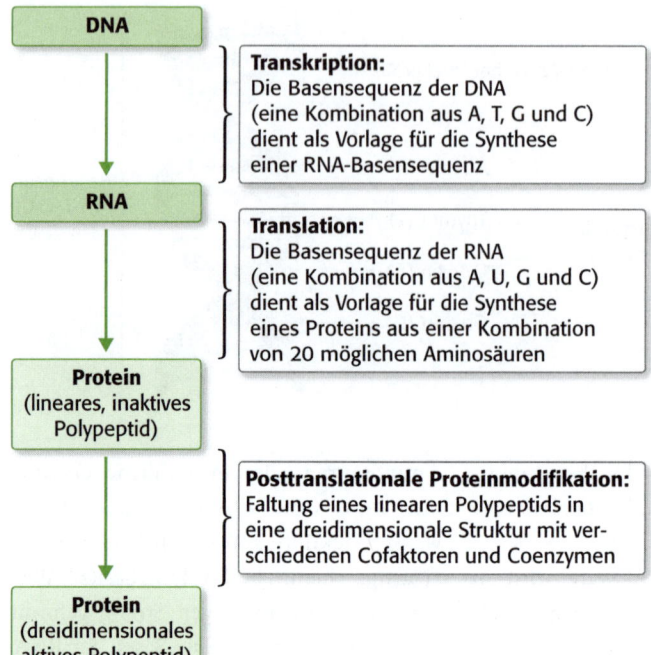

Abbildung 8.2 Prozess der Genexpression in aktive Proteine (z. B. Enzyme)

ser Aminosäurestränge von einem separaten Gen produziert wird. Die Zahl der möglichen Proteine und ihrer Kombinationen lässt sich unmöglich bestimmen. Die Komplexität liegt an dieser Stelle weit über dem Fassungsvermögen des menschlichen Verstandes.

Und hier noch ein weiteres Rätsel: Trotz der Tatsache, dass jede unserer Zellen genau die gleiche Master-Vorlage wie jede andere Zelle im Körper besitzt, können sie ganz unterschiedliche Dinge verrichten. Eine Leberzelle unterscheidet sich deutlich von einer Nervenzelle oder von einer Zelle der inneren Darmwand, und zwar sowohl ihre Form als auch ihre Funktion. Ihre strukturellen und funktionellen Unterschiede hängen lediglich davon ab, welche Segmente der DNA-Basen innerhalb jeder Zelle zur Expression kommen. Der Akt der

Basenauswahl unter drei Milliarden ist ein Ehrfurcht einflößendes Beispiel für die Natur bei der Arbeit.

Noch einmal: Relativ kurze DNA-Basensequenzen, die Gene, werden in vergleichbare RNA-Sequenzen übertragen, die wiederum in Aminosäuresequenzen übersetzt werden, die der Produktion von Proteinen dienen. Diese Proteine machen dann die Struktur und die Funktion der Zellen aus, indem sie als Enzyme, Hormone oder Strukturproteine wirken. Durch die Aktivitäten dieser Proteine offenbart sich die Bestimmung der DNA.

Diese Offenbarung, die Genexpression – d. h. auf welche Weise sie tun, was sie tun – erfolgt über eine ganze Reihe äußerst komplexer, aber sehr geordneter Prozesse. Um diese Prozesse zu erforschen und zu verstehen, ordnen Wissenschaftler sie gern in scheinbar kleine Einzelschritte oder Ereignisse, die wie fallende Dominosteine nacheinander ablaufen. Diese Vereinfachung ist hilfreich, weil sich dadurch die Einzelheiten jeder Phase leichter untersuchen und darstellen lassen, doch ist dieses Vorgehen nicht ganz zuverlässig. In Wirklichkeit herrschen in diesen Phasen ein reger Austausch und enge Verbindungen in Form eines übergangslosen und in höchstem Maß integrativen Stroms von Aktivitäten.

Jeder Punkt dieses Prozesses kann durch die Biochemie des Körpers, durch Ernährung, körperliche Aktivität, Medikamente, Stimmungen und praktisch jede Variable, die Ihnen noch einfällt, beeinflusst werden. Aber das ist noch nicht alles: Die sogenannten Phasen der Genexpression beeinflussen sich auch untereinander und reichen in einer unendlich komplexen Reihe von Informationsschleifen Daten weiter und zurück. Diese Ereignisströme kommunizieren bei jedem dieser äußerst komplexen Prozessschritte auf ganz unterschiedliche Art miteinander, wie es bei der Schilderung der Enzymabfolgen in Kapitel 7 bereits zur Sprache kam (die ja selbst eine Proteinart sind). Zudem kann jede Aktivitätsänderung mehr als eine Ursache haben. Die Anzahl der über die DNA synthetisierten Proteine hängt z. B. von dem aktuellen Bedarf zu jedem gegebenen Zeitpunkt ab. Wenn eine ausreichende Menge eines bestimmten Proteins vorliegt, wird seine Neubildung gedrosselt. Diese Drosselung der Proteinsynthese wird auf verschiedene Weisen kontrolliert. Zu diesem Zweck kann die Rate der DNA-RNA-Transkription verändert werden und/oder die Rate der Proteinsynthese von der RNA selbst.

Das ist das System, das wir jetzt manipulieren wollen, als ob es sich um eine von Menschen entworfene Maschine handelt. Ja, wir haben das menschliche Genom entschlüsselt und aufgezeichnet.[5] Aber das ist nur der allererste Schritt. Wir können den Genen kryptische Namen geben, doch das bedeutet noch lange nicht, dass wir auch wissen, was sie eigentlich bedeuten oder wie sich daraus Persönlichkeiten, Vorlieben, Prädispositionen oder auch Krankheiten ableiten lassen, vorausgesetzt, dass dies überhaupt möglich ist.

Der Traum der Genetiker

Trotz der unvorstellbaren Komplexität des Erbguts werden uneinsichtige Genetiker nicht müde, sich für eine genetische Forschungsagenda als Zukunft der medizinischen Versorgung einzusetzen. Für einen Reduktionisten ist Komplexität nur eine Aufforderung, noch mehr Zeit und Geld zu investieren. Wir brauchen noch schnellere Prozessoren, bessere Programme oder mehr Forschung …

Die Genetiker glauben fest daran, dass wir die genetische Basis für Krankheiten in ein oder zwei Dekaden geknackt haben werden, wenn nicht früher. Und wenn das geschehen ist, stehen wir vor einer Revolution des Gesundheitswesens. Sobald wir die Gene mitsamt ihren Funktionen kennen, die an Entstehung und Heilung einer Krankheit beteiligt sind, können wir passgenaue Medikamente herstellen[6] und die klinischen Testungen der neu entwickelten Produkte einsparen.

Dann werden Medikamente entwickelt, die entweder zielgerichtet ein krankheitsrelevantes Ereignis angehen oder, wie erst kürzlich verkündet, so auf Patienten zugeschnitten sind, dass sich ihre Ansprechbarkeit für bestimmte Medikamente verändert. Dabei würden die Medikamentennebenwirkungen minimiert und die Kosten für klinische Tests verringert. Im Zuge des ehrgeizigen und vom staatlich geförderten Human-Genom-Projekt wurden zwischen 1990 und 2003 alle etwa 20000 bis 25000 menschlichen Gene entschlüsselt. Das Projekt geht von der Entwicklung maßgeschneiderter Medikamente aus, die das Potenzial hätten, die geschätzten jährlichen 100000 Todesfälle und zwei Millionen Krankenhausaufenthalte durch Medikamentenreaktionen in den Vereinigten Staaten dramatisch zu verringern.[7]

Doch das soll erst der Anfang sein. Hier einige wörtliche Zitate von der Internetseite der Regierung der Vereinigten Staaten, die die „offizielle" Begeisterung widerspiegeln:

▌ „Das wachsende Wissen über die Anfälligkeit für eine bestimmte Erkrankung ermöglicht eine sorgsame Überwachung. Behandlungen können dann zum bestmöglichen Zeitpunkt eingeleitet werden, um ihre Wirkung zu maximieren."[8]
▌ „Impfstoffe aus genetischem Material … versprechen alle Vorteile bekannter Impfungen ohne Nachteile."[9]
▌ „Die Kosten und die Risiken klinischer Tests werden verringert, da sie nur Menschen einbeziehen, die auf das Medikament ansprechen."[10]
▌ Alle diese Vorteile werden „zu einer erheblichen Kostensenkung im Gesundheitswesen führen".[11]

Der Direktor des NIH Dr. Francis Collins, der gemeinsam mit Craig Venter maßgeblich für die Sequenzierung des menschlichen Genoms verantwortlich war und der das staatliche Genforschungsinstitut der NIH geleitet hat, sprach ebenfalls oft und äußerst euphorisch über die Verheißungen der Genforschung. Er zeichnete das Bild von einer Zeit, in der die individuellen Genmerkmale nicht nur das persönliche Gesundheitsrisiko preisgeben, sondern auch auf jeden Menschen einzeln zugeschnittene Präventions- und Therapieprogramme ermöglichen. Es gibt keine Behandlung, die jedem hilft.

All diese Versprechungen klingen enorm inspirierend und erzeugen scheinbar ein ganz neues praktisches medizinisches Paradigma mit der Genetik als Zentrum der Medizin der Zukunft! Zweifellos wird die Genetik viele sehr gute Resultate liefern. Ich behaupte auch nicht, dass die Genetik reine Zeitverschwendung sei. Ich halte auch das Human-Genom-Projekt für einen äußerst faszinierenden Wissenschaftszweig. Eine so neugierige Spezies wie wir Menschen musste mit dem Erreichen der technischen Mittel diesen Stein einfach umdrehen. Sicher wird die Genetik auch den 0,01 Prozent der Menschen helfen, die unter einer der Krankheiten leidet, die durch genetische Fehler hervorgerufen werden.

Doch sie wird nicht die grundlegenden gesundheitlichen Probleme unserer Gesellschaft lösen können. Ich meine damit den auf die Genetik gerichteten Fokus, der kaum noch Platz für etwas anderes lässt. Aktuell werden in den Vereinigten Staaten jährlich Milliarden Dollar für genetische Tests und Sequenzierungen ausgegeben, ohne dass wir einer Lösung der gesundheitlichen Krise auch nur ein Stückchen näherkommen. Diese Multimilliarden-Dollar-Investition in die Genetik hilft nur einer sehr kleinen Zahl von Menschen und selbst das noch zu ungeheuren Kosten.

Wenn wir es eines Tages geschafft haben, 90 Prozent der menschlichen Krankheiten über die Ernährung zu eliminieren und den finanziellen Aderlass zu beenden, den das reduktionistische Gesundheitssystem unserer Wirtschaft beschert, dann können wir uns den Luxus genetischer Testungen und Sequenzierungen leisten. Im Moment haben wir dringendere Dinge zu tun, von denen ein weitaus größerer Teil der Bevölkerung profitiert. Aufgrund unglücklicher Entwicklungen ist unser Gesundheitssystem in einen schweren Sturm geraten. Bei einem Sturm fängt man aber nicht an, die Wohnung zu schmücken, sondern vernagelt die Fenster.

Vielleicht bin ich ja auch nur neidisch. Entscheiden Sie das bitte selbst. Tatsache ist jedoch: Während der Stern der Genetik am Horizont aufstieg, ging auf der anderen Seite der Stern der Ernährung unter.

Der sinkende Stern der Ernährung

1955 begann ich meine veterinärmedizinische Ausbildung an der *University of Georgia*, wo mein Biochemie-Professor von der gerade entdeckten Doppelhelix der DNA absolut verzückt war und ihre Bedeutung für die Zukunft abzuschätzen versuchte. Mir erging es nicht anders. Das war genau mein Ding. Und als der Cornell-Professor Clive McCay mich unaufgefordert per Telegramm dazu einlud, die Veterinärmedizin zu verlassen und stattdessen mit ihm in Cornell auf dem Gebiet der Biochemie zu arbeiten (zu der damals das aufkommende Gebiet der Genetik zählte), fasste ich die

Gelegenheit beim Schopf. Im Rahmen meiner Promotionsarbeit in Cornell verband ich formal das Hauptfach Ernährung mit dem Nebenfach Biochemie. Im Rückblick wird mir klar, dass ich nicht nur Zeuge der Entstehung einer neuen Fachrichtung war, sondern einer regelrechten tektonischen Verschiebung des Blicks der Forschung auf die Gesundheit.

Mit Beginn des 20. Jahrhunderts bis in die frühen 1950er Jahre standen die Ernährungswissenschaftler an vorderster Front, um die menschliche Gesundheit zu verbessern. Wissenschaftler und Ärzte hatten damit begonnen, Erkrankungen wie Beriberi, Skorbut, Pellagra, Rachitis und anderen auf den Grund zu gehen. Diese Krankheiten schienen in irgendeiner Weise mit der Ernährung zusammenzuhängen, doch wie genau, war noch unklar. Schließlich konnte die Wissenschaft bestimmte Nährstoffe isolieren, was zu der Überlegung führte, dass eine unzureichende Aufnahme dieser Substanzen zu den genannten Erkrankungen führen könne. Im Jahr 1912 wurde der Begriff „Vitamin" eingeführt, um damit Nahrungsinhaltsstoffe zu kennzeichnen, die nur in sehr geringen Mengen vorkommen, aber unerlässlich für die Erhaltung des Lebens sind.

In den 1920er und 1930er Jahren konnte eine ganze Reihe von Vitaminen und anderen Nährstoffen isoliert werden, unter anderem die Vitamine mit den Großbuchstaben A bis K. Damals untersuchte man auch die Aminosäuren, die nach der Vorgabe der DNA-Matrize zu Proteinen zusammengebaut werden. Man ging der Frage nach, inwieweit ihre Reihenfolge und Ausrichtung innerhalb der Polypeptidketten die lebenswichtigen Eigenschaften der Proteine beeinflusst. Im Jahr 1948 waren sich die Wissenschaftler sicher, mit dem Cobalamin (Vitamin B$_{12}$) das letzte Vitamin entdeckt zu haben. denn sie hatten beobachtet, dass man Laborratten allein mit synthetischen Versionen dieser neu entdeckten Nährstoffe wachsen lassen konnte. Als dann alle elementaren Inhaltsstoffe der Nahrung identifiziert und katalogisiert waren, glaubten die Ernährungswissenschaftler, dass es von nun an nicht mehr nötig sei, Nahrungsmittel im Ganzen zu essen. Der Mensch könne alles, was er braucht, in Pillenform zu sich nehmen. Hunger und Mangelernährung würden fortan der Vergangenheit angehören.

Die Erkenntnisse aus dieser Pionierzeit der Ernährungsforschung füllten meine Lehrbücher, als ich im Jahr 1956 mein Forschungsprogramm an der *Cornell University* aufnahm. Doch diese Neuigkeiten erreichten erst Jahre später die breite Masse. Ich erinnere mich noch an meine Kindheit, als unsere Mutter meine Geschwister und mich löffelweise mit dem aus Dorschen gewonnenen Lebertran malträtierte, weil er das lebenswichtige Vitamin A enthielt (ich kann es heute noch schmecken… igitt!). Ich höre auch noch meine Tante etwa zur gleichen Zeit, die meiner Mutter ganz euphorisch davon erzählte, dass wir eines Tages nicht mehr essen müssten, weil es bald alle wichtigen Inhaltsstoffe in Form einer Pille gäbe. Dann könne sie das Gemüse im Vorgarten getrost vergessen. (Meine Mutter konnte sich für diese Vorstellung nicht recht erwärmen.) Die Eiweiße waren eine weitere Nährstoffgruppe, deren Reputation ins Uferlose anwuchs. Wir waren mit unserem Milchbetrieb sicher, dass wir der Menschheit etwas besonders Gutes gaben, weil es sich um eine Quelle für hochqualitatives Eiweißes handelte, das den Muskelaufbau fördert und starke Knochen und gesunde Zähne wachsen ließ. Die Ernährungswissenschaft stand hoch im Kurs, auch wenn sie sich damals überwiegend auf die Entdeckungen und Aktivitäten einzelner Nährstoffe fokussierte.

Schon komisch – die reduktionistische Sicht auf die Ernährung war der Wegbereiter für die noch weitaus reduktionistischere Genetik als Antwortgeber auf die Frage, warum wir krank werden. All die angereicherten Frühstücksmüslis und Multivitaminpillen haben aus uns mitnichten ein Volk von Zehnkämpfern und tatkräftigen Achtzigjährigen gemacht. Die reduktionistische Ernährungswissenschaft war in einer Sackgasse gelandet, und die Genetik schickte sich an, ihren Platz einzunehmen.

Genetische Anlage oder Umwelteinfluss

Der heftige Kampf zwischen Ernährungslehre und Genetik erinnert stark an die uralte Anlage-Umwelt-Diskussion. Ist es bereits bei der Geburt in unseren Genen festgeschrieben, welche Krankheiten wir später mal haben werden? Oder sind Gesundheit und Krankheit das Ergebnis der Umwelteinflüsse, denen wir ausgesetzt sind, wie etwa der Nahrung, die wir zu uns nehmen, oder der Umweltgifte? In unterschiedlichen Ausprägungen ist die Anlage-Umwelt-Diskussion bereits Jahrtausende alt, spätestens seit Aristoteles den menschlichen Geist als Tabula rasa bezeichnete, eine leere Tafel, die mit Regeln und Erfahrungen beschrieben werden muss, im Gegensatz zu der vorherrschenden Vorstellung, dass der Mensch mit festgelegten Eigenschaften zur Welt kommt.

Die meisten Wissenschaftler stimmen darin überein, dass weder die genetische Disposition noch die Umwelt ausschließlich dafür verantwortlich sind, welche Krankheiten wir bekommen, sondern dass beide Faktoren dazu beitragen. Die Debatte dreht sich eher darum, wie groß der jeweilige Anteil ist. Doch ist es fast unmöglich, einigermaßen sinnvolle Zahlenverhältnisse zu bestimmen, um den relativen Beitrag der Gene und der Umwelt, geschweige denn den spezifischen Beitrag der Ernährung darzustellen.

Dies wurde mir langsam klar, als ich in den Jahren zwischen 1980 und 1982 Mitglied einer dreizehnköpfigen Expertenkommission der *National Academy of Sciences* war, die den damals ersten halbwegs offiziellen Bericht zum Thema Diät, Ernährung und Krebs verfasste.[17] Wir wurden unter anderem um eine ungefähre Einschätzung gebeten, wie groß der Anteil der durch Ernährung verursachten Krebserkrankungen im Vergleich zu anderen Ursachen wie Gene, Umweltgifte und Lebensführung sei, um dadurch eine Vorstellung davon zu bekommen, wie viele Krebserkrankungen über unsere Ernährung verhindert werden könnten.

Wir hatten großes Interesse an dieser Frage, denn etwa ein Jahr zuvor hatte eine Studie[13] von Sir Richard Doll und Sir Richard Peto von der *University of Oxford* im Auftrag des inzwischen geschlossenen *Office of Technology Assessment* der Vereinigten Staaten in den Medien für Aufsehen gesorgt, nach der etwa 35 Prozent aller Krebserkrankungen durch eine Ernährungsumstellung verhindert werden könnten. Ein solch überraschend hoher Wert wurde schnell zu einem aufgeheizten Politikum,

zumal dieser Wert noch über den 30 Prozent vermeidbarer Krebserkrankungen lag, die auf das Rauchen zurückgeführt wurden. Kaum jemand hatte eine solche Bedeutung der Ernährung auf der Rechnung gehabt.

Die Aufgabe unserer Gruppe, zu einer eigenen Einschätzung des ernährungsbedingten Anteils der Krebserkrankungen zu kommen, erwies sich als unmöglich. Ich war dazu auserkoren worden, einen ersten Entwurf dieser Risikoeinschätzung zu liefern, doch erkannte ich schon bald, dass diese Aufgabe mehr oder weniger sinnlos war. Jede hierzu abgegebene Zahl würde eine größere Gewissheit vorgeben, als ihr zustand. Zudem standen wir vor dem Problem, wie sich die kombinierten Effekte der verschiedenen Faktoren, die das Krebsrisiko beeinflussen, zusammenfassen ließen. Wenn etwa 90 Prozent der Lungenkarzinome durch Nichtrauchen verhindert werden konnten (der aktuell verlässlichste Wert), 30 Prozent durch angemessene Ernährung (dafür gibt es Hinweise) und 15 Prozent durch weniger Luftverschmutzung, was sollten wir mit diesen Zahlen anfangen? Etwa addieren und folgern, dass sich 135 Prozent der Lungenkarzinome verhindern ließen?

Als uns diese widersprüchlichen Anforderungen bewusst wurden (die Übergenauigkeit und die unzureichende Summation der Risiken), beschloss unsere Arbeitsgruppe, in unserem Bericht auf ein Kapitel mit einer präzisen Prozentangabe zur Reduzierung des Krebsrisikos durch gesunde Ernährung zu verzichten. Wir wussten, dass auch der Bericht des *Office of Technology Assessment*[14] keine konkrete Zahl zur ernährungsbedingten Vorbeugung der Krebserkrankungen vorgegeben hatte. Der 35-Prozent-Wert war einfach durch eine nachlässige Berichterstattung zustande gekommen. In Wahrheit hatten die Autoren die Angaben professioneller Einrichtungen zum Thema Ernährung und Gesundheit ausgewertet und kamen so auf Schätzwerte zwischen 10 und 70 Prozent. Die anscheinend daraus ermittelten 35 Prozent waren alles andere als ein zuverlässiger Wert. Der Grund dafür war, dass man die Menschen nicht mit einer Spannbreite von 10 bis 70 Prozent verwirren wollte. Dadurch wollte man verhindern, dass sie die Bedeutung der Ernährung für das Krebsrisiko nicht ernst nehmen. Die angegebene Spannbreite ist sehr weit und kann persönlich bedingte Messfehler beinhalten.

Ich bin überzeugt, dass die Entscheidung unseres Komitees, sich nicht an solchen haltlosen Spekulationen zu beteiligen, klug war. Noch heute wird unkorrekterweise mit viel zu großer Überzeugung behauptet, dass sich ein Drittel aller Krebserkrankungen durch diätetische Maßnahmen verhindern ließe, was immer noch auf diesen Bericht der *University of Oxford* zurückgeht. Konkrete Zahlenangaben werden oft überschätzt, vor allem, wenn sie mit persönlichen oder auch professionellen Vorstellungen zusammenhängen. Auch Jahrzehnte danach können sich Forschungsgruppen aus Ernährung und Medizin noch immer nicht auf einen konkreten Wert einigen.

Das Problem ist, dass es das Risiko als objektive Wirklichkeit gar nicht gibt. Sein Wert verändert sich mit unserem Wissen. Dazu ein Beispiel: Der Fernsehsender, der die Baseballspiele der *Washington Nationals* überträgt, blendet immer eine Statistik der Siegchancen ein. Wenn die Mannschaft in der zweiten Hälfte des 4. Innings (ein Inning ist ein Durchgang; es gibt 9 Innings pro

Spiel) mit 5:2 führt, werden die Siegchancen mit 79 Prozent angegeben. Wenn die gegnerische Mannschaft dann in der ersten Hälfte des 5. Innings verkürzt, rutscht der Wert auf 65 Prozent ab. Ein *Grand Slam Homerun* der *Nationals* im 8. Inning erhöht die Siegchancen wieder auf ungefähr 97 Prozent. Doch eine tolle Aufholjagd in der ersten Hälfte des 9. Innings kann die Zahlen erneut verschieben. Das Problem besteht natürlich darin, dass die Siegchancen nicht permanent angepasst werden können. Durch jeden Wurf, jeden Schlag, jede Veränderung der Wolkendecke oder auch durch einen Abfall der relativen Luftfeuchtigkeit ist eine Auswirkung auf das Endergebnis vorstellbar. Es hängt ganz davon ab, welche Werte der Statistiker, der den Algorithmus programmiert, einschließt oder unberücksichtigt lässt – der resultierende Wert könnte sich in jeder Sekunde ein Dutzend Mal verändern.

Ähnlich wie ein Buchmacher, der unbedingt sein Risiko so genau wie möglich beziffert, um die Gewinnquoten auf das Spielergebnis berechnen zu können, lassen sich auch Menschen, die sich um ihre Gesundheit sorgen, gern durch konkrete Prozentangaben beruhigen. Sie wünschen sich einigermaßen verlässliche Zahlen darüber, wie sie gesund bleiben und chronische Krankheiten vermeiden können. Was sie nicht brauchen, sind „sorgfältig ausgewertete" Summenergebnisse, die keine spezifischen Aussagen erlauben. Was wir aus dem bisher Gesagten gelernt haben war nicht, wie viele Krebserkrankungen durch die richtige Ernährung verhindert werden können, sondern dass die Ernährung ein entscheidender Faktor ist.

Welche Möglichkeiten bleiben uns, wenn wir uns weder auf einen spezifischen Schätzwert noch auf einen breiten Bereich möglicher Schätzwerte stützen können? Sollen wir uns einfach etwas ausdenken? Ich bin überzeugt, dass die meisten Menschen zur Frage nach der Krebsentstehung und -prävention einfach das glauben, was sie glauben wollen, je nachdem zu welcher Seite ihr persönliches „Anlage-Umwelt-Pendel" ausschlägt. Ohne zuverlässige Antworten auf die Frage nach der Krebsprävention zieht sich ein jeder auf seine persönliche Glaubensbasis zurück.

Hoffnung (Ernährung) kontra Aufgabe (Gene)

Unser eigener Standort auf dieser Linie beeinflusst – bewusst oder unbewusst – unsere Vorstellungen über Gesundheit und Krankheit stärker, als wir uns klarmachen. Akzeptieren wir einfach nur das Blatt, das wir für das Spiel auf der Hand haben, oder glauben wir, dass wir unser Schicksal selbst in der Hand haben? Wenn unsere gesundheitliche Entwicklung zum größten Teil von unseren Genen vorbestimmt ist, ist es sinnlos, sich um seine Gesundheit zu sorgen. Wenn aber unser Wille eine Trumpfkarte ist, welche die anderen Karten sticht, haben wir einen

Grund, nach einer besseren Gesundheit zu streben und sie zu erhalten.

Die meisten medizinischen Wissenschaftler neigen bei der Anlage-Umwelt-Dichotomie der Anlage-Seite zu und betonen die Vorrangstellung der Gene als Ausgangspunkt einer Krankheit. Sie glauben fälschlicherweise, dass uns Gene eine bessere Diagnostik und eine Vorhersage der Krankheitswahrscheinlichkeit ermöglichen, indem fehlerhafte Gene oder Genkomplexe in der DNA entdeckt werden, die eine Krankheit auslösen können. Diese Vorstellungen beruhen auf einer in den Gesundheitswissenschaften ziemlich populären Theorie, dem sogenannten genetischen Determinismus. Demnach ließe sich eine mehr oder weniger geradlinige kausale Verbindung zwischen den Genen und ihren gesundheitlichen Folgen ziehen. Demnach würden Gene mit anderen Worten ziemlich unabhängig agieren und „ihr Ding durchziehen", wobei sie allenfalls ein wenig von Umwelteinflüssen und Lebensstil gestört würden. Eine sehr vereinfachende Darstellung dieser Vorstellung bietet die Abbildung 8.3.

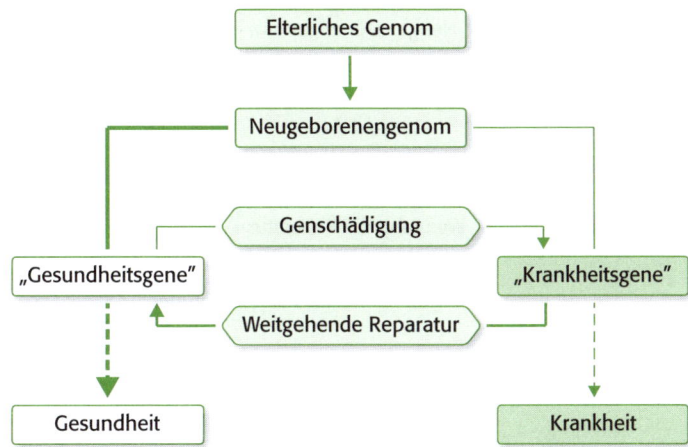

Abbildung 8.3 Genetischer Determinismus

Als Alternative zum genetischen Determinismus und im Gegensatz dazu gibt es den Ernährungsdeterminismus, der besagt, dass die Ernährung die Genexpression steuert. Die Ernährung verursacht Gesundheit oder Krankheit, indem sie z. B. gesunde Gene aktiviert und Krankheitsgene unterdrückt (▶ Abbildung 8.4). Aufgrund meiner eigenen jahrelangen Forschungsarbeiten und der meiner Kollegen pflichte ich dieser Überzeugung bei.

Natürlich gibt es auch ernährungsunabhängige Faktoren, welche die Genexpression beeinflussen, andererseits gibt es seltene Krankheiten wie z. B. das Tay-Sachs-Syndrom, die rein genetische Ursachen haben, bei denen die Ernährung im besten Fall einige Symptome lindern kann. Auch die Ernährung ist kein Allheilmittel. Keine Diät der Welt kann eine amputierte Gliedmaße nachwachsen lassen. Allerdings halte ich die Ernährung in der Regel und in den meisten Fällen für den maßgeblichen Faktor bei der Genexpression. Eine angemesse-

ne Ernährung hat darauf einen weit größeren Einfluss als alles andere, auch als die höchst komplexen und teuren genetischen Interventionen.

Gene sind der Ausgangspunkt für gesundheits- und krankheitsrelevante Ereignisse im Körper. Sie sind der „natürliche" Anteil in der Anlage-Umwelt-Gleichung. Aber die Ernährung, andere Lebensgewohnheiten und Faktoren aus unserem Umfeld machen den „Umwelt"-Anteil aus und kontrollieren, ob und wie diese Gene exprimiert werden. Für die Beantwortung der Frage nach Gesundheit und Krankheit spielt der Einfluss der Umwelt (also der Ernährung) eine weitaus größere Rolle als jener der Natur (d. h. der Gene).

Der Glaube an den genetischen Determinismus geht davon aus, dass unser gesundheitlicher Werdegang bereits mit der Geburt festgelegt ist und dass wir im Laufe des Lebens lediglich von einem genetischen Wegpunkt zum nächsten fortschreiten, so wie es in der genetischen Blaupause vom

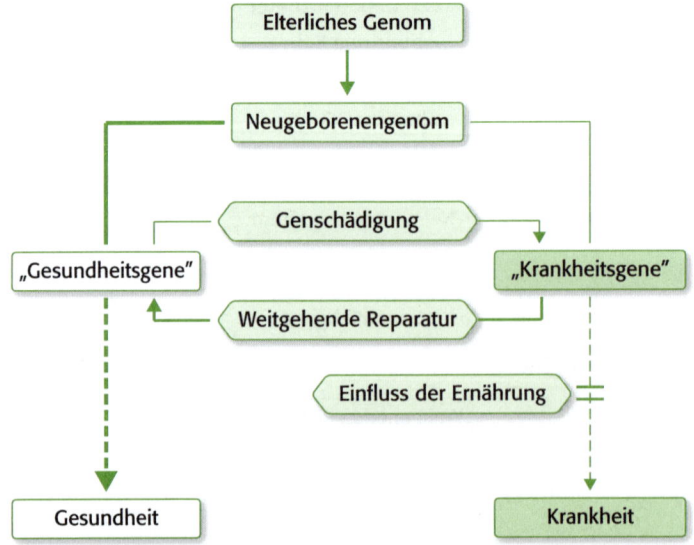

Abbildung 8.4 Ernährungsdeterminismus

Zeitpunkt der Empfängnis an festgelegt ist. Dies verstärkt auch das Gefühl, dass es nichts gibt, das wir tun können, um eine schwere Krankheit wie Krebs zu verhindern. Umgekehrt kann die Vorstellung, dass Krebs und andere Krankheiten von den Ernährungsgewohnheiten abhängen, zu einem Gefühl der Hoffnung beitragen und zu einem gesundheitsbewussteren Verhalten führen. Wie wir gerade gesehen haben, handelt es sich dabei nicht nur um Wunschdenken. Dieser Gedanke wird durch eine Vielzahl holistischer Hinweise gestützt. In den folgenden Kapiteln vergleichen wir deshalb Ernährung und Genetik im Hinblick auf die Reparatur geschädigter und fehlgeleiteter Gene bzw. mit Blick auf eine Minimierung der Folgen. Überdies wollen wir wissen, was unser Augenmerk auf die reduktionistische Betrachtung von Krankheiten im Hinblick auf die Prävention chronischer Erkrankungen wie den Krebs bedeutet.

Anmerkungen

1 Hebammen kennen bereits seit Jahrhunderten die Bedeutung der medizinischen Hygiene, doch erst als Louis Pasteur, Robert Koch, Edward Jenner und andere den Nachweis von mikroskopischen Lebensformen erbrachten und die Übertragungswege aufzeigten, hielt dieses Wissen Einzug in das medizinische Establishment. Das war auch so eine reduktionistische Fallgrube. Bis die Wissenschaft über die Mittel zum Nachweis und zur Messung hatte, beharrte man in diesen Kreisen darauf, dass es solche Mikroben nicht gebe und auch nicht geben könne, und jeder, der etwas anderes behauptete, galt als dumm und abergläubisch.

2 John Markoff, „Cost of Gene Sequencing Falls, Raising Hopes for Medical Advances", New York Times, March 7, 2012, http://www.nytimes.com/2012/03/08/technology/cost-of-gene-sequencing-falls-raising-hopes-for-medical-advances.html.

3 Ebd.

4 Vier Buchstaben, die nur zwei Basenpaare bilden können (A-T oder C-G), das klingt jetzt nicht so, als

ließen sich daraus sehr viele Wortmöglichkeiten kombinieren. Doch lassen sich bereits zwei Basenpaare in 16 verschiedene Sequenzen bringen, während eine Folge von vier Basenpaaren bereits 64 Kombinationen bedeutet. Zudem können Basenpaare theoretisch beliebig oft aufeinanderfolgen. Stellen Sie sich nur einmal eine Abfolge von acht bis zehn gleichen Buchstaben vor, dann folgt ein zweiter oder auch mehrere zweite Buchstaben, dann vielleicht wieder einige weitere Abfolgen des ersten, einmal der dritte und einige Abfolgen des vierten Buchstabens. Die Zahl der möglichen Kombinationen, die sich daraus ergibt, ist bereits astronomisch groß. Wenn Sie das noch nicht beeindruckt hat, überlegen Sie Folgendes: Es gibt etwa drei Milliarden Basen in einem einzigen DNA-Molekül. Wenn diese Basen auf der DNA-Kette nur einen Millimeter weit auseinanderliegen würden, käme man auf eine Gesamtlänge von etwa 3000 Kilometern, das entspricht in etwa der Luftlinienentfernung von Berlin nach Kairo. Die Reihenfolge erscheint beliebig, doch das ist sie nicht. Stellen Sie sich vor, es wären nur einige Dutzend der drei Milliarden Basen als Perlen auf einer normalen Halskette aufgereiht. Sie lösen die Perlen vom Band und fangen sie in einem Behälter auf. Jetzt versuchen Sie, die Perlen wieder in genau der gleichen Reihenfolge aufzufädeln. Das erscheint bereits bei wenigen Dutzend unmöglich, und jetzt stellen Sie sich das mit drei Milliarden Perlen vor.

5 Eigentlich stimmt das nicht ganz. 95 Prozent unseres genetischen Materials wurden von den Wissenschaftlern als „nicht kodierende DNA" eingestuft, die man sozusagen unter den Teppich gekehrt hat. Erst in jüngster Zeit haben Genetiker ernsthaft die Möglichkeit in Betracht gezogen, dass diese DNA ebenfalls wichtige Informationen enthält, die lediglich noch nicht dekodiert werden konnten.

6 „Gene Therapy", Human Genome Project Information", letzte Aktualisierung 24. August 2011, http://www.ornl.gov/sci/techresources/Human_Genome/medicine/genetherapy.shtml.

7 Ebd. J. Lazarou, B. H. Pomeranz, and P. N. Corey, „Incidence of Adverse Drug Reactions in Hospitalized Patients: A Meta-analysis of Prospective Studies", Journal of the American Medical Association, 279, no. 15 (1998): 1200–5, cited on „Pharmacogenomics", Human Genome Project Information, last modified September 19, 2011, http://www.ornl.gov/sci/techresources/Human_Genome/medicine/pharma.shtml.

8 Lazarou, Pomeranz, and Corey, „Incidence of Adverse Drug Reactions."

9 Ebd.

10 Ebd.

11 Ebd. „Pharmacogenomics", Human Genome Project Information, last modified September 19, 2011, http://www.ornl.gov/sci/techresources/Human_Genome/medicine/pharma.shtml

12 Committee on Diet, Nutrition, and Cancer, *Diet, Nutrition, and Cancer* (Washington, DC: National Academies Press, 1982).

13 R. Doll and R. Peto, „The Causes of Cancer: Quantitative Estimates of Avoidable Risks of Cancer in the United States Today", *Journal of the National Cancer Institute* 66, Nr. 6 (1981): 1192–1265.

14 Ebd.

9 Genetik kontra Ernährung (Teil 2)

Woher kommen Krankheiten?	131
Wie Krebs entsteht	133
Waffen im Kampf gegen Krebs	135
Das Carcinogen Bioassay Program (CBP) in den Vereinigten Staaten	136
Problematische CBP-Forschung	137
Kanzerogene Irrwege	139
Die CBP-Cheerleader	139
Das CBP heute	142

Der traurigste Aspekt des Lebens ist derzeit, dass die Wissenschaft schneller Wissen ansammelt, als die Gesellschaft Weisheit.

Isaac Asimov

Wir werden alle krank. Meistens ist das kein großes Thema. Um mit dem Arzt und Autor Lewis Thomas zu sprechen: „Das große Geheimnis der Ärzte, das nur ihre Frauen kennen und vor der Öffentlichkeit verborgen wird, ist, dass die meisten Dinge von selbst besser werden; die meisten Dinge sind tatsächlich morgens besser". Unser Körper kümmert sich ziemlich schnell um jede Erkrankung, ohne dass ein Eingreifen erforderlich wäre (vor allem, wenn wir uns pflanzenbasiert ernähren). Wenn das nicht genügt, gehen wir zum Arzt oder zur Not in ein Krankenhaus. Das sind die normalen Aspekte des modernen Lebens, welche die meisten von uns als gegeben hinnehmen. Doch die meisten Menschen verstehen Krankheiten und ihren Ursprung nicht wirklich: Warum werden wir krank und welche Rolle spielt unsere DNA dabei?

Woher kommen Krankheiten?

Wie zuvor in Kapitel 8 gezeigt, sind die Gene der Ausgangspunkt sowohl für Gesundheit als auch für Krankheit. Sie sind die Quelle unserer sämtlichen biologischen Reaktionen, die letztlich die Formen und Funktionen bestimmen, die wir als Leben bezeichnen. Manche unserer Gene setzen Reaktionen in Gang, die gesund machen, und manche solche, die krank machen.

Die allermeisten unserer Gene dienen unserer Gesundheit, sonst wäre mit uns auch nicht viel Staat zu machen. Diese Gene bilden unsere Zellen, unsere Organe und unsere Knochen. Sie sorgen dafür, dass unsere Haut nach einem Schnitt oder einem Kratzer wieder heilt, dass Äpfel für uns süß schmecken und giftige Beeren bitter. Doch eine kleine Anzahl von Genen macht tatsächlich krank.

Alle Krankheiten beginnen mit Genen und Genkombinationen. Was wir dann als Krankheit bezeichnen, ist nur das Endprodukt der Interaktionen zwischen Genen und Elementen unserer Umwelt im Medium unseres Körpers. Wir bekommen z.B. die Grippe, weil unsere Gene verschiedene Symptome als Reaktion auf einen bestimmten Mikroorganismus erzeugen. Sogar das Bluten bei einem Schnitt (und auch die Gerinnung) sind von Genen programmierte Reaktionen unserer Physiologie. Wenn unsere Gene uns zu Hämophilen werden lassen, bedeutet dies, dass eine einmal begonnene Blutung schwerer zu stoppen ist. Diese Interaktionen zwischen den Genen und der Umwelt sind nicht einfach die Ursache für kurzfristige Erkrankungen wie Grippe oder Zustände wie Hämophilie. Unsere Gene lösen auch chronische Krankheiten wie Krebs, KHK und Diabetes als Reaktionen auf Umweltstimuli aus (z.B. unsere Ernährung, besonders auf lange Sicht).

Die Gene, welche die Gesundheit erhalten, stammen von unseren Eltern. Aber woher kommen dann die krank machenden Gene? Es gibt dafür zwei Hauptquellen. Manche kommen von unseren Eltern und deren Vorfahren und sind bereits im Keim oder im Embryo angelegt. Andere krank machende Gene können als normale, gesunde Gene angefangen haben und werden im Laufe des Lebens durch Mutationen geschädigt.

Solche Mutationen gelten weithin als die Folge unnatürlicher, synthetischer Chemikalien, die in die Umwelt gelangt sind. Wir haben schon gezeigt, wie solche Mutationen in unseren Zellen durch Oxidationen ausgelöst werden. Doch können diese Schädigungen nicht nur auf solche Chemikalien zurückgeführt werden. Bestimmte natürliche Stoffe und andere Umwelteinflüsse (z. B. kosmische Strahlung, intensives Sonnenbaden, zahlreiche Substanzen in Pflanzen und Mikroorganismen) können manchmal schon in geringer Dosierung die gleichen Effekte haben. Diese natürlichen und unnatürlichen Einflüsse erzeugen zeitlebens ein niedriges Niveau genetischer Schädigungen.

Die gute Nachricht lautet aber, dass unser Körper gelernt hat, solche Schäden routinemäßig zu reparieren. Unsere Zellen verfügen über Reparaturmechanismen, die unmittelbar nach der Schädigung einsetzen und auffallend gut funktionieren. Die Entwicklung einer solchen Fähigkeit war unabdingbar, sonst hätten schon unsere Vorfahren, die damals schon denselben natürlichen chemischen Noxen (bei schlechterer medizinischer Versorgung) ausgesetzt waren, nicht lang genug überlebt, um Nachkommen zu zeugen. Allerdings ist dieser Reparaturprozess nicht perfekt. Im Verlauf unseres Lebens wird ein sehr kleiner Prozentsatz dieser Genschädigungen nicht repariert und erzeugt bei der Erneuerung der Gewebe weitere Generationen geschädigter Zellen.

Es mag überraschend klingen, doch muss dieser kleine Prozentsatz gar nicht so schlecht sein. Manche Mutationen bieten auch Vorteile und tragen zur menschlichen Evolution bei, wenn ihre Träger überleben und sich in größerer Zahl fortpflanzen als die Population ohne Mutation. Die Evolution arbeitet mit Mutationen. Doch während ein geringes Schädigungsniveau für die Menschheit als Ganzes nützlich ist, kann es für den Einzelnen weniger vorteilhaft sein, denn oft sind diese mutierten Gene die Quelle von Krankheiten.

Die Mediziner, die sich auf chronische Krankheiten als Folge solcher Langzeitschädigungen konzentrieren, verfolgen deshalb zwei Ziele: möglichst viele Genschäden verhindern und so viele Auswirkungen der Schädigungen – also Krankheiten – wie möglich behandeln.

Die Genetik ist zumindest heute und wahrscheinlich auch auf unbestimmte Zeit kein guter Platz, um diese Aufgaben zu bewältigen. Sie richtet sich als wissenschaftliche Disziplin auf die Folgen seltener genetischer Erkrankungen, mit denen wir bereits geboren werden, sowie auf die Genschädigungen, die wir im Laufe unseres Lebens anhäufen. Dabei geht man von der Vorstellung aus, dass wir eines Tages in der Lage sein werden, geschädigte Gene zu lokalisieren und zu identifizieren, um dann mit diesen Informationen Diagnostik und Therapie zu verbessern. Es sieht allerdings überhaupt nicht danach aus, als ließen sich Gene auch nur vor Schädigungen schützen. Und die Annahme, dass die Gentechnik angesichts der unvorstellbaren Komplexität der DNA in der Lage sein wird, Krankheiten dadurch zu verhindern, dass spezifische Krankheitsgene repariert oder ersetzt werden, erscheint als wahre Hybris.

Wie Krebs entsteht

Nach dem gängigen Modell der Krebsentstehung entwickelt sich die Krankheit entweder aufgrund einer genetischen Disposition oder aufgrund eines Gens, das von einem Kanzerogen oder durch andere Faktoren geschädigt wurde, wobei die verschiedenen Krebsarten von unterschiedlichen genetischen Ausgangspunkten ausgehen. Werden die geschädigten Gene nicht repariert oder beseitigt, wird der Schaden zu einem dauerhaften Bestandteil der Zell-DNA, der von jeder Zellgeneration an die nächste weitergegeben wird. Diese Reihen von Zellgenerationen werden zu Zellhaufen und schließlich zu Tumormassen, die etwas schneller oder auch ungebremst wachsen können. Man nimmt an, dass dieser Prozess feststeht und es keine Möglichkeit der Umkehr gibt. Wenn sich die Zelle mit den geschädigten Genen repliziert, kann man nichts mehr tun, und das Ergebnis ist Krebs. Mehr Genschäden bedeuten mehr Krebs, weniger Schäden weniger Krebs (▶ Abbildung 9.1).

Forschungsergebnisse haben jedoch gezeigt, dass auch andere Umweltfaktoren eine wichtige Rolle dabei spielen, ob sich aus einer geschädigten DNA eine Tumorerkrankung entwickelt oder nicht. Als ich Labortests mit Aflatoxin durchführte, zeigte eine Forschungslinie, dass sich selbst bei einer durch absichtliche DNA-Schädigung (über eine Hepatitis-B-Infektion oder eine zu hohe Aflatoxin-Dosis) für Leberkrebs prädisponierten Ratte oder Maus der Krebs ausschließlich unter einer tiereiweißreichen Fütterung entwickelte. Mit anderen Worten: Die Ernährung übertrumpfte die Umwelteinflüsse, selbst wenn diese Einflüsse besonders widrig waren. Obwohl ihre DNA geschädigt war, entwickelte es nicht zwangsläufig eine Tumorerkrankung (▶ Abbildung 9.2).

Es gibt auch entsprechende Beweise aus Humanstudien, die die Vorstellung stützen, dass unsere Nahrung weitaus wichtiger für die Entwicklung einer Krebserkrankung ist als unser genetischer Background. Diese

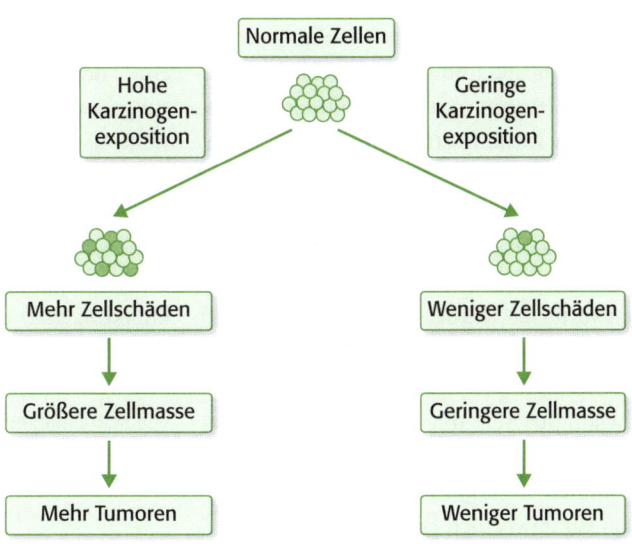

Abbildung 9.1 Klassisches Modell der Krebsentstehung

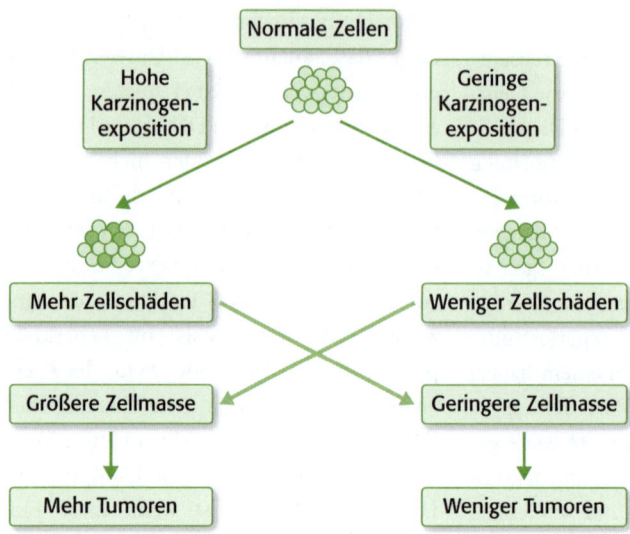

Abbildung 9.2 Erweitertes Modell der Krebsentstehung

Fakten können Sie detailliert in der *China Study* nachlesen.[1] Epidemiologische Untersuchungen, die vor 40 bis 50 Jahren begonnen wurden, haben gezeigt, dass Menschen, die aus ihrer Heimat ausgewandert sind, das Krebsrisiko des Gastlandes annehmen, obwohl ihre Gene die gleichen bleiben. Das spricht eindeutig dafür, dass mindestens 80 bis 90 Prozent (wahrscheinlich eher 97 bis 98 Prozent) aller Krebserkrankungen mit der Ernährung und der Lebensführung zusammenhängen und nicht mit den Genen. Auch in Zwillingsstudien wird ersichtlich, dass, obwohl beide Zwillinge die identische DNA besitzen, meist nicht beide die gleiche Krebserkrankung bekommen. Wären allein die Gene für die Krebsentwicklung verantwortlich, würde man in annähernd 100 Prozent der Fälle identische Krebserkrankungen erwarten. (Bei den wenigen Zwillingspaaren mit dergleichen Krebserkrankung können ähnliche Ernährungsgewohnheiten zumindest für einen Teil davon verantwortlich gemacht werden.)

Eine ausgewogene Ernährungsweise verhindert also nicht nur eine Schädigung, sie beeinflusst auch die Art und Weise, wie unser Körper auf bereits geschädigte Gene reagiert, indem sie Krankheitssymptome lindert, wenn sie auftreten oder sie sogar vollständig verhindert; manchmal sind dafür nicht einmal zusätzliche Medikamente oder andere Behandlungen erforderlich. Bei Tierversuchen in meinem Labor ließ sich ein Tumorwachstum durch eine Ernährungsumstellung sogar umkehren. Mittlerweile häufen sich wissenschaftlich belegte Hinweise darauf, dass eine pflanzenbasierte Ernährungsweise (PBE) krebsauslösende Gene vollständig abschalten kann.

All dies spricht dafür, dass eine Krebserkrankung ganz anders funktioniert, als sich die Krebsforscher das vorstellen, was natürlich weitreichende Folgen für die Art hat, wie wir dagegen ankämpfen.

Waffen im Kampf gegen Krebs

Je mehr ich mich mit Aflatoxinen und dem Thema Ernährung beschäftigte, desto weniger war ich davon überzeugt, den wahren Schurken vor mir zu haben, den die meisten Wissenschaftler für das Leberkarzinom verantwortlich machten. Ich erkannte allmählich, dass die allgemein anerkannten „Ursachen" einer Krebserkrankung ohne eine gleichzeitige tiereiweißreiche Ernährung kaum etwas anrichteten, weder die Gene noch chemische Kanzerogene wie das Aflatoxin noch Viren. Doch die gesamte Krebsindustrie, die Krebsforschung, die Versicherungsträger, die Medien und die Öffentlichkeit richten ihren Blick fast ausschließlich auf Gene, chemische Kanzerogene und Viren. Die Ernährung schafft es nicht einmal auf die Liste der Ursachen, obwohl sich in Experimenten von mir und anderen Forschern die Ernährung als regelrechter Ein- und Ausschalter für Krebserkrankungen erwiesen hat.

Unsere Hauptstrategie im Kampf gegen den Krebs besteht aus einer zweigleisigen Prävention: Kontrolle der Expression der krebserzeugenden Gene (durch Ersatz oder Manipulation) und Beseitigung aller Umweltstoffe, die eine Genmutation triggern können. In Kapitel 8 haben wir gesehen, warum die Genmanipulation als alleinige Strategie keinen Erfolg haben wird. Die Befreiung unserer Umwelt von Toxinen ist aber auch nicht die Lösung. Zum einen ist das gar nicht möglich. Selbst wenn wir alle menschengemachten Toxine aus der Umwelt verbannen könnten (was ich von ganzem Herzen unterstützen würde), gäbe es in der Natur immer noch genügend andere mutagene Phänomene, die wir weder regulieren noch beseitigen können, wie etwa das

Sonnenlicht oder die natürliche Radonstrahlung. Zum anderen, und das ist der entscheidendere Punkt, lässt sich die Auswirkung dieser Umweltmutagene (Einflüsse, die zu Mutationen der DNA führen) durch eine ausgewogene Ernährung meistens kompensieren. Doch diese Ergebnisse konnten den Staat bisher nicht davon abhalten, weit mehr Geld und Zeit in die Jagd nach Kanzerogenen in der Umwelt zu investieren als in die Werbung für eine pflanzenbasierte Ernährungsweise.

Kaum steht man morgens auf, hört man schon von irgendeiner neuen potenziellen Krebsursache, der man aus dem Weg gehen muss, sei es eine Chemikalie, ein Virus, das Handy, die Sonne usw. Kürzlich titelte die *New York Times*: „Ist das Spielen noch sicher?". In dem Artikel ging es um die nahezu lähmende Sorge junger Eltern, die ihren Kindern einen gesunden Start ins Leben ermöglichen wollen. Viele von ihnen verbannen deshalb Make-up, Shampoo, Reinigungsmittel, Plastikbecher und -flaschen, beschichtete Möbel und sogar Gummienten aus dem Haushalt.[2]

Genauso oft bringen die Medien abschreckende Geschichten über Krebsauslöser, der mitten unter uns sind. z. B. ein Pestizid, das sich auf Äpfeln findet, Mikrowellen oder Strommasten in der Nähe unserer Häuser. Oft folgt darauf ein großer öffentlicher Aufschrei. Dann wird zusätzlich Öl ins Feuer gegossen, und man erinnert uns daran, dass – absichtlich oder auch nicht – immer mehr Chemikalien in unserer nächsten Umgebung auftauchen (in der Nahrung, im Wasser, in Pflegemitteln). Schließlich erfahren wir auch noch, dass bisher lediglich ein kleiner Teil all dieser Substanzen (vielleicht 2000 von etwa

80 000) auf Kanzerogenität hin untersucht wurde.

Umweltschützer in den Vereinigten Staaten beklagen völlig zu Recht, dass in bestimmten Gegenden manche Krebsarten übernormal häufig auftreten, was vermutlich auf Giftmüllentsorgung und andere schmutzige Gepflogenheiten zurückzuführen ist, die stets in einkommensschwachen Gemeinden zu beobachten sind und nicht in den reicheren Nachbargemeinden. Die Kommunen bekämpfen sich gegenseitig bei dem Versuch, Giftmüll so weit wie möglich von der eigenen Haustür fernzuhalten. In den Vereinigten Staaten haben Filme wie *Erin Brockovich* oder *A Civil Action* dazu geführt, dass mehr Wasser in Flaschen gekauft wird und dass in den Küchen Filteranlagen installiert werden, um Kontaminationen aus dem Weg zu gehen.

Die Folge dieses ständigen Ansturms ist ein durchdringendes Angstgefühl, das entweder in Passivität („ich geb's auf, ich kann sowieso nichts ändern") oder in besessenen Aktionismus umschlägt („lasst uns die Welt retten!"). Letztlich wirkt sich beides nicht nennenswert auf unser Krebsrisiko aus.

Ich sage nicht, dass wir uns nicht gegen weitere Gifte in unserer Umwelt wehren sollten. Ich weiß, wovon ich spreche. Meine Stimme litt jahrzehntelang darunter, dass ich Kontakt mit Dioxin hatte, eine der giftigsten Chemikalien, die der Mensch kennt. Als junger Wissenschaftler am *Massachusetts Institute of Technology* in den 1960er Jahren half ich dabei, diese Substanz aus einem Öl im Hühnerfutter zu isolieren.[3] Jeder einzelne von uns sollte versuchen, den Kontakt mit kanzerogenen Substanzen zu minimieren; als Gesellschaft sollten wir lie-

ber übervorsichtig sein, bevor wir die Verbreitung neuer Technologien und Substanzen in unserem Wasser, unserer Luft oder unserem Boden billigen.

Doch die Kanzerogenitätsbestimmung hat sich mehr und mehr zu einem sich selbst unterhaltenden Wirtschaftszweig entwickelt, statt dem Schutz der allgemeinen Gesundheit zu dienen. Seit den Anfängen der Testungen in den 1950er Jahren nach der Entdeckung einer gefährlichen Substanz in einem Spray, das im Cranberry-Anbau eingesetzt wurde, hat sich das Programm bis heute zu einem Hundertmillionen-Dollar-Geschäft entwickelt. Die Gesamtkosten dieses Programms sind aufgrund der Folgewirkungen für Regierungsprogramme und Krebsvorsorgeprogramme schwer zu ermitteln, doch liegt die Gesamtsumme nach meinen Schätzungen sicherlich bei Zigmilliarden verschwendeter Dollars. Und auch wenn das Ziel, Umwelttoxine zu reduzieren, gewiss lobenswert ist, bleibt der Ansatz der Regierung bei dieser Frage ineffizient und irreführend.

Der Hauptzweig des amtlichen Kampfs gegen kanzerogene Substanzen und das Vorzeigeprojekt, für das wir Zeit und Geld verschwenden, ist das *Carcinogen Bioassay Program* (Kanzerogenitätstest-Programm). Dieses Multimillionendollarprojekt erforscht Hunderte Chemikalien mit dem Ziel herauszufinden, welche davon beim Menschen krebserregend sein können.

Das Carcinogen Bioassay Program (CBP) in den Vereinigten Staaten

Im Jahr 1958 ergänzte die Regierung der Vereinigten Staaten beim *Food Additive Amendment of the Food and Drug Act* einen Paragrafen, der festlegt, dass keine Chemikalien in unseren Lebensmitteln enthalten sein dürften, die als kanzerogen gelten. Eine logische Folge dieser Ergänzung war, dass die Regierung herausfinden musste, auf welche Substanzen das zutraf. So wurde ein Programm geschaffen, das genau diese Aufgabe hatte und allgemein als *Carcinogen Bioassay Program* (CBP) bekannt wurde. Zunächst schien es eine gute Idee zu sein herauszufinden, welche Substanzen schädlich sind und diese dann aus den Lebensmitteln herauszuhalten.

Das Problem dabei ist, dass die reduktionistischen Grundannahmen, auf denen das Programm aufbaut – von der Idee, dass Umweltgifte unweigerlich Krebs auslösen bis hin zum krankheitsbezogenen Design der Forschungs- und Testungsmethoden – den Nutzen des Programms insgesamt infrage stellt. Das CBP lenkt uns nur von den wichtigen und leicht zu bekämpfenden Krebsursachen ab und lenkt den Blick auf die Sekundärfaktoren, die wir ohnehin kaum kontrollieren können. Das führt folglich zu nur geringfügig voneinander abweichenden Initiativen, statt zu Aktionen, die wirklich etwas verändern.

Problematische CBP-Forschung

Das CBP untersucht das kanzerogene Potenzial bestimmter Substanzen im Tierversuch an Ratten und Mäusen über ihre gesamte Lebenszeit von etwa zwei Jahren. Wenn eine bestimmte Anzahl der Tiere unter der Einwirkung eines einzelnen Stoffs ein Krebswachstum zeigt, gilt dieser Stoff als kanzerogen. Wenn es zusätzliche, statistisch signifikante Belege dafür gibt, dass dies auch auf den Menschen zutreffen könnte, wird der Stoff als Humankanzerogen bezeichnet. Beispiele dafür sind etwa

Dioxin, Formaldehyd, Asbest, DDT (Insektizid), polyzyklische aromatische Kohlenwasserstoffe (PAK, in geräucherten Lebensmitteln und Zigaretten), Nitrosamine (in Schinken und Hotdogs), PCB (in der Kondensatorenfertigung), Benzene (in Lösungsmitteln, Benzin, Zigarettenrauch) und natürlich das von unserem Labor untersuchte Aflatoxin.

Wenn das CBP eine Substanz zur Ermittlung des kanzerogenen Potenzials auswählt, steht am Anfang der Tierversuch. Die Wissenschaftler wählen zunächst das Versuchstier aus (Ratte oder Maus). Dann erhalten die Tiere die Substanz in Mengen, die bezogen auf das Körpergewicht der tausend- bis zehntausendfachen Menge von dem entsprechen, mit dem es ein Mensch zu tun bekommen könnte. Entwickelt von diesen Tieren ein signifikanter Prozentsatz einen bösartigen Tumor, gilt die Substanz als kanzerogen.

Vielleicht sind Ihnen hier zwei logische Fehler aufgefallen. Zum einen die Annahme, dass, wenn eine hohe Dosierung Krebs auslöst, eine wesentlich geringere dies auch tut; vielleicht nicht so oft oder mit tödlichen Folgen und vielleicht auch nicht so rasch, doch es wird immer noch von einer Krebserkrankung als Endergebnis ausgegangen. Unter Wissenschaftlern bezeichnet man dies als „High-dose-to-low-dose-Interpolation", ein sehr unsicheres Verfahren, weil wir gar nicht wissen, ob es einen gleich bleibenden linearen Zusammenhang zwischen den außergewöhnlich hohen Dosen und den viel geringeren Dosen gibt, die normalerweise beim Menschen ermittelt werden. Vielleicht ist es ja mit der hohen Dosis so, als würde man von einem Auto angefahren, und mit der niedrigen, als würde man von einem Matchbox-Auto angefahren. Die Dosis des Süßstoffs Saccharin, die zu einem geringen Zuwachs beim Blasenkarzinom von Laborratten führte, entsprach auf den Menschen umgerechnet einer Menge von 1200 Dosen Diätlimonade pro Tag. Verrückt, oder? Dabei sollten wir uns daran erinnern, dass der Körper, wie weiter oben beschrieben, sehr gut in der Lage ist, Schädigungen durch geringe Mengen einer chemischen Substanz zu reparieren.

Ein weiterer Denkfehler besteht darin anzunehmen, dass die Reaktion einer Spezies (hier der Ratte) genau der Reaktion einer anderen Spezies (des Menschen) entspricht. Dies bezeichnet man als „Species-to-species-Extrapolation". Es handelt sich dabei um einen gewaltigen Vertrauensvorschuss. Da es Gesetze gibt, die Menschenversuche mit Kanzerogenen verbieten (und das ist auch gut so!), können wir Benzene oder PAH nicht direkt Menschen verabreichen und ihre Krebsrate beobachten. So müssen wir also annehmen, dass das, was für die Ratte giftig ist, auch dem Menschen schadet. Das Problem hierbei ist, dass inzwischen Substanzen gefunden wurden, die zwar für Ratten kanzerogen sind, nicht aber für Mäuse.

Im Jahr 1980 habe ich in der angesehenen Zeitschrift *Federation Proceedings* meine Bedenken wegen der dem Programm zugrunde liegenden Vorstellungen veröffentlicht und dabei besonders meine Zweifel daran betont, ob das, was für die Ratte giftig ist, auch für den Menschen schädlich sein muss. Um die These der „Species-to-species-Extrapolation" zu überprüfen, verglich ich die Ergebnisse für Mäuse mit denen von Ratten. Bis dahin war die Kanzerogenität von 192 Substanzen bestimmt wor-

den, von denen sich 76 als tatsächlich kanzerogen erwiesen hatten, doch nur 37 (49 Prozent) waren es für beide Spezies. Ich zog daraus folgenden Schluss: „Wenn dies die Grenze der Übereinstimmungen zwischen zwei augenscheinlich eng verwandten Arten ist, wie kann man dann davon ausgehen, dass die Übereinstimmungen zwischen diesen Versuchstieren und dem nur entfernt verwandten Menschen größer ist?". Oder anders gesagt: Wenn weniger als die Hälfte der kanzerogenen Substanzen sowohl Ratte als auch Maus schädigt, scheint es logisch anzunehmen, dass eine noch geringere Anzahl dieser Substanzen den gleichen Effekt beim Menschen haben.

Das CBP erforscht ausschließlich menschengemachte Chemikalien und lässt eine nicht zu unterschätzende Quelle natürlicher Umweltkanzerogene wie nicht zuletzt das Aflatoxin außer Acht. Bei diesen Stoffen kann der Menschen nicht darüber entscheiden, ob sie in die Umwelt gelangen oder nicht, weil sie dort bereits sind. Da sie nicht einfach per Erlass an die Lebensmittelunternehmen aus den Nahrungsmitteln herausgehalten werden können, bleibt dem CBP nichts anderes übrig, als sie zu ignorieren.

Aus alldem wird deutlich, dass den CBP-Ergebnissen trotz all der Zeit, der Energie und dem vielen Geld, das in die Erforschung potenzieller Kanzerogene geflossen ist, misstraut werden muss. Statt jetzt über justiziables Wissen zu verfügen, lässt man uns mit der Angst im Nacken im Regen stehen, dass „alles da draußen irgendwie gefährlich ist und wir nichts dagegen unternehmen können", was dem Anspruch einer gut informierten und aufgeklärten Gesellschaft nicht ganz gerecht wird.

Kanzerogene Irrwege

Wenn ein Zauberer sein Publikum in die Irre leiten will, versucht er die Aufmerksamkeit der Zuschauer von der eigentlichen Handlung seines Tricks abzulenken. Wenn er z. B. eine Karte in der rechten Hand verbirgt, wedelt er mit seiner linken herum, fordert einen Freiwilligen auf, den Kartenstapel zu mischen oder öffnet einen Umschlag. Die Technik, mit welcher der Zauberer die Karte in der rechten Hand versteckt, muss gar nicht perfekt sein, da ohnehin niemand auf die Hand achtet.

Das CBP ist im Grunde ein gigantisches Beispiel für eine – wenn auch unbeabsichtigte – Irreführung, die von dem wegführt, was nach aktueller Beweislage einen viel stärkeren Einfluss auf die Entwicklung von Krebserkrankungen hat: Fehlernährung. Das Programm fußt auf der vorherrschenden (wenn auch nicht korrekten) Theorie: Weil chemische Kanzerogene mutagen wirken, sind sie auch maßgeblich für die Entstehung von Krebs beim Menschen verantwortlich. In diesem Erklärungsmodell der Krebsentstehung spielt die Ernährung praktisch keine oder allenfalls eine untergeordnete Rolle. Wenn alle verfügbaren Ressourcen für die reduktionistische Erforschung spezifischer Effekte bestimmter Substanzen bei Ratten aufgewendet werden, ohne die holistischen Beweise zu berücksichtigen, mit deren Hilfe sich bestimmen ließe, ob solche wissenschaftlichen Studien sinnvoll sind oder nicht, bleibt nicht mehr viel Arbeitskraft und Geld übrig, um nach anderen Ursachen und Lösungsmöglichkeiten für das Problem Krebs zu suchen. Wie wir weiter oben gesehen haben, neigt die reduktionistische Forschung dazu, einen eigenen Strudel zu erzeugen, in den die Wissenschaftler immer tiefer eintauchen und sich dabei immer weiter vom Nutzen und der Anwendbarkeit ihrer Forschung entfernen.

Das CBP folgt einer widerlegten Hypothese und erzeugt dabei Kosten von jährlich Hunderten Millionen Dollar, während es von den viel wahrscheinlicheren Ursachen für Krebs ablenkt. Doch scheint sich niemand, der an dem Programm beteiligt ist, darum zu kümmern, weder um die Kosten, noch – und das ist weitaus wichtiger – um die in die Irre führende Botschaft an eine ängstliche und scheinbar hilflose Gesellschaft.

Die CBP-Cheerleader

In den 1980er und 1990er Jahren gehörte ich zu den wenigen, die sich die Seele aus dem Leib schrien: „Kümmert Euch nicht um Kanzerogene, sondern um Eure Ernährung!" Wir fanden bei unseren eigenen Tierversuchen und bei der Überprüfung bestimmter Populationen wie in der China-Studie immer mehr Hinweise darauf, dass es bei der Krebsentstehung um die Ernährung und nicht um Gene oder Kanzerogene geht.

In den frühen 1980er Jahren, kurz nach meinem Vortrag vor den Mitarbeitern des CBP-Vorläufers, hob das NTP (das *National Toxicology Program*) im *Research Triangle Park* von North Carolina in den Kanzerogenitätstestungslabors in Arkansas ein ziemlich ambitioniertes Projekt aus der Taufe. Eines der Projektziele war es herauszufinden, welche Rolle die Ernährung bei der Entstehung von Krebs im Laborversuch spielt. Mit der Aufgabe wurde Ron Hart betraut. Darüber hinaus initiierte er in einer großen Tierversuchsreihe ein Forschungsprogramm zur Untersuchung des Einflusses der vermehrten Kalorienzufuhr auf das Krebswachstum. Einige Jahre später lud ich ihn nach Cornell ein, damit er uns einige seiner Ergebnisse vorstellen konnte. Er reiste mit einem ganzen Stapel von Veröffentlichungen an. Seine Ergebnisse waren sehr umfangreich und sauber ausgearbeitet, doch noch wichtiger war die Tatsache, dass die Ernährungsgrundsätze, die sich daraus ableiten ließen, unseren Erkenntnissen über Eiweiße sehr ähnelten. Sowohl die Untersuchungen zur Kalorienmenge als auch unsere Arbeiten über die Proteine zeigten deutlich, dass die Zusammensetzung der Nahrung und nicht die darin enthaltenen Kanzerogene maßgeblich für das Auftreten einer Krebserkrankung verantwortlich ist.

Während dieser Zeit fand meine Abteilung ebenfalls überzeugende Belege für das kanzerogene Potenzial von tierischem Eiweiß und tierischem Fett. In dem bereits erwähnten Artikel in *Federation Proceedings* aus dem Jahr 1980 hatte ich beschrieben, dass nach den im CBP aufgeführten Kriterien das Eiweiß der Kuhmilch als kanzerogen eingestuft werden müsse, da Milchtrinken zu Krebs führt, während umgekehrt der Verzicht auf Milch das Krebswachstum stoppt bzw. zur Remission führt. Zum damaligen Zeitpunkt bezog ich mich sowohl auf die Untersuchungen anderer Autoren zum Thema tierisches Protein und Krebs aus den Jahren von 1942 bis 1972 als auch auf unsere eigenen, gerade erhobenen Befunde (die überzeugendste Studie zu diesem Thema hatten wir damals noch nicht durchgeführt, vor allem nicht das Interventionsexperiment, bei dem sich der Krebs durch Zufuhr oder durch das Aussetzen von Milcheiweiß regelrecht ein- und ausschalten ließ).

In jenem Artikel wies ich auch auf die Existenz des Ames-Tests als zuverlässigere und kostengünstigere Alternative hin, um Kanzerogenität zu prüfen. Diesen Test hatte Bruce Ames von der *University of California* in Berkeley entwickelt. Ein Programm mit diesem Test würde für etwa ein Prozent der sonst üblichen Kosten chemische Substanzen auf ihre Mutagenität hin prüfen und außerdem relevantere Resultate liefern.

Beim Ames-Test wird das fragliche Kanzerogen in ein Extrakt aus Rattenleberzellen gebracht, die dann in einer Petrischale inkubiert und auf die Entwicklung möglicher Mutationen beobachtet werden. Ein positiver Ames-Test spricht für das mutagene und kanzerogene Potenzial einer Substanz. Die Empfehlung für den Umgang mit dieser Substanz würde lauten, diesen Stoff zu meiden und aus Lebensmitteln, Wasser und Luft herauszuhalten und nach Möglichkeit überhaupt nicht mehr zu verwenden.

Es war nicht überraschend, dass ich mir damals mit meinen Ansichten, die das CBP in Zweifel zogen, nicht viele Freunde unter den Krebsforschern machte. Die Gesellschaften, die das Programm aufgebaut und Hunderte Millionen Dollar investiert hatten, teilten meine Zweifel nicht und auch nicht meine Meinung zu den präventiven und therapeutischen Möglichkeiten der Ernährung bei Krebs. Die Verquickung von Ernährungsgewohnheiten mit dem Auftreten von Krebs war in etwa so, als würde man Öl ins Feuer gießen und noch ein wenig TNT hinzufügen. Dafür gibt es meiner Meinung nach drei Gründe.

Erstens ist die wissenschaftliche Gemeinschaft in dem Paradigma gefangen, dass chemische Kanzerogene die Hauptursache für Krebserkrankungen des Menschen sind und dass diese Kanzerogene sich am besten in Tierversuchen identifizieren lassen. Und zwar trotz der Beweise dafür, dass diese Experimente nur eine sehr begrenzte Aussagekraft im Hinblick auf die Kanzerogenität beim Menschen besitzen. Doch wie wir gesehen haben, ist es für Wissenschaftler sehr schwierig, sich Hinweise genauer anzusehen, die das Paradigma infrage stellen, geschweige denn sich diese zu eigen zu machen.

Zweitens klingt die Verbindung von schlechter Ernährung und Krebs anders als das Festmachen einer Krebserkrankung an Genen oder Umwelttoxinen immer ein wenig so, als wolle man die Opfer zu Schuldigen machen. Wenn Gene und Toxine in der Umwelt für die Entstehung einer Krebserkrankung verantwortlich sind, entzieht sich das den persönlichen Kontrollmöglichkeiten und hat etwas Schicksalhaftes. Wir haben einfach Glück oder Pech und sind weder dafür verantwortlich, wenn wir an Krebs erkranken, noch dafür, dass wir davon verschont bleiben. Wenn der Ernährung jedoch ein größerer Anteil an der Krebsentstehung als den chemischen Kanzerogenen zugeschrieben wird, fällt dies in gewisser Weise doch auch in den eigenen Verantwortungsbereich.

Drittens stehen zu viele Jobs, Karrieren und Strukturen auf dem Spiel. Drei Viertel der 75 000 experimentell arbeitenden Pathologen in den Vereinigten Staaten sind an der Evaluation der CBP-Ergebnisse beteiligt (dieser Schätzwert stammt vom Direktor des Toxikologie-Testprogramms).

Diese Menschen wollen nicht hören, dass ihre Anstrengungen in die Irre führen und sich die Kosten nicht oder kaum in einer verbesserten Gesundheit der Bevölkerung niederschlagen.

Diejenigen, die lautstark das CBP verteidigen, neigen zu der Auffassung, dass Krebs seinen Anfang in den Genen nimmt (und auch wegen der Gene weiterwächst) und dass die chemischen Kanzerogene die wichtigsten Auslöser einer genetischen Veränderung sind. Dagegen wird der Einfluss der Ernährung oft als zweitrangig eingestuft, da sie im besten Fall die Entwicklung der Krebserkrankung beeinflusst, ihn aber nicht verursacht. Das ist im Grunde auch richtig. Genauso richtig ist es dann zu behaupten, dass Grassamen einen Rasen verursachen, aber die Bewässerung, Düngung und das Sonnenlicht nur dessen Entwicklung modifizieren. Richtig, man braucht den Samen, um Rasen wachsen zu lassen. Doch jeder, der jemals ein Feld bestellt hat, weiß, dass man es nur lange genug sich selbst überlassen muss, bis die Vögel und der Wind das für einen erledigen. So ist es auch in unserer Welt, in der wir kanzerogene Mutationen aufzeigen können, von denen viele natürlichen Ursprungs sind wie etwa das Sonnenlicht, Viren oder Schimmelpilze. Sofern Sie nicht vorhaben, in einem Schutzanzug zu leben (der wahrscheinlich verschiedene mutagene Substanzen in seinen Kunststoffanteilen enthält), können Sie diesen Kanzerogenen oder auch den Mutationen, welche diese erzeugen, nicht aus dem Weg gehen. Eine effektivere Präventivmaßnahme ist da schon der Weg über den Faktor, der darüber entscheidet, ob sich aus solchen Mutationen eine Krebserkrankung entwickelt oder nicht, und dieser Faktor ist die Ernährung.

Das CBP heute

Die Hauptbefürworter des CBP blasen wie eh und je ins gleiche Horn, egal wie viele Beweise es für das Gegenteil gibt, und nach wie vor gibt es unter diesen Wissenschaftlern keinen ernsthaften Dialog über das Thema Ernährung. Wenn einer der Verantwortlichen die Rolle der Ernährung anerkennt, verfällt man gleich wieder in das alte reduktionistische Muster, das versucht, wichtige Einzelnährstoffe zu identifizieren. Das Beharren auf chemischen Kanzerogenen und vor allem auf ihrer Wirkungen auf die Gene als entscheidende Ursache für Krebserkrankungen ist heute immer noch die vorherrschende Einstellung.

Erst vor Kurzem hat sich einer der langjährigen Verfechter des Programms zusammen mit zwei öffentlichen Aktivisten sogar für eine Verlängerung des CBP für weitere zwei oder drei Jahre eingesetzt. Man empfahl die Ausdehnung der Forschung auf Kanzerogenkontakte während der Trächtigkeit sowie eine Verlängerung um ein weiteres Jahr, um die Jungtiere aus diesem Zeitraum beobachten zu können, weil man hofft, dadurch noch weitere chemische Kanzerogene ausfindig zu machen. In einer Arbeit aus dem Jahr 2008 hatten sie dies damit gerechtfertigt, dass sich die Kanzerogenitätsbestimmung im Tierversuch als allgemein akzeptierter und zuverlässiger Prädiktor eines potenziellen Krebsrisikos für den Menschen bewährt habe, wobei meist die Arbeiten aus den eigenen Fachkreisen als Belege herangezogen werden.[4] Ein anderer Autor möchte die Anteile der biologischen Testreihenuntersuchung des Programms weiter verfeinern, indem er den Wirkmechanismus jedes potenziellen Kanzerogens untersucht.[5] Beide vorgeschlagenen Ausweitungen der Testverfahren würden massiv neue Fördergelder verschlingen, wobei das Hauptaugenmerk weiterhin auf die chemischen Kanzerogene als zentrale Ursache für das Krebswachstum beim Menschen gerichtet wäre.

Auch wenn die CBP-Methoden unzuverlässig sind und eine Menge Geld verpulvern, hat ihre Ausrichtung doch auch etwas Gutes (wenn man kurzfristige Testungen zu einem Bruchteil der aktuellen Kosten durchführen würde): Es werden verschiedene gefährliche Substanzen identifiziert und verboten. Mein Leben wäre sicherlich etwas gesünder verlaufen und ich hätte mir einige Schmerzen erspart, wenn ich dem Dioxin hätte aus dem Weg gehen können. Doch darf dies nicht unsere einzige oder wichtigste Waffe zur Vorbeugung von Krebserkrankungen sein, weil wir damit auch in Zukunft keinen Erfolg haben werden.

Anmerkungen

1   K.K. Carroll, L.M. Braden, J.A. Bell und R. Kalamegham, „Fat and Cancer", supplement, *Cancer* 58, no. 8 (1986): 1818–25; B.S. Drasar and D. Irving, „Environmental Factors and Cancer of the Colon and Breast", *British Journal of Cancer* 27, no. 2 (1973): 167–72; J. Higginson, „Etiological Factors in Gastrointestinal Cancer in Man", Journal of the National Cancer Institute 37, no. 4 (October 1966): 527–45; J. Higginson, „Present Trends in Cancer Epidemiology", in *Canadian Cancer Conference* (Honey Harbour, Ontario: Proceedings of the Eighth Canadian Cancer Conference, 1969), 40–75; J. Higginson and C.S. Muir, „Epidemiology in Cancer", in *Cancer Medicine*, Hrsg. J.F. Holland und E. Frei (Philadelphia: Lea and Febiger, 1973), 241–306; J. Higginson und C.S. Muir, „Environmental Carcinogenesis: Misconceptions and Limitations to Cancer Control", *Journal of the National Cancer Institute* 63, Nr. 6 (Dezember 1979): 1291–98; E.L. Wynder and T. Shigematsu, „Environmental Factors of Cancer of the Colon and Rectum", Cancer 20, Nr. 9 (September 1967), 1520–61.

2   Michael Tortorello, „Is It Safe to Play Yet?"
    New York Times, March 14, 2012, http://www.
    nytimes.com/2012/03/15/garden/going-to-extreme-
    lengths-to-purge-household-toxins.html.
3   C. Campbell und L. Friedman, „Chemical Assay and
    Isolation of Chick Edema Factor in Biological Mate-
    rials", *Journal of the American Association for Agri-
    cultural Chemistry* 49 (1966): 824–28. My exposure

    occurred long before I adopted a WFPB diet in the
    1980s.
4   J. Huff, M. F. Jacobson und D. L. Davis, „The Limits of
    Two-Year Bioassay Exposure Regimens for Identify-
    ing Chemical Carcinogens", *Environmental Health
    Perspectives* 116 (2008): 1439–1442.
5   S. M. Cohen, „Risk Assessment in the Genomic Era",
    Toxicologic Pathology 32 (2004): 3-8.

10 Reduktionismus in der Medizin

Das Krankheitsversorgungssystem 147
Eine Krankheit – viele Namen 151
Das Bild der ganzheitlich-holistischen Medizin
im Spiegel der Ernährung 153

Probleme lassen sich nicht mit derselben Denkweise lösen, durch die sie entstanden sind.

Albert Einstein

In den vorangehenden Kapiteln habe ich gezeigt, wie der Reduktionismus unsere Wissenschaft entstellt, besonders wenn es um die Betrachtung der Funktionen unseres Körpers geht. Wären die einzigen Opfer dieser Entwicklung die Lehrbücher der Biologie und die Abschlussarbeiten in organischer Chemie, wäre das zwar traurig, aber kein Drama. Das Problem besteht jedoch darin, dass die wissenschaftliche Theorie und das öffentliche Bild von der Wissenschaft bestimmen, wie unsere Gesellschaft die Medizin lehrt, fördert und ihre Anwendung entlohnt. In diesem Kapitel geht es deshalb darum zu zeigen, wie unsere gesamte Einstellung gegenüber Krankheiten und deren Behandlung vom Reduktionismus durchdrungen sind.

Der Leitgedanke dieses Buchs lautet, dass irgendetwas mit unserer Medizin völlig schief läuft und das Gesundheitssystem der Vereinigten Staaten nicht mehr wirklich viel mit „Gesundheit" zu tun hat. Stattdessen sollte man eher von einem Krankheitsversorgungssystem sprechen, weil es auf Krankheiten reagiert und Krankheiten verwaltet, wobei genau die kostspieligen und enttäuschenden Resultate erzielt werden, die wir erwarten und ertragen, weil wir nicht wissen, dass es einen besseren Weg gibt. Auch wenn viele medizinische Experten und Politiker immer wieder Vorschläge zur Verbesserung des Gesundheitssystems und zur Reduzierung der Kosten vorbringen, sind die meisten dieser Vorschläge nur Flickschusterei, die auf die Ränder des Systems gerichtet ist, statt das Problem im Kern anzugehen: seine reduktionistische Basis.

Das Krankheitsversorgungssystem

In Kapitel 4 ging es um das Gleichnis mit den blinden Forschern und dem Elefanten. Stellen wir uns vor, dass diese Blinden für die Gesundheit und das Wohlbefinden des Elefanten verantwortlich sind. Welches Bild würde sich uns dann bieten?

Keiner der Blinden wäre wohl in der Lage, den ganzen Elefanten zu überwachen. Jeder würde sich um seine eigenes Fachgebiet kümmern: das Bein, die Stoßzähne, den Rüssel, den Schwanz, die Ohren und den Leib. Wenn der Elefant einige verschimmelte Erdnüsse essen würde und ein Leberkarzinom entwickelt, würde die Blinden das überhaupt nicht bemerken, da keines der überwachten Gebiete schon ernsthaft betroffen wäre. Erst wenn der Tumor eine bestimmte Größe erreicht, käme es zu auffälligen Symptomen. Der Appetit würde nachlassen, was dem „Rüssel-Doktor" auffiele. Dann würde der „Schwanz-Doktor" eine intestinale Störung am Geruch festmachen und schließlich könnte der „Ohren-Doktor" ein Fieber fühlen und messen.

Die Blinden, deren Bild vom Elefanten eine Ansammlung einzelner, unzusammenhängender Teile ist, haben keine Möglichkeit, zugrunde liegende Ursachen zu erkennen und zu behandeln, die vor dem Auftreten der Symptome zu suchen sind. Weil aber irgendetwas getan werden muss, reagieren sie auf Störungen, die sich bereits entwickelt haben, statt das Auftreten dieser

Probleme zu verhindern. Dabei handelt es sich um eines der Hauptmerkmale unseres Krankheitsversorgungssystem: die Reaktivität.

Da die Blinden zwar Symptome, aber keine Ursachen wahrnehmen können, behandeln sie die Symptome so, als wären sie das ganze Problem. Der Rüssel-Doktor bietet die schimmeligen Erdnüsse vielleicht in gezuckerter und gebackener Form an, um den Appetit des Elefanten anzuregen. Der Schwanz-Doktor sieht eher keine Möglichkeit, die Magen-Darm-Beschwerden des Elefanten zu beeinflussen, versorgt das arme Tier mit einer großen Karbonfilterwindel und erklärt, dass die moderne Medizin leider über keine passende Lösung für sein Problem habe. Der Ohren-Doktor behandelt die fiebrigen Ohren mit kalten Wickeln und erklärt dann den Elefanten als geheilt, nachdem die Temperatur der Ohren wieder auf normale Werte gesunken ist. So verhält es sich auch mit unserem Krankheitsversorgungssystem. Es stürzt sich auf die Symptome, als wären sie die Wurzel allen Übels. Dann wählen sie Therapien, die völlig an den eigentlichen Ursachen vorbeigehen und somit eine Rückkehr der Symptome wahrscheinlich machen.

Da unsere reduktionistischen Elefanten-Ärzte das Gesamtsystem Elefant nicht kennen, können sie auch nicht auf natürlichen Heilmöglichkeiten zurückgreifen wie z. B. die Blätter bestimmter Bäume, die Elefanten normalerweise essen, um Erbrechen auszulösen. Stattdessen denken sie sich spezifische Behandlungen aus, die auf die beobachteten Symptome abzielen und nicht selten zu Störungen an anderen Stellen führen. Auch das ist typisch für das reduktionistische Krankheitsversorgungssystem: Das

Festhalten an Substanzen, die in der Natur nicht vorkommen und nur in einem ganz engen Ausschnitt unserer Biochemie wirken, während sie eine Reihe unvermeidbarer negativer Nebenwirkungen entfalten.

Lassen Sie uns jetzt von den Gleichnissen wieder zur Medizin zurückkehren und untersuchen, wie sich diese vom Reduktionismus geprägten Merkmale unserer Medizin im Krankheitsversorgungssystem niederschlagen.

Reaktivität

Wenn wir von einer unerwarteten Verletzung ausgehen, mit der Sie in der Notaufnahme eines Krankenhauses landen, ist Reaktivität sinnvoll. Man legt niemandem vorbeugend eine Gipsschiene am Bein an oder eine Halskrause nur für den Fall, dass es irgendwann vielleicht einmal zu einem Autounfall kommt. Doch wenn Sie darüber nachdenken, wird Ihnen auffallen, dass das gesamte System reaktiv arbeitet wie eine Notaufnahme. Die medizinische Versorgung setzt bei Menschen ein, die sich nicht gut fühlen, die gerade erst Beschwerden bemerkt haben oder bei denen gerade eine Krankheit diagnostiziert wurde. Als Patienten sind wir darauf getrimmt, erst dann einen Arzt aufzusuchen, wenn bereits eine gesundheitliche Beeinträchtigung besteht.

Wie gesagt, ist das sinnvoll, sofern es sich um eine plötzliche und unerwartete Verletzung handelt. Man kann nicht auf etwas reagieren, das noch nicht eingetreten ist. Doch die Medizin in den Vereinigten Staaten ist beinahe vollständig reaktiv. In der Medizin werden alle möglichen Krankheiten und Krankheitsverläufe behandelt, als würden sie uns völlig unerwartet anfallen, als wäre man an einem Tag gesund und am nächsten hätte man Krebs. Oder heute sind Ihre Gefäße noch in einem perfekten Zustand und morgen erhalten Sie einen dreifachen Bypass.

Das ist natürlich Unsinn. Ein solcher biologischer Prozess entwickelt sich mit der Zeit bis zu dem Punkt, an dem er Symptome verursacht. Bis es soweit ist, vergehen Wochen, Monate oder gewöhnlich Jahre. Noch immer halten die Mediziner durch ihre reduktionistischen Leitlinien und die Zehn-Minuten-Medizin den Patienten davon ab, seinen Gesundheitszustand selbst zu optimieren, bevor eine Krankheit voll ausbricht. „Warten Sie ab, bis Sie richtig krank sind" – so scheint das Motto in den heutigen Praxen und Kliniken zu lauten. „Wir können nichts für Sie tun, bis die Symptome das subklinische Niveau verlassen haben und sich als Schmerzen, Funktionseinbuße oder besorgniserregendes Testergebnis äußern. Bleiben Sie, bis es soweit ist, ruhig und ernähren Sie sich weiterhin mit Fastfood und viel tierischem Eiweiß."

Symptombekämpfung ohne Ursachenbekämpfung

An einem Unfallort ist es wichtig, das Opfer zuerst hinter dem Lenkrad hervorzuholen und die gebrochenen Rippen zu richten. Es ist nicht der richtige Zeitpunkt, um darüber zu sprechen, ob man hinter dem Steuer eine SMS schreiben sollte oder der Fahrer getrunken hat oder ob die schlecht ausgeleuchtete Ausfahrt letztlich die Ursache für den Unfall war. Das alles hat Zeit, bis sich der Zustand des Opfers stabilisiert hat. Genauso verhält es sich, wenn jemand mit einem Herzinfarkt, einem Schlaganfall oder im diabetischen Koma eingeliefert wird: An oberster Stelle steht die Notwen-

digkeit, die gravierendsten Symptome zu lindern, damit der Patient überlebt.

Doch die Medizin hört bei den Symptomen auf. Von wenigen Ausnahmen abgesehen, werden nicht die Ursachen einer Erkrankung behandelt, sondern ihre Auswirkungen. Wir reden uns dann ein, dass diese individuellen Symptome selbst die Ursachen sind. Sie leiden unter Hypertonie? Dann nehmen Sie am besten ein blutdrucksenkendes Mittel, denn ein hoher Blutdruck kann zu Herzerkrankungen führen. Weshalb der Blutdruck zu Beginn erhöht war, interessiert nicht mehr. Haben Sie eine Krebserkrankung? Dann werden wir dem Tumor mit einer Strahlen- und Chemotherapie zu Leibe rücken. Dass die Ursache für den Tumor in einem Zuviel an tierischem Eiweiß liegen könnte, kümmert uns nicht weiter. (In Kapitel 8 und 9 haben wir gesehen, dass uns die reduktionistische Genetik glauben lassen möchte, dass wir nichts gegen einen Tumor unternehmen können, weil er aufgrund der genetischen Disposition unausweichlich sei.) Herzinfarkt? Setzen wir einen Stent in die Arterien, damit das Blut wieder ungehindert fließen kann. Die Ursache des Arterienverschlusses spielt dabei keine Rolle. In der Praxis konzentriert sich die Medizin fast ausschließlich auf die Behandlung von Symptomen, als wären sie das gesamte Problem.

Erscheint Ihnen das nicht auch völlig verrückt und kontraproduktiv? Indem man sich auf die Symptome konzentriert, werden die Ursachen permanent ausgeblendet. Dieses Vorgehen macht es ausgesprochen wahrscheinlich, dass die Symptome mit aller Macht zurückkehren. Wenn Ihr Rasen braun wird, weil Sie ihn nicht gewässert haben, streichen Sie ihn ja auch nicht grün an und glauben dann, das Problem sei damit gelöst. Aber genau das ist viel zu oft das medizinische Denkschema.

Spezifische und reduktionistische Behandlungen verschlechtern die Lage

Natürlich löst eine Schicht grüne Farbe auf dem Rasen nicht das Problem, wenn Sie den Rasen gar nicht wässern. Doch, um beim Bild zu bleiben, würde diese „Lösung" die Situation sogar noch verschlechtern. Normale Farbe enthält Formaldehyd, flüchtige organische Verbindungen, Quecksilber, Kadmium, Blei und Benzole. Diese Substanzen töten die Regenwürmer und Bakterien ab, die für einen guten Boden mitverantwortlich sind. Die flüchtigen organischen Verbindungen geraten in die Nahrungskette und schädigen dann z. B. die Vögel, weil sie Käfer fressen. Die ausschließliche Behandlung des Symptoms „brauner Rasen" ohne Berücksichtigung des gesamten Umfeldes löst nicht nur das Problem nicht, sondern verschlimmert es sogar noch.

Unsere westliche Medizin bevorzugt Therapien, die sich gegen spezifische Krankheiten richten. Je zielgenauer und weniger allgemein die positiven Medikamentenwirkungen sind, desto höher ist ihr Ansehen. Die Wirkstoffe sind oft so konzipiert, dass sie sich gegen bestimmte Schritte in der Krankheitsentwicklung richten, wie etwa gegen ein beteiligtes Schlüsselenzym, Hormone, Gene oder Genprodukte. (Chemotherapeutika sind ein gutes Beispiel für derart eng zugeschnittene Substanzen, die einen ganz bestimmten Schritt auf dem Krankheitsweg unterbrechen sollen, als gäbe es alle anderen Schritte nicht.)[1]

Der Versuch, möglichst präzise und spezifisch zu sein, gilt als Inbegriff der guten Wissenschaft. Doch wie Sie selbst von zahllosen Packungsbeilagen wissen, geht diese Präzision und Spezifität mit einer ganzen Reihe unangenehmer und mitunter auch lebensbedrohlicher Nebenwirkungen einher. So wie die grüne Farbe können auch die an spezifischen Stellen im Krankheitsprozess ansetzenden Medikamente in anderen Körperregionen verheerende Schäden anrichten.

Das Vertrauen auf synthetische Wirkstoffe

Die meisten Medikamente stammen ursprünglich von Pflanzen ab. Menschen (und auch manche Tiere) kennen seit Jahrtausenden unterschiedliche Pflanzen, die mit ihren biologischen Eigenschaften gegen manche Krankheiten potenziell hilfreich sind. Die traditionellen Heiler machen sich diese Pflanzen weltweit auf ganzheitliche Weise zunutze, um im Körper ihrer Patienten das Gleichgewicht wiederherzustellen. Sie sehen in den Pflanzen eine „Kraft" wirken, die den heilenden Effekten den Weg bahnt.

Aus Sicht der modernen Medizin ist dieser Ansatz sehr problematisch. Zum einen riecht die Vorstellung, dass die ganze Pflanze Heilkräfte besitzt, die in ihrer Gesamtheit zu würdigen sind – d. h. die Vorstellung, dass die Pflanze als Ganzes irgendetwas Besonderes besitzt –, nach Aberglaube und Hokuspokus. Wenn die Pflanze heilende Eigenschaften hat, dann befindet sich irgendwo in ihr eine Substanz, welche diese Eigenschaft auch in isolierter Form vollbringt. Die Arbeit besteht dann nicht nur darin, diese Substanz zu finden, sondern auch darin, sie zu reproduzieren, sodass sie sich in sauberer und messbarer Form einsetzen lässt.

Die pharmazeutische Forschung versucht, die chemischen Strukturen der „aktiven Wirkstoffe", die für die heilenden Eigenschaften bestimmter Pflanzen verantwortlich sind, zu bestimmen und zu isolieren.[2] Bei der synthetischen Reproduktion dieser neuen, unnatürlichen chemischen Substanz versuchen die pharmazeutischen Unternehmen, die Potenz des Wirkstoffs (d.h. seine Wirksamkeit) zu maximieren und seine Toxizität (Nebenwirkungen) zu minimieren, zumindest wollen die Claqueure der Pharmaindustrie, dass wir das glauben.[3] Doch genau das Gegenteil ist wahr. Je stärker die natürlich vorkommende Substanz verändert wird, desto mehr wird sie für den Körper zum Problem. Das ist auch der Grund für die unbeabsichtigten und unerwünschten Effekte aller Medikamente. Diese negativen Reaktionen auf Medikamente werden häufig noch durch ein schlechtes Timing und Dosierungsfehler verstärkt, welche die natürlichen Abläufe außer Acht lassen, über die der Körper diese außerordentliche Komplexität bewältigt.

Wenn der Körper spürt, dass er möglicherweise giftige Substanzen wie z.B. unbekannte Chemikalien aufgenommen hat, schlägt er Alarm und ruft eine ganze Armee von Enzymen auf den Plan, welche die fremden Substanzen in weniger schädliche Metaboliten aufspalten soll, die dann vom Körper ausgeschieden werden können. Eines dieser Enzyme ist die MFO (▶ Kapitel 7), die über ein breites Spektrum biologischer Aktivitäten verfügt, dazu gehört z.B. die Verstoffwechselung und Entsorgung von Medikamenten.

Es hat schon eine gewisse Ironie, dass bestimmte Medikamente, die zur Erzeugung spezifischer Reaktionen im Körper geschaffen wurden, eine Antwort des MFO-Enzymsystems hervorrufen. Doch wie wir zeigen konnten, geht in der Biochemie nichts über einen punktgenauen Treffer. So ähnelt diese Strategie mit dem Einsatz von chemischen Substanzen gegen Krankheiten ein wenig der berüchtigten Strategie im Vietnamkrieg, die darin bestand, Dörfer niederzubrennen, „um sie zu retten", und wie damals kommt es auch hier in vorhersehbarer Weise zu ausgedehnten Kollateralschäden.

Die Geschichte der Nebenwirkungen ist eigentlich noch schlimmer. Um gegen die Schäden vorzugehen, die von einem bestimmten Medikament angerichtet werden, wird ein anderes Medikament gegeben und manchmal sogar ein drittes oder viertes. Jedes Medikament soll das Chaos beseitigen, das das vorherige hinterlassen hat. Mit der Zeit muss die Dosierung der Medikamente immer häufiger erhöht werden, da der Körper die Entgiftung immer wirkungsvoller vorantreibt und auf diese Weise die chemischen Substanzen daran hindert, ihre Wirkung zu entfalten. Dummerweise halten wir solche Dosiserhöhungen auch noch für ganz normal.

Eine Krankheit – viele Namen

Die reduktionistische Forschung, bei der die Wissenschaftler dafür belohnt werden, sich kleinste Wissensgebiete sehr genau anzusehen, hat einen großen Anteil an dem Problem der Blinden, die den Elefanten untersuchen – ein Bild, das für unser Krankheitsversorgungssystem steht. Aber auch die Sprache unseres medizinischen Systems und wie wir sie einsetzen, verstärkt diese reduktionistischen Tendenzen. Der medizinische Sprachgebrauch macht es für uns fast unmöglich, den Körper als integratives System zu betrachten, in dem alle Elemente miteinander interagieren und einander beeinflussen.

Das beste Beispiel dafür ist vielleicht das Wort „Krankheit" selbst. Was meinen wir eigentlich genau damit? Handelt es sich bei den zahlreichen Krankheiten, die in der Medizin unterschieden werden, wirklich immer um für sich stehende Einheiten? Oder ist die Zusammenfassung einer Reihe von Symptomen zu einem neuen Krankheitsbild eher beliebig?

Die Geschichte der Krankheitsklassifizierungen reicht bis ins Jahr 1662 zurück. Damals wurden in England zum ersten Mal Todesursachen statistisch erfasst und veröffentlicht.[4] Man unterschied 81 Krankheiten. Seitdem wurde diese Liste mehrfach überarbeitet. Die heutige Form geht auf die 1850er Jahre in Frankreich zurück und wird aktuell in der 10. Fassung als ICD-10 geführt (*International Statistical Classification of Diseases and Related Health Problems*). Für die fortgesetzte Aktualisierung sorgt die WHO. Im Laufe der Zeit wurden viele neue Krankheiten mit Unterklassifikationen und Krankheitszuständen ergänzt, sodass wir heute rund 8000 Krankheiten unterscheiden!

Betrachtet man die historischen Klassifikationen etwas genauer, erkennt man die Grenzen unseres Verständnisses und auch die Beliebigkeit unserer Klassifizierungen. Man nehme als Beispiel nur die Hysterie als eine der häufigsten Diagnosen bei Frauen im 19. Jahrhundert in Westeuropa. Das Wort weist schon auf die ursächlich vermutete Funktionsstörung des Uterus in der Theorie der Erkrankung hin (griechisch *hystera*). Zu den Symptomen der Hysterie zählten Ohnmacht, Nervosität, übergroßes oder fehlendes sexuelles Interesse (!), Wasseransammlungen, Reizbarkeit, Appetitlosigkeit, „die Neigung, Ärger zu verursachen" und vieles mehr. Man fragt sich: Litten Männern nicht an den gleichen Symptomen?

Zum Glück gehört die Diagnose der weiblichen Hysterie inzwischen der Vergangenheit an. Aber wieso ist sie verschwunden? Offensichtlich gibt es ja die Symptome, die unter dem Namen zusammengefasst wurden, nach wie vor, und es hat auch niemand einen Nobelpreis für die Heilung der Hysterie bekommen. Die Ärzte der westlichen Medizin haben nur aufgehört, die Symptome einer Funktionsstörung des Uterus zuzuschreiben. Die Symptome sind real, doch ihre Zusammenfassung als Krankheit hat kulturelle Gründe und hängt mit den damaligen Geschlechterrollen zusammen. Eine Krankheit ist nichts weiter als ein theoretisches Modell, das über eine Gruppe von Symptomen gestülpt wird.

Umgekehrt leugnet das medizinische Establishment mitunter die Existenz von Krankheiten – den Zusammenhang einer Gruppe von Symptomen –, unter denen viele Menschen zu leiden glauben. Zu den aktuellen Beispielen für eine solche verweigerte Anerkennung zählen das Fatigue-Syndrom und die chronische Fibromyalgie. Viele Ärzte verdrehen die Augen, wenn sie diese Diagnosen hören und übersetzen sie für sich mit Hypochondrie. Der Grund dafür ist, dass sich die Symptomgruppe keiner einzelnen, zugrunde liegenden Pathologie wie etwa einer Infektion oder einer Immunreaktion zuordnen lässt. Mit anderen Worten: Was sich nicht durch einen objektiven Test zuverlässig diagnostizieren lässt, ist auch keine Krankheit. Erkennen Sie den Zirkelschluss, der hier am Werk ist? Krankheit ist also definitionsgemäß das, was das medizinische Establishment eher willkürlich Krankheit nennt.

Die ursprüngliche Absicht hinter der Benennung und Überwachung von Krankheiten bestand darin, gesundheitliche Veränderungsmuster zu erkennen, um daraus das Aufkommen von Epidemien vorhersagen zu können. Das Benennungssystem machte es leichter, medizinische Dokumentationen zu standardisieren, sodass sich Mediziner besser miteinander verständigen konnten, wenn Patienten den Arzt wechselten oder wenn über genetisch bedingte Erkrankungen diskutiert wurde. Eine genaue Klassifizierung von Krankheiten ist in der ganzen praktischen und auch in der wissenschaftlichen Medizin entscheidend, vor allem wenn es um epidemiologische Studien geht.

Doch die Vorstellung, dass jede Krankheit eine für sich stehende, spezifische Einheit ist, hat auch ihre Schattenseiten, denn sie fördert den Tunnelblick und die Vorstellung, dass es für jede Krankheit auch eine eigene, spezifische Ursache, einen einzigartigen Pathomechanismus und eine maßgeschneiderte Behandlung gibt (in der Regel ein Medikament).

Die Klassifikation und Behandlung von Krankheiten hängt aber nicht immer so starr an der Vorstellung eines einzelnen Faktors. Manchmal erkennen Mediziner, dass es mehr als eine Ursache für eine bestimmte Krankheit gibt oder auch, dass mehr als ein Medikament für die Behandlung nötig ist. So haben z. B. viele Krebserkrankungen ganz unterschiedliche mögliche Entstehungsfaktoren wie etwa Gene,

Umweltgifte und Viren, die entweder separat oder in Kombination wirken. Die meisten Ärzte haben bei der Behandlung ein paar Antibiotika, die bei bakteriellen Infekten gleichermaßen wirksam sind, einige unterschiedliche Analgetika gegen Schmerzen oder ein paar Blutdrucksenker im Blick. Diese Art des Denkens geht jedoch definitiv über den „Eine-Ursache-eine-Krankheit"-Blick hinaus, auf dem die Medizin beruht. Doch die meisten Ärzte betrachten solche Beispiele als Ausnahme, was die Aufmerksamkeit weiterhin von der Möglichkeit ablenkt, dass es effektivere, natürliche Wege gibt, um eine Krankheit zu behandeln. Das ist sehr schade, denn würde man den Blick tatsächlich auf die großen Überlappungen bei den Krankheitsursachen, -mechanismen und -verläufen richten, würden mehr und mehr Mediziner aus ihrem engen Krankheits-Paradigma ausbrechen können.

Das Bild der ganzheitlich-holistischen Medizin im Spiegel der Ernährung

Die meisten Mediziner und Forscher halten die Suche nach allgemeingültigen Mechanismen für Krankheit und Gesundheit nicht für eine echte Wissenschaft. Bevor die Ernährungsmedizin in den erlauchten Kreis der „legitimierten Disziplinen" aufsteigen darf, würde man im Detail wissen wollen, wie sich ein so komplexes System sich auf jede Krankheit auswirkt. Man würde also weiterhin versuchen, die „aktiven Wirkstoffe" in der Nahrung zu identifizieren, statt einfach zu akzeptieren, dass Nahrungsmittel an sich gut für uns sind. Natürlich fordert man damit etwas Unmögliches, zumindest was die Ernährung betrifft. Wir wissen einfach nicht genau, wie es funktioniert, weil wir nicht alle Bestandteile kennen und nicht wissen, was sie bewirken und wie sie das tun. Wir wissen nur, *dass* es wirkt.

Unter Medizinern wird oft gebetsmühlenartig wiederholt, dass es keine Patentrezepte gibt, was lediglich ihre Unfähigkeit belegt, die Idee der Komplexität und ihre Auswirkungen einmal völlig zu durchdenken. Die Natur sorgt viel besser als wir selbst für ein gut funktionierendes biologisches System. Wenn wir die Tatsache akzeptieren, dass das unendlich komplexe System des Körpers in der Lage ist, gesund zu werden und die Gesundheit zu erhalten, dann ergibt auch die Vorstellung des Patentrezepts einen Sinn. Dieses „Patent" könnte die pflanzenbasierte Ernährung (PBE) mit einer praktisch unendlich großen Zahl und Vielfalt von Bestandteilen sein, die wie in einer Symphonie harmonisch miteinander agieren und als „Rezept" bei einer Vielzahl von Erkrankungen verordnet werden kann. Dieses Patentrezept passt zwar nicht in das Paradigma einer zielgerichteten medikamentösen Therapie, doch fügt es sich hervorragend in das Denkmodell einer holistischen Ernährung ein.

Mit anderen Worten: Es gehen weitaus mehr Erkrankungen auf das Konto von Fehlernährung als das gegenwärtige Medizinsystem anzuerkennen bereit ist. Im Umkehrschluss ist gesunde Ernährung ein Heilmittel für diese Krankheiten und noch mehr. Die Fehlernährung ist die Wurzel des Übels, die von den blinden Elefantenärzten nicht gesehen werden kann.

Darüber, dass die Ernährung das Heilmittel für viele Krankheiten sein kann, sollte bis hierhin Einigkeit bestehen, doch lohnt es sich, noch kurz die Unterschiede zwischen einem auf Ernährung basierendem Medizinsystem und dem aktuell vorherrschenden reduktionistischen System anzusehen (▶ Tabelle 10.1).

Tabelle 10.1 Reduktionistische Medizin vs. Ernährung

Reduktionistische Medizin (Krankheitsmanagement)	Ernährungsmedizin (holistisch)
Reaktiv	Präventiv
Symptomorientiert	Ursachenorientiert
Bevorzugt gezielte Therapien	Bevorzugt systemische Therapien
Verwendet synthetische Substanzen	Verwendet natürliche Nahrungsmittel

Während das Krankheitsmanagement der reduktionistischen Medizin ein reaktives System ist, wirkt die Ernährungsmedizin präventiv und verhindert die Entwicklung von Krankheiten. Die reduktionistische Therapie bekämpft die Symptome der Krankheit, während sich die Ernährungsmedizin gegen die Ursachen dieser Symptome richtet. Das reduktionistische Krankheitsmanagement richtet sich auf isolierte Therapien, die versuchen, spezifische Stellen in unserem Körper anzusprechen. Dagegen stellt eine ausgewogene Ernährung dem Körper einfach alles zur Verfügung, was er braucht, sodass er sich das nehmen kann, was er zur Erhaltung oder zur Wiedererlangung der Gesundheit benötigt. Während die reduktionistische Medizin synthetische Substanzen bevorzugt, die unser Körper als Toxine einstuft, setzt eine gesunde Ernährung die Stoffe frei, an die wir seit Hunderttausenden von Jahren angepasst sind, weshalb sie auch keine Nebenwirkungen haben.

Medizin ist zu einem Synonym für die Einnahme von synthetischen Wirkstoffen geworden, wenn sich unsere Gesundheit soweit verschlechtert hat, dass wir eine erkennbare Krankheit entwickeln. Ärztliche Praxis bedeutet heute angewandte Chemie in unserem Körper. Es wird in der Medizin immer einen festen Platz für den Einsatz zielgerichteter, auch synthetischer Wirksubstanzen in Medikamentenform geben, aber eben nur, wenn alles andere versagt. Das reduktionistische Krankheitsmanagement sollte jedoch das letztmögliche Mittel der Medizin sein und nicht seine einzige Möglichkeit.

Anmerkungen

1 Y. Singh, M. Palombo und P. J Sinko, „Recent Trends in Targeted Anticancer Prodrug and Conjugate Design", *Current Medicinal Chemistry* 15, Nr. 18 (2008): 1802–26; Y. H. Lu, X. Q. Gao, M. Wu, D. Zhang-Negrerie und Q. Gao, „Strategies on the Development of Small Molecule Anticancer Drugs for Targeted Therapy", *Mini Reviews in Medicinal Chemistry* 11 (2011): 611–24; R. Munagala, F. Aqil und R. C. Gupta, „Promising Molecular Targeted Therapies in Breast Cancer", *Indian Journal of Pharmacology* 43, no. 3 (2011): 236–45; H. Panitch und A. Applebee, „Treatment of Walking Impairment in Multiple Sclerosis: An Unmet Need for a Disease-Specific Disability", *Expert Opinion on Pharmacotherapy* 12, Nr. 10 (März 2011): 1511–21; J. Rautio, H. Kumpulainen, T. Heimbach, R. Oliyai, D. Oh, T. Järvinen und J. Savolainen, „Prodrugs: Design and Clinical Applications", *Nature Reviews: Drug Discovery* 7, Nr. 3 (2008): 255–70; P. Ettmayer, G. L. Amidon, B. Clement und B. Testa, „Lessons Learned from Marketed and Investigational Prodrugs", *Journal of Medicinal Chemistry* 47 Nr. 10 (Mai 2004): 2393–2404.

2 Aus diesem Grund haben die Pharmaunternehmen Interesse daran, die tropischen Regenwälder als Ressource für potenzielle neue Wirkstoffe zu erhalten, doch das ist wohl der einzige positive Nebeneffekt.

3 Singh et al., „Recent Trends."

4 „Internationals Statistical Classification of Diseases and Related Health Problems", Answers.com, Zugriff am 11. November 2012, http://www.answers.com/topic/icd.

11 Reduktionistische Nahrungsergänzung

Rui Hai Liu und der reduktionistische Apfel   159
Die Nahrungsergänzungsmittelindustrie   163
Ergänzungsstarrsinn   168

Der wissenschaftliche Fortschritt wird Stück für Stück zu Grabe getragen.

Anonymer Autor

Die meisten von uns kennen die Anhänger der „Alternativmedizin", die dem medizinisch-pharmazeutischen Industriekomplex nicht trauen und stattdessen auf Nahrungsergänzungsmittel bauen, d. h. nicht nur auf bestimmte Vitamine und Mineralien, sondern auch auf andere „natürliche" Nahrungsbestandteile wie die sogenannten Functional-food-Produkte, Probiotika, Omega-3-Fettsäuren und unterschiedliche Vollwertkonzentrate. Die dazugehörige Industrie ist in den vergangenen 30 Jahren dramatisch gewachsen. Der geschätzte Warenwert der Nahrungsergänzungsmittel, die über die Ladentheke gegangen sind, lag im Jahr 2008 bei 187 Milliarden Dollar.[1] Von den Erwachsenen in den Vereinigten Staaten nehmen 68 Prozent Nahrungsergänzungsmittel ein, 52 Prozent sogar regelmäßig.[2] Nicht der Apfelkuchen, sondern Multivitamin ist das neue Sinnbild Amerikas.

Vermutlich haben Sie bereits durchschaut, dass es sich um ein weiteres Beispiel für Reduktionismus handelt, auch wenn er diesmal im Gewand von Natürlichkeit und alternativer Medizin daherkommt. Zu den Hauptproblemen der modernen Medizin gehört, dass man im Kampf gegen die Krankheiten an erster Stelle auf isolierte und synthetische Wirkstoffe setzt (▶ Kapitel 10). Doch die Ärzte sind nicht die einzigen im Gesundheitssystem, die sich dem Reduktionismus verschrieben haben. Die gesamte Gesundheitsgemeinde ist der Vorstellung zum Opfer gefallen, dass chemische Substanzen, die aus ihrem natürlichen Kontext herausgelöst wurden, wenigstens so gut sind wie eine vollwertige Ernährung, wenn nicht sogar besser. In diesem Fall werden nicht die mutmaßlich „aktiven Wirkstoffe" von Heilpflanzen synthetisiert, wie es bei verschreibungspflichtigen Medikamenten der Fall ist, vielmehr versuchen die Hersteller von Nahrungsergänzungsmitteln Nahrungsbestandteile zu extrahieren und in Fläschchen abzufüllen, von denen man weiß oder zumindest annimmt, dass sie die Gesundheit und die Genesung unterstützen. Aber wie bei den Wirkstoffen der Medikamente funktionieren die aktiven Bestandteile auch hier nicht richtig oder nur unvollständig und unvorhersehbar, wenn man sie aus den pflanzlichen Nahrungsmitteln herauslöst, in denen sie herausgelöst oder synthetisch erzeugt wurden.

Die reduktionistische Logik argumentiert dabei so: Orangen sind gesund. Orangen sind voller Vitamin C. Deshalb ist Vitamin C gesund, auch wenn man es aus der Orange herauslöst oder künstlich erzeugt und Pillen oder Cookies presst. Dadurch soll die Wirkung „verstärkt" werden, wofür es allerdings keinerlei Belege gibt. Im Folgenden werden wir sehen, dass die meisten Nahrungsergänzungsmittel nicht nur unsere Gesundheit nicht verbessern, sondern dass sich manche in größeren Untersuchungen sogar als schädlich erwiesen haben.

Rui Hai Liu und der reduktionistische Apfel

Nehmen wir als Beispiel den einfachen Apfel. Viele kennen sicherlich das englische

Sprichwort: „An apple a day keeps the doctor away". Es stützt sich auf zahllose wissenschaftliche Untersuchungen, die zeigen, dass der Apfel als Nahrungsmittel gesundheitsförderlich ist. Doch was ist es genau, das den Apfel für uns gesund macht? Die Tabellen mit den Bestandteilen von Nahrungsmitteln verraten uns, dass der Apfel folgende Nährstoffen in nennenswerten Mengen enthält: Vitamin C, Vitamin K, Vitamin B_6, Kalium, Ballaststoffe und Riboflavin (Vitamin B_2). In geringeren Mengen finden sich darin zudem Vitamin A, Vitamin E, Niacin, Magnesium, Phosphat, Kupfer, Mangan und eine ganze Reihe weiterer Nährstoffe.[3] Sagt uns denn diese lange Liste, was an dem Apfel wirklich dran ist?

Mein Freund und Kollege Rui Hai Liu hat diese Frage nicht in Ruhe gelassen, deshalb hat er sich mit seinem Forscherteam an die Arbeit machte, um eine Antwort zu finden.

Liu gehörte zu den ersten Chinesen, die in den Vereinigten Staaten studierten, nachdem die beiden Staaten in den frühen 1980er Jahren damit begonnen hatten, ihre Pforten (und ihre Herzen) füreinander zu öffnen und den Studentenaustausch zu fördern. Aufgrund meiner früheren Tätigkeit in China und dem rasch wachsenden Interesse an unserem gemeinsamen Projekt (es war das erste gemeinsame Forschungsprojekt von China, den Vereinigten Staaten und England) hatte Liu mich ausgesucht, um ihn bei seinem Vorhaben zu unterstützen, nach Cornell zu kommen. Er vertraute mir an, dass meine Familie die erste amerikanische Familie sei, die er getroffen und zu Hause besucht habe. Er promovierte am ernährungswissenschaftlichen Institut der Cornell-Universität, und ich war Mitglied der Prüfungskommission. Nach der Promotion erhielt er die Gelegenheit, sich als Juniorprofessor an derselben Fakultät zu bewerben (er hatte großes Potenzial). Er bat mich erneut um ein Empfehlungsschreiben, um seine Bewerbung zu unterstützen. Wenig später bewarb er sich um einen hart umkämpften Forschungsfond des NIH, der es ihm ermöglichte, ein intensives Forschungsprogramm aufzulegen. Lius Erfolge seitdem können sich sehen lassen. Mittlerweile ist er ein Lehrstuhlinhaber, der in seiner Laufbahn auf viele Forschungsprojekte zurückblicken kann und zu einem international anerkannten und renommierten Vertreter seines Fachs geworden ist.

Zu einem frühen Zeitpunkt seiner Karriere führte er Untersuchungen zu den positiven Effekten von Äpfeln auf die Gesundheit durch, was thematisch ganz auf seiner Wellenlänge lag. Sein Vater war in China ein bekannter Fachmann für chinesische Arzneien und Liu hatte als Junge seinem Vater oft bei der Zubereitung von Arzneirezepturen geholfen. Er wuchs in einer Familie auf, die mit der ganzheitlich ausgerichteten chinesischen Medizin vertraut war. Wenn ein chinesischer Arzt einen Patienten behandelt, betrachtet er stets die gesamte Person, d. h. alle physischen, psychischen, sozialen und umweltbedingten Aspekte. Bei der Zubereitung der pflanzlichen Heilmittel wird die Gesamtwirkung, also das komplexe Wirkstoffgemisch der ganzen Pflanze bzw. oft mehrerer Pflanzen genutzt (95 Prozent der Arzneien in der Traditionellen Chinesischen Medizin sind pflanzlichen Ursprungs). Professor Liu war also nicht nur die reduktionistische Sichtweise vertraut, die wir im westlichen Biochemiestudium erlernen, sondern aufgrund seines familiären Hintergrunds auch der holistische Blickwinkel der chinesischen Medizin.

Bei der Erforschung des Apfels konzentrierten sich Liu und sein Team zunächst auf das Vitamin C und seine antioxidative Wirkung. Sie stellten fest, dass 100 g frischer Apfel eine antioxidative, Vitamin-C-artige Aktivität haben, die 1500 mg Vitamin C entsprechen (ca. das Dreifache der typischen Vitamin-C-Ergänzungsdosis). Als sie die 100 g Apfel jedoch chemisch analysierten, kamen sie lediglich auf eine Vitamin-C-Menge von 5,7 g, also weit weniger als das angezeigte antioxidative Aktivitätsniveau. Der Vitamin-C-artige Effekt von 100 g Apfel war also unglaubliche 263-mal größer als dieselbe Menge des isolierten Wirkstoffs! Oder anders ausgedrückt: Die spezifische Substanz, die wir in ihrer isolierten Form als Vitamin C bezeichnen, ist für deutlich weniger als ein Prozent der Vitamin-C-artigen Aktivität des Apfels verantwortlich. Die anderen über 99 Prozent gehen also auf die Aktivität anderer Vitamin-C-artiger Substanzen zurück oder auf die deutlich höhere Wirksamkeit von Vitamin C innerhalb des ganzen Apfels im Gegensatz zur Wirkung von isoliertem Vitamin C oder auf beides.

Vor dem Hintergrund der in Kapitel 6 geschilderten Zusammenhänge leuchtet das unmittelbar ein. Der Ernährungsprozess ist ein zutiefst holistisches Geschehen und zwar insofern, als der Körper einen bestimmten Nährstoff in Abhängigkeit davon nutzt, welche anderen Nährstoffe zugleich mit aufgenommen werden. Wenn wir nur eine Tablette mit isoliertem Vitamin C einnehmen, fehlen die unterstützenden Faktoren, durch die das Vitamin C erst seine Kraft entwickelt. Selbst wenn man viele weitere solche Substanzen der Tablette hinzufügt – manche Hersteller ergänzen z.B. Flavonoide als sekundäre Pflanzenstoffe –, wird immer noch unterstellt, dass das, was noch im Apfel und nicht in der Tablette enthalten ist, irgendwie überflüssig sein muss.

Lius Forschungsergebnisse wurden im renommierten Magazin *Nature* veröffentlicht[4] und zogen beträchtliche mediale Aufmerksamkeit nach sich. Liu und seine Mitarbeiter zogen dort den Schluss, „dass natürliche Antioxidanzien aus frischen Früchten effektiver sind als ein Nahrungsergänzungsmittel [mit Vitamin C]". Ein erstaunliches Resultat, oder? Der ganz und gar reduktionistische Untersuchungsansatz (Bestimmung der Vitamin-C-Menge in einem Apfel) offenbarte den enormen Trugschluss des reduktionistischen Ansatzes.

Lius weitere Experimente eröffneten weitere Einblicke in die atemberaubende Komplexität eines so schlichten Nahrungsmittels wie den Apfel. Nachdem er entdeckt hatte, dass der Apfel ein weitaus potenterer „Vitamin-C-Lieferant" war, als ihm der Menge nach „zustand", begann er mit der Suche nach den Mechanismen, die diesen Befund erklären. In seinen Laboratorien setzte die Suche nach den chemischen Substanzen ein, welche die übrige Vitamin-C-artige Aktivität des Apfels ausmachten. Liu und seine damalige (inzwischen promovierte) Studentin Jeanelle Boyer stimmten schließlich ihre Arbeiten mit denen anderer Forschungsgruppen ab, um zu zeigen, dass der Apfel eine wahre Fundgrube für solche Vitamin-C-artigen Mischungen ist.[5] Dazu zählen weitere Antioxidanzien, wie Quercetin, Catechin oder Phlorizin sowie die Chlorogensäure, die sich nur in Pflanzen finden und von denen jede Substanz im Apfel in zahlreichen Unterformen vorliegen kann. Die Liste der in Äpfeln und anderen Früchten enthaltenen Substanzen ist lang und dennoch wahrscheinlich lediglich die Spitze des Eisbergs. Es ist in etwa so, als sei der Apfel innen größer, als es von außen erscheint.

Diese zahlreichen Vitamin-C-artigen Substanzen können im Übrigen viele wichtige biologische Funktionen haben, die mit den antioxidativen Effekten in Zusammenhang stehen können aber nicht müssen. Liu und seine Kollegen setzten mindestens vier Versuchsreihen an, um diese verschiedenen Wirkungen zu ermitteln. Dazu gehören die Fähigkeit dieser Stoffe zur Zellproliferationshemmung (mit einer potenziell wachstumshemmenden oder sogar umkehrenden Wirkung bei Krebszellen), zur Senkung des Cholesterinspiegels (betrifft Herz-Kreislauf-Erkrankungen und Schlaganfälle) und ganz allgemein die Blockierung der unerwünschten Oxidation (mit Auswirkungen auf Krebswachstum, Alterungsprozess, kardiovaskuläre Erkrankungen und zahlreiche weitere degenerative Prozesse). Natürlich gibt es viele weitere gesundheitsrelevante Funktionen, die ebenso hätten getestet werden können.

Heute wissen wir, dass in einem Apfel Hunderte, wenn nicht sogar Tausende verschiedener Substanzen enthalten sind, von denen jede einzelne Tausende Reaktionen und metabolische Systeme beeinflusst.[6] Diese enorme Anzahl und Konzentration Vitamin-C-artiger Substanzen in Äpfeln bedeuten eine echte Herausforderung für die Vorstellung, dass eine einzelne Substanz wie das Vitamin C oder irgendeine andere Substanz für die positiven Wirkungen eines Apfels auf die Gesundheit zuständig sein soll. Selbst wenn wir in einem Apfel die zweifache Menge der üblicherweise in einem Apfel enthaltenen Menge Vitamin C messen würden, können wir nicht automatisch davon ausgehen, dass er auch doppelt so gesund ist wie ein anderer Apfel, nur weil die Vitamin-C-Menge doppelt so hoch ist. Die Vitamin-C-Menge eines Apfels verrät uns kaum etwas über die antioxidative Kraft dieses einen Apfels. Wenn Sie jetzt noch an die Punkte denken, die wir in Kapitel 6 zur Komplexität der Ernährung besprochen haben – eine Nähstoffkombination ist manchmal mehr (oder weniger) als die Summe ihrer Teile, der Körper bestimmt maßgeblich, wie viele Nährstoffe, die wir zu uns nehmen, tatsächlich verwendet werden –, muss man wohl zu dem Schluss kommen, dass das Wissen um den Vitamin-C-Gehalt eines bestimmten Apfels (oder irgendeines anderen Vitamin-C-haltigen Nahrungsmittels) praktisch nichts über seinen Wert für uns aussagt.

Dieses Dilemma betrifft nicht nur die Vitamin-C-artigen Antioxidanzien oder jedes andere Gemüse oder Obst. Es betrifft jeden Nährstoff, der von irgendeinem Lebensmittel losgelöst betrachtet wird. Viele gesundheitsförderliche Substanzen, die chemisch ähnlich aufgebaut sind, liegen in den Nahrungsmitteln und später in unserem Körper in Dutzenden, wenn nicht gar Hunderten oder Tausenden Analoga vor, welche dieselben Aktivitäten zeigen, aber sehr unterschiedliche Potenzen besitzen.

Die Schwierigkeit besteht nicht darin, dass wir nicht genau sagen können, welche Menge einer Substanz genau in einem bestimmten Nahrungsmittel enthalten ist, und auch nicht darin, dass wir nicht herausfinden können, wie viel wir von einem bestimmten Stoff zur Erfüllung aller Funktionen benötigen. Das Problem ist, dass wir die falschen Fragen stellen. Fragen, die auf einem fundamentalen Missverständnis über das hochkomplexe Zusammenspiel von Einzelwirkstoffen in unserer Ernährung beruhen. Wir fragen: „Wie viel Vitamin C bekomme ich?". Doch eigentlich sollten wir fragen: „Welche Nahrungsmittel benötigt mein Organismus, damit ich gesund bleibe?"

Der Reduktionismus kann den Apfel nicht als gesund betrachten und es dabei bewenden lassen. Wenn Äpfel gesund sind, kann es nicht der gesamte Apfel sein. Es muss einen kleinen Teil darin geben, vielleicht eine Substanz aus seinem Inneren, die für die positiven Wirkungen verantwortlich ist. Folglich ist es unsere Aufgabe, dieses eine Element herauszupicken und seine genaue tägliche Bedarfsmenge für den Menschen zu errechnen.

Für das reduktionistische Denken ist gesunde Ernährung ein reines Lotteriespiel im Management der Mikronährstoffe. Es gibt eine Liste isolierter Nährstoffe, die in bestimmten geregelten Mengen eingenommen werden müssen. Aber in der Natur gibt es kein isoliertes Betacarotin. Man kann aus einer Möhre kein Stück Betacarotin herausschneiden.

Leider hindert das aber die Ergänzungsmittelindustrie nicht daran, es trotzdem zu versuchen.

Die Nahrungsergänzungsmittelindustrie

Die reduktionistische Vorstellung von Ernährung basiert auf zwei Prämissen: Es gibt in gesunden Nahrungsmitteln einzelne ak-

tive Substanzen, und diese Substanzen lassen sich herauslösen, ohne dass sie dabei ihre Wirksamkeit bzw. Aktivität einbüßen. Auf diesen Grundannahmen wurde die Nahrungsergänzungsmittelindustrie errichtet. Unermüdlich analysiert diese Industrie Nahrungsmittel, die als gesund gelten, um ihre aktiven Wirkstoffe zu extrahieren, zu synthetisieren und sie dann in Form von Pulvern, Tabletten oder kleinen Würfeln anzubieten, immer unter der Maßgabe, dass dadurch unser gesamter Bedarf an Nährstoffen abgedeckt werde. Wir haben ja bereits gezeigt, wie die Medizin versucht, Krankheiten mit individuellen, synthetisierten oder aus der Natur isolierten Wirkstoffen zu behandeln. Wie Sie inzwischen sicherlich erraten haben, gehen die Anhänger einer „Nahrungsergänzungsmittelmedizin" ebenso vor, und deshalb ist sie auch nicht effektiver als die Schulmedizin. Nahrungsergänzungsmittel können sogar wie ihre aufwendig getesteten medikamentösen Gegenstücke gesundheitliche Schäden verursachen.

Vielleicht finden Sie diese Hintergrundinformationen zur Nutzlosigkeit und potenziellen Schädlichkeit von Nahrungsergänzungsmitteln ja schwer verdaulich. Zweifellos bringt die Industrie, die dahinter steckt, ihre Werbeargumente noch wirkungsvoller unter das Volk als die Pharmaindustrie. Schließlich handelt es sich ja um natürliche Substanzen, wie sie auch in Nahrungsmitteln vorkommen. Auf die entsprechende Werbung stoßen Sie in Gesundheitsmagazinen ebenso wie bei einer Ausstellung über naturnahes Wohnen oder in Ihrem Drogeriemarkt. Auch Ihr Chiropraktiker wird Ihnen vielleicht bestimmte Tabletten empfehlen oder gleich vor Ort verkaufen. Sozial, politisch und sogar spirituell sind Sie im Einklang mit der Nahrungsergänzungsmittelindustrie. Doch an der Einnahme dieser Nährstoffe ist nichts Natürliches. Die zentrale Frage lautet auch nicht, ob Ihnen die Werbung für diese Pillen gefällt, sondern welche langfristigen Auswirkungen diese Vitamine und andere Ergänzungsmittel auf Sie haben.

Es gibt viele Beispiele dafür, dass Nahrungsergänzungsmittel nicht das halten, was sie versprechen; manchmal bewirken sie sogar das genaue Gegenteil. Während manche Fallstudien gelegentlich einen statistisch signifikanten kurzfristigen Nutzen von Vitaminpräparaten anzeigen (und einen mutmaßlichen langfristigen Vorteil), wenn man die Befunde einer großen Zahl von Untersuchungen kollektiv auswertet, gibt es kaum oder gar keine Anzeichen dafür, dass die routinemäßige Nahrungsergänzung mit Vitaminen die Gesundheit verbessert. Wissenschaftler haben lange und intensiv, doch trotz der hohen Kosten letztlich vergeblich nach signifikanten Veränderungen bei Herz-Kreislauf-Erkrankungen[7], bei der Zahl der Krebserkrankungen[8] sowie im Hinblick auf die Gesamtsterblichkeit[9] als Resultat der Einnahme von Nahrungsergänzungsmitteln gesucht. Aus den besten Studien geht nicht nur hervor, dass die reduktionistische Nahrungsergänzung keinen Gesundheitsvorteil bringt, sondern dass sie auch gefährlich sein kann. Wir wollen uns deshalb drei der am häufigsten untersuchten Nahrungsergänzungsmittel etwas genauer ansehen – Vitamin E, Betacarotin sowie die Omega-3-Fettsäuren –, damit Sie verstehen, was ich meine.

Vitamin E

Das Vitamin E wurde 1922 in grünem Blattgemüse entdeckt.[10] Seitdem haben viele Studien gezeigt, dass Vitamin E an vielen biochemischen Abläufen beteiligt ist. Dies legt den Schluss nahe, dass es eine große gesundheitliche Bedeutung hat. Tatsächlich sinkt mit steigendem Vitamin-E-Spiegel im Blut das Risiko für eine Vielzahl von Erkrankungen. Vitamin E ist fettlöslich (und weniger wasserlöslich), sodass es in der Umgebung von vielen Fetten wie etwa an der Zellmembran aktiv ist, wo es die Membranen und die darin enthaltenen Enzyme vor Oxidationsschäden schützt.[11]

In den vergangenen Jahren entwickelte sich Vitamin E zu einer verbreiteten Standardsubstanz der Nahrungsergänzung zur Vorbeugung unter anderem von Herz- und Gefäßkrankheiten[12], und zwar vor dem Hintergrund der Vorstellung, dass das in der Nahrung so wichtige Vitamin E in isolierter Form als Ergänzungsmittel ebenso gut für die Gesundheit sei. Unter den Anhängern der Nahrungsergänzung gilt das Vitamin E in Pillenform als „Wundernährstoff".

Doch das funktioniert nicht einmal in der Theorie. Zum einen tritt Vitamin E so gut wie nie unabhängig in Erscheinung, was ja auch auf die anderen Nährstoffe zutrifft, die wir in diesem Buch besprochen haben. Es wird von anderen Nährstoffen stark beeinflusst wie z. B. von Selen, schwefelhaltigen Aminosäuren und mehrfach ungesättigten Fettsäuren. Vitamin E aus seiner pflanzlichen Umgebung herauszulösen ist also ungefähr so sinnvoll, wie einen General ohne Truppen ins Feld zu schicken. Zum anderen ist das, was wir Vitamin E nennen, eigentlich gar kein Vitamin, sondern eine Gruppe aus acht einander ähnlichen, aber eben auch leicht unterschiedlichen Varianten (sogenannte Analoga).[13] Sie haben zwar häufig die gleichen Funktionen, unterscheiden sich jedoch stark im Hinblick auf ihre Wirksamkeit[14] und das Zielgewebe[15].

Der Verkauf von Vitamin-E-Präparaten kam nach 1993 so richtig in Schwung, als eine Studie einen Zusammenhang zwischen erhöhten Vitamin-E-Spiegeln und einer geringeren KHK-Inzidenz feststellte.[16] Die Studie bezog sich jedoch auf Vitamin E aus Nahrungsmitteln und nicht in Form von Ergänzungspräparaten. Die Autoren lehnten sich etwas zu weit aus dem Fenster, als sie daraus den Schluss zogen, dass niedrige Vitamin-E-Serumspiegel der Herzgesundheit schaden (denn die Studie wollte eine Verbindung nachweisen, keinen Kausalzusammenhang). Viel zu weit gingen sie jedoch mit der Behauptung, dass Vitamin-E-*Ergänzungen* das Risiko für eine KHK senken. Zu ihrer Entlastung sei angemerkt, dass sie weitere Untersuchungen empfahlen, bevor der allgemeine Einsatz von Vitamin-E-Präparaten befürwortet werden könne. Doch auf diesen Hinweis hat kaum jemand gehört. Die meisten haben die Studie so gedeutet, dass Vitamin-E-Präparate Herzerkrankungen vorbeugen.

Der Medienhype um diese Studie hat den großen Markt für Vitamin-E-Ergänzungsmittel in den vergangenen beiden Dekaden ständig weiter befeuert. Zugleich hat dieses große Interesse weitere Studien nach sich gezogen, die eine etwas andere Geschichte erzählen. In randomisierten kontrollierten Studien konnten Vitamin-E-Präparate das Risiko für kardiovaskuläre Erkrankungen[17], Krebs[18], Diabetes[19], Katarakt[20] oder chronisch-obstruktive Lungenerkrankungen

(COPD)[21] nicht senken. Die Ergebnisse stützen sich auf eine breite Datenbasis und wirken ziemlich überzeugend. Die hohe Probandenzahl, die Breite der Untersuchungen mit zahlreichen überprüften Erkrankungen, die Zahl der Untersuchungen und die teils gegensätzlichen Erwartungen der Wissenschaftler sprechen eine deutliche Sprache: Vitamin-E-Präparate zur Nahrungsergänzung wirken nicht in der Weise, die Reduktionisten aufgrund der positiven Effekte einer Vitamin-E-reichen *Ernährung* erwartet hatten. Zwar gibt es einige kleine Gruppen von Probanden, für die eine Vitamin-E-Ergänzung einen marginalen Vorteil bedeuten kann, doch trifft das auf die überwiegende Mehrheit der Bevölkerung nicht zu.

Das ist angesichts neuester Forschungsergebnisse sogar noch eine viel zu wohlwollende Beurteilung. Eine neue Metaanalyse von über 70 randomisierten kontrollierten Studien mit insgesamt fast 300 000 Teilnehmern hat ermittelt, dass die Einnahme von Vitamin-E-Präparaten mit einer erhöhten Gesamtsterblichkeit verbunden ist (was sich auch auf Vitamin-A- und Betacarotin-Ergänzungen bezog, worauf ich weiter unten eingehe).[22] Sie haben richtig gelesen: Vitamin-E-Nahrungsergänzungsmittel machen Sie nicht nur nicht gesünder, sondern können auch mitverantwortlich für Ihr vorzeitiges Ableben sein.

Die Verfechter von Vitamin-E-Präparaten zur Nahrungsergänzung haben wenig überraschend reagiert. Die einen zweifelten das experimentelle Design der Untersuchungen, andere die Interpretation der Befunde[23] an – eine angemessene und wünschenswerte Reaktion unter Wissenschaftlern, deren Aufgabe es ja ist, valide Schlussfolgerungen aus unvollkommenen Daten herauszulesen. Kein ernsthafter Wissenschaftler kann ignorieren, dass der Nutzen von Nahrungsmittelergänzungen zunehmend infrage gestellt wird.

Andere Wissenschaftler haben darauf hingewiesen, dass der Forschungsgegenstand in diesen neuen Untersuchungen die ersten vier Vitamin-E-Analoga (die Tokopherole) waren und schlugen vor, sich auf die anderen vier Geschwister zu konzentrieren (die Tokotrienole), die vielleicht in anderen Systemen aktiver sind und dort Gutes tun.[24] Dabei wird jedoch vergessen, dass diese Analoga dann vielleicht auch mehr Unheil anrichten können.

Schließlich haben sich noch andere Anhänger der Vitamin-E-Nahrungsergänzungsmittel auf die Suche nach speziellen Personengruppen gemacht, bei denen die Vorteile die Risiken ausgleichen. Dazu gehören auch Menschen mit verschiedenen genetischen Prädispositionen.[25] Doch dieses Vorgehen verkennt weiterhin die reale Möglichkeit, dass eine pflanzenbasierte Ernährung (PBE) dasselbe leisten kann, und zwar zu einem geringeren Preis und mit weniger Nebenwirkungen wie Herzversagen[26] und vorzeitiger Tod[27].

Es lässt sich kaum bestreiten, dass die positiven Wirkungen von Vitamin E auf die Gesundheit verloren gehen, wenn es aus seinem angestammten Pflanzenmilieu herausgelöst und uns in Flaschen verkauft wird. Doch das sagt Ihnen niemand von denen, die diesen Wirbel im Gewand seriöser Forschung mitveranstalten.

Omega-3-Fettsäuren

Ebenso wie das Vitamin E sind auch die Omega-3-Fettsäuren für unseren Organismus essenziell, und wie alle „essenziellen" Nährstoffe können wir sie nicht selbst erzeugen, sondern müssen sie mit der Nahrung aufnehmen. Man unterscheidet drei Arten von Omega-3-Fettsäuren: Alpha-Linolensäure (ALA), Docosahexaensäure (DHA) und Eicosapentaensäure (EPA), wobei DHA bei korrekter Ernährungsweise gewöhnlich nicht als essenziell eingestuft wird, sofern der Omega-3-Anteil in der Nahrung in einem angemessenen Verhältnis zu den Omega-6-Fettsäuren und zum Gesamtfett steht. Omega-3-Fettsäuren findet man in unterschiedlichen Pflanzen, bestimmten Fischsorten und Speisealgen.

Omega-3-Fettsäuren scheinen unseren Körper vor Entzündungen zu schützen, haben also eine antiinflammatorische Wirkung und können somit bei der Behandlung von rheumatoider Arthritis und kardiovaskulären Erkrankungen hilfreich sein. In verschiedenen kleineren Untersuchungen verbesserten Omega-3-Fettsäuren klinische Biomarker des Diabetes mellitus wie die Glukosetoleranz[28], die Triglyceride im Serum[29] und den HDL-Spiegel (high density lipoprotein, das als „guter" Anteil des Gesamtcholesterins im Blut gilt)[30]. Dies legt den Schluss nahe, dass Omega-3-Fettsäuren vor Diabetes schützen können.

Omega-3-Fettsäuren gehören aktuell zu den Lieblingen der „Nahrungsergänzungswelt". Damit wir auch genügend davon bekommen, erzeugen die Medien in uns den Wunsch, viel Fisch zu essen, vor allem die fetten Sorten wie Sardellen, Heringe, Lachs, Sardinen und Thunfisch. (Dabei wird meist nicht erwähnt, dass die Omega-3-Fettsäure ALA auch in Nüssen und Saaten vorkommt und im Körper in andere Formen umgewandelt wird, sodass der Fischverzehr überflüssig wird.) Und natürlich sollen wir auch Omega-3-Präparate als Nahrungsergänzungsmittel einnehmen.

Die Hersteller verkaufen Omega-3-Fettsäuren meist als Fischölkapseln. Dabei werben sie mit der „Reinheit" ihrer Produkte gegenüber fetten Speisefischen, die gefährlich hohe Konzentrationen von Quecksilber, PCB und andere Verunreinigungen enthalten sollen. Im Internet geht die Seite von WebMD, die Gesundheitsinformationen bereitstellt, sogar so weit, schwangere Frauen und Kinder vor dem Verzehr vieler Wild- und aller Zuchtfische zu warnen. Die Omega-3-Substitution mit Kapseln erscheint als die cleverere Alternative, um den Bedarf an diesem essenziellen Nährstoff zu decken. Doch es hat sich gezeigt, dass das nicht funktioniert.

Bei der zusammenfassenden Auswertung von 89 Studien (eine sehr große Zahl!) ließ sich kein deutlicher Effekt der Omega-3-Fettsäuren auf die Gesamtsterblichkeit, kardiovaskuläre Ereignisse oder die Krebsrate nachweisen.[31] In einer sehr großen und langfristig angelegten Studie mit fast 200 000 Teilnehmern über 15 Jahre[32] war die zunehmende Einnahme von Omega-3-Fettsäuren (überwiegend über den Fischverzehr aber auch über Nahrungsergänzungsmittel) mit einem erhöhten Risiko für einen Typ-2-Diabetes assoziiert. Je höher die Zufuhr von Omega-3-Fettsäuren war, desto größer war das Risiko, an Diabetes zu erkranken. Insgesamt nahmen an der Untersuchung fast 10 000 Patienten mit Typ-2-Diabetes teil. Als die Einnahme von Omega-3-Fettsäuren anstieg, nahm auch die Zahl der Diabetes-Fälle zu, sodass es sehr unwahrscheinlich erscheint, dass dieses gemeinsame Auftreten zufälliger Natur war.

Erhöht die vermehrte Aufnahme von Omega-3-Fettsäuren denn tatsächlich das Risiko für einen Typ-2-Diabetes? Was ist denn aus den früheren, kleineren Studien geworden, die genau das Gegenteil behauptet hatten, nämlich einen Schutz vor Diabetes? Wie lässt sich dieser Widerspruch erklären? Sieht man sich diese Untersuchungen genau an, gibt es gar keinen Unterschied. Die älteren, kleineren Untersuchungen waren kurzfristig angelegt und untersuchten nur Biomarker, die mit Diabetes assoziiert sind. Das ist aber nicht das Gleiche wie Befunde aus dem Endstadium einer Krankheit. Kurzfristige Ergebnisse sind nicht mehr als ein kurzes Aufblitzen in einem Meer voll komplexer Ereignisse. Die entsprechende Industrie stützt sich jedoch eher auf diese überstürzten Beurteilungen, statt besser auf aussagekräftige Langzeitstudien zu warten, um uns davon zu überzeugen, dass ihre Produkte wirksam sind.

Betacarotin

Ein inzwischen klassisches Beispiel für die Kurzsichtigkeit einer überstürzten Beurteilung kurzfristiger Effekte ist die Geschichte des Betacarotins, das als Vitamin-A-Vorstufe in Pflanzen zu finden ist und dann in unserem Körper in „echtes" Vitamin A umgewandelt wird. Das Betacarotin findet sich in grünen Blattgemüsen und in roten, orangefarbenen und gelben Gemüsearten wie Chilis, Möhren und Kürbis. In den 1970er Jahren stellte man fest, dass das Betacarotin ein starkes Antioxidans ist[33], das die Aktivität freier Radikaler hemmt, die im Verdacht stehen, das Krebswachstum zu fördern. Eine betacarotinreiche Ernährung (d.h. Gemüse und Obst) wurde auch mit einer Abnahme der Lungenkrebsrate asso-

ziiert.[34] Insgesamt erzeugten diese Beobachtungen die Vorstellung, dass Betacarotin vor Lungenkrebs und vielleicht auch vor
anderen Krebsarten schützt.

Doch ungefähr zehn Jahre später wurde
bei einer Untersuchung unter Rauchern in
Finnland festgestellt, dass eine Betacarotin-
ergänzung über einen Zeitraum von
6,5 Jahren zu einer Zunahme der Todesrate
bei Lungenkrebs um 46 Prozent führte[35],
was ein ausgeprägter und statistisch signifikanter Wert ist. Zusätzlich wurde unter denen, die Nahrungsergänzungsmittel einnahmen, eine Anstieg der Todesrate infolge
einer kardiovaskulären Erkrankung um
26 Prozent ermittelt.[36] Dieser unerwartete
Effekt war so auffällig, dass die Studie abgebrochen werden musste. Die Betacarotin-
Ergänzung steigerte also die Todesrate so
stark, dass die Untersuchung sofort been-
det wurde, um weitere Todesfälle zu verhindern.

Interessanterweise wurde in derselben
Studie der Ausgangswert für die Betacaro-
tin-Aufnahme über die Ernährung mit einem niedrigeren Lungenkrebsrisiko in Verbindung gebracht. Dieser Unterschied war
sehr ausgeprägt. Betacarotin aus der Nahrung war mit einem geringeren Lungenkrebsrisiko verbunden, Betacarotin als
Nahrungsergänzungsmittel jedoch mit einem höheren. Andere große Studien haben
diese Ergebnisse bestätigt.[37]

Seitdem herrscht Konsens darüber, dass
Betacarotin als Nahrungsergänzung weder
die Zahl der Krebs- noch der Herz-Kreislauf-Erkrankungen verringert.[38]

Ergänzungsstarrsinn

Inzwischen liegen zahlreiche Untersuchungen vor, die der Frage nachgehen, über welche Mechanismen Betacarotin, Vitamin E
und andere antioxidative Vitamine eigentlich vor Krankheiten wie KHK und Krebs
schützen müssten, und warum das nicht
funktioniert, wenn man sie isoliert untersucht (d.h. in Tablettenform). Aber auch
wenn die Forscher diese spezifischen Befunde allmählich akzeptieren und nicht
länger Betacarotin, Vitamin E oder Omega-
3-Fettsäuren empfehlen, halten sie doch
hartnäckig an ihren alten Überzeugungen
fest und behaupten, dass wir trotz dieser
Enttäuschungen nichts unversucht lassen
sollten, um Krankheiten durch die Einnahme isolierter Substanzen vorzubeugen. Was
für Dickschädel!

Angesichts der immer deutlicheren Belege dafür, dass die Nahrungsergänzung mit
isolierten Substanzen keine gute Idee ist,
reagieren die Industrie und die von ihr be-
zahlten Wissenschaftler damit, ihr reduktionistisches Süppchen einfach immer wei-
terzukochen. Einige suchen intensiv nach
neuen antioxidativen Wirkstoffen in Pflanzen und hoffen, dabei Substanzen mit mehr
Vor- als Nachteilen zu finden als die derzeit
bekannten.[39] Andere glauben, dass eine
maßgeschneiderte Auswahl der klinischen
Parameter dabei helfen könnte, neue positive Eigenschaften der gegenwärtig beforsch-
ten antioxidativen Substanzen zutage zu
fördern. Da es also zu den antioxidativen
Effekten, die wir bisher untersucht haben,
anscheinend keine aussagekräftigen, gesundheitsrelevanten Ergebnisse gibt, sollen
wir stattdessen nach anderen Effekten suchen, die es erlauben, wichtige Dinge wie
weniger Krankheiten und ein längeres Leben zu prognostizieren. Aber der Grund,
weshalb wir Biomarker als Stellvertreter für
die eigentliche Gesundheit nehmen, ist ge-

nau der gleiche, weshalb Biomarkerstudien keine verlässlichen Aussagen über die tatsächlichen Wirkungen eines Nahrungsergänzungsmittel für die menschliche Gesundheit zulassen – es ist billiger und schneller, biochemische Zusammenhänge zu ermitteln, als jahrelang Probanden zu beobachten um zu sehen, was mit ihnen passiert.

Ich fand es ziemlich entmutigend, wie die Forscher auf die Erkenntnis, dass Vitamin E, Betacarotin und andere isolierte Antioxidanzien der Gesundheit nicht zuträglich sind, reagiert haben. Viele Forscher kennen diese Studien jetzt.[40] Sie erkennen auch die komplexe Natur der antioxidativen Aktivität an und die Berechtigung der verschiedenen Untersuchungsberichte, wonach die Vitaminergänzung in manchen Fällen toxische Folgen haben kann. Aber statt diese Sackgasse auf dem Weg zu einer besseren Gesundheit zu verlassen, präsentieren sie noch mehr technische Details und hoffen, dass dadurch zusätzliche und noch komplexere Forschungsprojekte zur Nahrungsergänzung genehmigt werden. Nach all den Jahren und den vielen Studien erkennen sie immer noch nicht, wie sinnlos es ist, auf diesem teuren und eigentlich unbrauchbaren Weg zu bleiben und nach einigen neuen Antioxidanzienanaloga zu suchen, die dann die spezielle Fähigkeit haben, Gesundheit zu erzeugen. Vielleicht finden sie ja eines Tages die Nadel im Heuhaufen, das reduktionistische Ergänzungsmittel, das seinen natürlichen Verwandten übertrumpft, aber ich würde nicht darauf wetten.

Als sich Mitte der 1980er Jahre die Nahrungsergänzungsmittelindustrie zu entwickeln begann, war ich im Auftrag der *National Academy of Sciences* etwa drei Jahre lang damit befasst, der *U. S. Federal Trade Commission* eine Antwort auf die Frage zu liefern, ob die behaupteten gesundheitlichen Vorteile einer Nahrungsergänzung mit Vitaminen durch den damaligen Stand der Wissenschaft bestätigt werden. Ich konnte die von der Industrie behaupteten gesundheitlichen Vorteile nicht teilen, weil es keine verlässlichen Untersuchungen dazu gab und weil es aus meiner damaligen biologischen Sicht ein sinnloses Unterfangen war. Meine damalige Position war die gleiche, die ich heute, 25 Jahre später, immer noch vertrete: Nährstoffe wirken nur selten, wenn überhaupt, für sich allein oder zumindest nicht gut. Nach ein paar hundert Milliarden Forschungsdollars haben wir jetzt endlich Belege dafür, durch die sich das Monstrum vielleicht doch bewegen lassen könnte.

Verstehen Sie mich bitte nicht falsch: Ich behaupte nicht, dass nicht einige Menschen von bestimmten Ergänzungsmitteln profitieren können, vor allem, wenn sich die chemische Zusammensetzung der Präparate derjenigen der ganzen Pflanze annähert, wie es in manchen Mischungen aus getrockneten Kräutern der Fall ist. Doch aus meiner Sicht liegt die „Beweislast" bei denjenigen, welche die vorteilhaften Effekte propagieren. Unter Beweislast verstehe ich Forschungsergebnisse, die ein Peer-Review-Verfahren überstehen. Es reicht dabei nicht aus, sich zu überlegen oder gar zu folgern, dass diese „natürlichen Ergänzungsmittel" die beste Gesundheitsfürsorge sind, ohne zu verdeutlichen, dass die regelmäßige Aufnahme von pflanzlicher Nahrung, von denen die Produkte letztlich abstammen, einen viel höheren gesundheitlichen Nutzen bei einem zugleich viel geringeren Preis bietet.

Die Gefahr des zunehmenden Konsums von Nahrungsergänzungsmitteln ist größer als nur die belegten negativen gesundheitlichen Folgen. Unsere Liebe zu dem Allheilmittel der Nahrungsergänzung verführt uns zu dem Glauben, wir seien auf der sicheren Seite, wenn es um die richtige Ernährung geht. Warum sollten wir Gemüse essen, wenn wir ohne Unterlass Hotdogs und Eis in uns hineinschaufeln können und bei aufkommenden Problemen nur eine Pille zu nehmen brauchen?

Die Nahrungsergänzung entwickelt sich zum Kanarienvogel im Kohlestollen der reduktionistischen Medizin. Während die Pharmaindustrie unvermindert voranschreitet, scheint die Ergänzungsmittelindustrie, was die Forschung betrifft, zumindest in einer Sackgasse angelangt zu sein. Sie kann ihr Projekt der synthetischen Nährstofferzeugung als Königsweg zur Gesundheit nur noch durch reduktionistische Forschungsmethoden verteidigen, d.h. durch Überbewertung von Biomarkerbefunden und einzelnen Nährstoffen bei gleichzeitiger Leugnung ihrer tatsächlichen gesundheitlichen Auswirkungen.

Anmerkungen

1   C. Thurston, „Dietary Supplements: The Latest Trends & Issues", *Neutraceuticals World*, April 1, 2008, http://www.nutraceuticalsworld.com/issues/2008-04/view_features/dietary-supplements-the-latest-trends-amp-issues/.

2   Ebd.

3   „Apples, Raw, with Skin", *Self* NutritionData, accessed November 11, 2012, http://nutritiondata.self.com/facts/fruits-and-fruit-juices/1809/2.

4   M.V. Eberhardt, C.Y. Lee und R.H. Liu, „Antioxidant Activity of Fresh Apples", *Nature* 405, no. 6789 (June 22, 2000): 903–4.

5   J. Boyer und R.H. Liu, „Review: Apple Phytochemicals and Their Health Effects", Nutrition Journal 3, no. 5 (2004), http://www.nutritionj.com/content/3/1/5.

6   Ebd. K. Wolfe, X.Z. Wu und R.H. Liu, „Antioxidant Activity of Apple Peels", *Journal of Agricultural and Food Chemistry* 51, Nr. 3 (Januar 29, 2003): 609–14.

7   C.D. Morris und S. Carson, „Routine Vitamin Supplementation to Prevent Cardiovascular Disease: A Summary of the Evidence for the U.S. Preventive Services Task Force", *Annals of Internal Medicine* 139, Nr. 1 (2003): 56–70.

8   U.S. Preventive Services Task Force. „Routine Vitamin Supplementation to Prevent Cancer and Cardiovascular Disease: Recommendations and Rationale", *Annals of Internal Medicine* 139, no. 1 (2003): 51–55.

9   Ebd.

10   H.M. Evans und K.S. Bishop, „On the Existence of a Hitherto Unrecognized Dietary Factor Essential for Reproduction", *Science* 56, Nr. 1458 (1922): 650–51.

11   D. Farbstein, A. Kozak-Blickstein und A.P. Levy, „Antioxidant Vitamins and Their Use in Preventing Cardiovascular Disease", *Molecules* 15, Nr. 11 (2010): 8098–8110; B.B. Aggarwal, C. Sundarum, S. Prasad, and R. Kannappan, „Tocotrienols, the Vitamin E of the 21st Century: Its Potential against Cancer and Other Chronic Diseases", *Biochemical Pharmacology* 80, Nr. 11 (2010): 1613–31.

12   C.H. Hennekens, J.M. Gaziano, J.E. Manson und J.E. Buring, „Antioxidant Vitamin-Cardiovascular Disease Hypothesis Is Still Promising, But Still Unproven: The Need for Randomized Trials", *American Journal of Clinical Nutrition* 62 (1995): 1377S-1380S.

13   B.C. Pearce, R.A. Parker, M.E. Deason, A.A. Qureshi und J.J. Wright, „Hypercholesterolemic Activity of Synthetic and Natural Tocotrienols", *Journal of Medicinal Chemistry* 35, Nr. 20 (1992): 3595–3606.

14   Ebd.

15   A. Augustyniak et al., „Natural and Synthetic Antioxidants: An Updated Overview", *Free Radical Research*, 44, Nr. 10 (2010): 1216–62.

16   E.B. Rimm, M.J. Stampfer, A. Ascherio, E. Giovannucci, G.A. Colditz und W.C. Willett, „Vitamin E Consumption and the Risk of Coronary Heart Disease in Men", *New England Journal of Medicine* 328, Nr. 20 (May 20, 1993): 1450–56; M.J. Stampfer, C.H. Hennekens, J.E. Manson, G.A. Colditz, B. Rosner und W.C. Willett, „Vitamin E Consumption and the Risk of Coronary Disease in Women", *New England Journal of Medicine* 328, Nr. 20 (Mai 20, 1993): 1444–49.

17 Sesso et al., „Vitamins E and C"; I. M. Lee, N. R. Cook, J. M. Gaziano, D. Gordon, P. M. Ridker, J. E. Manson, C. H. Hennekens und J. E. Buring, „Vitamin E in the Primary Prevention of Cardiovascular Disease and Cancer: The Women's Health Study: A Randomized Controlled Trial", *Journal of the American Medical Association* 294, Nr. 1 (2005): 56–65; E. Lonn et al., „Effects of Long-Term Vitamin E Supplementation on Cardiovascular Events and Cancer: A Randomized Controlled Trial", *Journal of the American Medical Association* 293, Nr. 11 (2005): 1338–47; D. P. Vivekananthan, M. S. Penn, S. K. Sapp, A. Hsu und E. J. Topol, „Use of Antioxidant Vitamins for the Prevention of Cardiovascular Disease: Meta-analysis of Randomised Trials", *Lancet* 361, Nr. 9374 (Juni 14, 2003): 2017–23.

18 Lee et al., „Vitamin E in the Primary Prevention"; Lonn et al., „Effects of Long-Term Vitamin E"; V. A. Kirsh et al., „Supplemental and Dietary Vitamin E, Beta-Carotene, and Vitamin C Intakes and Prostate Cancer Risk", *Journal of the National Cancer Institute* 98, Nr. 4 (Februar 15, 2006): 245–54; S. M. Lippman et al., „Effect of Selenium and Vitamin E on Risk of Prostate Cancer and Other Cancers: The Selenium and Vitamin E Cancer Prevention Trial (SELECT)", *Journal of the American Medical Association* 301, Nr. 1 (Januar 7, 2009): 39–51.

19 Lippman et al., „Effect of Selenium"; S. Liu, I. M. Lee, Y. Song, M. Van Denburgh, N. R. Cook, J. E. Manson, and J. E. Buring, „Vitamin E and Risk of Type 2 Diabetes in the Women's Health Study Randomized Controlled Trial", *Diabetes* 55, Nr 10 (Oktober 2006): 2856–62.

20 W. G. Christen, R. J. Glynn, H. D. Sesso, T. Kurth, J. MacFayden, V. Bubes, J. E. Buring, J. E. Manson und J. M. Gaziano, „Age-Related Cataract in a Randomized Trial of Vitamins E and C in Men", *Archives of Ophthalmology* 128, Nr. 11 (November 2010): 1397–1405.

21 I. G. Tsiligianni und T. van der Molen, „A Systematic Review of the Role of Vitamin Insufficiencies and Supplementation in COPD", *Respiratory Research* 11 (Dezember 6, 2010), 171.

22 G. Bjelakovic, D. Nikolova, L. L. Gluud, R. G. Simonetti, and C. Gluud, „Antioxidant Supplements for Prevention of Mortality in Healthy Participants and Patients with Various Diseases", *Cochrane Database of Systematic Reviews* 3 (2012).

23 Y. Dotan, D. Lichtenberg und I. Pinchuk, „No Evidence Supports Vitamin E Indiscriminate Supplementation", *Biofactors* 35, Nr. 6 (2009): 469–73; J. Blumberg und B. Frei, „Why Clinical Trials of Vitamin E and Cardiovascular Diseases May Be Fatally Flawed", *Free Radical Biology & Medicine* 43, Nr. 10 (2007): 1374–76.

24 Aggarwal et al., „Tocotrienols."

25 Farbstein et al., „Antioxidant Vitamins."

26 Lonn et al., „Effects of Long-Term Vitamin E."

27 Bjelakovic et al., „Mortality in Randomized Trials"; Miller et al., „Meta-analysis."

28 S. O. Ebbesson et al., „Fatty Acid Consumption and Metabolic Syndrome Components: The GOCADAN Study", *Journal of the Cardiometabolic Syndrome* 2, Nr. 4 (2007): 244–49.

29 E. Lopez-Garcia, M. B. Schulze, J. E. Manson, J. B. Meigs, C. M. Albert, N. Rifai, W. C. Willett, F. B. Hu, „Consumption of (n-3) Fatty Acids Is Related to Plasma Biomarkers of Inflammation and Endothelial Activation in Women", *Journal of Nutrition* 134, Nr. 7 (2004): 1806–11; R. J. Deckelbaum, T. S. Worgall, and T. Seo, „n-3 Fatty Acids and Gene Expression", supplement, *American Journal of Clinical Nutrition* 83, Nr. 6 (2006): 1520S–25S.

30 S. V. Kaushik, D. Mozaffarian, D. Spiegelman, J. E. Manson, and W. Willett, „Long-Chain Omega-3 Fatty Acids, Fish Intake, and the Risk of Type 2 Diabetes mellitus", *American Journal of Clinical Nutrition* 90, Nr. 3 (2009): 613–20.

31 L. Hooper et al., „Risks and Benefits of Omega 3 Fats for Mortality, Cardiovascular Disease, and Cancer: Systematic Review", *BMJ* 332, Nr. 7544 (2006): 752–60.

32 Kaushik et al., „Long-Chain Omega-3 Fatty Acids."

33 C. S. Foote, Y. C. Chang, and R. W. Denny, „Chemistry of Singlet Oxygen. X. Carotenoid Quenching Parallels Biological Protection", Journal of the American Chemical Society 92, Nr. 17 (1970): 5216–18; J. E. Packer, J. S. Mahood, V. O. Mora-Arellano, T. F. Slater, R. L. Willson, and B. S. Wolfenden, „Free Radicals and Singlet Oxygen Scavengers: Reaction of a Peroxy-radical with β-carotene, Diphenyl Furan and 1,4-diazobicyclo(2,2,2)-octane", Biochemical and Biophysical Research Communications 98, Nr. 4 (1981): 901–6.

34 R. Peto, R. Doll und J. D. Buckley, „Can Dietary Beta-Carotene Materially Reduce Human Cancer Rates?" *Nature* 290, Nr. 5803 (1981): 201–8.

35 G. S. Omenn, „Chemoprevention of Lung Cancers: Lessons from CARET, the Beta-Carotene and Retinol Efficacy Trial, and Prospects for the Future", *European Journal of Cancer Prevention* 16, Nr. 3 (2007): 184–91.

36 G. S. Omenn et al, „Effects of a Combination of Beta Carotene and Vitamin A on Lung Cancer and Cardiovascular Disease", *New England Journal of Medicine* 334, Nr. 18 (1996): 1150–55.

37 Omenn, „Chemoprevention of Lung Cancers."

38 A. Saremi und R. Arora, „Vitamin E and Cardiovascular Disease", American Journal of Therapeutics 17, Nr. 3 (2010): e56–e65; Farbstein et al., „Antioxidant Vitamins."

39 Augustyniak et al., „Natural and Synthetic Antioxidants."

40 Ebd. Farbstein et al., „Antioxidant Vitamins"; Aggarwal et al., „Tocotrienols"; Dotan et al., „No Evidence Supports Vitamin E"; A. R. Ndhlala, M. Moyo und J. Van Staden, „Natural Antioxidants: Fascinating or Mythical Biomolecules?" Molecules 15, Nr. 10 (2010): 6905–30; E. M. Becker, L. R. Nissen und L. H. Skibsted, „Antioxidant Evaluation Protocols: Food Quality or Health Effects", European Food Research and Technology 219, Nr. 6 (2004): 561–71.

12 Reduktionistische Sozialpolitik

Was wir uns selbst antun, tun wir der Erde an   175
Unser Speiseplan und die Klimakrise   177
Leerlauf der Grundwasserkammer im Mittleren Westen   179
Tierquälerei, Tierversuche und der moderne
Viehzuchtbetrieb   179
Verelendung der Menschen   182
Die Lebensmittelmafia   183

Was immer wir der Erde antun, tun wir uns selbst an.

Häuptling Seattle

In diesem zweiten Teil des Buchs haben wir uns bislang den Reduktionismus im Hinblick auf Ernährung und Ernährungspolitik angesehen und beschrieben, wie er sich auf die Gesundheit des Einzelnen und über die Ernährung auf die Lebensqualität auswirkt. Doch berührt dieser reduktionistische Zugang zur Ernährung auch noch andere Bereiche des Lebens. Die Sozialpolitik ist nicht mein ausgewiesenes Fachgebiet, doch ich war wiederholt Mitglied in gesundheits- und ernährungspolitischen Fachkommissionen und habe in dieser Funktion stets die Auswirkungen von Ernährungsempfehlungen auf das soziale und kulturelle Leben mit berücksichtigt. Es wäre somit nachlässig, nicht wenigstens zu erwähnen, auf welche Art und Weise der Reduktionismus unseren Blick für soziale Probleme und die Welt, in der wir leben, beeinflusst, und wie die Informationspolitik zur Ernährung uns blind macht für die Vorteile einer pflanzenbasierten Ernährungsweise (PBE) gegenüber einer auf tierischen Produkten basierenden Ernährung.

Verbinden Sie einmal die Punkte einiger unserer größten gesellschaftlichen, ökonomischen und ökologischen Probleme miteinander und Sie werden feststellen, dass dabei die Ernährung als ein großer ursächlicher Faktor und auch als möglicher Lösungsansatz heraussticht. Es zeichnet sich ab, dass Essen – die Art und Weise, wie wir die Natur oder einen künstlichen Ersatzstoff in unserem Körper buchstäblich absorbieren – von großer Bedeutung dafür ist, mit welcher Einstellung wir der Natur und auch unseren Mitmenschen begegnen.

Was wir uns selbst antun, tun wir der Erde an

Jedes Jahr zum Nationalfeiertag am 4. Juli gibt es in meiner Wahlheimat Durham in North Carolina einen wunderbaren Handwerkermarkt und ein Musikfestival, bei dem Geld für die Rettung des Flusses gesammelt wird, der durch die Stadt fließt. Die Bands kommen aus dem ganzen Land und treten in unserem schönen Stadtpark auf. Die Händler verkaufen handgefertigten Schmuck, Töpferwaren und Kleidung. Aktivisten und Umweltschützer informieren über Solarenergie, Flusssanierungsprojekte, Alternativen zur Kernenergie und viele andere Themen. Alle Servietten, Löffel, Teller und Tassen, die auf dem Festival verwendet werden, sind zu 100 Prozent kompostierbar. Kurz, man wird schwerlich irgendwo ein Fest mit einer größeren Umweltorientierung finden.

Mit Ausnahme dessen, was die meisten Festivalbesucher in sich hineinstopfen: frittierte Krapfen mit reichlich synthetischem Sirup und raffiniertem Zucker, riesige Truthahnschenkel, Hamburger, Hühnerbrust und Corn Dogs (Würstchen in Maisteig) aus landwirtschaftlichen Fabriken, die Hormone und Antibiotika in ihre Produkte pumpen. Die Fritten kommen aus Fritteusen mit genetisch modifiziertem Pflanzenöl. Wir haben zwar inzwischen verstanden, dass die Verschmutzung unserer Bäche und Flüsse schlecht ist, doch scheint unsere eigene Verschmutzung irgendwie in Ordnung zu sein, weil das, was wir essen, ja keine Auswirkung auf die Umwelt hat.

Ich kenne viele Umweltschützer, deren Einsatz glaubwürdig und anerkennenswert ist, doch er endet an ihren Lippen. In gewisser Weise ist das verständlich, denn viele unserer Lieblings-„Speisen" machen süchtig, und unser Verhältnis zum Essen ist viel stärker mit Emotionen behaftet als etwa zu Glühbirnen oder Plastiktüten. Doch selbst diese weitsichtigen und vorausdenkenden Aktivisten tragen offenbar reduktionistische Scheuklappen, wenn sie nicht erkennen, dass ihr persönliches Essverhalten mindestens ebenso wichtig für die Umwelt ist wie Recycling und die Verwendung von Energiesparlampen. Eigentlich glaube ich sogar, dass die Bedeutung des Essverhaltens wichtiger ist.

An den Anfang des Kapitels habe ich ein Zitat von Chief Seattle gesetzt: „Was immer wir der Erde antun, tun wir uns selbst an". Vielleicht kennen Sie es in einer leicht abgewandelten Form. Es wird oft von Umweltschützern vorgebracht, die uns daran erinnern wollen, dass wir durch den Kahlschlag in unseren Wäldern, die Verschmutzung unserer Gewässer und den Ausstoß von Toxinen in die Luft, die wir atmen, letztlich uns selbst schädigen.

Weniger augenfällig ist die Tatsache, dass dies auch in umgekehrter Richtung wahr ist: Was wir uns beim Essen einverleiben, hat große Folgen für die Umwelt. Vor allem unser hoher Konsum tierischer Produkte hat großen Anteil an unseren Umweltproblemen wie z. B. am Verlust der Bodenkrume, an der Grundwasserverseuchung, der Entwaldung, dem Verbrauch fossiler Brennstoffe und der Erschöpfung der tiefen Grundwasserschichten.

Mein Kollege David Pimentel an der Universität von Cornell hat im Detail beschrieben, wie unser System der Viehwirtschaft wertvolle Ressourcen verschwendet und die Umwelt zerstört. Seinen Schätzungen zufolge wird für die Produktion tierischer Nahrungsmittel 5- bis 50-mal mehr Land und Wasser benötigt als für die Herstellung der gleichen Kalorienmenge von pflanzenbasierter Kost (die große Schwankungsbreite hängt von verschiedenen Faktoren ab, z. B. von der Tierart und der Art der Tierfütterung). In einer Welt, in der Hunger endemisch ist, bedeutet ein derart ineffizienter Ressourceneinsatz eine Tragödie.

Hier einige Ergebnisse der Arbeiten von David Pimentel[1]:

▌ Die Erzeugung von tierischem Eiweiß erfordert einen achtmal höheren Einsatz fossiler Brennstoffe als bei pflanzlichem Eiweiß.

▌ Die Viehbestände in den Vereinigten Staaten verbrauchen fünfmal mehr Getreide als die gesamte Bevölkerung (dabei ist Getreide nicht einmal das naürliche Nahrungsmittel der Tiere).

▌ Bei der Produktion von einem Kilogramm Fleisch werden 100 000 Liter Wasser verbraucht, für ein Kilogramm Weizen 900 Liter und für ein Kilogramm Kartoffeln 500 Liter.

▌ Ein von der UN finanzierter Workshop mit über 200 Fachleuten kam zu dem Schluss, dass 80 Prozent der weltweiten Abholzung tropischer Wälder dazu dient, neue landwirtschaftliche Nutzflächen zu schaffen, wovon der überwiegende Teil als Weideflächen für Viehbestände genutzt wird.[2]

Es gibt jede Menge miteinander verbundener Probleme, die sich alle auf unsere Sucht nach tierischem Eiweiß zurückführen lassen. Man könnte auch sagen, dass unser gegenwärtiges System der Viehzucht unhaltbar ist. Wir verbrauchen dabei unsere natürlichen Ressourcen wie Frischwasser und gesunden Boden schneller, als sie sich erneuern können. Zu den Nebenwirkungen unserer von tierischem Eiweiß getriebenen Lebensmittelindustrie gehören die Umweltverschmutzung und die Verpestung der Luft, die wir alle zum Leben brauchen.

Das sind durchaus ernste Probleme, und man könnte über jedes davon ein eigenes Buch schreiben. Dabei ist das nur die Spitze des Eisbergs. Wer mehr darüber wissen möchte, dem empfehle ich das ausgezeichnete Buch *Healthy Eating, Healthy World* von Morris Hicks. Im Rahmen unseres Themas möchte ich nur vier Probleme herausgreifen, die weder von der Politik noch von den Medien mit der Ernährung in Zusammenhang gebracht werden: die globale Erwärmung und die Erschöpfung der Grundwasserreserven in den Vereinigten Staaten sowie die Grausamkeit und Brutalität gegenüber den beiden schutzlosesten Gruppen auf der Erde: gegenüber Tieren und Menschen, die im Elend leben. Wir werden dabei sehen, wie das reduktionistische Denken dazu geführt hat, dass wir immer wieder feststecken, und wie ein holistischer Denkansatz diese Probleme praktisch mit einem Schlag lösen könnte.

Unser Speiseplan und die Klimakrise

Beginnen wir mit der herausragenden ökologischen Bedrohung unserer Zeit, der globalen Klimaerwärmung. Wenn Sie einmal die Zahlen in Ruhe auf sich wirken lassen, werden Sie feststellen, dass ein Umschwenken von fleischbasierten auf eine pflanzenbasierte einen größeren Beitrag zur Drosselung und Umkehr der Klimaerwärmung leisten würde als jede andere Maßnahme.

Einer der klügeren Kritikpunkte an Al Gores beeindruckenden und wichtigen Dokumentation *Eine unbequeme Wahrheit* lautete, dass die Lösungsvorschläge angesichts der Tragweite des Problems geradezu beschämend unzureichend waren. Befolgt man Tipps wie Glühbirnen gegen Energiesparlampen auszutauschen, die Heizung ein paar Grad herabzuregeln und immer für einen prallen Reifendruck zu sorgen, beruhigt das vielleicht das Gewissen, hat aber ansonsten kaum Auswirkungen auf das wahre Problem. Die Internetseite ClimateCrisis.net hat errechnet, dass eine Verringerung der Müllmenge um 10 Prozent, die wir produzieren, etwa 500 Kilogramm Kohlendioxid pro Jahr einsparen könnte. Wenn Sie in Mathematik aufgepasst haben, kommen Sie schnell dahinter, dass die restlichen 90 Prozent für etwa 4500 Kilogramm Kohlendioxid pro Jahr stehen. So weiterzumachen wie bisher und nur ein wenig an der Intensität drehen, wird die Klimaerwärmung nicht bremsen, vor allem wenn das bereits erzeugte CO_2 die Wärme für die nächsten Jahrhunderte in der Atmosphäre speichert. Es ist etwa so, als säßen wir alle in einem führerlosen Bus, der auf einen Abhang zusteuert, und hielten alle die Arme aus den Fenstern, um den Luftwiderstand zu erhöhen. Vielleicht wäre es besser, wenn jemand auf den Fahrersitz springt und auf die Bremse tritt!

Im Jahr 2006 veröffentlichte die *Food and Agricultural Organization* der Vereinten Nationen einen Bericht, der den Zusammenhang zwischen tierischen Nahrungsmitteln und der globalen Erwärmung unterstrich.[3] Dieser Bericht ist bemerkenswert, da diese Organisation maßgeblich für die weltweite Entwicklung der Viehwirtschaft verantwortlich ist. Obwohl der Bericht sonst eher die gegenteilige Sichtweise vertritt, kommt er doch zu dem Schluss, dass 18 Prozent der globalen Erwärmung auf den Verzehr tierischer Nahrungsmittel zurückgeht, mehr als der Beitrag irgendeines Industriezweigs oder des Transportwesens.[4] Diese Ergebnisse liegen seit sechs Jahren vor, sind aber noch immer in der Öffentlichkeit kaum bekannt.

Bei den seltenen Gelegenheiten, bei denen die Rolle der Ernährung bei der Klimaerwärmung zur Sprache kommt, werden diese 18 Prozent wohl erwähnt, doch kommt ein jüngerer Bericht auf einen weitaus höheren Prozentsatz. Robert Goodland, der langjährige Umweltberater des Weltbankpräsidenten, und Jeff Anhang, der das gleiche Amt bei der Weltbankgruppe bekleidete, beziffern den Anteil der Viehzucht an der Klimaerwärmung auf 51 Prozent.

Das bekannteste Treibhausgas, das auch die größte Beachtung bei Medienleuten, Aktivisten und Politikern findet, ist das CO_2. Doch ist CO_2 weder das einzige Treibhausgas noch der sensitivste Parameter für eine Beurteilung der Maßnahmen zur Reduktion des CO_2-Austoßes. Methan bietet im Hinblick auf eine Umkehrung der globalen Erwärmung einen vielversprechenderen Ansatz. Jedes einzelne Methanmolekül wirkt 25-mal stärker am Treibhauseffekt mit als ein CO_2-Molekül. Doch noch wichtiger dabei ist, dass Methan in der Atmosphäre eine Halbwertzeit von sieben Jahren hat und damit viel schneller von dort wieder verschwindet als das Kohlendioxid, das eine Halbwertzeit von über 100 Jahren hat. Wenn wir also die Quellen der Methanemission zum Versiegen bringen, würde sein Beitrag zum Treibhauseffekt schon bald spürbar nachlassen. Dagegen würde selbst bei einem Stopp der CO_2-Emissionen das bereits freigesetzte Gas noch über Jahrzehnte zum Treibhauseffekt beitragen.

Nimmt man die Methankonzentration, die sich über einen Zeitraum von 20 Jahren in der Atmosphäre gebildet hat, ist ihr Erwärmungspotenzial für das weltweite Klima 72-mal höher als das von CO_2.[5] Die Methanfreisetzung hängt überwiegend mit der industriellen Viehhaltung zusammen. Die Drosselung des Fleischkonsums als treibende Kraft der Tierhaltungsindustrie, könnte also der direkteste Weg sein, um wirkungsvoll gegen die globale Erwärmung vorzugehen. Und so stellt sich also heraus, dass unsere gegenwärtigen Maßnahmen zur CO_2-Reduktion in mehrfacher Hinsicht nichts als heiße Luft sind.

Wenn diese neue Beurteilung der Methanwirkung korrekt ist, hat dies Konsequenzen von großer Tragweite. Ich frage mich auch, warum Umweltschützer dieser Tatsache nicht mehr Beachtung schenken. Wollen Sie die Fleischindustrie nicht gegen sich aufbringen? Vielleicht benötigen wir ein paar Bioingenieure um herauszufinden, wie sich der Kuhfurz auffangen und sicher entsorgen lässt. Wenn das nicht gelingt, sollten wir vielleicht damit aufhören, die „Maschinen", die den Furz ablassen, zu produzieren und aufzuessen.[6]

Leerlauf der Grundwasserkammer im Mittleren Westen

Während ich im August 2012 dieses Buch schreibe, herrscht in großen Teilen der Vereinigten Staaten die größte Dürre seit über 100 Jahren. Während die Wissenschaft noch über den Zusammenhang zwischen dieser Katastrophe und der Klimaerwärmung debattiert, steht zweifellos fest, dass es zu wenig regnet, dass die Saat vertrocknet, bevor sie überhaupt aufgegangen ist, und dass gewaltige Mengen Grundwasser benötigt werden, wenn unser Land genug Ernte einfahren soll, um seine Bürger zu ernähren. Das Problem ist nur, dass ein Großteil des Grundwassers entweder bereits für den enormen Bedarf der Fleischproduktion verbraucht (zur Erinnerung: bei der Produktion von einem Kilogramm Fleisch werden 100 000 Liter Wasser verbraucht) oder durch Abwässer aus der Fleischproduktion verunreinigt wurde (ungeheure Wassermengen werden durch die Mastplätze, um all den Mist wegzuspülen).

Die große, Grundwasser führende Schicht (Ogallala-Aquifer) in den Agrarregionen des Mittleren Westens (South Dakota, Nebraska, Wyoming, Colorado, Kansas, Oklahoma, New Mexico, Texas) wird besonders von der Viehwirtschaft bedroht. Das Wasser des Aquifer hat sich in den vergangenen 10 bis 20 Millionen Jahren angesammelt[7] und hat ein Volumen, das schätzungsweise dem Volumen des Huronsees entspricht, dem zweitgrößten der Großen Seen. Dieses Wasser versorgt fast alle Städte, Industrie- und Landwirtschaftsbetriebe in den ausgedehnten Landwirtschaftsgebieten dieser Staaten, die zu den reichsten und größten Kornkammern der Welt zählen. „Über 90 Prozent des aus dem Ogallala ge-pumpten Wassers wird zur Bewässerung von mindestens 20 Prozent aller Ackerbaugebiete genutzt", heißt es in einem Bericht des unabhängigen *Kerr Center for Sustainable Agriculture* in Oklahoma.[8]

Es ist von entscheidender Bedeutung, dass der Grundwasserverbrauch nicht das Volumen übersteigt, das durch den Regen wieder aufgefüllt werden kann. Doch genau das passiert gerade im Ogallala-Aquifer. Die wasserintensiven Viehzuchtbetriebe verbrauchen das Wasser weitaus schneller, als es ersetzt werden kann. In Zahlen ausgedrückt, bedeutet das, dass seit den 1950er Jahren bereits rund neun Prozent dieser uralten Reserven verbraucht wurden. Das Wasser wird also viel schneller verbraucht, als der Regen es ersetzen kann – ein zuverlässiges Rezept für eine Umweltkatastrophe.[9]

Dazu kommt, dass das Ogallala-Wasser durch Chemikalien verseucht wird, die zur Wachstumsförderung in der Rindermast eingesetzt werden.[10] Bekanntere Beispiele sind die Nitrate im Handelsdünger, der bei der Tierfütterung eingesetzt wird. Nitrate sind für Schwangere und Kinder potenziell toxisch.[11] Ein Nein zu Fleisch aus industriellen Viehzuchtbetrieben im Mittleren Westen kann die wirtschaftliche Existenz Tausender Farmer sichern, die pflanzliche Nahrung für Millionen US-Bürger anbauen und dabei auch noch die Gesundheit dieser Menschen verbessern, wann immer sie pflanzenbasierte Lebensmittel essen.

Tierquälerei, Tierversuche und der moderne Viehzuchtbetrieb

Eine weitere Folge des Fleischkonsums ist die Tierquälerei. Der Zwang zur Effizienzsteigerung in den Mastbetrieben wird mit großem Leid der Tiere erkauft.

Viele Menschen stellen ihre Ernährung auf pflanzenbasierte Nahrungsmittel um, weil sie sich um die Rechte der Tiere sorgen. Dies ist jedoch nicht der springende Punkt, der mich persönlich zu meiner jetzigen Einstellung gebracht hat, doch das habe ich bereits im ersten Teil dieses Buches dargelegt. Obwohl ich die Auffassung teile, dass unnötige Gewalt gegen Tiere verhindert werden muss, waren es doch die Ergebnisse meiner experimentellen Tierversuche – was viele, die sich für den Tierschutz einsetzen, verachtenswert finden –, die mich letztlich auf den richtigen Weg und zu meiner heutigen Einstellung geführt haben. Ich selbst lehne jede unnötige Gewalt ab, sei es gegen Menschen, gegen unsere Umwelt oder gegen andere empfindungsfähige Wesen. Die Würdigung des Lebens in all seinen Ausprägungen ist der heilige Gral, nach dem ich strebe.

Allerdings macht mich Gewalt gegen Tiere heute viel betroffener als früher. Ein wesentlicher Grund dafür war das Aufkommen der sogenannten *Confined Animal Feeding Operation* (CAFO), einer besonderen Form der Massentierhaltung. Der Hauptunterschied zwischen Massentierhaltung und der Tierhaltung früherer Tage – und auch meiner Jugend – ist ein philosophischer. Meine Familie und auch ich hielten Tiere stets für empfindungsfähige Wesen, die Wohlbefinden und Leid spüren können, während die Landwirte in der Intensivtierhaltung schon aufgrund ihres Geschäftsmodells die Tiere praktisch als seelenlose Produktionseinheiten ansehen, die mehr Ähnlichkeit mit den Rohstoffen zu Beginn der Verarbeitungskette in einer Fa-

brik haben. Ich erinnere mich noch daran, wie uns zu Beginn meiner wissenschaftlichen Laufbahn in den späten 1960er Jahren der Dekan der landwirtschaftlichen Fakultät an der *Virginia Tech* aufgeregt von seiner Beratertätigkeit erzählte, die zu den Maßnahmen in der Viehhaltung führten, aus denen sich schließlich die CAFO entwickelte. Zwangsläufig wurden die Einsparungen durch die Massenproduktion nach Einführung der CAFO für den Reinerlös jedes Farmers, der mit seinem Hof überleben wollte, unverzichtbar. Der Dekan beschrieb in allen Details den technischen Fortschritt durch eine automatisierte Viehhaltung mit Fließbändern, die den Tieren die exakt bemessene Menge eines optimal zugeschnittenen Viehfutters zuführen. Er sprach von der Rationalisierung durch automatische Melkanlagen und einem Apparat zum effizienteren Einsammeln der Hühnereier. All dies würde die Profite der Farmer steigern.

Kühe sind in der Regel sehr gutmütige Tiere. Ganz sicher haben sie Gefühle, die sie auch ausdrücken. Früher verbrachten sie die meiste Zeit (Frühling bis Herbst) ihres 15 bis 20 Jahre währenden Lebens auf der Viehweide oder im Winter im Stall, der mit Stroh ausgelegt war. In der CAFO leben die Milchkühe nur drei bis vier Jahre, dies entspricht dem Zeitraum ihrer maximalen Milchproduktion. Sie leben bzw. vegetieren eng zusammengepfercht, und wenn die Milchproduktion einmal eingesetzt hat, werden sie nie mehr auf die Weide mit grünem Gras gelassen. An diese Praxis werde ich regelmäßig bei meiner Joggingrunde im New Yorker Hinterland erinnert, wo ich die Kühe sehe, die in gigantischen CAFO-Einrichtungen leben und ihre Köpfe durch die Öffnungen ihrer dachlosen

Verschläge stecken, als streckten sie sich nach dem saftigen Gras außerhalb der Reichweite ihres Pferchs.

Jungen Kühe werden üblicherweise die Schwänze abgeschnitten oder kupiert, sodass nur ein kurzer Stumpf übrig bleibt oder dass zumindest die melkende Person nicht von einem kotverschmierten Schwanz getroffen werden kann (woran ich mich nur zu gut erinnere). Ein solcher Stummelschwanz ist nutzlos, denn er hat die Funnktion, die Fliegen auf dem Rücken der Kuh zu vertreiben. Weil diese dauernde Reizung die Milchproduktion beeinträchtigt, wird die Kuh mit einem Pestizidspray eingesprüht, das auch in die Milch gelangen kann, die wir schließlich im Supermarkt kaufen.

Den meisten Kühen in der Massentierhaltung wird ein Wachstumshormon injiziert, das ihre Milchproduktion steigern soll. Dadurch vergrößert sich aber auch ihr Euter, die schmerzhaft anschwellen und zu einer Entzündung der Euter (Mastitis) führen kann. Dann wird der Einsatz von Antibiotika erforderlich, um diese Infektion einzudämmen, die wiederum die Menge von Antibiotika, Pestiziden, Blut und Bakterien in der Milch erhöht, die wir kaufen und trinken. Lecker!

Heutzutage ist ein landwirtschaftlicher Betrieb schon eine seltsame Welt, aber es wird noch schlimmer. Da gibt es Hühner, die sich in ihren Käfigen nicht bewegen können, nachdem sie so lange auf derselben Stelle auf dem Drahtgitter im Käfigboden stehen mussten, dass sich ihre Füße dauerhaft darin verkrallt haben, bis sie schließlich an diesem Platz fixiert sind. Durch widernatürliche Wechselrhythmen des künstlichen Lichts legen die Hühner mehr Eier

und steigern so den Profit der Landwirte. Sauen bringen ihre Jungen im sogenannten Kastenstand zur Welt, in dem die Ferkel durch zwei parallele Stangen so von ihrer Mutter getrennt werden, dass sie nur an ihr trinken können.

Dann ist da noch der bestialische Gestank, in dem die Tiere ihre gesamte Existenz verbringen müssen. Wenn Sie einmal durch eine Hühnerfarm mit Tausenden Vögeln gehen, werden Sie schnell spüren, wie Ihre Augen zu brennen und zu tränen beginnen. Nicht nur die Tiere sind dem Gestank unausweichlich ausgesetzt. Wenn Sie in der Nähe eines Massenzuchtbetriebs leben, wissen Sie, dass auch der Mensch nicht davor geschützt ist. Ich kenne den Geruch von Kuhmist, weil ich ihn lange genug weggeschaufelt habe. Heute hat Kuhmist einen stechenden medizinischen Geruch, den er in meiner Jugend nicht hatte.

Nicht nur die Tiere haben unter dem Wandel der Landwirtschaft außerordentlich zu leiden. Familienbetriebe wie der, auf dem ich aufgewachsen bin, verschwinden immer mehr und schneller von der Bildfläche. Bei einer Überlandfahrt sah ich neulich zahllose einst wunderschöne Höfe, von denen jetzt nur noch Holzgerippe übrig sind, die langsam mit Unkraut überwuchern. Die Anweisung „wachsen oder untergehen" hat die meisten Betriebe ohne Massentierhaltung zugrunde gerichtet. Und die Regierung fördert die CAFOs weiter und verschleiert dabei die Tatsache, dass die Massentierhaltung weder ökonomisch noch ökologisch tragbar ist.

Wenn Sie glauben, dass es natürlich für den Menschen sei, Tiere zu essen, dann denken Sie einmal daran, wie unnatürlich die Tiere leben und sterben, die das Nahrungsmittelangebot in den Vereinigten Staaten des 21. Jahrhunderts bestimmen.

Verelendung der Menschen

Tiere und Landwirte sind nicht die einzigen Opfer unserer fleischreichen Ernährungsweise. Wenn aus einem mittelständischen Hof ein Massenzuchtbetrieb im industriellen Maßstab wird, werden die Kleinbauern von ihren Eigenbedarfsländereien vertrieben und können sich den Anbau von Nahrungsmitteln auf ihrem Land nicht mehr leisten.

Ich habe in verschiedenen völlig verarmten Regionen auf der Welt gearbeitet, wo mir die Augen für den Zusammenhang zwischen der Fleischproduktion und der ökonomischen Versklavung der Ärmsten und schutzlosesten Menschen geöffnet wurden. Ich habe die Slums von Manila und Port-au-Prince gesehen, habe verzweifelte, hungernde Kinder gesehen, die um etwas zu essen bettelten, und das in einem Land, wo die Elite der Gesellschaft Steak isst, die auf dem Land erzeugt wurden, das sie den Armen zuvor geraubt haben. In der Dominikanischen Republik habe ich ganze Landstriche mit bestem Ackerland gesehen, das den Bauern, die dort leben, weggenommen und amerikanischen und deutschen Firmen überlassen wurde, damit sie dort Massenviehzucht betreiben und billige Hamburger nach Hause liefern können. Ich habe auch Geschichten darüber gehört, wie dieses Land für die Viehzucht „gewonnen" wurde, während die Kleinbauern in die Berge abgedrängt wurden, wo der Ackerbau schwierig oder sogar unmöglich ist.

Die einfache Rechnung der industriellen Produktion von tierischem Protein spricht dabei Bände. In einer Welt, in der Jahr für Jahr Millionen Menschen verhungern oder an hungerbedingten Krankheiten sterben, halten wir aus unerklärlichen Gründen immer noch an der gigantischen Verschwendung von Nahrung fest, indem wir unsere pflanzlichen Erzeugnisse erst durch die Tiere jagen, bevor wir sie als „Nahrung" betrachten. Wir verfüttern Pflanzen an fleischliefernde Tiere, anstatt sie selbst zu essen, und verlieren dadurch 90 Prozent der Kalorien, die wir für unseren eigenen Bedarf nutzen könnten. Die Anhänger der „Low-Carb-Diät" heben so gern hervor, dass Nahrungsmittel tierischen Ursprungs keine Kohlenhydrate enthalten. Kohlenhydrate sollten jedoch 80 Prozent einer wirklich gesunden Ernährung ausmachen. Tiere aus der Massenhaltung verbrauchen auf diesem Planeten weitaus mehr Kalorien als alle Menschen zusammengenommen. Berücksichtigt man diese Tatsache, scheint das Hungerproblem auf der Welt weniger mit der Produktion oder Verteilung von Nahrungsmitteln zu tun zu haben als vielmehr mit unseren Prioritäten.

Die Massentierhaltung und die Viehwirtschaft im großen Maßstab führen außerdem zur Bodenerosion des genutzten Landes. Dadurch wird es ärmeren Ländern in Zukunft kaum möglich sein, sich aus der Armut zu befreien. Am erschreckendsten ist diese Situation in Lateinamerika, wo der Regenwald täglich schrumpft, um Weideflächen Platz zu machen. Nach wenigen Jahren ist die Fruchtbarkeit des Bodens erschöpft, und Wind und Regen schwemmen die dünne Bodenkrume fort. Die industrielle Landwirtschaft holt durch den Einsatz stickstoffbasierter Dünger und Herbizide noch einige Ernten mehr heraus, doch nach wenigen Dekaden bleibt nur tote Erde zurück, eine biologische Wüste, die Jahrtausende benötigt, um sich zu erholen. Die multinationalen Konzerne, die diese Schäden anrichten, kümmert das natürlich herzlich wenig. Sie ziehen einfach weiter zum nächsten fruchtbaren Landstrich, solange es noch welche gibt. Die regionalen Bauern zahlen dafür die Zeche.

Es gibt viele Ansätze, um das Problem der weltweiten Verelendung zu lösen. Sie können bei Facebook bei Kampagnen zur Bekämpfung von Armut „gefällt mir" anklicken, um den aktuellen Status zu erhalten. Sie können vertrauenswürdigen Organisationen Geld spenden. Sie können Online-Petitionen unterzeichnen. Sie können ehrenamtlich Geld sammeln. Sie können sich auch vor Ort einer Interessenvertretung oder einer Hilfsorganisation anschließen. Doch als wichtigste Maßnahmen können Sie klar und deutlich „Nein" zu einem System sagen, das nachhaltig bewirtschaftete Ackerflächen enteignet und sie kurzfristig als Weideflächen für das Vieh ausbeutet, das unser Fleisch erzeugt, den Reichen noch mehr Geld bringt und den Massen Verelendung, Abhängigkeit und Hunger. Dazu müssen Sie nur damit aufhören, Fleisch und Molkereiprodukte aus Massentierhaltung zu kaufen und zu essen.

Die Lebensmittelmafia

Es gibt ein Problem, nein, es gibt viele, viele Probleme. Es ist schon verrückt, wie wir über ein Problem nach dem anderen klagen, und dabei meistens übersehen, dass sie damit zusammenhängen, welche Nahrungsmittel wir unserem Körper zuführen. Wir bilden Spezialisten aus, die uns dabei helfen, jedes Problem separat zu lösen. Die Folge davon ist, dass wir die Zusammenhänge nicht mehr erkennen und das Ganze nicht mehr überblicken. Ich wurde zu unterschiedlichen Anlässen von Umweltorganisationen eingeladen um zu erklären, ob es meiner Meinung nach einen Zusammenhang zwischen den offensichtlichen Umwelt- und den bekannten Gesundheitsproblemen gibt.

Die Entscheidung für die Umstellung auf eine pflanzenbasierte Ernährungsweise (PBE) und gegen eine fleischhaltige Ernährung lindert Schmerzen ganz unterschiedlicher Art. Körperliche Schmerzen werden gelindert.[12] Auch die Schmerzen, die Tiere erleiden müssen, nehmen durch ein Zurückfahren der CAFO-Landwirtschaft ab. Das durch Armut und Hunger verursachte menschliche Leid wird gelindert. Wenn man all dies in die Waagschale legt, erkennt man leicht, dass die Investition in Programme zur Bewerbung, Verbreitung und Förderung der PBE in armen Ländern weitaus ökonomischer und wirksamer wäre als die reduktionistischen Versuche, jedes Problem für sich allein zu lösen, als hätte es mit allen anderen gar nichts zu tun.

Die meisten Probleme, die wir lösen müssen, hängen miteinander zusammen. So wie die Galaxien aus Sternenhaufen bestehen, die durch die Schwerkraft miteinander verbunden sind, so hängen auch die sozialen Probleme miteinander zusammen, nur dass an die Stelle der Schwerkraft die Entscheidung tritt, was wir essen.

Natürlich sind die Probleme, die durch den Wechsel auf eine PBE gelöst werden können, unterschiedlich groß. Doch spielt das für unser Thema nur insofern eine Rolle, als wir tatsächlich alle genannten Probleme in positiver Weise beeinflussen können, indem wir uns besser ernähren. Es gibt keine umfassendere und wirkungsvollere Ernährungs- oder Lebensweise, um diese Probleme einzudämmen oder zu lösen, als eine regelmäßige, vollwertige und pflanzenbasierte Ernährung.

Der mit Abstand wichtigste Grund für unser bisheriges Scheitern bei dem Versuch, die genannten Probleme zu lösen und gleichzeitig unsere Gesundheitskrise zu meistern, ist unsere von Paradigmen geleitete Unfähigkeit und der Unwille, die Dinge in einem größeren Zusammenhang zu betrachten. Je länger ich über die Bedeutung der Paradigmen nachdenke und über unsere Unfähigkeit, sie zu erkennen, desto klarer wird mir, wie die Paradigmen kaum merklich, aber dafür um so kraftvoller die Kontrolle über unser Denken gewonnen haben. Und je deutlicher ich die Rolle des Reduktionismus innerhalb dieser Paradigmen erkenne, desto klarer wird mir, wie der Reduktionismus es noch schwerer macht, Paradigmen und ihre Grenzen zu erkennen. Das im reduktionistischen Gefängnis gefangene Denken ist Hauptfaktor, der uns daran hindert, etwas Wichtiges für uns selbst, für andere und für alle empfindungsfähigen Lebewesen auf der Welt zu tun. Wir müssen lernen, natürliche Zusammenhänge dort zu erkennen, wo Ereignisse und Aktivitäten scheinbar zusammenhanglos ablaufen. Nur auf diese Weise können wir schließlich die Antworten bekommen, die sich uns bisher entziehen – sei es die Lösung für die globale Erwärmung, den Hunger in der Welt oder für eine effektive und einfühlsame Heilung der schlimmsten gesundheitlichen Probleme unserer Gesellschaft.

Anmerkungen

1 D. Pimentel et al., „Environmental and Economic Costs of Soil Erosion and Conservation Benefits", *Science* 267, no. 5201 (1995): 1117–23; Segelken, R. in Cornell University news release (Ithaca, NY, 1997); Pimentel, D. in Canadian Society of Animal Science Meetings (Montreal, 1997).

2 Food and Agriculture Organization of the United Nations, „Deforestation Causes Global Warming", news release, September 4, 2006, http://www.fao.org/newsroom/en/news/2006/1000385/index.html.

3 H. Steinfeld, P. Gerber, T. Wassenaar, V. Castel, M. Rosales und C. de Haan, *Livestock's Long Shadow: Environmental Issues and Options*, Food and Agriculture Organization of the United Nations: Rome (2006), ftp://ftp.fao.org/docrep/fao/010/a0701e/a0701e00.pdf.

4 Ebd.

5 R. Goodland, „Our choices to overcome the climate crisis," NGO Global Forum 14 (Gwangju, Korea, 2011).

6 Ich sollte noch erwähnen, dass anscheinend nicht alle Methoden der Tierhaltung an der globalen Erwärmung beteiligt sind. Es gibt Beweise dafür, dass gut geführtes Weidevieh die CO_2-Emissionen senkt, indem es dabei hilft, eine Bodenkrume aufzubauen und das Weideland fruchtbar zu machen. („What's Your Beef?") National Trust, http://www.nationaltrust.org.uk/servlet/file/store5/item842742/version1/What's%20your%20beef.pdf, 2012. Während die Folgerungen zu den gesundheitlichen Auswirkungen des Fleischkonsums in dieser Arbeit keine wissenschaftliche Grundlage haben, scheinen die Bestimmungen zur CO_2-Freisetzung evidenzbasiert zu sein.

7 David E. Kromm, „Ogallala Aquifer", *Water Encyclopedia*, Zugriff am 11. November 2012, http://www.waterencyclopedia.com/Oc-Po/Ogallala-Aquifer.html; Manjula V. Guru und James E. Horne, *The Ogallala Aquifer* (Poteau, Oklahoma: The Kerr Center for Sustainable Agriculture, 2000), http://www.kerrcenter.com/publications/ogallala_aquifer.pdf.

8 Manjula V. Guru und James E. Horne, *The Ogallala Aquifer*.

9 Ebd.

10 Ebd.

11 Ebd.

12 Neal D. Barnard, *Foods That Fight Pain: Revolutionary New Strategies for Maximum Pain Relief* (New York: Three Rivers Press, 1999), 368.

III Subtile Mächte und wer dahintersteckt

13 Wie das System funktioniert 187

14 Industrielle Ausbeutung und Kontrolle 203

15 Forschung und Profit 223

16 Die Medien 241

17 Staatliche Desinformation 257

18 Den Verführern erlegen 273

Im zweiten Teil des Buchs haben wir gesehen, dass das reduktionistische Paradigma ein geistiges Gefängnis ist, in dem die klügsten Köpfe der Wissenschaft, der Regierung und der Industrie von der Lösung unserer größten Probleme abgehalten werden. Mehr noch, der Reduktionismus verursacht erst viele dieser Probleme oder verschlimmert sie. Kurz: Die reduktionistische Wissenschaft macht uns nicht gesünder.

Wenn wir uns das Gefängnis des reduktionistischen Paradigmas einmal genauer ansehen, stellen wir fest, dass sich kein Schloss an der Zellentür befindet. Wir können jederzeit einfach herausgehen und eine holistische Weltsicht annehmen. In der Geschichte der Menschheit sind immer wieder Paradigmen aufgekommen, die ihren Einfluss geltend gemacht haben und dann wieder verschwunden sind, nur um von anderen Paradigmen ersetzt zu werden, welche die Wirklichkeit besser abbilden und besser für das Gemeinwohl waren. Wir haben überzeugende Beweise dafür, dass unser gegenwärtiges reduktionistisches Paradigma fehlerhaft ist (was überwiegend ironischerweise von der reduktionistischen Wissenschaft belegt wird). Warum gehen wir also nicht durch die Zellentür? Weil die Gesundheitsinformationen schon lange von Interessen gesteuert werden, die nicht mit dem Wohl der Allgemeinheit übereinstimmen, sondern die von Interessen der Industrie sind, für die der Profit mehr zählt als unsere Gesundheit. Diese Industrie sieht sich natürlich von der Möglichkeit einer massenhaften Umstellung der Menschen auf eine pflanzenbasierte Ernährung (PBE) äußerst bedroht.

In den folgenden Kapiteln werden wir uns mit den Interessengruppen und mit den Kräften befassen, die diese Kontrolle ausüben. Dazu gehören die offensichtlichen Interessengruppen wie die medizintechnische Industrie sowie die Pharma- und die Lebensmittelindustrie, deren Motive ganz offen profitorientiert sind. Aber wir richten unseren Blick auch auf diejenigen, die subtilen Einflüssen ausgesetzt sind und nach deren Pfeife tanzen. Wir werden zudem feststellen, dass mein eigener akademischer Forschungsbereich ebenfalls betroffen ist und stark zur reduktionistischen Forschung gedrängt wird, egal ob es gut für das Gemeinwohl und die Gesundheit ist oder nicht. Wir werden die wissenschaftlich unbedarften Medien unter die Lupe nehmen, die brav der Parteilinie folgen, dass die Ernährung für unsere Gesundheit nur einen begrenzte oder gar keine Bedeutung besitzt. Wir werden auch eine Regierung im Schwitzkasten von knallharten Lobbyisten zeigen, die von der Industrie bezahlt werden. Und schließlich wenden wir uns noch den Schattenseiten von spendenabhängigen Organisationen zu, die sich ganz einer Krankheit verschrieben haben (z. B. die *American Cancer Society*, ACS) ebenso wie von professionellen Organisationen (z. B. der *Academy of Nutrition and Dietetics*, AND).

13 Wie das System funktioniert

Das ideale Gesundheitssystem   191
Unser aktuelles Gesundheitssystem   192
Die profitorientierte Reduktionismus-Connection   196
Subtile Macht   198

Das Gefährlichste, was man tun kann, ist, den Status quo zu erhalten.

Bob Iger

In den zurückliegenden Dekaden meiner beruflichen Laufbahn war ich so naiv zu glauben, dass die einfache Verbreitung der Vorteile der pflanzenbasierten Ernährung (PBE) ausreichen würde, um Kollegen, Versicherungen, Journalisten und Geschäftsleute zu überzeugen. Ich war einfach von dem Prinzip der Evolution ausgegangen und dachte, wenn die Menschen erst einmal die Wahrheit kennen (und, was noch wichtiger ist, sie selbst erfahren haben), stellen sich die Veränderungen von selbst ein.

Rückblickend war meine Leichtgläubigkeit schon enorm. In dieser Hinsicht konnte ich die Realität genauso wenig erkennen wie meine reduktionistischen Kollegen. Trotz zahlloser Beispiele für die menschliche Gier und ihre Angst vor Machtverlust glaubte ich immer noch, es würde genügen, einfach die Fakten auf den Tisch zu legen. Ich dachte, dass die Beweise eines Tages so zwingend und überwältigend sein würden, dass sogar die AND (*Academy of Nutrition and Dietetics*) und die ACS (*American Cancer Society*) sich der Wahrheit beugen und die PBE als Eckpfeiler einer gesunden Ernährung, einer gesunden Gesellschaft und eines gesunden Planeten anerkennen würden. Dass die Wissenschaft dann mit einer Stimme sprechen und sich für eine gesunde Ernährung und für Sozialversicherungssysteme einsetzen würde, an denen alle Menschen teilhaben können. Die Journalisten würden die guten Neuigkeiten in aller Welt verbreiten und ihr Talent dazu nutzen, spannende und inspirierende Geschichten

über die Veränderungen zu schreiben. Regierungsvertreter würden eilig die unausgegorenen Subventionen für tödliche Nahrungsmittel zusammenstreichen und nationale Richtlinien und Aktionspläne ins Leben rufen, welche die Gesundheitsausgaben jährlich um 70 bis 80 Prozent senken könnten. Die Industriebosse würden als visionäre Unternehmer die PBE in den Kantinen zum Standard machen und zur Bedingung für Leistungen der Betriebskrankenkassen machen, um einen Wettbewerbsvorteil zu haben, wenn es darum geht, gesunde und glücklicher Arbeitnehmer anzuwerben und zu binden und von ihnen zu profitieren.

Trotz der überwältigenden Belege für die Vorteile der PBE ist nichts von alledem eingetreten. Die PBE führt immer noch ein Schattendasein und wird nicht als ernsthafter Ansatz zur Verringerung der Krankheitsraten, der Fettsucht und der explodierenden Gesundheitsausgaben wahrgenommen. Die Journalisten verkünden immer noch, die Gentechnik sei der Weg ins Paradies und sagen nichts von den Vorteilen die es hat, mehr pflanzenbasierte Lebensmittel und weniger Fleisch und industriell verarbeitete Nahrungsmittel zu essen. Die Lobbyisten für Milchprodukte, Fleisch, Zucker und andere verarbeitete Lebensmittel schreiben die gesetzlichen Bestimmungen praktisch selbst und kontrollieren den Großteil der offiziellen Informationen über Ernährung. Unsere Schulspeisungsprogramme unterstreichen die fehlende Bereitschaft des Staates, in unserer Gesellschaft eine gesunde Ernährungsweise zu etablie-ren. Und die Versicherungsunternehmen in den Vereinigten Staaten haben auf die Explosion der Gesundheitskosten mit einer Beschneidung des Versicherungsschutzes und mit der Ausgliederung von Arbeits-plätzen reagiert, anstatt sich der eigentli-chen Ursache zuzuwenden.

Was ich hier beschreibe sind keine wüs-ten Verschwörungstheorien, wie man Ih-nen die Wahrheit über die PBE vorenthält. Viele der Beteiligten, die ich hier kritisiere, glauben an ihre eigenen Werbung. Viele Viehzüchter, Milcherzeuger und Nah-rungsmittelproduzenten sind davon über-zeugt, die Welt mit qualitativ hochwertigen Erzeugnissen zu versorgen. Viele Wissen-schaftler sind genauso ratlos wie die breite Bevölkerung, wenn es um das komplexe Thema Ernährung und Gesundheit geht. Viele Journalisten berichten von jeder neu-en reduktionistischen Studie in der ehrba-ren, aber irrigen Annahme, dass sie die tat-sächlichen Zusammenhänge beschreiben und kein winziges, in die Irre führendes Detail, das aus dem Gesamtzusammenhang herausgelöst wurde. Und viele Regierungs-vertreter fürchten, dass es angesichts der kapitalstarken Gegenspieler aus der Indus-trie ihrer politischen Zukunft schade, wenn sie eine solche Idee öffentlich unterstützen, auch wenn sie als Privatleute längst die enormen Vorzüge der PBE kennen und schätzen gelernt haben.

Es sind nicht die Menschen, die kaputt oder böse sind, das System ist kaputt. Ich habe mein ganzes Berufsleben an Hoch-schulen mit professioneller Forschung ver-bracht, und wie die meisten meiner Kolle-gen bin ich stolz auf die ruhmreiche Ge-schichte, die Objektivität und die demokra-tische Kultur dieser Einrichtungen. Ich ha-be tatsächlich geglaubt, diesen Vorbildcha-rakter bei vielen Gelegenheiten erfahren zu haben. Doch das war, bevor mir klar wur-de, dass ich in einem Kokon lebe, wo ich den subtilen Einfluss der finanziellen Inte-ressen nicht bemerkte, die jeden Teil des wissenschaftlichen Betriebs durchdringen.

Systeme sind schier unverwüstlich. Das musste ich auf die harte Tour erfahren, nachdem ich Politikern, Wirtschaftsvertre-tern und Verbrauchern jahrelang die bes-ten wissenschaftlichen Informationen zur Verfügung gestellt hatte und trotzdem kei-nen nennenswerten Einfluss auf das Ge-samtsystem erlangte. Sie können weiter an Details arbeiten und die Wissenschaft so viel Sie wollen korrigieren – wenn sich das Ziel nicht ändert, wird das System diesel-ben Ergebnisse wie immer liefern. Das logi-sche Ziel eines Gesundheitssystems besteht darin, die Gesundheit zu fördern, und das ist gewiss auch das offiziell verkündete Ziel. Aber es ist nicht das eigentliche Ziel des Systems. Um das eigentliche Ziel in den Blick zu bekommen, muss man, wie bei je-dem anderen System auch, darauf achten, was das System macht und nicht darauf, was es vorgibt zu tun.

Wenn das Ziel des Gesundheitssystems darin bestehen würde, die Gesundheit zu fördern, würde es in einer gesundheitsför-derlichen Weise agieren. Auch wenn es möglicherweise plump, schludrig und schwerfällig wäre, würden die Verbindun-gen im System doch Methoden, Technolo-gien und Behandlungen entwickeln, die uns unweigerlich auf den Weg zu einer lebens-langen guten Gesundheit bringen. Doch ganz offensichtlich ist das nicht der Fall. Das Ziel unseres Gesundheitssystems ist nicht Gesundheit, sondern der Profit einiger weniger Industriezweige auf Kosten des Allgemeinwohls.

Profit ist die Triebfeder unseres Gesundheitssystems, was alles auf den Kopf stellt.

Das ideale Gesundheitssystem

Wenn ich von „Gesundheitssystem" spreche, denke ich nicht nur an Ärzte, Pflegekräfte, Krankenhäuser, Medikamente und chirurgische Geräte, sondern an alle Kräfte in unserer Gesellschaft, die die Gesundheit beeinflussen, von der Landwirtschaftspolitik über das Schulessen und die Gesetze gegen Luftverschmutzung bis hin zur Aufklärung der Bevölkerung über Ernährungsfragen, die Verteilung der Fördergelder in der

wissenschaftlichen Forschung, die Gurtpflicht und so weiter. Das klingt unvorstellbar komplex und kaum zu bewältigen, geschweige denn neu zu ordnen, und das ist es auch, wenn man Stück für Stück vorgeht. Doch stellen wir uns in der Theorie ein System vor, das sich als Hauptziel eine bessere Gesundheit für alle gesetzt hat. In einem solchen System wären alle Teile und Strategien darauf ausgerichtet, bessere Ergebnisse für die Gesundheit zu erzielen.

Seit ich mich auf die Biochemie der Ernährung spezialisiert habe, betrachte ich die Welt oft in Form von Nährstoff-Gleichnissen. Der Nährstoff jedes modernen Gesundheitssystems ist die Information (über Gesundheit), die von den Menschen, den

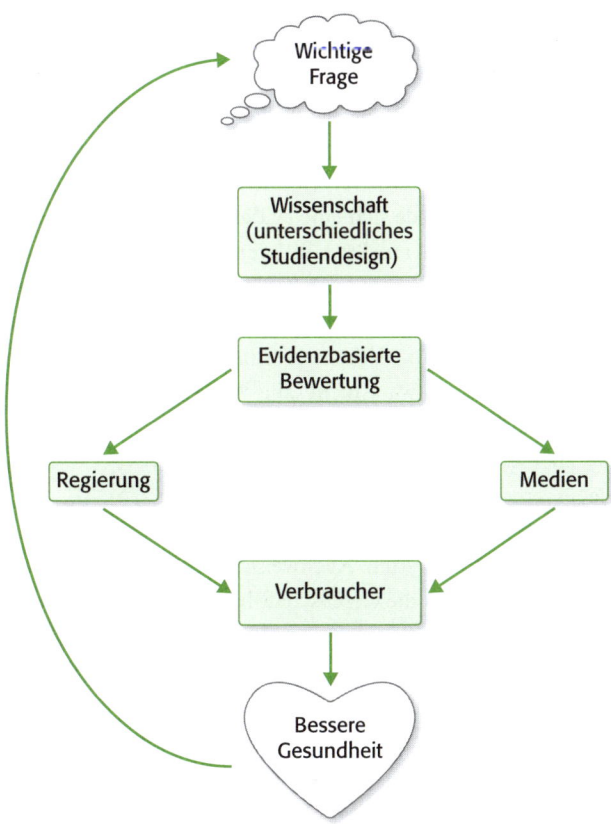

Abbildung 13.1 Idealtypisches Gesundheitssystem

Regierungen, den Verbänden, den Unternehmen und den Medien aufgenommen wird. Abbildung 13.1 stellt schematisch dar, wie sich ernährungsrelevante Informationen im Gesundheitssystem ausbreiten.

In einer idealen Gesellschaft wird der „Informationskreislauf" von der Zielsetzung angetrieben, alle Teile der Gesellschaft dazu zu befähigen, ein gesundes Lebens zu führen. Wichtige Fragen für das Gesundheitswesen, die eine wissenschaftliche Untersuchung rechtfertigen, wären die Triebfeder für den Input in den Informationskreislauf. Die Wissenschaft würde sich diesen Fragen mit großer Neugier und Leidenschaft widmen und durch Zusammenarbeit bzw. im gesunden Wettstreit die kreativsten, überzeugendsten und aussagekräftigsten Studiendesigns auf den Weg bringen. Es gäbe ganz unterschiedliche Studienarten, extrem reduktionistische ebenso wie äußerst holistische, und es würden neue Fragen und auch Kontroversen entstehen. Möglicherweise würde sich eine evidenzbasierte Bewertung herauskristallisieren, die zu einem Modell führt, das sich daran messen lassen muss, wie gut es gesundheitsrelevante Ergebnisse im Voraus bestimmen kann. Das Ergebnis wäre nicht „die Wahrheit", denn die gibt es in der Wissenschaft nie, aber es käme der Wahrheit so nahe, wie es einer Gruppe von Menschen nur möglich ist.

Diese evidenzbasierten Nachweise würden dann Einzug in die Gesellschaft halten. Die Medien würden die Menschen in Fachzeitschriften und in Massenmedien wie z. B. den Zeitungen darüber informieren. Die Menschen würden dann diese Bewertung in ihr Leben integrieren. Die Regierung würde auf Grundlage dieser Bewertungen öffentliche Empfehlungen aussprechen, die das Wohl der Allgemeinheit fördern. Dies wären die wesentlichen Informationsquellen der Gesellschaft zum Thema Gesundheit. Die Aufgabe von Industrie und Unternehmen würde darin bestehen, ebenfalls auf Grundlage dieser Nachweise Produkte und Dienstleistungen anzubieten, die tatsächlich die Gesundheit fördern, da sich das, was am besten funktioniert, auch am besten verkaufen würde. Verbände und gemeinnützige Organisationen würden diese evidenzbasierten Bewertungen ihren Anhängern über Werbung und Fördermaßnahmen nahebringen. Das Resultat wäre eine verbesserte Gesundheit. Dies würde dann zu den nächsten signifikanten Fragestellungen führen, da die erreichten Resultate zeigen, wo noch weitere Forschungsanstrengungen vonnöten sind. Auf diese Weise würde eine endlose Aufwärtsspirale zur bestmöglichen Gesundheit entstehen.

Es wäre schön, wenn unsere Welt dem Diagramm in Abbildung 13.1 ähneln würde. Doch leider ist diese idealisierte Darstellung einer Gesellschaft, deren Ziel eine bessere Gesundheit für alle Menschen ist, meilenweit von dem entfernt, wie unser System tatsächlich funktioniert.

Unser aktuelles Gesundheitssystem

Werfen wir also einen Blick auf die Wirklichkeit und welchen Weg ernährungsrelevante „Informationen" im Gesundheitssystem tatsächlich nehmen (▶ Abbildung 13.2). Der Zweck dieses Systems ist nicht die Verbesserung der Gesundheit, sondern die Profitmaximierung.

Ist das Ziel des Informationskreislaufs an erster Stelle der Profit und nicht die Ge-

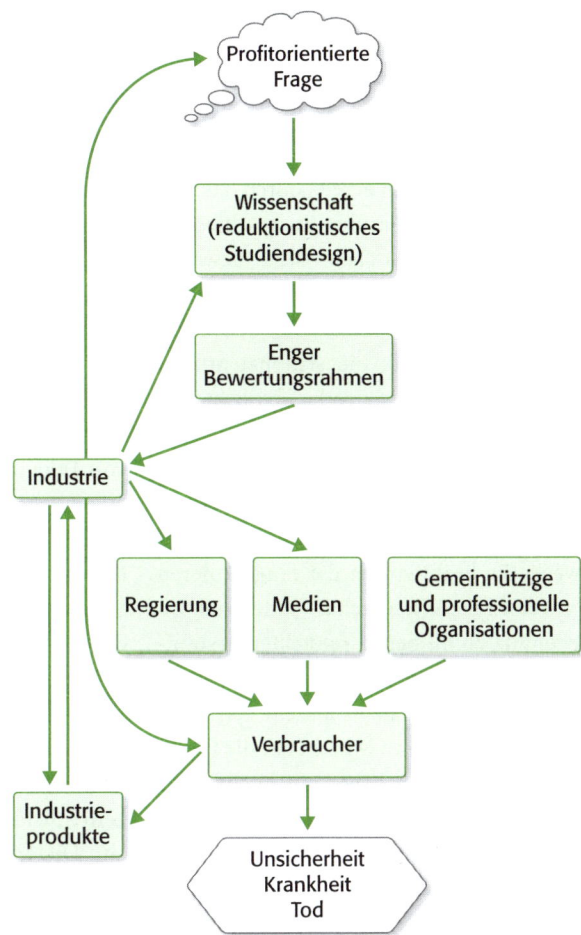

Abbildung 13.2 Unser aktuelles
Gesundheitssystem

sundheit, kehrt sich alles um. Die Wissenschaftler, die Informationen aus dem Rohmaterial ziehen, erschaffen eine Monokultur reduktionistischer Forschung, die dem Profit, aber nicht der Gesundheit dient. Der Output bei dieser Art Forschung ist dann ein enger Beweisrahmen, der holistische, einfache und durchgreifende Lösungen von vornherein ausschließt. Das Ergebnis ist eine Unzahl kurzfristiger Teillösungen, die letztlich die Situation nur verschlechtern. So wie aus einem industriell hergestellten, wertlosen Lebensmittel kein großer Nähr-

wert mehr gezogen werden kann, so kann aus einer inhaltsschwachen Information auch keine weise, menschliche oder wirkungsvolle gesellschaftliche Strategie abgeleitet werden.

Hier kommt ein Beispiel dafür, wie der profitorientierte Informationskreislauf funktioniert: Die Leitfrage ganz oben hat mehr damit zu tun, wie groß die mögliche Gewinnspanne ist, die sich daraus ableitet, als damit, ob es um einen Durchbruch für die Medizin geht. Warum sollte man über etwas nachdenken, wenn ohnehin keine

Aussicht besteht, die für Forschungsprojekte erforderlichen Fördermittel zu bekommen? Warum sollte man seine wissenschaftliche Laufbahn auf Fragen aufbauen, für deren Beantwortung niemand bereit ist zu zahlen? So werden bereits durch das System selbst Fragen darüber ausgeschlossen, wie man die Menschen dazu bewegen könnte, sich gesünder zu ernähren, zugunsten von Fragen, auf die mit einer neuen Pille geantwortet wird, die sich patentieren und mit hohem Ertrag verkaufen lässt.

Diese Fragen umfassen das, was wir gegenwärtig als „Wissenschaft" bezeichnen. All die Labors, Geräte, Teströhrchen und weißen Kittel sind einfach nur Mittel zum Zweck: Sie beantworten die Fragen, deren Antworten die Wissenschaft finden soll. Im Gegensatz zum oben dargestellten gesundheitsrelevanten Informationskreislauf, stürzt sich die Wissenschaft in diesem Fall nicht mit allen verfügbaren Mitteln auf die Frage. Sie beschränkt sich lieber auf hochreduktionistische Studiendesigns, die einzig anerkannte Methode des Erkenntnisgewinns. Nicht ganz zufällig eignen sich diese Designs auch am besten zur Medikamententestung, dagegen sind sie für die Untersuchung komplexer biologischer Veränderungen oder einer Verhaltensänderung denkbar schlecht geeignet. Natürlich erlauben die systemimmanenten Beschränkungen auch nur einen sehr engen Beweisrahmen, der dann aber als „Wahrheit" in die Welt getragen und verkauft wird – ganz im Gegensatz dazu, was es wirklich ist: ein hauchdünnes Erkenntnisscheibchen als Antwort auf eng umrissene Fragen, die Menschen mit bestimmten Hintergedanken gestellt haben. Diese Ergebnisse haben zwei große gesellschaftliche Zielgruppen:

die Medien (die der Industrie gehören und/oder von der Werbeindustrie gesponsert werden) und Regierungsmitglieder und Angehörige von „Think-Tanks", die über die Bedeutung der Forschungsergebnisse für das Gesundheitswesen entscheiden und der Politik Empfehlungen geben, wie diese Ergebnisse zu nutzen sind. Doch die Art und Weise, in der diese beiden Zielgruppen die Ergebnisse zugespielt bekommen und einsetzen, wird maßgeblich von der Industrie beeinflusst.

Die Industrie nutzt dieses enge Spektrum von Erkenntnissen – oder zumindest Teilerkenntnisse, auf die die Bevölkerung reagiert –, um neue Produkte zu schaffen (Waren und Dienstleistungen) und um den Staat dafür zu gewinnen, dass er diese Produkte als „aktuellen Versorgungsstandard" deklariert. Die auf diese Weise etikettierten Prozeduren und Medikamente werden Ärzten und Kliniken praktisch aufgezwungen, sofern sie bei Nichtanwendung keine gerichtlichen Konsequenzen riskieren wollen. Die Industrie füttert eine größtenteils unkritische Medienbranche ausschließlich mit den Ergebnissen, die die behauptete Wirkung ihres Produkts bekräftigen. Die Industrie biegt die Ergebnisse in der Werbung zudem so zurecht, dass sie der Öffentlichkeit gegenüber die Vorteile überbetont und die mitunter beträchtlichen Nebenwirkungen ins Kleingedruckte abschiebt oder in Schnellsprechsätzen dahermurmelt.

Die Ergebnisse der Forschung kommen also in gefilterter und verbogener Form daher und werden in einen größeren und bedeutungsvolleren Zusammenhang dargestellt, als ihnen tatsächlich zusteht. Alle Angaben, die den erwarteten Erfolgen bei der Anwendung widersprechen, werden heruntergespielt oder angezweifelt. Ob dies nun mit Absicht geschieht oder nicht – der Industrie fällt es dadurch leichter, mehr Medikamente, mehr diagnostische oder therapeutische Verfahren, mehr Nahrungsergänzungsmittel, teure Laufschuheinlagen oder Diäten aus der Flasche zu verkaufen. Als Gesundheitsempfehlungen bekommen wir Botschaften wie z. B. diese zu hören: „Essen Sie täglich Milchprodukte, um Ihren Kalziumbedarf zu decken, damit Sie keine Osteoporose bekommen" oder „wenn Sie einen hohen Cholesterinspiegel haben, sollten Sie Cholesterinsenker nehmen".

Mit solchen Informationen mobilisieren Interessengruppen (aus der freien Wirtschaft ebenso wie gemeinnützige Organisationen) auch ihre öffentlichen Unterstützer und sammeln die für ihre Forschungen nötigen Fördergelder ein. Aufgrund der Beschränkungen der von ihnen favorisierten Wissenschaft fließen ihre Spenden in die Forschungsvorhaben, die nach dem Allheilmittel für die Krankheiten suchen, die für sie von Interesse sind. Durch Werbung und Lobbyarbeit nehmen Interessengruppen Einfluss auf die Politik. Welcher Politiker möchte sich schon einen „Freund des Krebses" nennen lassen, wenn er sich nicht auf die Wünsche der *American Cancer Society* einlässt?

All dies zeigt uns, dass wir im gegenwärtigen System nicht frei entscheiden können: Wir werden zu Wünschen genötigt. Wir haben nur noch die Wahl zwischen gleichermaßen ineffizienten „Heilmitteln". Wir kaufen, was uns angeboten wird, lassen uns für den endlosen Kampf gegen schlimme Krankheiten einspannen, folgen dem Mainstream der Gesundheitsempfehlungen (weil es töricht und riskant erscheint, es

nicht zu tun) und widmen unserer liebsten Selbsthilfeorganisation viel Zeit, Geld und Energie. All das tun wir, um für uns und unsere Mitmenschen eine bessere Gesundheit zu erreichen, während wir doch nur in einem endlosen Kreislauf aus zunehmender Verwirrung, Krankheit und vorzeitigen Todesfällen stecken und denen, die das System managen und kontrollieren, die Brieftaschen vollstopfen. Wenn man genau hinsieht, erkennt man, dass wir Konsumenten durch unseren unreflektierten Verbrauch dieser Produkte den ganzen Schlamassel einer vom Profit besessenen Industrie auch noch bezahlen. Aus diesen Gründen kommt es darauf an, dass jeder von uns eigenverantwortlich seine Ernährung und Gesundheit verbessert. Mit unserem Geld bestimmen wir, ob wir mitspielen oder aus dem System aussteigen. Je weniger wir kaufen, desto weniger Geld steht der Industrie zur Verfügung, um wissenschaftliche Forschungsergebnisse und die Regierungspolitik zu ihren Gunsten zu verbiegen.

Ich möchte hier noch einmal betonen, dass diese negativen Folgen nicht das Ziel des gegenwärtigen Systems sind. Sie sind lediglich eine unvermeidbare Nebenwirkung des Hauptziels, dem ständig wachsenden Profit für die verschiedenen Branchen der Industrie, die mit ihren Umtrieben das System zusammenfügen und unterhalten. Wie gesagt, es geht hier nicht um niederträchtige Absichten einzelner Personen. Im Gegenteil: Die meisten Menschen, die an der Aufrechterhaltung des Systems mitwirken, glauben fest daran, wirklich Gutes zu tun. Sie stürzen sich in den Kampf gegen Krebs, sie entreißen den Genen ihre Geheimnisse, sie stecken mutmaßlich wichtige Nährstoffe in Pillen und Lebensmittel, sie erreichen Durchbrüche in der chirurgischen Technik, sie machen die Nahrung für die Armen billiger, sie machen die Produktion tierischer Proteine effizienter, sie berichten der Bevölkerung von neuen Ergebnisse darüber, wie sie schlanker und gesünder werden können. Und trotzdem münden all diese großartigen Absichten in größeren Profite und mehr Krankheiten.

Ich möchte hier klarstellen, dass ich keinesfalls das Wort gegen den Kapitalismus, freie Märkte oder Profite führe. Es ist für alle Teile eines Systems normal, sich um das eigene Überleben zu kümmern und erfolgreich zu sein. Im Grunde ist diese kollektive Motivation die Basis für die Stabilität und Belastbarkeit des ganzen Systems. Die Wälder bestehen nicht seit Äonen (bis der Mensch sie rodet), weil sich alle Organismen darin selbstlos verhalten und nett zueinander sind, sondern weil sich jeder in einer Weise um seine Angelegenheiten kümmert, die letztlich dem Wohlergehen aller Elemente dient. Aber das Ziel des Systems „Wald" besteht in einer maximalen Biomasse und Biodiversität, folglich werden diejenigen belohnt, die an diesem Ziel mitwirken. Den Bäumen, die ihr Blattwerk abgeben, wird dies durch den Reichtum der zersetzenden Organismen vergolten, welche die Blätter zu Nährstoffen abbauen, die schließlich ihren Weg zurück in die Bäume finden. Die Vögel, die den Stickstoff wieder in den Boden abgeben, werden mit extra vielen Würmern belohnt, die unter der Decke aus herabgefallenen Blättern leben, die mithilfe des Stickstoffs der Vögel an den Bäumen gewachsen sind usw. Das Problem in unserem Gesundheitssystem ist nicht das selbstsüchtige Verhalten einzelner Elemente, sondern welches Verhalten das System,

das den Profit und nicht die Gesundheit in den Vordergrund stellt, belohnt und welches es bestraft.

Systeme verstärken sich gewöhnlich selbst. Würden sie das nicht tun, hätten sie keinen Bestand. In unserem Beispiel bringt das Gesundheitssystem mächtige Kräfte hervor, die das Profitmotiv über das Gesundheitsmotiv stellen. Ebenso erzeugt es gewaltige Kräfte, die das gegenwärtige System instand halten und es gegen alle wissenschaftlichen Beweise resistent machen, die dazu führen würden, dass sich die Probleme schlauer, billiger und besser lösen lassen. Doch ein System kollabiert, wenn seine Ressourcen nicht mehr dauerhaft das Erreichen der Ziele sicherstellen. Das ist der Fall, wenn die hohen Kosten unseres „Krankheitsversorgungssystems", die sowohl in der Wirtschaft als auch im Gesundheitssektor anfallen, drohen, die Gesellschaft als Ganzes herunterzuziehen.

In einem System, welches das Allgemeinwohl über den Profit von Wenigen stellt, können Unternehmen und Einzelpersonen immer noch viel Geld verdienen, so wie auch die Eiche und der Walnussbaum in einem Wald immer noch sehr groß werden können. Nur tun die es in einer Weise, die praktisch unbegrenzt so weitergehen kann, weil auch die anderen Elemente in diesem System florieren.

Die profitorientierte Reduktionismus-Connection

Bevor wir uns das Was und das Wie der profitablen Gewinnschöpfung im Gesundheitssystem ansehen, sollten wir uns mit dem Warum beschäftigen. Warum sind die reduktionistische Wissenschaft, die reduktionistische Medizin und die reduktionistische Ernährungswissenschaft so viel profitabler als ihre holistischen Gegenstücke? Ist nicht letztlich eine gute Gesundheit der breiten Bevölkerung für ein Wirtschaftssystem besser als eine schlechte? Gesunde Menschen arbeiten produktiver und konsumieren eifriger die guten Dinge des Lebens. Sollten wir unsere ökonomischen Anstrengungen nicht danach ausrichten, in welchem Maß sie dem Gemeinwohl dienen?

Der Reduktionismus geht Hand in Hand mit stetig steigenden Unternehmensgewinnen, weil er mehr neue Probleme schafft, als bestehende zu lösen. Jedes neue Problem, das für die Gesellschaft als Ganzes kostspielig ist, bedeutet für bestimmte Industriezweige eine neue Chance, die Gewinne zu steigern.

Zudem lassen sich reduktionistische Lösungen besser vermarkten als holistische. Stellen Sie sich auf einer Linie eine Reihe potenzieller Lösungen für ein Problem vor, wobei die „magischen" Lösungen auf der einen Seite stehen und die „realistischen" auf der anderen (▶ Abbildung 13.3).

Die magische Lösung, d. h. die sofortige, einfache und narrensichere Lösung, ist wesentlich attraktiver als die realistische, die länger dauert, mühsam ist und sich auch nicht leicht umsetzen lässt. Sie werden feststellen, dass die Werbung meistens die magische Lösung der realistischen vorzieht.

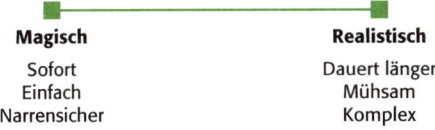

Magisch	Realistisch
Sofort	Dauert länger
Einfach	Mühsam
Narrensicher	Komplex

Abbildung 13.3 Magische und realistische Lösungen von Gesundheitsproblemen

Ganz gleich, ob es sich um Diäten, Finanzdienstleistungen, Waschmittel oder Kosmetika geht – je mehr magische Eigenschaften das Produkt vorgibt zu haben, desto besser lässt es sich anpreisen und umso reizvoller ist es auch, es zu kaufen. Für denjenigen, der sich die Eigenschaften des Produkts als Ausgangspunkt für die magische Lösung überlegt hat, kann das ein sehr erträgliches Geschäft sein.

Reduktionistische Lösungen sprechen immer nur einen begrenzten Ausschnitt des Problems an. Deshalb kann man ihnen viel leichter einen magischen Zug zuschreiben als holistischen Lösungen. Wenn Sie Angst vor einem Herzinfarkt haben, müssen Sie nur täglich ein paar Omega-3-Kapseln nehmen. Das dauert nur wenige Sekunden. Wenn Sie Diabetes haben, nehmen Sie den Insulin-Pen mit digitalem Timer, dann werden Sie nie mehr Ihre Dosierungen und Injektionszeiten vergessen – dann müssen Sie auch Ihre Ernährung nicht umstellen. Übergewicht? Trinken Sie doch einen appetithemmenden Shake oder lassen Sie sich gleich Ihren Magen verkleinern, dann müssen Sie sich gar nicht mehr die Frage stellen, ob Sie zu viel essen oder ob Sie fettige Speisen vertragen.

Magische Lösungen funktionieren, weil sie sich an den Symptomen und weniger an den Ursachen orientieren. Die Symptome lassen sich unterdrücken und rasch unter Kontrolle bringen, während es bei den Ursachen länger dauert. Für kurze Zeit ein isoliertes Symptoms zu bekämpfen, ist recht einfach. Die Ursachen sind oft viel komplexer und erfordern mehr Mitarbeit und Verantwortlichkeit der Betroffenen.

Sehen Sie sich jetzt im Vergleich dazu die holistische Lösung für kardiovaskuläre Erkrankungen, Diabetes oder Übergewicht an: Stellen Sie Ihre Ernährung auf pflanzenbasierte, Vollwertkost um. Dieser Weg funktioniert, weil er die Ursache beseitigt, die darin besteht, dass unser Körper versucht, mit den stark verarbeiteten Lebensmitteln und den tierischen Lebensmitteln fertig zu werden. Der *Effekt* der pflanzenbasierten Ernährungsweise (PBE) kann sich so schnell oder sogar schneller als bei einer Pille, einer Injektion oder einer Operation einstellen. Aber es ist erforderlich, kontinuierlich dabeizubleiben. Reduktionistische Interventionen lassen sich viel schneller umsetzen. Die PBE ist jedoch ein Lebensstil und keine Intervention, sodass auch die Frage, „wie lange" sie eingesetzt werden muss, keinen Sinn ergibt. Die Veränderung einer Angewohnheit kann sehr schwierig sein, vor allem, wenn es um eingefleischte Essgewohnheiten geht. Eine Ernährungsumstellung erfordert Einsatz und Verantwortung sowie die Bereitschaft, offen für neue Erfahrungen und die Entwicklung neuer Gewohnheiten und Fertigkeiten zu sein.

Wir sind umgeben von Schlagworten und Parolen, und unser Lebensstil verlangt überall nach Zeitersparnis. Die Werbung liefert uns reduktionistische Haurucklösungen, die sich viel leichter verkaufen lassen als holistische Lösungen, die einen langen Atem erfordern und sehr komplex sind. Die Tatsache, dass reduktionistische Lösungen den Bedarf nach weiteren Produkten und Dienstleistungen ankurbeln (Medikamente und andere Behandlungsformen, mit denen gegen die Nebenwirkungen der eigentlichen Therapie vorgegangen wird und mit denen andere Symptome der Standardernährungsweise unterdrückt werden,

plus die Notoperationen, wenn die Erstbehandlung fehlschlägt), ist ein zusätzlicher Vorteil für die nach Gewinn strebenden Unternehmen. All die Profite bedeuten, dass die beteiligten Unternehmen über viel zusätzliches Geld verfügen, mit dem sie um sich werfen, damit sie in Zukunft noch mehr verdienen können. Kurz: Diese Unternehmen haben Macht.

Subtile Macht

Wenn wir an Menschen denken, die ihre Macht missbrauchen, fallen uns sofort Hollywood-Bösewichte ein, deren Bosheit ganze Gemeinschaften in Angst und Schrecken versetzt. Denken Sie nur an Henry F. Potter in „Ist das Leben nicht schön?", Darth Vader in „Star Wars", Schwester Ratched in „Einer flog über das Kuckucksnest" usw. Solche Bösewichte setzen Gewalt ein oder drohen mit ihr. Sie sind gerissen und gestalten ihr Umfeld so, dass sie von ihrer Macht profitieren und schließlich beinahe allmächtig sind. Wenn jemand solche Strategien anwendet, werden Sie das bemerken. Mit Geld kann man in ganz ähnlicher Weise Gewalt ausüben. Man kann z. B. einen Beamten bestechen, damit er über einen Gesetzesverstoß hinwegsieht, oder man kann ein paar Schläger dafür bezahlen, dass sie einen unliebsamen Konkurrenten einschüchtern. Doch es gibt noch eine andere Form der Machtausübung, die weit weniger augenfällig ist, die subtile Macht. Diese Machtausübung erfolgt so sanft und effektiv, dass ihre Kraft und ihre Herkunft fast unsichtbar bleiben.

Greifen wir ein Beispiel heraus. Warum trinken Millionen Schüler in den Vereinigten Staaten in der Pause Milch statt Wasser? Das verschafft der Milchindustrie zwei große Vorteile: hohe Gewinne und der Einfluss auf junge Menschen, die möglichst früh lernen, dass es angeblich gesund ist, Milch zu trinken. Die Milchindustrie schickt keine bewaffneten Posten in die Schulen, um die Verantwortlichen zum Einkauf oder die Lieferanten zur Auslieferung der Milch zu zwingen. Die Schüler werden nicht zum Trinken der Milch genötigt. Das ist gar nicht nötig. Der subtile Einfluss, den die Milchindustrie ausübt, führt zu einer viel größeren Mitwirkung als plumpe Gewaltanwendung.

Die Milchindustrie hat in den vergangenen 60 Jahren viel Geld investiert, damit der Staat Werbung für Milchprodukte als einen Grundpfeiler der gesunden Ernährung macht. Wären die aktuellen Schulleiter noch Kinder, würden sie im Unterricht lernen, dass Milchprodukte zu den „vier Grundnahrungsmitteln" gehören. Die Geldsummen, die die Milchindustrie ausgibt, um politischen Einfluss zu kaufen, übersteigen die landwirtschaftlichen Staatshilfen, welche die Milchproduktion mit erheblichen Mitteln subventionieren. Für Schulen, die ein Schulspeisungsprogramm mit subventionierten Lebensmitteln anbieten, ist das Milchangebot verpflichtend. Die Behörden müssen die Kinder gar nicht dazu auffordern, Milch zu trinken. Das ist gar nicht nötig, das erledigt das Schulpersonal für sie. Alle wurden so gebrieft, dass sie glauben, Milch sei für das Wachstum starker Knochen und gesunder Zähne notwendig. Darüber hinaus ist es der Milchindustrie gelungen, den Staat zum Kauf von Milliarden Litern Milch für staatliche Programme in Gefängnissen, Veteranenkliniken und beim Militär usw. zu gewinnen. Man ist ihr völlig ausgeliefert.

Neben der subtilen Durchdringung des gesamten politischen Machtapparats wendet die Milchindustrie jährlich Millionen Dollar auf, um Werbung für die angeblichen gesundheitlichen Vorzüge des Milchkonsums zu machen. Das wird uns schon so lange eingetrichtert, dass wir kaum noch bemerken, dass es sich um bezahlte kommerzielle Werbung handelt und nicht etwa um öffentliche Bekanntmachungen. Die meisten von uns gehen wie selbstverständlich davon aus, dass Milch gut für uns ist. Die in den Vereinigten Staaten äußerst erfolgreiche Werbekampagne „Got milk?" setzt Hunderte Prominente ein, um unsere Kinder und Jugendlichen davon zu überzeugen, dass Milch schlank, reich, gesund und sexy macht.

Die Interessenvertreter der Milchindustrie sorgen außerdem für großzügige Spenden an viele gemeinnützige Gesundheitsorganisationen und unterstreichen damit wirkungsvoll ihre öffentlichen Äußerungen zu den Vorzügen von Milchprodukten. Solche gemeinnützigen Organisationen müssen sich für Fördergelder ganz schön strecken und stehen dann unter großem Druck, ihren Gönnern nicht zu viele Fragen zu stellen. Die Interessenvertreter der Milchindustrie zahlen auch für universitäre Forschungsaktivitäten im Gewand von „Studien", die von der Prämisse ausgehen, dass Milch gesund ist, um dann auf immer „kreativere" oder auch unlautere Weise diese Vorzüge des Milchkonsums zu „beweisen". Die zahllosen Studien, die belegen, dass Milch und andere Milchprodukte nachweislich niemandem guttun, werden von den Massenmedien geflissentlich ignoriert, nur nebenbei erwähnt oder in Zweifel gezogen (wobei diese Medien zum Teil von

„Got milk?" und anderen Milchprodukte-Kampagnen finanziert werden). Da es Zeitungen und TV-Sender im Internetzeitalter schwer haben, sind auch sie dafür anfällig, dem sanften Druck der Milchindustrie nachzugeben und die Berichterstattung im Interesse der Milchindustrie zu halten.

Schulleiter im ganzen Land haben also gute Gründe, um viel Milch einzukaufen. Sie ist preiswert (dank der üppigen Staatssubventionen) und leicht zu besorgen (da der Staat sie zum Getränk der Wahl erklärt hat). Dank Gesundheitserziehung und Werbung wollen die Schüler Milch, die Eltern verlangen sie und deshalb verkauft sie sich auch. Die Milch bringt den Verdienst ein, von dem Gehälter bezahlt werden, während das Wasser aus dem Wasserhahn kostenlos ist. Für den Fall, dass die Gehirnwäsche durch Tausende Bilder von Prominenten mit Milchbärten, die die Milch als gesundes Lebensmittel anpreisen, bei den Schülern nicht verfängt, hat die Milchindustrie die Schulmilch mit Süßungsmitteln, appetitlicher Schokolade und Erdbeeraroma „verbessert", um die Kinder zum Austrinken zu ermutigen.

Eine ganz ähnliche subtile Macht ist überall da am Werk, wo Menschen Milch mit niedrigem Fettanteil kaufen (weil weniger Fett immer gesünder ist), den Frühstücksbagel gegen zwei Eier und vier Streifen Speck eintauschen (weil Kohlenhydrate nicht gesund sind) und das Frühstücksmüsli bevorzugen, das mit elf Vitaminen und Mineralstoffen angereichert ist (weil man auf diese Weise am besten den Nährstoffbedarf decken kann). Die Entscheidung dafür oder dagegen fühlt sich selbstbestimmt an, doch tatsächlich werden wir mit Werbebudgets der Milch-, Ei- und

Schweineindustrie sowie der Lebensmittel verarbeitenden Unternehmen in Millionenhöhe beeinflusst.

Diese Machtkonzentration ist nebenbei auch dafür verantwortlich, dass Vegetarier immer wieder danach gefragt werden, wo sie denn ihr Eiweiß herbekommen, so als käme Eiweiß nur in tierischen Nahrungsmitteln vor. Aus diesen Gründen stimmen wir auch invasiven Therapieverfahren zu, die der medizintechnischen Industrie mehr Geld einbringen, als wir unsere Ernährung umstellen. Wann immer Sie viele Menschen sehen, die scheinbar freiwillig gegen ihre ureigensten Interessen handeln, können Sie sicher sein, dass im Hintergrund subtile Kräfte wirken.

Wie Sie sehen, ist das Geld selbst ein subtiler Machtfaktor. In unserem Gesundheitssystem ist der Profit das höchste Ziel. Deshalb ist Geld das mächtigste Instrument, und diejenigen, die es besitzen, haben einen fast unsichtbaren Einfluss auf Politik, Medien, Kultur und auf die Gespräche am Esstisch unserer Familien.

Ein Wissenschaftler erhält die benötigten Fördergelder und lukrative Verträge viel eher für Forschungsvorhaben, die ein neues Medikament, ein Nahrungsergänzungsmittel, einen Supernährstoff oder eine Krankenhausbehandlung hervorbringen könnten. Deshalb werden solche Forschungsvorhaben auch am ehesten durchgeführt. Den Massenmedien wird mit der Kündigung von Werbebudgets gedroht, wenn sie sich nachteilig über die Produkte der Werbekunden äußern, was diese dann mit geringerer Wahrscheinlichkeit tun. Journalisten wissen, dass ihre Gehälter von diesen Einkommensquellen abhängen. Politiker, die für Gesetze und Regularien stimmen, die einem bestimmten Wirtschaftszweig dienlich sind, werden mit Spendengeldern von Industriegruppen belohnt, die von diesen Gesetzen und Regeln profitieren. An keiner Stelle dieser Vorgänge werden Sie erkennbare Gewalt entdecken oder auch nur, dass sich jemand die Finger schmutzig macht. Niemand hat diese Wissenschaftler, Journalisten oder Politiker angerufen und sie bedroht. Niemand erpresst sie oder versucht, sie zu bestechen, damit sie etwas tun, das sie nicht wollen. Doch belohnt wird nur ein Verhalten, das sich für das gültige Paradigma einsetzt. Es gibt einfach keinen Anreiz, sich anders zu verhalten. Dieses Zuckerbrot-und-Peitsche-System wirkt im Stillen, es wird nicht darauf gezeigt und erst recht nicht darüber gesprochen.

Auf diese Weise kann ein System wie das unsere, in dem das höchste Ziel die Profitmaximierung für wenige auf Kosten unserer Gesundheit ist, immer so weitermachen, auch wenn dieses Ziel von den meisten Menschen, die zum System gehören, nicht geteilt wird. Dank der subtilen Beloh-

nungen und Bestrafungen verhalten sich die Menschen so, wie sie es sonst nicht tun würden und stützen damit das herrschende System. Je mehr die Gewinne der Industrie steigen, desto mehr Geld steht zur Verfügung, um das gewünschte Verhalten zu belohnen. Mit anderen Worten: Das Geld, das in die Ausübung der subtilen Macht investiert wird, wirft eine hohe Rendite ab, durch die wieder mehr Geld für die nächste Runde in subtiler Machtausübung zur Verfügung steht. Es entsteht ein Teufelskreis (oder eine „Glücksspirale", je nach Standpunkt), wodurch sich immer mehr Macht in den Händen jener konzentriert, die sie ohnehin schon hatten.

Wenn Macht korrumpiert und absolute Macht absolut korrumpiert, dann sollte in unserem Gesundheitssystem an vielen Stellen „legale" Korruption erkennbar sein. Im folgenden Kapitel werden wir den Vorhang lichten und einen Blick auf die korrupten Verhältnisse werfen, die uns daran hindern, uns in Richtung einer echten und nachhaltigen Gesundheit zu bewegen.

14 Industrielle Ausbeutung und Kontrolle

Die Medizin-Industrie   205
Die Pharmaindustrie   212
Nahrungsergänzungsmittel- und Functional-
food-Industrie   217
Business as Usual   219

Ich hoffe, dass wir die Entstehung der Aristokratie unserer Kapitalgesellschaften zerschlagen können, die bereits jetzt unsere Regierung zu einem Kräftemessen herausfordern und sich den Gesetzen in ihrem Land herausfordernd entgegenstellen.

Thomas Jefferson

Die reichen und mächtigen Industrien, die unser Gesundheitssystem ausmachen, haben ihr ursprüngliches Ziel – die Gesundheit des Menschen – zugunsten der kontinuierlichen Profitmaximierung aufgegeben. Ihr Geld bestimmt über Forschungsprogramme, Medienberichte zu Gesundheitsthemen und über die Regierungspolitik. Dank ihrer geschickten und subtilen Machtausübung tun sie dies, ohne eindeutige Beweise zu hinterlassen. In diesem Kapitel möchte ich Ihnen zeigen, wo sie ihre Spuren hinterlassen, besonders wenn es um die ganzheitliche, vollwertige Ernährung geht, eines der Hauptopfer der Informationskontrolle (Informationsbereitstellung, -verteilung und -verwendung) durch die Industrie.

Die medizinische, die pharmazeutische und die Ergänzungsmittelindustrie haben schon vor geraumer Zeit festgestellt, dass eine Gesellschaft, die sich gesund ernährt, eine Katastrophe für ihre Gewinnmargen wäre. Sie können viel mehr Geld verdienen, wenn sie die Hinweise auf den gesundheitlichen Nutzen einer pflanzenbasierten Ernährungsweise (PBE) nicht zur Kenntnis nehmen oder die PBE diskreditieren. Ich möchte daher mit Ihnen einen Blick auf diese drei Industriezweige werfen um zu sehen, wie man dort die Profite auf Kosten unserer Gesundheit steigert.

Die Medizin-Industrie

Der Zweck des gesamten Medizinbetriebs ist die Behandlung von Krankheiten. Mediziner erlernen in jahrelanger Ausbildung die besten Behandlungsformen, welche die Wissenschaft kennt. Wenn wir uns als Patienten in ihre Hände begeben, erwarten wir, dass sie uns den Königsweg zur Gesundheit weisen. Wir vertrauen darauf, dass sie mehr wissen als wir und dass sie stets nur in unserem Interesse handeln. Die meisten von uns folgen den Empfehlungen der Ärzte zu einer Operation, Chemo- oder Strahlentherapie, wenn wir mit einer lebensbedrohlichen Erkrankung konfrontiert werden, selbst wenn wir uns manchmal fragen, ob es nicht auch noch andere Möglichkeiten geben könnte.

Der medizinische Betrieb hat praktisch die alleinige Deutungshoheit. Soweit ich weiß sind die meisten Ärzte erfahrungsgemäß durch und durch Profis, die aufrichtig nach der besten Therapie für ihre Patienten suchen und dieses Ziel nach Möglichkeit auf Grundlage ihrer Aus- und Fortbildung verfolgen. Doch wie wir gesehen haben, ist diese Ausbildung aufgrund der reduktionistischen Prägung limitiert. Und wie alle „Alleswisser" sind auch Mediziner unter Umständen blind für andere Optionen, die brauchbarer zu sein scheinen als ihre eigenen Fertigkeiten und Gerätschaften. Darunter einige, die nicht nur heilen, sondern dabei auch noch unangreifbar sein wollen und ihren Machtvorsprung nutzen, um Skeptiker, die ganzheitliche Behandlungsmethoden erforschen wollen, zu drangsalieren und ihnen den Mund zu verbieten.

Die Folge ist, dass sogar die klügsten und offensten Patienten normalerweise davon überzeugt sind, dass Medikamente und Operationen die besten Optionen sind. Man denke nur an das mediale Entsetzen, als der Biograph von Steve Jobs enthüllte, dass der krebskranke Apple-Chef neun Monate lang eine Operation verweigert hatte und diese Zeit mit alternativen Behandlungsmethoden und einer Ernährungsumstellung auf PBE „verplemperte". Die Botschaft zwischen den Zeilen ist eindeutig: Wer seinen Weg abseits der klassischen Medizin versucht, tut dies auf eigene Gefahr. Auch Freidenker wie Steve Jobs müssen sich vor den Hohepriestern der Medizin verbeugen, wenn sie gerettet werden wollen.

Bei Krebs und Herzkrankheiten sind wir dem Medizinbetrieb oft völlig hilflos ausgesetzt. Leider nutzen zu viele Mediziner ihre Machtposition, um ihre Patienten zu ängstigen und zur unreflektierten Mitarbeit zu bewegen, während sie zugleich ganz ernsthaft daran glauben, das Beste für den Patienten zu tun. Ich formuliere es nicht als erster, wenn ich sage, dass die Ärzte heute die neuen Priester in einer säkularen Welt sind: Sie halten den Schlüssel zu Leben und Tod in der Hand und dulden keine Häresie. Wie auch ihre kirchlichen Vorgänger setzen sie Symbole und Rituale ein, die ihre Macht stützen (man denke nur an das Wartezimmer, die Arzthelferin hinter dem Trennglas, der endlose Papierkram, den Sie erledigen müssen, während Sie auf die Magazine über gesundes Altern schielen). Das lassen wir alles über uns ergehen, weil solche Rituale den verletzlichen Patienten helfen, die ihrem Arzt aus tiefstem Herzen vertrauen wollen. In diesen Momenten ist das Arzt-Patient-Verhältnis aus dem Gleichgewicht, auch wenn niemand dies beabsichtigt hat: Die eine Seite versucht verzweifelt, ihr Leben zu retten, während die andere so wahrgenommen wird, als sei sie dazu in der Lage. Wenn die Diagnose auf Krebs lautet, kann die unbeabsichtigte Offenlegung dieser emotionalen Verwundbarkeit zu rührenden oder auch tragischen Momenten zwischen Arzt und Patienten führen. Nicht ganz zufällig sind die so dringend empfohlenen Behandlungen genau jene, die der medizinischen Industrie und ihren Partnern in der Pharmaindustrie die größten Gewinne bescheren.

Wenn die Menschen mitbekommen, dass ich einen großen Teil meiner beruflichen Laufbahn damit verbracht habe, Krebs zu verhindern oder womöglich zu heilen, fragen sie mich gewöhnlich nach meiner Meinung zu einer bestimmten Diagnose, die bei einem Verwandten, einem Freund bei ihnen selbst gestellt wurde. Natürlich weise ich sie darauf hin, dass ich keine Approbation als Arzt habe und leider keine konkreten Ratschläge geben kann und verweise sie auf ihren Arzt, der über eine jahrelange Spezialausbildung verfügt, die ich nicht habe. Doch angesichts einer Krebsdiagnose lassen viele Patienten nicht locker und haken nach: „Was würden Sie tun, wenn bei Ihnen oder bei jemandem aus Ihrer Familie Krebs diagnostiziert würde?". Ich kann dann allenfalls meine persönliche Einschätzung der wissenschaftlichen Belege für die Diagnose abgeben und rate oft dazu, eine zweite Meinung einzuholen, während ich sie dazu anhalte, nach Möglichkeit gleichzeitig den Empfehlungen ihres Arztes zu folgen.

Im Jahr 2005 kratzte sich eine sehr gute Freundin von mir ein Muttermal am Oberschenkel auf, was mit einer kleinen Kruste abheilte. Weil in ihrer Familie bereits Krebsfälle aufgetreten waren, entschied sie sich dazu, die Hautstelle kontrollieren und gegebenenfalls entfernen zu lassen. Als die Tests nach ein paar Tagen abgeschlossen waren, bat ihr Arzt sie telefonisch zu einem Gespräch in die Praxis. Sie ahnte nichts Gutes und bat mich, sie zu begleiten. Als der Arzt das Sprechzimmer betrat, war seine Miene sehr ernst. Als Diagnose nannte er ein fortgeschrittenes Melanom im Stadium III, die schwerste Form des Hautkrebses. Er riet ihr zu einer sofortigen Therapie und überwies sie an ein Team aus Chirurgen und Onkologen. Sie war am Boden zerstört und durchlebte die ganze Gefühlsskala, die jeder Krebspatient nur zu gut kennt: allumfassende Angst und völlige Orientierungslosigkeit.

Nachdem sie zwei weitere Meinungen zu den Gewebeproben eingeholt hatte, welche die Diagnose bestätigten, vereinbarte sie einen Termin beim Chirurgen. Man entfernte das Krebsgewebe an ihrem Oberschenkel und nahm eine Probe aus dem Wächterlymphknoten der nahegelegenen Lymphabflüsse, um dort nach Metastasen zu suchen. Zu den Wächterlymphknoten streut ein Tumor des zugehörigen Gebiets mit der größten Wahrscheinlichkeit als erstes. Ist er befallen, geht man im Allgemeinen davon aus, dass sich der Tumor auch weiter entlang der Lymphbahnen ausgebreitet hat. Somit hat der Wächterlymphknoten in etwa die Funktion eines Pförtners für das Lymphsystem. Wenn Melanomzellen bis zum Wächterlymphknoten gewandert sind, vermutet man sie auch im weiteren Lymphstromgebiet, was dessen Entfernung erforderlich macht. Ein taktisch ähnliches Vorgehen wie die Zerstörung eines Dorfes, um es zu retten.

Zu dieser Zeit sprach sie auch mit einem anderen Onkologen, zu dem sie überwiesen worden war, über ihre Therapieoptionen, je nachdem, ob die Lymphknoten frei waren oder nicht. Bei dieser Konsultation hatte ich sie nicht begleitet, da sie ihre erwachsenen Söhne mitgenommen hatte, doch sie erzählte mir anschließend von den Behandlungsoptionen einschließlich Strahlen- und Chemotherapie, für die sich die Patienten nach Aussage des Arztes meistens entscheiden würden. Sie teilte ihm mit, dass sie sich ungeachtet des Biopsieergebnisses keiner der vorgeschlagenen Behandlungen unterziehen wolle, was für den Arzt kein Problem zu sein schien. Einige Tage später erfuhr sie, dass der Wächterlymphknoten befallen war und sich der Krebs demnach wohl bereits im gesamten Lymphsystem ausgebreitet hatte. Dieser Befund wurde von drei Pathologen bestätigt.

Vor dem nächsten Termin beim Onkologen beschloss ich, mich eingehend über Melanomerkrankungen und ihre Therapie zu informieren. Dazu gehörte auch ein Besuch bei einem sehr aufgeschlossenen und freundlichen Pathologen, der mich dazu aufforderte, selbst einen Blick durch das Mikroskop auf das histologisch diagnostizierte Gewebe zu werfen. (Ich war in Histologie ausgebildet, der Umgang mit einem Mikroskop war mir durch die Arbeiten mit meiner Forschungsgruppe vertraut.)

Ich hatte schon eine gewisse Erfahrung mit Melanomen. Etwa zwölf Jahre zuvor hatte ich eine Übersichtsarbeit zu Melanomstudien aus dem Jahre 1995[1] auf meine Liste mit den Literaturempfehlungen für meinen Kurs über pflanzenbasierte Ernährung (PBE) in Cornell gesetzt, weil sich darin ein bemerkenswerter diätetischer Effekt auf die Überlebensrate gezeigt hatte. Die Bedeutung dieser Arbeit bestand nicht allein darin, dass es sich um ein eher seltenes Peer-Review eines positiven Ernährungseffekts bei einem gefährlichen Karzinom handelte, sondern auch weil der Hauptautor Mitglied eines angesehenen wissenschaftlichen Gremiums war, das Empfehlungen darüber aussprach, wie Forschungsergebnisse aus alternativen klinischen Studien interpretiert und publiziert werden sollen. Der Bericht lieferte detaillierte Beweise dafür, dass eine pflanzenbasierte Ernährungsweise ein beachtliches Hemmpotenzial bei der Melanomprogression besitzt, es wurde jedoch auch eine ähnliche Wirkung auf andere Tumorarten erwähnt. Die Patienten in dieser Studie erhielten eine überwiegend vollwertige PBE, die vom *Gerson Institute* im mexikanischen Tijuana zusammengestellt worden war.[2] Die Überlebensraten waren sogar bei Karzinomen deutlich angestiegen, die anfänglich als Stadium III und IV eingestuft worden waren.

Ich machte mich auch mit den nicht sehr angenehmen Konsequenzen einer Lymphknotenentfernung vertraut. Aus der Fachliteratur ging hervor, dass die Entfernung der Lymphknoten in der Leiste häufig einen Funktionsverlust des Beins für die Dauer von etwa einem Jahr bedeutet, bei zahlreichen weiteren Nebenwirkungen und unangenehmen Folgen, ganz zu schweigen von der erheblichen Beeinträchtigung des Immunsystems. Und tatsächlich riet der Arzt meiner Freundin, sie solle sich eine berufliche Auszeit von einem Jahr nehmen.

Ich fand außerdem heraus, dass die Ärzte häufig Interferon verordnen, ein starkes Immuntherapeutikum, um die Immunschädigung infolge der Entfernung einer größeren Lymphknotenmenge zu kompensieren. Aus diesem Grund suchte ich eine Studie zum Einsatz von Interferon und vergleichbaren Substanzen bei Melanompatienten im Stadium II und III und fand auch eine Untersuchung neueren Datums.[3] Der Untersuchungsbericht kam zu dem Ergebnis, „dass es derzeit keine Therapie gibt (einschließlich Interferon), die eine Verlängerung der Gesamtüberlebenszeit bei Melanomen im Stadium II und III erzielt". Die Forschung zu diesem Thema ist äußerst komplex und umfasst verschiedene Interferontypen, Medikamentendosierungen und -protokolle, Melanomstadien sowie Diskussionen zur Bewertung der einzelnen Reaktionen auf die Therapie. Ich möchte es so ausdrücken: Es ist keine Bettlektüre. Ich kann nicht erkennen, wie jemand ohne einen angemessenen Hintergrund und genügend Erfahrung einen Nutzen aus diesen Forschungsarbeiten ziehen kann (was auf die meisten Melanompatienten zutrifft), ganz zu schweigen von der Vorstellung, diese Ergebnisse mit einem Onkologen im Hinblick auf alternative Therapien zu diskutieren.

Zu den interessantesten Entdeckungen gehörte für mich in diesem Zusammenhang eine Beobachtung des ältesten Sohnes meiner Freundin, der weder Arzt noch Naturwissenschaftler ist. Er trieb eine Studie von einigen Londoner Wissenschaftlern auf, die sich die Fallgeschichten von 146 Melanompatienten vorgenommen hatten. Nur für den Fall, dass Sie glauben, die Wissenschaft in diesem Buch sei eher etwas für Fortgeschrittene – hier der Titel des zugehörigen Peer-Review-Fachartikels: „Die mikroanatomische Lokalisierung von Melanommetastasen in Wächterlymphknoten ist von prognostischer Relevanz für die Beteiligung weiterer Lymphknoten"[4]. Schon fast ein Zungenbrecher!

Es ging in der Arbeit um Folgendes: Alle 146 Studienteilnehmer hatten, so wie meine Freundin, nachweisbar Metastasen im Wächterlymphknoten. Dieser Befund rechtfertigt gewöhnlich die chirurgische Entnahme der benachbarten Lymphknotenpakete, was auch bei allen 146 Patienten durchgeführt wurde. Bei der retrospektiven Untersuchung ihrer Lymphknotenproben zeigte sich jedoch, dass nur 20 Prozent der Betroffenen tatsächlich Melanomzellen in den regionalen Lymphknoten aufwiesen[5]. Daraus lässt sich ableiten, dass bei 80 Prozent der Patienten die Entfernung der Lymphknoten nicht erforderlich gewesen wäre. Bei rund einem Drittel dieser 80 Prozent war die Metastase auf die subkapsulare Region des Wächterlymphknotens begrenzt.

Das waren alarmierende Ergebnisse, und nahm Kontakt zu Martin Cook auf, dem wissenschaftlichen Leiter der Untersuchung, der die Ergebnisse ausdrücklich bestätigte. Sie können sich sicher vorstellen, wie aufgeregt wir angesichts dieses aussagekräftigen und sehr speziellen Ergebnisses waren, da die histologische Untersuchung des Lymphknotens meiner Freundin ebenfalls einen nur auf die subkapsulare Region begrenzten Befund zeigte. Ich zeigte diese Untersuchung befreundeten Chirurgen und Pathologen, aber keiner von ihnen kannte die Studie. Ich wollte sie aber auch noch dem Onkologen meiner Freundin zeigen.

Mit diesen Informationen in der Hand und nachdem ich das Präparat selbst histologisch untersucht hatte, begleitete ich meine Freundin zu ihrem nächsten Termin beim Onkologen, der eigentlich erwartete, dass sie ihm mitteilte, für welche Behandlungsoption sie sich entschieden hatte und wann die Therapie beginnen könne, auch wenn sie ja bereits erklärt hatte, dass sie sich keiner der vorgeschlagenen Therapien unterziehen wolle. Die Entscheidung lag natürlich bei ihr, allerdings hielt auch ich in ihrem Fall eine Behandlung für unklug. Die Entfernung der Lymphknoten war nicht sinnvoll und würde nur schwere Nebenwirkungen mit sich bringen. In klinischen Untersuchungen hatte sich die Interferongabe als unwirksam erwiesen und zahlreiche Nebenwirkungen gehabt. Zudem hatte sich gezeigt, dass eine subkapsulare Absiedelung der Melanomzellen im Wächterlymphknoten eine günstige Prognose erlaubt, vor allem wenn gleichzeitig die Ernährung auf PBE umgestellt wird.

Der Onkologe meiner Freundin wusste nichts von meinem beruflichen Hintergrund in der Krebsforschung und wusste wohl auch nichts von meinem Gespräch mit dem Pathologen über die Studie von Martin Cook. Er war nur darüber informiert, dass ich als Begleitung mitgekommen war und nur zuhören wollte. Für den Onkologen war die Sache klar: Es handelte sich um ein „fortgeschrittenes" Melanom, das bereits in den Wächterlymphknoten metastasiert hatte. Deshalb müssten die übrigen regionalen Lymphknoten ebenfalls entfernt werden. Anschließend müsste eine Behandlung mit Interferon oder einem Äquivalent durchgeführt werden. All dies musste nach seiner Auffassung schnell geschehen und sein Auftreten ließ keinen Zweifel daran, welche Antwort er von meiner Freundin erwartete.

Nachdem er die „kalten, harten Fakten" wiederholt hatte, fragte er: „Wann können Sie anfangen?"

Meine Freundin wiederholte, was sie bereits früher erklärt hatte: „Ich werde keine der vorgeschlagenen Behandlungen durchführen lassen".

Der Onkologe war sichtlich geschockt und verärgert. Er wusste nun, dass sein freundliches Auftreten bei der ersten Konsultation nichts bewirkt hatte, und so platzte es aus ihm heraus: „Wenn Sie das jetzt nicht machen, wird es das nächste Mal zu spät für Sie sein!". Für ihn war klar, dass dieses „zu spät" eher früher als später eintreten würde.

Es ist ein ungleicher Kampf, wenn eine medizinisch ausgebildete Fachkraft auf einen emotional verunsicherten und uninformierten Patienten bei einer Frage, bei der es um das Überleben geht, solchen Druck ausübt. Es zieht unweigerlich die Akzeptanz des ärztlichen Vorschlags nach sich. Krebspatienten wollen ihrem Onkologen unbedingt vertrauen, hält dieser doch den Schlüssel zu ihrer Rettung in den Händen.

Wegen seiner Reaktion zeigte ich ihm einige der Untersuchungen, die ich mitgenommen hatte, die er nur schroff und unfreundlich mit einer abwinkenden Handbewegung zurückwies, da er sie offensichtlich für Unsinn hielt. Er war nicht daran interessiert, etwas anderes als seine eigene Stimme zu hören.

Ich kann nur versuchen, mir vorzustellen, wie viele derartige Situationen in der Onkologie an der Tagesordnung sind. In Anbetracht der Krebsinzidenz in den Vereinigten Staaten gibt es schätzungsweise täglich 2000 bis 3000 Gespräche dieser Art.[6] Meistens sind die Freunde oder die Familie der Betroffenen weder in der Lage noch daran interessiert, die Meinung des Arztes infrage zu stellen. Ich selbst war ebenfalls verblüfft über seine Bestimmtheit. Hatte ich etwas übersehen? Ich fand sein Verhalten – eine Kombination aus Überzeugung, professioneller Ignoranz und persönlicher Arroganz – sehr aufschlussreich. Er hatte überhaupt kein Interesse an Hinweisen auf irgendetwas anderes als das „Standardverfahren", und das war eine klassische Chemotherapie.

Ich habe solche Geschichten von Dutzenden wenn nicht Hunderten Krebspatienten gehört, die selbst nach Informationen über den Zusammenhang zwischen Ernährung und Krebs gesucht hatten. Fälle, in denen die Wissenschaft einen ernährungswissenschaftlichen Ansatz stützt, während die Ärzte weiterhin auf invasiven, gefährlichen und teuren Behandlungen mit geringen Erfolgsaussichten beharren. Allerdings war ich bei dieser Sache doch viel tiefer involviert, weil es sich bei der „Freundin" tatsächlich um meine Ehefrau Karen handelte. Außerdem ist mir bewusst, dass dieser Melanomfall nur einer von vielen ist, den ich noch dazu nicht professionell dokumentiert habe. Es ist nur ein Einzelbericht. Mehr nicht. Karen entschied sich, gar nichts zu tun, hatte somit auch keine Nebenwirkungen und erfreut sich auch acht Jahre später noch bester Gesundheit, während wir unserer goldenen Hochzeit entgegenblicken.

Im Rückblick steht dieses Ereignis stellvertretend für viele weitere Geschichten, die mich dazu motiviert haben, dieses Buch zu schreiben. Da ich nicht jeden Patienten zu diesen schwierigen Gesprächen mit Medizinern begleiten kann, hoffe ich, mit diesem Buch einen Beitrag dazu leisten zu können, dass diese Auseinandersetzungen mehr auf Augenhöhe stattfinden, damit die verunsicherten Männer und Frauen eine Stimme bekommen und ihre eigene Entscheidung treffen können, wenn es um die Frage geht, ob eine aggressive und kostspielige Therapie aufgrund einer schweren Erkrankung durchgeführt werden soll.

Teilweise geht es bei der Geschichte von Karen und ihrem Arzt nur um einen arroganten Mediziner, der eine verunsicherte Patientin dazu bringen will, das zu tun, von dem er glaubt, dass es ihr ureigenstes Interesse sei. Er kennt das Standardverfahren, sie nicht. Punkt. Wenn wir allerdings etwas zurücktreten und uns die Tatsache bewusst machen, dass es täglich Tausende solcher Zusammentreffen gibt, erkennt man die Spuren der Medizin-Industrie, deren Profite abhängig sind von dem bedingungslosen Vertrauen der Patienten in ihre Ärzte und von der Überzeugungskraft – wenn nicht gar Arroganz – der Ärzte. Lassen Sie uns einen Blick auf den Weg des Geldes in dieser Geschichte werfen. Wohin fließen die Geldströme, wenn sich ein Patient für einen operativ-chemischen Behandlungsansatz entscheidet statt für den ernährungsmedizinischen, und wer profitiert davon?

Zunächst einmal ist ganz offensichtlich, dass die Industrie natürlich umso mehr Geld verdient, je häufiger Chemotherapien, Operationen und Medikamente verordnet werden. Selbst wenn wir uns vorstellten, dass der chemische Ansatz genauso effektiv sei wie der ernährungsmedizinische (obwohl es dafür keine Belege gibt), profitiert

die medizintechnische Industrie stärker davon, wenn sie ihre Mitarbeiter in der chemischen Lösung ausbildet und zu deren Einsatz ermutigt. Mit einer Krebsbehandlung lässt sich sehr viel Geld verdienen. Deshalb beherrschen auch die Pharma- und Medizintechnikunternehmen die Werbeseiten in den medizinischen Fachzeitschriften. (Die Werbung erklärt auch ein Stück weit, warum medizinische Fachzeitschriften keine Ergebnisse abdrucken wollen, die dieses Vorgehen der Industrie und die Wirksamkeit ihrer Produkte infrage stellen; doch dazu mehr in Kapitel 15.)

Zweitens hält der „Club" der alteingesessenen Mediziner durch Hin- und Herüberweisungen der Patienten ihre Mitglieder reich und bei Laune. Karen hatte im Rahmen der Diagnostik mit drei verschiedenen Ärzten zu tun, was dreimal Versicherungskosten bedeutete. Bei einer Chemotherapie sind so viele Ärzte erforderlich, weil sich jeder auf ein spezifisches reduktionistisches Element der Krebserkrankung konzentriert. Doch hat ihre Spezialisierung mehr mit dem fehlgeleiteten Krankheitsbild zu tun als mit der besten Behandlung des Patienten. Für die Verordnung einer Ernährungsumstellung auf PBE und die Verlaufsbeobachtung ist ein einziger Arzt ausreichend, ganz gleich, wo man diese Strategie verfolgt.

Zudem haben die Ärzte, zu denen Karen überwiesen worden war, sehr bereitwillig die Auffassung des ersten Arztes übernommen. Aufgrund ihrer standardisierten Ausbildung, bei der die Bedeutung einer vollwertigen Ernährung ausgeklammert wird, teilen sie ein und dasselbe Paradigma und wahrscheinlich auch dasselbe soziale Umfeld. Ich gehe jede Wette ein, dass Karens

Onkologe mit einem Ernährungswissen-schaftler, der eine pflanzenbasierte Ernährungsweise befürwortet, nicht zum Golfspielen geht.

Ich weiß, dass viele Menschen glauben, dass sich die gesamte Ärzteschaft so verhält, wie ich es gerade beschrieben habe, doch das stimmt ganz und gar nicht. Ich habe viele großartige Ärzte kennengelernt, die sich aufopferungsvoll um das Wohl ihrer Patienten sorgen. Es sind nicht die Ärzte, die für diese zwanghaft ablehnende Haltung gegenüber alternativen Denkansätzen verantwortlich sind. Es ist das System, in dem sie ausgebildet wurden und in dem sie praktizieren müssen. Die Struktur der medizintechnischen und der Pharmaindustrie macht es anständigen und pflichtbewussten Ärzten schwer, gegen die egoistische, profitorientierte und abwehrende Grundhaltung der Industrie anzugehen. Wer sich vom System lossagt, hat nicht nur ideologischen Druck zu erwarten, sondern ideologischen Druck, der durch die subtile Macht des Geldes unterstützt wird. In manchen Fällen kann sogar die Approbation auf dem Spiel stehen.

Die Pharmaindustrie

In unserer Gesellschaft gibt es die sentimentale Vorstellung, die von den Pharmariesen gefördert wird, dass die Pharmaindustrie eine selbstlose Gruppe von Wissenschaftlern sei, die nur von ihrer intellektuellen Neugier und dem Wunsch, der Menschheit zu dienen, angetrieben wird und sich abrackert, um endlich das Heilmittel für Krebs, Diabetes oder KHK zu finden. Diese Wahrnehmung beruht vornehmlich darauf, dass sich die Pharmaindustrie meisterlich darauf versteht, sich als

gut hinzustellen, während sie gleichzeitig die Emotionen der Bevölkerung manipuliert. Es gibt wirklich viele wahrhaft gute Menschen in der Pharmaindustrie, doch haben die wirtschaftlichen Zwänge des Systems immer Vorrang vor dem Wunsch, Gutes zu tun.

Die einzelnen Pharmaunternehmen der Pharmaindustrie bilden einen Wirtschaftszweig. Die meisten sind an der Börse notiert oder gehören privaten Investoren, die sich möglichst kurzfristig maximale Gewinne erhoffen, wie bei den jüngeren Firmen aus der Genforschung. Ihre einzige Verantwortung den Aktionären gegenüber besteht darin, Gewinn zu machen.

Nun, das ist nicht überraschend, denn jedes Unternehmen versucht doch, Profit zu machen. Wenn die Pharmariesen Geld damit verdienen, dass sie den Menschen Medikamente verkaufen, die ihnen helfen, länger zu leben und weniger Schmerzen zu haben, ist doch alles in Ordnung, oder? Wir sollten auf die Rendite dieser Unternehmen anstoßen, denn dieses Geld fließt wieder in das System zurück und fördert die Forschung und Entwicklung neuer Medikamente und verbessert die bereits existierenden. Das ist das Einmaleins der Geschäftswelt, und es ist so einfach, dass es sogar ein Professor für Ernährungsbiochemie versteht. Doch leider hat sich die Pharmaindustrie vom Wirtschaftseinmaleins losgesagt. Das liegt an der ebenso ausgeklügelten wie durchtriebenen Art, wie sie ihre Kunden (also uns) dazu bringt, einen Großteil ihrer Forschungsprojekte großzügig (und unwissentlich) zu bezahlen, bevor wir dann für die Medikamente zahlen.

Wenn Sie Steuern zahlen, leisten Sie einen Beitrag zum Budget der führenden medizinischen Forschungseinrichtung des Staates, des NIH, dessen Forschungsprioritäten eine schwere Schlagseite zugunsten der Pharmaindustrie haben. Vielleicht haben Sie ja schon einmal Geld an eine private Forschungsförderung gespendet. In den Vereinigten Staaten sind das z. B. die *American Heart Association*, die *American Cancer Society* (ACS) oder die *American Diabetes Association*. In diesem Fall unterstützen Sie unmittelbar Forschungsvorhaben, die oft zur Entwicklung unwirksamer oder häufig sogar schädlicher Medikamente eingesetzt werden, Medikamente, die dann mit hohem Gewinn an die Bevölkerung verkauft werden. Diese Gewinne fließen jedoch nicht an uns als die eigentlichen Investoren zurück, sondern verbleiben bei den Pharmunternehmen, die diese Produkte patentieren lassen, herstellen und vertreiben. Wir zahlen also doppelt für Dinge, die oft im besten Falle nicht funktionieren und uns schlimmstenfalls umbringen.

Doch die Pharmaindustrie ist mit diesem eigentlich sehr einträglichen Arrangement nicht zufrieden. In dem unendlichen Bestreben der Profitmaximierung verlangen sie den Schutz der Regierung vor dem freien Markt, obwohl sie ihn bereits ausnutzen, was das Zeug hält. Es geht also darum, den Kuchen zu essen und ihn trotzdem zu behalten. Wie das geht, zeigten (mit freundlicher Genehmigung) Donald Light (*University of Medicine and Dentistry of New Jersey*) und Rebecca Warburton (*University of Victoria* in Kanada), die vor einiger Zeit in einem Zeitschriftenbeitrag einige kaum bekannte und belastende Fakten zu den lauten Wehklagen der Pharmaindustrie über ihre immensen Kosten aufzeigen.[7]

In einem Online-Überblick über ihre zahlreichen veröffentlichten Rechercheergebnisse kamen Light und Warburton zu der Schlussfolgerung, die ich im Folgenden kurz wiedergebe. Die Pharmaindustrie rechtfertigt ihre Ausgaben und gigantischen Profite mit den angeblich immensen Forschungs- und Entwicklungskosten, bis ein neues Produkt auf dem Markt eingeführt ist. Der am häufigsten genannte Wert sind 1,32 Milliarden Dollar pro Medikament. Das ist viel Geld, vor allem wenn man bedenkt, dass nach Auffassung von unabhängigen Gutachtergruppen 85 Prozent der neu entwickelten Medikamente entweder nutzlos sind oder keine Verbesserung gegenüber den bereits existierenden darstellen. Doch diese 1,32 Milliarden Dollar wurden von der Pharmaindustrie künstlich hochgerechnet, um, laut Light und Warburton, höhere Preise, einen stärkeren staatlichen Schutz gegenüber dem Wettbewerb auf dem freien Markt und höhere Steuervorteile zu rechtfertigen. Die aufgeblähte Kostenrechnung hilft der Pharmaindustrie dabei, sich arm zu stellen und den Staat zu einer wettbewerbsverzerrenden Gesetzgebung und zu Steuererleichterungen zu nötigen. Denn schließlich wäre eine an die Leine gelegte Pharmaindustrie eine nationale Katastrophe und eine Tragödie. Man stelle sich nur vor, der unmittelbar vor der Tür stehende Durchbruch für ein Krebsheilmittel bliebe uns versagt, weil einige Pharmaunternehmen ihre Forschungs- und Entwicklungsausgaben drosseln müssten.

Nach sorgfältiger Evaluation und Veröffentlichung ihrer Ergebnisse in Fachblättern meinten Light und Warburton, dass man den Angaben der Pharmaindustrie zu den Entwicklungskosten von Medikamenten keinen Glauben schenken dürfe. Nach ihren Recherchen sind die Kosten für ein normales Medikament weitaus niedriger und liegen bei durchschnittlich etwa 98 Millionen Dollar für die Entwicklung (mit einer Streuung zwischen 21 Millionen und 333 Millionen Dollar) plus einer schwer bezifferbaren Summe für die Forschung. Die Forschungskosten lassen sich unmöglich genau angeben, da nicht genau bekannt ist, welche wissenschaftliche Arbeit zu welchem Medikament geführt hat. Der größte Teil der Grundlagenforschung geht ohnehin auf Staatskosten. Nach Aussage der *National Academy of Sciences* und anderen offiziellen Berichten stammen 84 Prozent der weltweiten Forschungsausgaben aus öffentlichen Mitteln.

Legt man die Angaben unabhängiger Quellen zugrunde, betrügen die Pharmariesen das System in großem Maßstab. Zuerst gaben sie die 1,32 Milliarden Dollar Entwicklungskosten als Durchschnittswert für alle Medikamente an, obwohl dies nur die Kosten für 22 Prozent der teuersten Medikamente sind (neue chemische Substanzklassen, die im eigenen Unternehmen entwickelt wurden). Zudem sind die für die klinische Testung angesetzten Kosten übertrieben. An ihren klinischen Studien nehmen doppelt so viele Versuchspersonen teil, wie der von der FDA angegebene Durchschnitt, mit sechsmal höheren Kosten pro Versuchsperson gegenüber den NIH-Angaben. Insgesamt liegen die von der Pharmaindustrie angegebenen Kosten um das 12-Fache über den von unabhängigen Stellen ermittelten Durchschnittswerten. Schließlich liegt auch der vorgebliche Zeitaufwand für die klinische Testphase und die Zulassungsverfahren deutlich über den von der FDA ermittelten Werten.

Aber die Geschichte geht noch weiter. Die Pharmaindustrie macht auch übertriebene Angaben zu den Zinsen, die sie für Kredite aufbringen muss, und verschweigt die beträchtlichen Steuerersparnisse durch Forschung und Entwicklung sowie ihre ausländischen Steueroasen. Diese Steuereinbußen entsprechen nach Light und Warburton nahezu den gesamten pharmakologischen Forschungs- und Entwicklungskosten.[8]

Alles in allem belaufen sich die Gesamtkosten für die Entwicklung eines neuen Medikaments (unter Berücksichtigung der vom Staat bewilligten Zuschüsse und Fördergelder) auf etwa 70 Millionen Dollar und nicht auf die behaupteten 1,32 Milliarden Dollar. Die zusätzlichen 0,02 Milliarden zu den 1,3 Milliarden Dollar sind einfach verrückt. All das sagt uns, dass die Pharmaindustrie den Marketingtrick der falschen Präzision nutzt, um der Bevölkerung vorzugaukeln, es handele sich um eine sorgfältige Kostenaufstellung.

Die Pharmariesen verbreiten diese Geschichten bereits seit Jahrzehnten. Als Präsident Lyndon B. Johnson im Jahr 1969 eine Rede vor einer Gruppe von Vertretern großer Pharmaunternehmen hielt, sagte er ihnen direkt ins Gesicht, dass das NIH ihre Forschungsvorhaben bezahlt und die Bevölkerung zudem ihre Rechnungen.

Die Gewinne der Pharmaindustrie werden strategisch geschickt reinvestiert, indem z. B. Sendezeit bei den Radiostationen gebucht wird, damit der große Schwindel immer weiter verbreitet wird. Die Vereinigten Staaten und Neuseeland sind die einzigen Staaten weltweit, in denen direkte Werbung beim Endverbraucher für Medikamente erlaubt ist. In allen anderen Ländern werden nur Ärzte beworben.[9] Unter dem Eindruck der Werbung fragen die Verbraucher in den Vereinigten Staaten den Arzt gezielt nach Viagra® und Tausenden anderen Markennamen.

Dabei hat die Pharmaindustrie aber nicht die „Erziehung" der Ärzte vergessen. Einem Bericht zufolge gab sie im Jahr 2008 (ebenso wie im Jahr 2004) durchschnittlich 61 000 Dollar für die Werbung ihrer Produkte aus – pro Arzt! Sie organisiert unzählige Werbeveranstaltungen für Ärzte, verköstigt sie mit feinem Wein und gutem Essen, verschenkt Urlaubsreisen und Computer und viele andere Nettigkeiten. Im Jahr 2004 – neuere Daten waren nicht zu bekommen – fanden in den Vereinigten Staaten 371 000 solche Veranstaltungen statt, also rund 1000 pro Tag oder 20 Ärztepartys täglich in jedem einzelnen Bundesstaat der Vereinigten Staaten.[10]

Zusammenfassend lässt sich also sagen, dass die Pharmaindustrie vom Steuerzahler reichlich Subventionen für ihre Forschungsprojekte bekommt und weit weniger Steuern zahlt als sie müsste. Die Pharmariesen bemühen sich zudem energisch um weitere Steuererleichterungen – aufgrund ihrer immensen Forschungs- und Entwicklungsausgaben – durch ahnungslose Steuerzahler und dürfen sich zudem direkt an den Verbraucher mit Werbebotschaften wenden, die keiner wirksamen Kontrolle unterliegen. Bei dieser laxen Kontrolle ist es auch nicht überraschend, dass nach neueren Schätzungen von 192 Werbeanzeigen für 82 einzelne Produkte nur 15 Anzeigen allen 20 Anforderungen der FDA für Medikamentenwerbung entsprachen. 57,8 Prozent quantifi-

zierten gefährliche Nebenwirkungen nicht und bei 48,2 Prozent fehlten verifizierbare Referenzen.[11] Aber damit nicht genug: Die Pharmaindustrie gibt für Werbung weit mehr Geld aus als für Forschung und Entwicklung. Laut einem Bericht aus dem Jahr 2008 waren die Werbeausgaben der Pharmaindustrie im Jahr zuvor doppelt so hoch wie die Ausgaben für Forschung und Entwicklung.[12] Hier stimmt offenbar etwas mit den Prioritäten nicht. Das „selbstlose" Programm der Pharmaindustrie lautet ganz einfach: verkaufen, verkaufen, verkaufen und in der restlichen Zeit die Regierung wegen Steuererleichterungen und Subventionserhöhungen bearbeiten.

Der Jahresertrag der Pharmaindustrie belief sich im Jahr 2010 auf 289 Milliarden Dollar[13] und liegt damit höher als die Jahreshaushalte von mindestens 80 Prozent aller Staaten weltweit.[14] Dies wäre allerdings vertretbar, wenn das Ergebnis – oder wenigstens das Ziel – eine bessere Gesundheit wäre. Doch wie wir sehen konnten, ist das absolut nicht der Fall.

So schlimm das alles auch ist – die Pharmaindustrie hat noch mehr in petto. Die Pharmaunternehmen stehen vor dem großen Problem, dass wir zwar gern Vitamine, Mineralien und Kräuter einnehmen, aber keine Medikamente. Deshalb ist der nächste Schritt der Pharmariesen die Entwicklung präventiver Medikamente, die jeder, der ein erhöhtes Risiko für häufige und schwere Erkrankungen wie KHK, Schlaganfall, Krebs und Diabetes hat, wie Bonbons einnehmen kann. Dies betrifft in unserem in Ernährungsfragen ignoranten Land praktisch jeden.

Einer dieser beunruhigenden „Präventionsversuche" ist der Plan, eine „Polypille" zu entwickeln, die das KHK-Risiko senken soll.[15] Eine solche Pille enthält dann z. B. einige vorgeblich wirksame Substanzen wie etwa drei Blutdrucksenker aus verschiedenen Stoffklassen in jeweils halber Dosierung, Acetylsalicylsäure, einen Cholesterinsenker und Folsäure.[16] Der Bedarf für eine solche Pille wird damit begründet, dass die KHK durch Strategien zurückgedrängt werden muss, welche die ganze Bevölkerung oder zumindest große Teile von ihr erreichen.[17] Das riecht nach dicken Gewinnen für die Pharmaindustrie!

Diese Pille wäre für alle Patienten mit einer diagnostizierten KHK und für alle über 55 Jahre ohne KHK geeignet und empfehlenswert.[18] Das sind beeindruckend viele Menschen. Diese Schätzung basiert auf recht vielen Annahmen und kam anscheinend durch Aufsummierung der Effekte multipler individueller Interventionen über einen längeren Zeitraum zustande. Doch lassen sich die kombinierten Wirkungen von zwei oder mehr Substanzen fast nie aufaddieren. Und die Nebenwirkungen von Kombinationspräparaten im Voraus zu bestimmen, ist praktisch unmöglich. Was das ganze Vorhaben noch beunruhigender macht, ist der Vertrauensvorschuss, den diese Idee bei angesehenen nationalen und internationalen Gesundheitsorganisationen genießt.[19]

Die Pharmalobby verteidigt die geplante Polypille damit, dass „die Primärprävention verschiedene Strategien verfolgen muss: Gesundheitspolitik und Umweltveränderungen, individuelle Verhaltensänderungen und den Einsatz wirksamer und sicherer Medikamente".[20] Sie behauptet ferner, dass für eine Anpassung des Lebensstils Veränderungen des Verhaltens erforderlich seien.

Das ist sicher wahr. Aber dann behaupten sie, dass solche Veränderungen zu teuer seien und „nur geringe und keine nachhaltigen Auswirkungen hätten und zudem in großen, langfristigen Untersuchungen zu keiner Verringerung des KHK-Risikos geführt hätten".[21] Um nochmals ein Bild aus Kapitel 2 zu bemühen: Wenn also die ganze Bevölkerung unter Kopfschmerzen leidet, weil sich jeder regelmäßig mit dem Hammer auf den Kopf schlägt, ist es zu kostspielig und nicht effektiv genug, wenn man den Menschen beibringt, es nicht zu tun. Stattdessen sollten wir die Gesundheitspolitik bemühen und die Bedingungen anpassen, wie etwa öffentliche Werbespots schalten, die jeden daran erinnern, einen Helm zu tragen, und zu jeder Mahlzeit eine Schmerztablette einzunehmen.

Dabei führt die Pharmalobby einen Bericht ins Feld[22], der eine Veränderung des Lebensstils für nicht empfehlenswert hält, weil dies nur geringe und keine nachhaltigen positiven Effekte hätte. Bei diesem Bericht handelte es sich um eine Metaanalyse von 39 Studien über nicht aufeinander abgestimmte Interventionen. In diesen Studien konzentrierte man sich auf Verhaltensänderungen, die nach der Durchführung einiger isolierter und nicht aufeinander abgestimmter medikamentöser Therapiemaßnahmen (antihypertensive Behandlung, Cholesterinabsenkung, Blutzuckernormalisierung) sowie einiger eher bedeutungsloser und voneinander unabhängiger (und nicht notwendigerweise sich verstärkender) Maßnahmen zu einer Senkung des KHK-Risikos führen sollten. Dazu gehörten Gewichtsabnahme, verminderte Fettaufnahme, körperliche Aktivität und Nikotinverzicht. Anders gesagt: Man gibt den Menschen Medikamente und ermutigt sie dazu abzunehmen, weniger Fett zu essen und täglich eine Runde um den Block zu laufen. Doch das macht die Menschen seltsamerweise nicht gesund. Das versteht man also unter „Veränderung des Lebensstils". Es dürfte wohl niemanden überraschen, dass dieser Ansatz nicht funktioniert.

Diese Sammlung mangelhafter Studien wird von der Pharmaindustrie als Alibi für ihre Behauptung vorgeschoben, dass eine Lebensstiländerung die Gesundheit nicht verbessert. Doch die Kombination aus medikamentöser Behandlung und vagen Aufforderungen zur Gewichtsreduktion (um jeden Preis, ganz gleich ob gesund oder nicht?) und geringerer Fettzufuhr (noch so ein reduktionistischer Ansatz, der nicht durch dauerhafte Verbesserung der Ernährung sondern durch „Low-Fat"-Produkte angestrebt wird) kann nun beileibe nicht als „Lebensstiländerung" bezeichnet werden. Eine Änderung des Lebensstils ist holistisch, systemisch, dauerhaft und ganzheitlich. Eine glaubwürdige Untersuchung über eine echte Lebensstiländerung zur gesundheitlichen Verbesserung würde die Teilnehmer zumindest dazu anhalten, ihre Ernährung auf PBE umzustellen. Die meisten Wissenschaftler auf diesem Gebiet weigern sich jedoch weiterhin, die Ernährung als geeignetes Mittel anzuerkennen, um die Menschen gesund zu machen und ihre Gesundheit zu erhalten, sondern sind noch nicht einmal neugierig auf die Möglichkeiten, die in der Ernährungsmedizin liegen.

Nahrungsergänzungsmittel- und Functional-food-Industrie

Nahrungsergänzungsmittel sind ein Riesenmarkt (dazu gehören nicht nur einzelne Nährstoffergänzungen, sondern das ganze Feld der Nahrungs- und Kräuterextrakte). Nach neueren Berechnungen macht diese Industrie in den Vereinigten Staaten einen Umsatz von 60 Milliarden Dollar. Das alles steht bei einem holistischen Paradigma auf dem Spiel. Schließlich sind Nahrungsergänzungsmittel das Produkt einer reduktionistischen Wissenschaft, bei denen die einzelnen Nährstoffe als unabhängige Spieler betrachtet werden, die alle isoliert von allen anderen Komponenten des Organismus und der Umwelt für eine Sache verantwortlich sind. Wie wir in Kapitel 1 gesehen haben, ist die begrenzte Wirksamkeit der Nahrungsergänzungsmittel nur Ausdruck der begrenzten Wissenschaft, die sie hervorgebracht hat: Nährstoffe, die aus ihrer natürlichen Umgebung herausgelöst werden, tun selten Gutes und können manchmal beträchtlichen Schaden anrichten.

Das hat die Nahrungsergänzungsmittelindustrie aber nicht aufgehalten, und warum auch? Wenn man sich doch bei so vielen Studien bedienen und so viel Geld damit verdienen kann, indem man sich die Studienergebnisse herauspickt, die den Einsatz von Nahrungsergänzungsmitteln scheinbar unterstützen, auch wenn sie noch so fehlerhaft durchgeführt wurden.

Heute hat sich die Nahrungsergänzungsmittelindustrie die „Wissenschaft" unterworfen. Neue Forschungsarbeiten zu einzelnen Nährstoffen verallgemeinern in sehr oberflächlicher Weise den Nutzen für die menschliche Gesundheit. Die Hersteller pressen diesen neu entdeckten „Nährstoff" dann gleich in eine Pille, organisieren große Werbekampagnen und erstellen Marketingpläne, mit denen eine verwirrte Öffentlichkeit zum Kauf angeregt werden kann.

Aber das war nicht immer so. Die Ergänzungsmittelindustrie verdankt ihren Aufstieg zu einem Multimilliardengeschäft nach eher bescheidenen Anfängen der relativ jungen politischen Deregulierung des Verkaufs bestimmter Gesundheitspräparate.

In den Vereinigten Staaten ging der Stern der Ergänzungsmittelindustrie in den 1930er Jahren auf. Über mehrere Jahrzehnte wuchs sie nur ganz gemächlich. In den 1970er und 1980er Jahren erfuhr sie jedoch durch zwei Ereignisse einen enormen Auftrieb: Zunächst erreichten 1976 der US-Senator William Proxmire und seine Kollegen eine Änderung der gesetzlichen Bestimmungen für Nahrungs- und Arzneimittel, die es den Lebensmittelunternehmen ermöglichte, Vitamine und Mineralien auch ohne Verordnung eines Arztes zu verkaufen.[23] Bis dahin war jedes Präparat, das mehr als 150 Prozent der empfohlenen Tagesdosis enthielt, verschreibungspflichtig. Dann publizierte im Jahr 1982 die NAS den bereits hier besprochenen Bericht[24] zum Thema Diäten, Krebs und Ernährung, den die Industrie dazu verwendete, um ihren Produkten einen wissenschaftlichen Anstrich zu verleihen. In diesem Bericht ging es um Einzelnährstoffe, die innerhalb ganzer Gemüsepflanzen vorkommen, etwa in Kreuzblütlern. Verfasst wurde er nach zweijähriger Arbeit von 13 Koautoren, einschließlich mir selbst. Wenngleich wir verschiedene Vitamine und Mineralien erwähnten, bestand unsere Absicht nicht darin, die Ergänzungsmittelindustrie zu unterstützen, das hatten wir auch in der Zusammenfassung deutlich gemacht. Doch die Industrie beachtete unsere Folgerungen nicht und behauptete dreist, wir hätten das

Gegenteil ausgesagt. Dabei wussten wir sehr genau, was wir gesagt hatten.

Dadurch war dieser noch junge Industriezweig richtig in Schwung gekommen. Der oben erwähnte Gesetzesänderung auf Initiative von William Proxmire öffnete die Märkte, während nach Auffassung der Ergänzungsmittelhersteller die wissenschaftlichen Grundlagen im NAS-Bericht ihre Produkte rechtfertigten. Was für eine Kombination! Doch etwas stand dem weiteren Wachstum noch immer im Weg: Die Industrie konnte noch keine Angaben zum gesundheitlichen Nutzen ihrer Produkte im Sinne der FDA-Vorgaben machen, um den Verkauf anzukurbeln. Die Kritiker lagen richtig damit, an den völlig übertriebenen Aussagen zu zweifeln, nachdem dieses Verhalten bereits mit der mutwilligen Fehlinterpretation unseres NAS-Berichts Schule gemacht hatte. Tatsächlich wandte sich die NAS an die *Federal Trade Commission* (FTC), um der Sache nachzugehen, und bat mich, die NAS in den anstehenden Gerichtsverfahren zu vertreten, die sich über rund drei Jahre hinzogen. Ich hatte die Aufgabe, die wissenschaftlichen Belege zu überprüfen, welche die Industrie zur Verteidigung ihrer Behauptungen vorlegte. Ich stufte die meisten der vorgelegten Beweise als Fälschungen ein, und das FTC-Gericht stimmte der Einschätzung zu.

Weder die NAS noch die FTC konnten irgendeinen Beleg für den behaupteten Gesundheitsnutzen erkennen. Dennoch fand die Industrie immer wieder Wege, um sich neue Geschäftsfelder zu erschließen, und bekam mehr und mehr Freiheiten, um die unbelegten Behauptungen eines gesundheitlichen Nutzens ihrer Produkte zu verbreiten. Obwohl dies meiner Meinung die

Bedeutung ihrer Gesundheitsinformationen in gewisser Weise einschränkte, haben sie im Wesentlichen sehr subtile aber wirkungsvolle Wege gefunden, um die Gesundheitsvorzüge von Nahrungsergänzungsmitteln zu preisen und als Industrie weiter zu wachsen. Mir ist die weitere Abfolge der gesetzlichen Regelungen und Entscheidungen nicht vertraut, die diesem Wachstum in den darauffolgenden Jahren den Weg ebnete, weil ich mich mehr mit meiner Wissenschaft statt mit politischen Taschenspielertricks beschäftigt hatte. Aber ich weiß, dass die Branche ebenso weiter gewachsen ist wie die Kosten der Anwälte, die daran mitgewirkt haben, dass die Ergänzungsmittelindustrie weiterhin freundliche Wirtschaftsbedingungen vorfindet. Die Umsätze stiegen, da immer mehr Menschen den massiven Werbeversprechungen erlagen und glaubten, dass sich Gesundheit aus Vitaminampullen und Mineraltabletten gewinnen ließe.

Die inzwischen voll etablierte Industrie erfuhr mit der Verabschiedung des *Dietary Supplement Health and Education Act* als Ergänzung des *Federal Food, Drug and Cosmetic Act* im Jahr 1994 einen zusätzlichen Wachstumsschub. In dieser Gesetzesergänzung wurden die spezifischen Deklarationsbestimmungen für Nahrungsergänzungsmittel neben anderen lästigen „Organisationsarbeiten" standardisiert, was den Nahrungsergänzungsmitteln zusätzliche wissenschaftliche Glaubwürdigkeit und Anerkennung verschaffte. Die meisten Ergänzungsmittel und Zusatzstoffe konnten damit als Lebensmittel deklariert werden, was von der Industrie lautstark begrüßt wurde. Von diesem Zeitpunkt an gehörten die Nahrungsergänzungsmittel zur Kultur der

Vereinigten Staaten wie Autos, Kirchen und Apfelkuchen und erreichten den Status eines Lebensmittels allererster Güte wie zuvor bereits die Milchprodukte.

Nach einem Bericht aus dem Jahr 2008[25] ist die Auswahl an Nahrungsergänzungsmitteln in den vergangenen 30 Jahren enorm gestiegen und bietet jetzt die gesamte Palette an Zusätzen von den ersten Vitaminen (A, B-Komplex, C, D, E) und Mineralstoffen bis hin zu den Prä- und Probiotika, Omega-3-Fettsäuren und verschiedenen vollwertigen Konzentraten. Doch praktisch alle für diese Produkte behaupteten gesundheitlichen Vorteile beruhen auf derselben kurzsichtigen Vorstellung, der wir bereits in Teil II auf den Grund gegangen sind.

Auch wenn ich mich wiederhole – diese Zahlen haben es verdient, noch einmal präsentiert zu werden: 68 Prozent der Erwachsenen in den Vereinigten Staaten nehmen Nahrungsergänzungsmittel, 52 Prozent sogar regelmäßig.[26] Seit 2007 wird in den Vereinigten Staaten mit diesen Produkten ein Umsatz von 25 bis 30 Milliarden Dollar pro Jahr gemacht, wobei 7,4 Milliarden Dollar allein auf Vitamine entfallen. Nach jüngeren Schätzungen ist der Markt inzwischen auf 60 Milliarden Dollar angewachsen. Der Umsatz im Jahr 2007 betrug weltweit 187 Milliarden Dollar. Doch das Einzige, das bei diesem enorm wachsenden Markt von „Gesundheits"-Produkten immer besser wird, ist der Reinerlös der Ergänzungsmittelindustrie.

Business as usual

Viele Bücher zeigen detailliert die Wege auf, über die das Kapital der Wirtschaftsunternehmen Staat und Politik beeinflusst, und das nicht nur, wenn es um unsere Gesundheit geht. Meine eigenen Erlebnisse und Beobachtungen reichen aus, um ein ganzes Buch zu füllen. Einiges habe ich bereits in der *China Study* verarbeitet. Ebenso sind auch die drei Industriezweige (Medizin-, Pharma und Nahrungsergänzungsmittelindustrie), die hier besprochen werden, nicht die einzigen, die am Gesundheitssystem beteiligt sind. Auch die Lebensmittelindustrie, allen voran die Tierfutter- und Junkfood-Hersteller (die ich in der *China Study* ausführlicher beschrieben habe), spielt eine wichtige Rolle bei der Verbiegung des Gesundheitssystems. Diesen Auswirkungen werden wir uns in den restlichen Abschnitten von Teil III widmen. Doch die drei genannten Industriezweige profitieren am meisten vom reduktionistischen Paradigma und wirken am stärksten an seiner Verbreitung und Aufrechterhaltung mit.

Ich möchte mit diesen Beispielen lediglich zeigen, wieviel Geld zur Verfügung steht, um eine vollwertige Ernährung nach holistischen Gesichtspunkten zugunsten eines reduktionistischen Gesundheitsbegriffs zu diskreditieren und wie weit die Industrie zu gehen bereit ist, um ihren Profit zu maximieren. Diese Beispiele sind auch keine Ausnahmefälle des Gesundheitssystems, sondern es ist ganz gewöhnliches Geschäftsgebaren – business as usual. Was auf den ersten Blick wie ein Beitrag der Industrie zum Wohlergehen aller aussieht, entpuppt sich oft als reine Geldmacherei. Die Industrie fördert auf vielerlei Weise und bei vielen Gelegenheiten nur Produkte, Dienstleistungen und Vorstellungen, die den Gewinn der Unternehmen zuverlässig wachsen lassen. Diesem Geschäftsgebaren werden wir uns als nächstes zuwenden. Dabei beginnen wir mit dem Einfluss der Industrie auf die Wissenschaft selbst.

Anmerkungen

1 G.L. Hildenbrand, L.C. Hildenbrand, K. Bradford und S.W. Cavin, „Five-Year Survival Rates of Melanoma Patients Treated by Diet Therapy after the Manner of Gerson: A Retrospective Review", *Alternative Therapies in Health and Medicine* 1, Nr. 4 (1995): 29–37.

2 Dr. Max Gerson befürwortete im Jahr 1936 eine überwiegend pflanzenbasierte Ernährung als mögliche Therapiemaßnahme bei Krebs und wurde dafür in den 1940er Jahren bei einer Senatsanhörung auf das Schärfste verurteilt.

3 D. Kavanagh, A.D. Hill, B. Djikstra, R. Kennelly, E.M. McDermott und N.J. O'Higgins, „Adjuvant Therapies in the Treatment of Stage II and III Malignant Melanoma", Surgeon 3, Nr. 4 (2005): 245–56.

4 D.J. Dewar, B. Newell, M.A. Green, A.P. Topping, B.W. Powell und M.G. Cook, „The Microanatomic Location of Metastatic Melanoma in Sentinel Lymph Nodes Predicts Nonsentinel Lymph Node Involvement", Journal of Clinical Oncology 22, Nr. 16 (2004): 3345–49.

5 Ebd.

6 Diese sehr grobe Schätzung basiert auf insgesamt einer Millionen Krebsdiagnosen jährlich, eine Zahl, die aus den jährlich fast 500 000 Todesfällen durch Krebs und einer geschätzten Mortalitätsrate unter allen Krebspatienten von 50 Prozent abgeleitet werden kann.

7 D.W. Light und R.N. Warburton, „Extraordinary Claims Require Extraordinary Evidence", Journal of Health Economics 24 (2005): 1030–33.

8 D.W. Light und R.N. Warburton, „Drug R&D Costs Questioned: Widely Quoted Average Cost to Bring Drugs to Market Doesn't Appear to Hold Up to Scrutiny", *Genetic Engineering & Biotechnology News* 31, Nr. 13 (July 1, 2011), http://www.genengnews.com/gen-articles/drug-r-d-costs-questioned/3707.

9 „Direct-to-Consumer Advertising", *Wikipedia*, letzte Überarbeitung 16. April 2012, http://en.wikipedia.org/wiki/Direct-to-consumer_advertising.

10 „Big Pharma Spends More on Advertising Than Research and Development, Study Finds", *ScienceDaily* (blog), January 7, 2008, http://www.sciencedaily.com/releases/2008/01/080105140107.htm.

11 The Mount Sinai Hospital/Mount Sinai School of Medicine, „Majority of Pharmaceutical Ads Do Not Adhere to FDA Guidelines, New Study Finds",

ScienceDaily, August 18, 2011, http://www.science daily.com/releases/2011/08/110818093052.htm.

12 York University, „Big Pharma Spends More on Advertising than Research and Development, Study Finds", *ScienceDaily*, Januar 7, 2008, http://www.scien cedaily.com/releases/2008/01/080105140107.htm.

13 „Pharmaceutical Industry", *Wikipedia,* letzte Überarbeitung Oktober 30, 2012, http://en.wikipedia. org/wiki/Pharmaceutical_Industry.

14 Wikipedia, „List by countries by GDP (nominal)" Zugriff 2. Dezember 2012, http://en.wikipedia. org/wiki/List_of_countries_by_GDP_(nominal).

15 S. Yusuf, „Two Decades of Progress in Preventing Vascular Disease", *Lancet* 360, Nr. 9326 (2002): 2–3; N.J. Wald und M.R. Law, „A Strategy to Reduce Cardiovascular Disease by More Than 80%", *BMJ* 326, Nr. 7404 (2003): 1419–24; E. Lonn, J. Bosch, K.K. Teo, D. Xavier und S. Yusuf, „The Polypill in the Prevention of Cardiovascular Diseases: Key Concepts, Current Status, Challenges und Future Directions", *Circulation* 122, Nr. 20 (2010): 2078–88.

16 Wald und Law, „A Strategy to Reduce."

17 Lonn et al., „The Polypill."

18 Wald und Law, „A Strategy to Reduce."

19 Combination Pharmacology and Public Health Research Working Group, „Combination Phar-

macotherapy for Cardiovascular Disease", *Annals of Internal Medicine* 143, Nr. 8 (2005): 593–99; J. Wise, „Polypill Holds Promise for People with Chronic Disease", *Bulletin of the World Health Organization* 83, Nr. 12 (2005): 885–87.

20 Lonn et al., „The Polypill."

21 S. Ebrahim, A. Beswick, M. Burke und S.G. Davey, „Multiple Risk Factor Interventions for Primary Prevention of Coronary Heart Disease", Cochrane Database of Systemic Reviews (Oktober 18, 2006): CD001561.

22 Ebrahim et al., „Multiple risk factor interventions."

23 „Frequently Asked Questions August 2010: CODEX and Dietary Supplements", CodexFund.com, accessed November 11, 2012, http://www.codexfund. com/faq.htm.

24 Committee on Diet, Nutrition und Cancer, *Diet, Nutrition und Cancer* (Washington, DC: National Academies Press, 1982).

25 Thurston, „Dietary Supplements."

26 Ebd. Die Schätzungen zur Größe der Ergänzungsmittelindustrie gehen auseinander und hängen davon ab, welche Produkte mitgerechnet werden. Die Nahrungsergänzungsmittel machen dabei nur einen Teil aus.

15 Forschung und Profit

Verkümmerte Wissenschaft   225
Die Spur des Geldes   227
Wie Drittmittel das Studiendesign beeinflussen   228
Wie Drittmittel die Integrität der Forschung untergraben   229
Drittmittel und die berufliche Laufbahn   230
Drittmittel erzeugen kurzsichtige Spezialisierungen   232
Wie Drittmittel die Forschungsprioritäten der
Gesellschaft bestimmen   234
Der Insiderblick auf Drittmittel und Forschung   236
Profit um jeden Preis   237

Es ist einfacher Kritik zu üben, als sich tadellos zu verhalten.

Benjamin Disraeli

Vielleicht fragen Sie sich inzwischen, wieso das wissenschaftliche Establishment nichts gegen die Verbiegung des Gesundheitssystems tut? Warum unterstützen Wissenschaftler in gesundheitsrelevanten Bereichen mit ihren Arbeiten ein System, das uns den ganzen Schlamassel erst eingebrockt hat? Die Antwort lautet, dass das Ziel der Wahrheitssuche, dem sich die wissenschaftliche Zunft seit jeher verpflichtet gefühlt hat, im gegenwärtigen Gesundheitssystem durch andere Ziele wie z. B. Geld, Status, Einfluss oder persönliches Fortkommen ersetzt wurde. Die Basis eines Gesundheitsinformationssystems ist die Qualität der Information selbst. Doch der Prozess, bei dem die Forschung an den Universitäten diese Informationen erzeugt, ist vollständig vom Gewinnstreben der Industrie durchsetzt.

Erinnern wir uns noch einmal an den Weg, den Informationen in einer idealen Gesellschaft durch das Gesundheitssystem nehmen (▶ Kapitel 13, Abbildung 13.1). Der Hauptinput entsteht durch Fragen, die es wert sind, wissenschaftlich untersucht zu werden. Der Wissenschaft stehen eine Reihe von Studiendesigns zur Verfügung, mit denen sie sich der Fragestellung nähern kann – extrem holistisch, extrem reduktionistisch und alles Schattierungen dazwischen. Diese Vielfalt dient unterschiedlichen Zwecken. Erstens, wenn alle mehr oder weniger zustimmen, sind die Ergebnisse sehr vertrauenswürdig. Zweitens, reduktionistische Studien führen zu neuen Fragen, Parametern und Bedingungen für holistische Studien und umgekehrt. Und drittens zeigen uns widersprüchliche Ergebnisse in verschiedenen Studiendesigns, dass hier Annahmen neu ausgerichtet und die Kerben im Paradigma vertieft werden müssen, um der Wahrheit ein Stück näherzukommen. Wie in jedem Ökosystem erhöht Vielfalt auch bei der wissenschaftlichen Informationsgewinnung die Komplexität, Belastbarkeit und Präzision.

Die Vielfalt in der Forschung wurde in unserem gewinnorientierten System geopfert. Statt sich auf zahllose Blickwinkel zu stützen, erhält ein Ergebnis nur dann Gewicht, wenn die Daten im Licht des herrschenden Paradigmas glaubwürdig sind – Daten, die das Ergebnis einer bestimmten Form des reduktionistischen Studiendesigns sind. Dieser enge Ausschnitt unter den möglichen Studiendesigns mit entsprechenden Daten erzeugt weitere profitträchtige „Lösungen", die wiederum neue Probleme aufwerfen, die Forschungen und Behandlungen erforderlich machen.

Wir müssen uns fragen: warum? Wie wir sehen werden, lautet die Antwort: Wissenschaftler werden belohnt, wenn sie Ergebnisse liefern, welche die Ziele der Industrie unterstützen, selbst wenn sie unsere Gesundheit weiter verschlechtern, und sie werden bestraft, wenn sie das nicht tun.

Verkümmerte Wissenschaft

In ihrer besten und nützlichsten Form verbindet die Wissenschaft die holistische und die reduktionistische Sicht und Experimentierweise zum Zwecke des Menschenwohls.

Doch gegenwärtig wird die Beobachtung von Systemen oder Ganzheiten zugunsten präziser Quantifizierungen und der Manipulation kleinster Dinge völlig vernachlässigt. Wir beurteilen die Qualität der wissenschaftlichen Forschung in den Gesundheitsdisziplinen nach ihrer Präzision und der Ausrichtung auf winzige Details, sprich nach dem Grad ihres Reduktionismus. „Richtige" Forschung richtet sich auf Teilstücke nicht auf das Ganze. Doch solchermaßen eingeschränkte Zielsetzungen lassen die Wissenschaft verarmen. Was die meisten Wissenschaftler gegenwärtig tun, sollte besser als angewandte Technologie bezeichnet werden, nicht als Wissenschaft.

Dieser Unterschied ist wichtig, denn der Begriff „Technologie" bezeichnet ein Mittel, einen Weg zur Bewältigung einer Aufgabe. Dies ist der letzte Schritt in der angewandten Wissenschaft. Mithilfe technologischer Mittel werden die Ergebnisse einer offenen und erfindungsreichen Forschung zur Anregung, um neue Produkte und Dienstleistungen zu schaffen. Wird die Phase der „offenen und erfindungsreichen Forschung" von der wissenschaftlichen Landkarte gestrichen, wie dies bei einem viel zu großen Teil der medizinischen Forschung der Fall ist, betreiben wir keine echte Wissenschaft mehr. Die Wissenschaft definiert sich über die wissenschaftliche Methode. Es ist die unvoreingenommene Suche nach Wissen mit der Bereitschaft, Dinge auch als falsch zu erkennen. Die Technologie definiert sich über ihr kommerzielles Potenzial, d. h. nur solche Fragen sind es wert, erforscht zu werden, die sich in Geldbeträgen ausdrücken lassen.

Von der modernen Biotechnologie erwartet man tiefe Einblicke in die DNA und den Zellstoffwechsel. Ein professionelles Interesse an Themen wie etwa dem Wohlergehen der Menschheit lässt sich daraus nicht ableiten. Ein so breiter Ansatz ist nicht „wissenschaftlich". Da wir den zulässigen Bereich für wissenschaftliche Fragestellungen auf reduktionistische Details begrenzen, ist uns der Blick auf den eigentlichen Sinn des menschlichen Fortschritts abhandengekommen. Wir setzen Fortschritt mit der Entwicklung neuer Technologien, neuer Produkte und neuer Möglichkeiten gleich, statt mit dem Wohlergehen und Glück der Menschen.

Das ist nicht neu. Die Unterwerfung der Wissenschaft unter das Joch des wirtschaftlichen Profits begann spätestens im vergangenen Jahrhundert, als der Kapitalismus den Schutz geistigen Eigentums erfand, sodass diejenigen belohnt werden, deren Entdeckungen und Neuerungen sich in Produkte, Angebote und Kapital ummünzen lassen. Als dieser Schutz erst einmal durch Patente, Markennamen, Copyrights usw. gewährleistet war, konnte die Maschinerie des industriellen Kapitalismus ungehindert durch die ganze Gesellschaft pflügen und mit den technologischen Fortschritten Profite erzeugen, die dann wieder zurück in das System fließen, um weitere Forschungen und Fortschritte zu finanzieren. Das System wurde selbstreplizierend und selbsterhaltend. Der initiale Markterfolg förderte das Kapital zur Erzeugung nachfolgender Markterfolge.

Die Fakten und das Wissen, das von der Wissenschaft generiert und zur Kapitalerzeugung eingesetzt wird, sind der Treibstoff, der die Maschinerie des freien Markts am Laufen hält. Je größer der Nutzen ist, der von den Ergebnissen einer Studie erwartet wird – also je besser der Sprit ist –, desto wahrscheinlicher finden sich Unterstützer für diese Untersuchung. Ist absehbar, dass sich am Ende kein Barcode daraufkleben lässt, gibt es wahrscheinlich auch keine Fördermittel.

Ein technologischer Ansatz beim Thema Ernährung, der auch der Industrie Geld einbringt, umfasst Medikamente, Nahrungsergänzungsmittel und angereicherte Lebensmittel, die allesamt hochprofitabel und über den Schutz geistigen Eigentums geschützt sind. Diese Form der Wissenschaft erfährt breite Unterstützung und wird deshalb auch im großen Stil betrieben. Im Gegensatz dazu hat die Erforschung der Wirkung einer pflanzenbasierten Ernährung (PBE) keinen größeren marktwirtschaftlichen Reiz. Die Empfehlung, viel Obst, Gemüse, Nüsse, Samen und Vollkornprodukte zu essen, lässt sich nicht patentieren. Damit gibt es für die Industrie auch keine Anreize, in solche Forschungsprojekte zu investieren, und entsprechend haben die Forscher keinen Anreiz, sich in diese Gebiete zu vertiefen und sie zu erforschen.

Gesundheit, Glück und allgemeine Zufriedenheit der Menschen werden sich über das traditionelle Modell des freien Markts nie wirklich entfalten können. Anstelle einer vollwertigen Ernährung nach ganzheitlichen Gesichtspunkten bekommen wir auf dem freien Markt Bruchstücke, die sich vermarkten lassen: Ergänzungsmittel und funktionelle Lebensmittel. Werden wir aufgrund der schlechten Ernährung krank, nötigt uns die Maschinerie des freien Markts zu reduktionistischen Lösungsversuchen in Form patentierter Medikamente und teurer Operationen. Und so marschiert die Wissenschaftsgemeinde zur Musik der Industrie und geriert sich dabei als noble Wahrheitssucherin, während tatsächlich nur nach neuen Wegen gesucht wird, um Geld zu machen, zur Not auch auf Kosten unserer Gesundheit.

Die Spur des Geldes

Haben Sie sich je gefragt, wer eigentlich die medizinische Forschung bezahlt? Wer die grundlegenden biologischen Prinzipien entschlüsselt und die Basis für die spätere Anwendung des Wissens schafft? Hochschulprofessoren und insbesondere Lehrstuhlinhaber erhalten ein festes Gehalt über die Universität, an der sie arbeiten[1], doch davon lassen sich natürlich nicht die Kosten eines geeigneten Forschungslabors bestreiten und auch nicht die Arbeitszeit der Assistenten und wissenschaftlichen Mitarbeiter, die die ganze Kärrnerarbeit leisten.

Ähnlich wie die Politiker in den Vereinigten Staaten, die Spendengelder für ihre Wiederwahl einsammeln müssen, sind auch die meisten Wissenschaftler darauf angewiesen, mit hohem zeitlichem Aufwand und Geschick Fördergelder zu beantragen und auch zu verwalten. Die Hauptquelle für solche Gelder sind abseits der Universitäten die Privatwirtschaft und der Staat. Da es mehr Wissenschaftler gibt, die Förderung beantragen, als Gelder zur Verfügung stehen, herrscht ein erbitterter Wettbewerb um die Zuschüsse. Die privaten Unternehmen und die staatlichen Behörden müssen dann entscheiden, welche Forschungsgelder bewilligt werden sollen.

Was wir als Forschung bezeichnen, reicht von der absoluten Grundlagenforschung mit schon beinahe esoterisch anmutenden Untersuchungen bis zu ganz praktischen

Experimenten, die man treffender als Technologie bezeichnen könnte (auch wenn die Unterscheidung zwischen Grundlagenforschung und angewandter Forschung häufig unscharf ist und auch in ein und derselben Institution heftig umstritten sein kann). Obwohl beide Forschungstypen nützlich sind, neigt unser System, wenn es um die Vergabe von Geldern geht zur Förderung der „Technologie", selbst wenn die Gelder gar nicht von der Industrie stammen.

Der größte Teil der Gesundheitsforschung (Grundlagen und angewandte Forschung) wird von der Pharmaindustrie oder von Behörden, die ihr verbunden sind (wie das NIH), finanziert. Da die Pharmaindustrie erwartet, durch ihre Investitionen auch wieder einen Profit einzufahren, fallen ihre Entscheidungen über Fördermittel verständlicherweise oft zugunsten der angewandten, technologischen Forschung aus. Das Hauptkriterium der Pharmaindustrie bei der Beurteilung der Forschungsanträge ist gewöhnlich die Frage, wie viel Geld sich daraus ziehen lässt. Allerdings legt auch die staatliche Förderung über Stellen wie das NIH oder die *National Science Foundation* (als primäre Quelle für Grundlagenforschung in den Vereinigten Staaten) auf direktem oder indirektem Weg bei fast allen Forschungsvorhaben, die sich um Gesundheit und Ernährung drehen, reduktionistische Kriterien zugrunde.

Leider musste ich in den vergangenen Jahrzehnten beobachten, wie die Privatwirtschaft zunehmend die Grundlagenforschung an den Universitäten und den angeschlossenen Forschungsstellen beeinflusst. Die Folgen machen sich in fast jedem Bereich bemerkbar, sei es beim einzelnen Studiendesign (was wird wie untersucht?) und der Art, wie die Wissenschaftler die Befunde interpretieren, sei es beim Karriereverlauf der Wissenschaftler.

Wie Drittmittel das Studiendesign beeinflussen

Bemüht man sich um Drittmittel für ein Grundlagenprojekt, kommt man praktisch nicht umhin, dafür zu sorgen, dass die aufgestellte Hypothese eng „fokussiert" ist – ein Schlüsselbegriff in der reduktionistischen Forschung. Um im Wettlauf um die Fördermittel Chancen zu haben, sollte der Antragsteller lieber die genauen biologischen Wirkungen eines einzelnen Nährstoffs im Auge haben als das Nahrungsmittel, aus dem er stammt. Er sollte auch lieber nach dem konkreten biochemischen Schlüsselmechanismus suchen, der eine Wirkung erklärt, als mögliche verschiedene Mechanismen zu untersuchen. In der Forschergemeinde bezeichnet man die holistische Forschung dagegen abschätzig als „Fischen gehen" oder „Schrotschussmethode".

In der Grundlagenforschung führt jedes neue reduktionistische Ergebnis zu der naheliegenden Frage: „Was jetzt?". Die (oft gerechtfertigte) Standardantwort der Wissenschaft besteht dann darin, weitere Untersuchungen durchzuführen (das sichert unseren Instituten Arbeit und Fördermittel!). Als Folge davon schränken diese Wissenschaftler ihre Fähigkeit, größere Einsichten in grundlegendere Prozesse zu gewinnen ein, was eigentlich ihrer Aufgabe als Grundlagenforscher entsprechen würde. „Was kommt als nächstes?", lautet fast immer eine weitere reduktionistische Frage, die das Ergebnis einer Studie näher an eine Vermarktung rückt. Dabei spielt es keine Rolle, ob wir als Forscher unsere wirtschaftlichen Interessen bei diesen Diskussionen mit einbringen oder nicht. Letztlich ist ein Studienergebnis immer dann wertvoll und bedeutsam, wenn es sich zu Geld machen lässt, und das beeinflusst die Art, wie wir über unsere nächsten Schritte nachdenken. Ganz gleich, wie die Studien angelegt sind und ausgeführt werden, sie sind doch immer Schritte auf dem Weg zu ihrer kommerziellen Verwertung. Die potenzielle Markttauglichkeit besitzt eine enorme Anziehungskraft, der sich Forschungsvorhaben kaum entziehen können. Im Laufe der Jahre bin ich tatsächlich mehr und mehr zu der Überzeugung gelangt, dass die Markttauglichkeit das einzige Forschungsziel ist, selbst in der reinen Grundlagenforschung ohne biomedizinische Anwendung.

Ich behaupte nicht, dass sich jeder Wissenschaftler notwendigerweise über diese Voraussetzungen im Klaren sein muss. Vielleicht verschwenden sie sogar überhaupt keinen Gedanken daran. Zudem werden sich wahrscheinlich viele Forscher von diesen Anmerkungen angegriffen fühlen und bestreiten, dass ihre Arbeiten marktwirtschaftlichen Interessen dienen und sie an die möglichen finanziellen Gewinne ihrer Arbeiten für sich oder ihre Auftraggeber denken. Aber sie arbeiten auch noch innerhalb eines Systems, dessen Hauptantrieb die Rendite einer finanziellen Investition ist. Diese Rendite ist der wesentliche Treibstoff für unser biomedizinisches System und praktisch jeder, der in diesem Bereich forscht, ist Teil dieses Systems und ihm verbunden. Je größer die Aussicht, dass eine Forschungsinvestition eine Rendite erzeugt, desto begeisterter und wohlwollender reagiert die Gesellschaft insgesamt, von den Konsumenten und Unternehmern bis hin zu den Politikern und den Drittmittelgebern.

Wie Drittmittel die Integrität der Forschung untergraben

Es gibt einige Hinweise darauf, dass der Fördermitteldruck sogar Wissenschaftler zum Betrug verleitet, um ihre Geldgeber zufriedenzustellen. Ich meine damit keine ausgemachten Forschersünden wie die Fälschung oder Erfindung von Daten, sondern viel subtilere Dinge. Laut einer Untersuchung mit dem vielsagenden Titel „Scientists Behaving Badly" vom Juni 2005 in der Fachzeitschrift *Nature*, in der 3000 Wissenschaftler befragt wurden, die Fördergelder der NIH erhielten, gaben 15 Prozent der Befragten zu, „auf Druck der Geldgeber das Design, die Methodik oder die Ergebnisse von Studien verändert zu haben".[2] Wenn man sich die Ergebnisse im Verhältnis zum Karriereabschnitt ansieht, sind die Zahlen noch interessanter. Während sich nur 9,5 Prozent der Wissenschaftler in der Frühphase ihrer Laufbahn so verhalten, schießt dieser Wert für den mittleren Abschnitt der Karriere auf 20,6 Prozent in die Höhe. Anscheinend versteht die Industrie es recht gut, die Wissenschaftler im Sinne ihre Marktinteressen zu erziehen. Das bedeutet auch, dass Wissenschaftler immer weniger Interesse daran haben, das System zu stören, je länger sie Teil des Systems sind. Es wurde zu viel Zeit, Energie, persönliches und berufliches Engagement in die wissenschaftliche Arbeit gesteckt, um die Finanzierung noch zu gefährden.

Zwei weitere Ergebnisse dieser Umfrage zeigen uns, welchen Schaden diese fragwürdige Praxis in der gesamten gesundheitswissenschaftlichen Szene anrichtet. Erstens,

15,3 Prozent der befragten Wissenschaftler gaben zu, „Beobachtungen oder Datenpunkte aus ihren Analysen entfernt zu haben, weil sie das Gefühl hatten, dass sie fehlerhaft seien". Hier geht es also darum, nur das zu sehen, was man sehen möchte, und alles andere zu ignorieren. Selbst wenn ein Ausreißerdatensatz ein reduktionistisches Studiendesign überstanden hatte, fühlte sich ein Siebtel der Wissenschaftler dazu befugt, die Ergebnisse aufgrund eines Gefühls – oder besser Vorurteils – zu übergehen. Zweitens, 12,5 Prozent der Wissenschaftler gaben an, dass sie bei „der Verwendung fehlerhafter Daten aus anderen Quellen oder die fragwürdige Interpretation durch andere" wegsehen würden, wenn sie in die eigene Arbeit passen und die eigenen Folgerungen stützen. Sie geben demnach vor, dass Forschungsergebnisse, welche die eigenen Vorstellungen stützen gut sind, obwohl sie wissen, dass es sich um schlechte Ergebnisse handelt. Sie zitieren sie in ihren eigenen Arbeiten, um diese Vorstellungen zu untermauern. Insgesamt zeichnen diese Geständnisse das Bild einer medizinischen Forschungsmaschine, die nach Belieben mit grundlegenden Erkenntnissen Schindluder treibt und sich Daten herauspickt, die eine vorgefasste und „vorbezahlte" Meinung stützen. Es ist nicht sehr wahrscheinlich, dass von diesen Wissenschaftlern Widerstand gegen die Markt- und Verkaufsinteressen der Industrie, die diese Forschungen bezahlt, ausgehen könnte.

Aus unterschiedlichen Gründen glaube ich sogar, dass die hier genannten Prozentangaben noch zu niedrig ausfallen. Zunächst einmal läuft dieses Verhalten so automatisch ab, dass es vielfach gar nicht ins Bewusstsein dringt. Nicht wenige Wissenschaftler bemerken den korrumpierenden Einfluss buchstäblich nicht, den die Erwartungen und der Druck der Geldgeber auf die Integrität ihrer Forschungsarbeit ausüben. Außerdem wird ein Fehlverhalten in Fragebögen erfahrungsgemäß seltener zugegeben, auch wenn die Anonymisierung wie in diesem Fall zugesichert wurde. Schließlich lag der Rücklauf bei dieser Umfrage bei unter 42 Prozent. Möglich, dass die 58 Prozent, die den Fragebogen nicht ausgefüllt haben, noch anfälliger für den Druck der Geldgeber sind, da solche Fragebögen meist von denen ausgefüllt und zurückgeschickt werden, die am wenigsten zu verbergen haben und sich am wenigsten für ihr Verhalten schämen.

Thema der Umfrage waren nicht das Design oder die Art der methodologischen Veränderungen in den manipulierten Studien, doch aufgrund meiner langjährigen Erfahrung als Fördergeldempfänger und als Mitglied von Gutachterkommissionen, die Förderanträge evaluierte, weiß ich, dass die Forschungsvorhaben mit ziemlicher Sicherheit in Richtung eines größeren Reduktionismus abgeändert wurden, d.h. in Richtung einer erhöhten Spezifität mit vermehrten Annahmen über Kausalzusammenhänge und weniger „ungeordneten" Beobachtungsdesigns.

Drittmittel und die berufliche Laufbahn

Ernährungswissenschaftler werden belohnt, wenn sie ein System hervorbringen und aufrechterhalten, das sich auf einzelne Nährstoffe konzentriert, die aus ihrem ursprünglichen Kontext herausgelöst wurden. Sie werden wirkungsvoll bestraft, wenn sie echte Nahrungsmittel und echte Bevölkerungsgruppen in der realen Welt erforschen. Dies wirkt sich nicht nur auf die einzelnen Studien aus, sondern auch auf die Karriereplanung des Wissenschaftlers. Vielleicht erinnern Sie sich an Professor Liu (▶ Kapitel 11), der bei Grundlagenforschungen entdeckt hatte, dass die antioxidative Kapazität eines Apfels 263-mal höher als sein reiner Vitamin-C-Gehalt ist. Nach dieser Entdeckung stellte sich für Liu die Frage, welche Richtung seine weiteren Forschungen nehmen sollte.

Er hätte den gleichen Effekt – „das Ganze ist mehr als die Summe seiner Teile" – noch für viele andere Pflanzen und Stoffe nachweisen können. Wie wir heute wissen, hätte seine Forschung die Industrie der Ergänzungsmittel und funktionalen Lebensmittel mit ihren irreführenden und oft gefährlichen Behauptungen in Misskredit bringen können. Er hätte seine wissenschaftliche Laufbahn der Idee widmen können, dass eine pflanzenbasierte Ernährungsweise dem reduktionistischen Ernährungsansatz mit der Zufuhr von Pillen, die nur noch die „aktiven Wirkstoffe" der Nahrungsmittel enthalten, überlegen ist.

Doch in der akademischen Welt finden sich für einen solchen Karriereplan keine Fördergelder. So entschied er sich als der gute (eigentlich hervorragende) Wissenschaftler, der er ist, für den reduktionistischen Ansatz als seiner einzigen Option, weil er damit an Fördergelder kommen konnte. Wenn er beruflich weiterkommen und seine Anstellung sichern wollte – wenn er die erforderlichen Gerätschaften und Mitarbeiter bekommen wollte, um überhaupt Forschung betreiben zu können –, verstand sich diese Entscheidung von selbst.

Auf der reduktionistischen Schiene konnte Liu dann viele interessante Ideen verfolgen. Er suchte nach anderen Vitamin-C-artigen Komponenten in Äpfeln, die den Unterschied zwischen der chemischen und der mutmaßlichen biologischen Aktivität des Vitamin C erklären konnten. Er bestimmte ihre chemischen Strukturen, ihre Absorption und die Verteilung nach der Aufnahme. Er entdeckte ihre Stoffwechselwege und ihr Wirkpotenzial. Das alles gelang ihm außergewöhnlich gut. Viele beneideten ihn um seinen guten Ruf und seine berufliche Stellung. Solche Themen ziehen Fördermittel magisch an. Einige seiner Assistenten publizierten ihre Forschungsergebnisse in exzellenten Peer-Review-Fachzeitschriften.

Es ist nicht so, als wäre der reduktionistische Ansatz nicht interessant oder dass er keine wertvollen Erkenntnisse brächte. Ich habe meine reduktionistischen Forschungsarbeiten wirklich geliebt. Sie waren eine Herausforderung für mich, und ich empfand sie als intellektuell enorm stimulierend. So lange ich mich auf meine Fragestellung konzentrierte, hatte ich stets genügend öffentliche Mittel, um kreativ zu sein und Projekte anzustoßen, die attraktiv erschienen. Doktoranden nutzen solche Studien, um ihr kritisches Denken zu schärfen, Studiendesigns und Forschungsprojekte zu entwickeln und ihre Schreibfertigkeiten weiterzuentwickeln. Das alles ist für sie, für die wissenschaftliche Gemeinschaft und auch für die Gesellschaft insgesamt sehr nützlich.

Das Problem besteht nicht darin, dass die reduktionistische Forschung eine Karriereoption ist, sondern dass es die *einzige* Option ist. Tausende junge Forscher, die sich mit biologischer Grundlagenforschung beschäftigen oder angewandte Wissenschaft betreiben, folgen Jahr für Jahr den Pfaden von Professor Liu. Auf die eine oder andere Weise werden Wissenschaftler für diesen konventionellen reduktionistischen Weg belohnt. Drittmittel lassen sich auf diese Weise viel leichter eintreiben. Zudem ist es der beste Weg, um wissenschaftliches Renommee aufzubauen.

Wäre Professor Liu im westlichen Universitätsbetrieb ganz seinen holistischen Wurzeln in der chinesischen Medizin treu geblieben, hätte er mit Sicherheit um jede Förderung betteln müssen, er hätte weder ein anständiges Labor noch motivierte Studenten, und eine feste Anstellung läge in weiter Ferne.

Wenn ein Wissenschaftler sich einmal auf die reduktionistische Schiene begeben hat, ist ein Umschwenken auf Forschung im holistischen Sinn nahezu unmöglich. Versucht er es dennoch, riskiert er, alles zu verlieren, wofür er bis dahin gearbeitet hat: Drittmittel, Ausstattung, Prestige und Einfluss. Auf diese Weise wird der Wissenschaftler zum Diener seiner eigenen Ergebnisse und des herrschenden Paradigmas.

Ich scheue davor zurück, meinem Freund und Kollegen solche Motive vorzuhalten, da ich sein Engagement, seine Ausdauer und seine professionelle Rechtschaffenheit kenne und schätze. Allerdings zeigt sein Beispiel, dass alle Wissenschaftler irgendwann vor einer Entscheidung stehen, doch unser aktuelles System lässt ihnen eigentlich gar keine Wahl.

Drittmittel erzeugen kurzsichtige Spezialisierungen

Die reduktionistische Agenda der Forschungsförderung bevorzugt nicht nur reduktionistische Studiendesigns, sondern belohnt auch engstirnige Ansichten darüber, was eine wichtige Fragestellung ist. Dies hat dazu geführt, dass sich die wissenschaftlichen Fachbereiche immer weiter spezialisiert haben.

So wie „Gesundheit" ein zu weites Feld ist, um sie als echte wissenschaftliche Disziplin zu begreifen, so ist auch „Biologie" eher ein Allerweltsbegriff geworden als ein Fach, das sich umfassend studieren lässt. Statt Biologe wird man heute Biochemiker, Genetiker, Mikrobiologe, Neurobiologe, Bioinformatiker oder Molekularbiologe. „Naturforscher" gibt es heute nicht mehr. Dafür gibt es aber Tierphysiologen, Ökologen, Evolutionsbiologen, Meeresbiologen, Insektenbiologen, Pflanzenbiologen und Experten für Biodiversität. Selbst diese Unterdisziplinen, die ich aus der Online-Fachbereichsliste der biologischen Fakultät der Universität Cornell kopiert habe, klingen schon irgendwie vertraut. Die Fakultät für Mikrobiologie und Genetik in Cornell, die übrigens ein völlig selbstständiger Bereich ist, bietet folgende Aufbaustudiengänge an: Biochemie, Molekular- und Zellbiologie, Biophysik, Genetik, Genomik und Entwicklung, außerdem vergleichende Populations- und Evolutionsgenomik.

Bis zu einem gewissen Grad war die Unterteilung in weitere Subdisziplinen unumgänglich, da sich das biomedizinische Wissen über unsere unendlich komplexe Biologie stark vermehrt hat. Es gibt so viel zu wissen, dass es nur natürlich und hilfreich ist, das Wissen in Unterbereiche aufzuteilen, zu denen dann eben auch Biochemie, Genetik, Pathologie, Ernährung, Toxikologie, Pharmakologie usw. gehören. Der Ideenaustausch ist einfacher, wenn Angehörige der gleichen Fachrichtung in einer möglichst präzisen gemeinsamen Sprache miteinander sprechen können.

Das Problem ist nur, dass diese Unterteilungen die Illusion verstärken, jede Gruppe studiere etwas völlig anderes. Jeder Unterbereich schafft sich seine eigene Identität und zieht dabei intellektuelle Grenzen zu den anderen Fachbereichen, die andere ausschließen, die vielleicht einen konstruktiven Beitrag zu einer Diskussion über ein weiter gefasstes Gesundheitsthema leisten könnten. Um von einem Pathologen ernst genommen zu werden, sollte man schon Pathologe sein. Kein Genetiker glaubt, dass er etwas von einem Ernährungswissenschaftler lernen könnte usw. In Wirklichkeit sind diese Wissensinseln nicht einfach nur eng begrenzt, sondern exklusiv und isoliert.

Als Folge davon wird niemand dazu ermutigt, ein sehr kompetenter Forscher in einer biomedizinischen Disziplin oder Unterdisziplin zu werden und gleichzeitig ein gutes Verständnis für den biomedizinischen Überbau zu haben, von dem seine Unterdisziplin ein Teil ist. Um nicht den Ruf zu bekommen, von allem immer nur ein bisschen zu verstehen, neigen die biomedizinischen Wissenschaftler dazu, sich ausschließlich auf einen Punkt zu konzentrieren. Sie lernen alles über Hämmer und Nägel, aber haben oft keine Vorstellung davon, dass ein Zapfengelenk, ein Schraubenzieher oder eine Tube Klebstoff die bessere Lösung sein können.

Andere Autoren haben das Problem schon vor einiger Zeit beschrieben, und die wissenschaftlichen Einrichtungen haben versucht, durch Austauschprogramme und interdisziplinäre Aktionen die Kommunikation zwischen den Subdisziplinen zu verbessern. Doch auch trotz dieser interdisziplinären Maßnahmen bleibt die Gruppenidentität erhalten. Die Leute tragen trotzdem weiterhin ihre Gruppenabzeichen. Wie in der Forschung selbst wird auch hier die Expertise in den einzelnen Disziplinen über das holistische Verständnis für die Beziehungen zwischen ihnen gestellt.

Ich verstehe und akzeptiere die immer größere Spezialisierung der biomedizinischen Forschung. Doch allzu oft wird die durchaus ernste Kehrseite der Medaille nicht gesehen. Einige dieser spezialisierten Unterdisziplinen erzeugen lukrativere reduktionistische Ergebnisse als andere und bekommen natürlich ein größeres Stück vom Förderkuchen. Und da sie über mehr Forschungsressourcen verfügen, werden sie in der großen Wissenschaftsgemeinde immer dominanter, was ihnen außerdem eine Plattform bietet, um die öffentliche Meinung zu bestimmen. Kurz gesagt: Ohne es vielleicht selbst zu bemerken, erhalten sie nach und nach die Kontrolle über einen größeren Wissenszweig, von dem sie eigentlich nur ein Teil sind. Statt ein Blickwinkel unter vielen zu sein, werden sie dann zum dominierenden Aspekt. Der Grund für diese Dominanz ist dann jedoch nicht der größere Wert ihres Blickwinkels für die Bewältigung der anstehenden Aufgaben, sondern ihr Potenzial, höhere Renditen zu bringen.

Die Bevölkerung sollte über diese extreme Aufsplitterungstendenz informiert werden, weil sie für einen Großteil der allgemeinen Verwirrung verantwortlich ist. Die erste Unterdisziplin verbreitet ihre Sicht auf ein Spezialthema, während die zweite und dritte Unterdisziplin mit jeweils eigenen Blickwinkeln ihre eigenen Sichtweisen darstellen, und manchmal stehen diese Blickwinkel miteinander im Widerstreit. Die in diesen Belangen unerfahrenen Bürger sollen dann entscheiden, wer Recht hat, obwohl eigentlich keiner von beiden Recht hat. Erinnern Sie sich noch an die blinden Forscher, die den Elefanten untersuchen? Jede dieser selbstbezogenen Unterdisziplinen hat erhebliche Probleme damit, das Ganze zu sehen.

Wenn jemand über die Qualifikation eines biomedizinischen Wissenschaftlers verfügt, bedeutet das lediglich, dass er sich mit einem Bruchstück eines Teils einer spezialisierten Unterdisziplin auskennt. Er ist nicht zwangsläufig besser geeigneter als ein Laie, um über die Biomedizin als Ganzes zu sprechen. Aufgrund ihrer so eng fokussierten spezialisierten Forschung sind sie unter Umständen sogar weniger dazu geeignet, über größere Zusammenhänge zu sprechen. Es erinnert ein wenig an den Frosch im Brunnen, der das Ausmaß des Himmels nach dem Brunnenrand beurteilt (asiatische Weisheit).

Für fehlgeleitetes elitäres Denken in der Wissenschaft gibt es aktuell kein besseres Beispiel als die Genetik, und zwar vor allem die „Molekulargenetik". Den Molekulargenetikern wird ein ungewöhnlich großes Stück des Förderkuchens für biomedizinische Forschungsvorhaben zuteil, sodass sie sich in der Wissenschaftsgemeinde und in der Öffentlichkeit erfolgreich als Leitposition in Stellung gebracht haben. Sie verfügen über die Mittel, um ihre Forschungsergebnisse so zu gestalten und miteinander zu verknüpfen, dass sie ihren eigenen Interessen und Perspektiven dienen. Vielleicht erweitern sie mitunter ihren Bereich, um andere Disziplinen aufzunehmen, jedoch stets zu ihren Bedingungen. So erkennen etwa Genetiker die Ernährungswissenschaft allenfalls als eine Disziplin an, die absolut nichts mit ihrer eigenen zu tun hat, wenn es sich dabei für sie überhaupt um Wissenschaft handelt! Wo sich die beiden überschneiden, wird die Ernährungswissenschaft zur Unterdisziplin der Genetik wie z. B. in der „Ernährungsgenomik" oder in der Epigenetik. Auf diese Weise wird die Ernährungswissenschaft bestenfalls zum Anhängsel der Genetik und schlimmstenfalls irrelevant. Die Genetik kontrolliert das Gespräch, aber es handelt sich dabei nicht um einen Austausch auf Augenhöhe, sondern die Genetik benutzt die Ernährungswissenschaft, die bekanntermaßen „populär" ist. Dabei wird die lebenswichtige Bedeutung der Ernährungsinformationen für die Bevölkerung extrem verbogen und kontrolliert.

Zusätzlich profitieren die gewinnorientierten Drittmittelgeber von der Aufsplitterung und Teilung der Gesundheitswissenschaften in immer eigenständigere Disziplinen. Wie in jedem marktwirtschaftlichen System beleben auch hier die Konkurrenz um die begrenzten Fördergelder das Geschäft und mehr Antragsteller sind gezwungen, die Bedeutung ihrer Forschungsvorhaben und -methoden herauszustellen, um für die zahlungskräftigen Spender interessant zu sein.

Wie Drittmittel die Forschungsprioritäten der Gesellschaft bestimmen

Der manchmal unterschwellige Profitdruck, der beinahe allen reduktionistischen und marktorientierten Projekten zugrunde liegt, die durch Forschungsgelder gefördert werden, wirkt sich auch auf die Entscheidung aus, welche Fachrichtungen bevorzugt gefördert werden. Bestimmte Disziplinen bekommen mehr Gelder als andere. Wie wir gesehen haben, ist die Genetik ein viel heißeres Thema als die Ernährung. Das langfristige Marktpotenzial einer Gentherapie zur Verbesserung des Immunsystems zieht wesentlich mehr Fördergelder an als das Marktpotenzial von Broccoli. Das Geld fließt nicht deshalb in die Genetik und in die Pharmaforschung, weil es sich dabei um die vielversprechendsten oder effizientesten Wege zur allgemeinen Verbesserung der Gesundheit handelt, sondern weil sie mit der größten Aussicht auf Profit unser Bedürfnis nach Gesundheit decken, oder mit anderen Worten, weil sie am besten die Bedürfnisse des Markts befriedigen.

Versuchen Sie, sich auszumalen, welche gesundheitlichen Folgen es haben würde, wenn die 500 Milliarden Dollar, die die Pharmaindustrie jährlich umsetzt, für die Aufklärung der Bevölkerung über die pflanzenbasierte Ernährung (PBE) und für die Versorgung mit stets frischen, organischen, nachhaltig angebauten, für alle erschwinglichen und immer verfügbaren Lebensmitteln aufgewendet würde. So etwas kann man sich kaum vorstellen. In unserem gegenwärtigen System erscheint dies schlechterdings unmöglich. Aber warum nur? Wenn die umfassende Werbung für PBE eine gute Sache ist, warum ist es dann undenkbar, dass unsere Gesellschaft sich zu einem „Manhattan-Projekt der Ernährung" zusammenschließt? Weil die Gesundheitsforschung und -programme die Prioritäten der gewinnorientierten Industrien widerspiegeln und nicht die Wissenschaft im öf-

fentlichen Interesse. Die Dividende einer derartigen Initiative würde sich nach dem Grad von Gesundheit bemessen, nicht nach dem Geldwert (obwohl sie sich aufgrund der Kostenersparnis im Gesundheitswesen langfristig auch in harter Währung ausdrücken würde).

Auch hier beeinflusst das ausschließliche Interesse der Industrie an vermarktbarem Reduktionismus die Fördermittelvergabe des Staats, obwohl sie ja angeblich nicht vom Profitstreben geleitet wird. Lassen Sie uns z. B. einen Blick auf das NIH werfen, eine staatliche Behörde, die als weltweit angesehenste und reichste Geldgeberin für die Gesundheitswissenschaften bekannt ist. Das NIH besteht aus 28 Instituten, Regierungsprogrammen und Zentren, die sich mit Krebs, Alterung, Augenkrankheiten, Alkoholismus und zahlreichen weiteren Facetten menschlicher Gesundheit und Krankheit befassen. Aber kein Institut befasst sich nur mit Ernährung (wenn man das Institut für Alkoholismus einmal außer Acht lässt)! Aus der mageren Förderung der Ernährungsforschung durch das NIH (insgesamt nur zwei bis drei Prozent der Budgets der NIH-Institute für Herz- bzw. Krebserkrankungen, bei anderen NIH-Instituten sogar noch weniger) wird das meiste Geld zur Erforschung der Wirkung einzelner Nährstoffe in randomisierten klinischen Studien, zur Untersuchung der optimalen Ernährung von Patienten, die bestimmte Medikamente einnehmen und/oder für die biochemische Erforschung der Wirkungsweisen einzelner Nährstoffe aufgewendet. (Obwohl sich vereinzelte NIH-Projekte gelegentlich der holistischen Basis der Gesundheitsforschung und der klinischen Praxis in der Vergangenheit widmen – natürlich ohne das schlimme Wort „holistisch" zu benutzen –, werden solche Untersuchungen in den politischen Debatten über Ernährung und Gesundheit weitgehend außen vor gelassen und bleiben akademisches Schmuckwerk.) Leider ist die breite Öffentlichkeit davon überzeugt, dass diese Forschungsprioritäten unseren gesundheitlichen Interessen am besten dienen, obwohl sie ausschließlich wirtschaftlichen Interessen dienen.

Der Insiderblick auf Drittmittel und Forschung

Ich weiß sehr genau, wie Fördergelder Forschungsschwerpunkte bestimmen, weil ich einerseits sehr lange selbst um Drittmittel gekämpft habe und zum anderen später für verschiedene Fördermittelbehörden, die über die Verteilung der Gelder zu entscheiden hatten, als Gutachter tätig war. Ich kenne den Frust, wenn man eine wissenschaftliche Fragestellung in eine Form zwingen muss, die von den Gutachterstellen akzeptiert wird, und ich kenne den Druck, ein reduktionistisches Ergebnis zu bekommen.

Im Laufe der Jahre begann mich meine zunehmende Einsicht in die Beschränkungen der reduktionistischen Forschung zu irritieren. Ich empfand es als immer schwieriger und aufwühlend, weiterhin den traditionellen (und reduktionistischen) Blickwinkel auf die Ernährung, so wie ich ihn selbst gelernt hatte, zu unterrichten, während sich meine eigene Sicht der Dinge veränderte. Noch während ich in meinem reduktionistischen Paradigma vor mich hin arbeitete, wusste ich im tiefsten Inneren bereits, dass etwas fehlte.

Dann erhielt ich privat beunruhigende Warnungen, z.B. von einem ehemaligen Kollegen, der Mitglied einer NIH-Abteilung zur Prüfung von Förderanträgen war, die auch unseren letzten (und letztlich bewilligten) Förderantrag zur Fortführung unseres Projekts in China begutachtete. Ich hatte mich in diesem Antrag ganz begeistert über die komplexen biologischen Zusammenhänge zwischen Ernährung und Krebs gezeigt und beschrieben, welch einzigartige Möglichkeit unsere Arbeit in China biete, um komplexere Modelle der Krankheitsentstehung zu entwickeln, die vielleicht auch eher deren ganzheitliche Natur widerspiegelten, statt ein lineares mechanistisches Modell. Das hatte offenbar beim Bewilligungsausschuss große Besorgnis ausgelöst. Mein Kollege verletzte seine Schweigepflicht als Gutachter, als er mir mitteilte, ich sei in meinem Antrag der Beschreibung eines holistischen Forschungsansatzes gefährlich nahe gekommen. Er riet mir, meine Förderanträge künftig nicht mehr mit Bezug auf eine holistische Interpretation zu vertreten. Er hielt mir vor Augen, dass ich einen fundamentalen Grundsatz der biomedizinischen Forschung in Zweifel gezogen und uns damit beinahe um die so dringend benötigten Fördergelder für die dritte und abschließende Dreijahresphase des Projekts gebracht hatte. Kurz danach entschied ich mich, nach über 30 Jahren meine äußerst aktive experimentelle Forschungsarbeit zu beenden. Dies war für mich zum damaligen Zeitpunkt eine überaus schwierige und quälende persönliche Entscheidung, weil die experimentelle Forschung einen Großteil meines Lebens ausgemacht hatte, zumal ich die Arbeit mit den Studenten liebte. Ich war jedoch nicht länger imstande, nur Forschungsanträge für hochspezifische Hypothesen über winzige Details außerhalb ihres Kontextes zu schreiben.[3]

Doch die Wahl, aus dem System auszusteigen oder es herauszufordern, hat nicht jeder Wissenschaftler. Unser Programm war zum damaligen Zeitpunkt das größte und bestfinanzierte ernährungswissenschaftliche Programm eines Instituts, das lange Zeit als das beste seiner Art im ganzen Land galt. Dies machte es mir möglich, Fragen zu stellen, die in subtiler Form das vorherrschende Paradigma herausforderten. Andere Wissenschaftler, vor allem diejenigen, die am Anfang ihrer Laufbahn stehen und nach einer sicheren Anstellung suchen, stehen da unter einem viel größeren Druck, die Erwartungen der von der Industrie gesponserten Forschungsgemeinde zu erfüllen.

Auch von anderer Seite gab es Druck. Zwischen den frühen 1970er Jahren und den späten 1980er Jahren war ich Mitglied des Bewilligungsausschusses für das *National Cancer Institute* des NIH (und anderer Krebsforschungseinrichtungen). Immer wieder gab es engagierte Antragsteller, die die Untersuchung eines biologischen Effekts vorschlugen und dabei relativ breit gefächerte Kausalfaktoren betrachten wollten. Mit anderen Worten: Sie wollte ein Problem aus holistischer Sicht angehen. Eine solche „Schrotschussmethode", das „Fischen im Trüben" wurde ausnahmslos kurzerhand abgewiesen, ohne dass die Förderwürdigkeit der Anträge genauer begutachtet worden wäre. Im Allgemeinen war ich mit den Ablehnungen einverstanden, weil bei den Antragstellern in der Tat jeder Sinn für eine Fokussierung oder Zielsetzung zu

fehlen schien, aber nicht immer. Die reflexartige Ablehnung vor unserem Ausschuss spiegelte noch etwas anderes wider, das ich in der Wissenschaft besonders aufschlussreich und auch beunruhigend fand, nämlich die Vorstellung, dass stark fokussierte Hypothesen der einzige förderungswürdige Ansatz sind.

Manchmal bekomme ich Forschungsberichte neueren Datums in die Hände, die unter der Maßgabe eines systemanalytischen Modells gefördert wurden, wie es auch unser Projekt in China war. Seinerzeit war unsere Arbeit jedoch das einzige derartige Projekt, das Daten in dieser Weise interpretierte. Was wir in China gelernt haben, hat zusammen mit unseren experimentellen Studien unser Verständnis der Ernährung grundlegend verändert. Man stelle sich nur vor, was wir alles in Erfahrung bringen könnten, wenn wir nur einige nichtreduktionistische Studien mehr fördern würden!

Profit um jeden Preis

Mir sind das persönliche Engagement und die große Ernsthaftigkeit, mit der die meisten Wissenschaftler und Praktiker auf dem Gebiet der Biomedizin an die Arbeit gehen, aus erster Hand bekannt. Doch sie arbeiten in einem System, das es ihnen aufgrund des systemimmanenten Drucks zu reduktionistischer Forschung, sehr schwer macht, dieses Engagement und diese Ernsthaftigkeit in redliche und effektive Wissenschaft zu verwandeln.

Wie schon in Kapitel 2 beschrieben, ist eine nur auf Reduktionismus ausgelegte Forschung grundsätzlich unzureichend, weil ihr das Verständnis für das Ganze fehlt, das erforderlich ist, um den Erkenntnissen eine Bedeutung zu geben. Lösungen wie die kugelförmige Kuh im Vakuum haben keine Bedeutung im realen Leben. Doch das Profitstreben schränkt aufgrund der Finanzierungsprioritäten der Industrie nicht nur die Möglichkeiten der Wissenschaftler ein, gründlich wissenschaftlich zu arbeiten, sondern hat auch ernste negative Konsequenzen wie etwa den Drang der Industrie, diese fragwürdigen neuen Forschungsergebnisse so schnell wie möglich in wirtschaftlichen Gewinn zu verwandeln.

Gesundheitsprodukte und -dienstleistungen aus der reduktionistischen Forschung werden meist mithilfe von Spritzen oder in Form von Pillen und Zaubertränken verbreitet und ihre Hersteller (oder „Investoren") werfen diese Produkte oder Leistungen so schnell wie möglich auf den Markt, oft noch bevor die Auswirkungen der Forschungsergebnisse, auf deren Grundlage die Produkte entwickelt wurden, vollständig untersucht und eingeordnet werden konnten. Natürlich testen die Unternehmen neue Produkte und Leistungen und gehen dabei tatsächlich mit großen Geldsummen in Vorleistung. Sie setzen darauf, dass ihre randomisierten kontrollierten Studien positive Wirkungen zeigen werden. Manchmal tun sie das auch. Wenn wir diese positiven Ergebnisse als wirklich erfolgversprechend bezeichnen wollen, müssen wir davon ausgehen, dass eng fokussierte, kurzfristige Ergebnisse, tatsächlich langfristig Gesundheit zur Folge haben. Dies ist jedoch eine riskante und grundsätzlich unbegründete Annahme.

Kurz, der Druck des Markts führt zu Produkten, die auf unausgegorenen Forschungsergebnissen mit unvorhersehbaren Langzeiteffekten beruhen. Es ist deshalb auch nicht verwunderlich, dass diese Produkte im besten Fall nur einen begrenzten Nutzen haben und schlimmstenfalls gefährlich sind.

Das Vitamin E (▶ Kapitel 11) ist hierfür ein gutes Beispiel. Eine bedeutende Studie stellte einen Zusammenhang zwischen dem Vitamin-E-Spiegel und der Herzgesundheit her.[4] Die Industrie hat Vitamin E als Nahrungsergänzungsmittel für die Herzgesundheit vermarktet und ist damit auf den Markt gedrängt. Dann gab es vermehrt Hinweise darauf, dass eine Nahrungsergänzung mit Vitamin E die Gesamtsterblichkeit erhöht, und zwar aufgrund erhöhter Prostatakarzinomzahlen, sekundärer Herzschädigungen und anderer Dinge.[5] Ein Beweis dafür, dass die Industrie diese Zusammenhänge lange nicht beachtet hat. Die Reaktionen der Wissenschaft auf diese unerfreulichen Neuigkeiten zum Vitamin E führten zu der Übereinkunft, dass die Party irgendwie weitergehen muss.[6] Jeder bemühte sich, einen Weg zu finden, um Vitamin E doch noch auch dem Markt zu halten oder einen geeigneten Ersatz zu finden, falls Vitamin E doch nicht zu halten war. Es gibt natürlich genügend Anreize dafür, nach Beweisen zu suchen, die belegen, dass die weitere Marktpräsenz solcher Produkte gerechtfertigt ist.

Ich will niemanden persönlich angreifen (wenngleich ich mir von manch einem mehr Kreativität und Mut wünschen würde!), sondern unsere Forschungskultur im Allgemeinen, die maßgeblich von Marktkräften beeinflusst wird, die festlegen, was man von uns erwartet. Die meisten kennen das Sprichwort „Geld regiert die Welt". Doch nur wenige meiner Forscherkollegen oder befreundeten Ärzte haben wirklich eine Vorstellung davon, wie sehr Geld korrumpiert. Geld hat alles so sehr durchdrungen, dass die Zusammenhänge von innen schwer zu erkennen ist. Woran können wir das Ungeheuer erkennen, wenn wir in seinem Bauch sitzen, oder woher wissen wir überhaupt, dass wir im Inneren eines Ungeheuers sitzen?

Unsere Forschungsschwerpunkte werden zu oft von persönlichen Vorteilen und nicht vom Allgemeinwohl geleitet. Doch die Bürger zahlen für diese Forschungsprojekte und ist von ihren Ergebnissen abhängig. Im gegenwärtigen System werden sie dafür aber auch noch bestraft. Für den einzelnen Wissenschaftler mag es mit einem persönlichen Erfolg verbunden sein, der reduktionistischen Linie eines Unternehmens zu folgen, doch als Wissenschaftsgemeinschaft kommen wir dem Ziel der Gesundheit auf diese Weise nicht näher.

Anmerkungen

1 Allerdings ist es für die Professoren, die forschend tätig sein wollen und genügend Fördermittel auftreiben müssen, um ihr Gehalt zu sichern, in den vergangenen Jahren zunehmend schwierig geworden.

2 B. C. Martinson, M. S. Anderson und R. de Vries, „Scientists Behaving Badly", *Nature* 435 (June 9, 2005): 737 – 38.

3 Beinahe die gesamten Fördergelder für unsere Forschungsarbeiten stammten vom *U. S. National Cancer Institute* des NIH. Kleinere Zuschüsse stammten vom *American Institute for Cancer Research*, der *American Cancer Society* und anderen öffentlichen Stellen.

4 Farbstein et al., „Antioxidant Vitamins."

5 Bjelakovic et al., „Mortality in Randomized Trials"; Miller et al., „Meta-analysis"; Lonn et al., „Effects of Long-Term Vitamin E."

6 Augustyniak et al., „Natural and Synthetic Antioxidants"; Farbstein et al., „Antioxidant Vitamins" Aggarwal et al., „Tocotrienols."

16 Die Medien

Der Wissenschaftsjournalismus   244
Die Massenmedien   247
Verdrehungen, Auslassungen und Inkompetenz
in TV-Nachrichten   249
Übermacht der Werbung: entstellende Auslassungen   252
Die subtile Macht der Medien   255

Autoritätsgläubigkeit ist der größte Feind der Wahrheit.

Albert Einstein

Unsere Gesundheitsentscheidungen stützen wir auf wissenschaftliche Daten. Die Bürger nutzen sie bei Kauf- und Lebensstilfragen. Ärzte richten sich bei Diagnosen und Behandlungen darauf, Politiker bei ihren Strategien, die Industrie erzeugt und verfeinert auf dieser Basis ihre Verfahren, Dienstleistungen und Produkte und gibt Gesundheitstipps. Und die Versicherer nutzen die Daten und entscheiden mit ihrer Hilfe, welche Krankheiten und Behandlungen von ihr gedeckt werden sollen und welche nicht. Das alles ist nur ein Ausschnitt um zu zeigen, wie sehr die Ergebnisse der wissenschaftlichen Forschung unser Alltagsleben berühren und beeinflussen.

Das entscheidende Bindeglied zwischen der Forschung und den Konsumenten sind die Medien. Fachzeitschriften bewerten und veröffentlichen wissenschaftliche Arbeiten, sofern die Herausgeber der Meinung sind, dass die Kriterien für die Validität und Relevanz der Ergebnisse erfüllt sind. Die Massenmedien berichten dann von diesen Ergebnissen, indem sie sie für Laien verständlich zusammenfassen, Erklärungen liefern und Lebenshilfen daraus ableiten. Ohne die Medien würden wissenschaftliche Entdeckungen weder bekannt noch umgesetzt, sondern in den Gehirnen und Laborbüchern der Wissenschaftler verborgen bleiben. Die Medien spielen also bei der Informationsübertragung vom Wissenschaftler bis zur Anwendung der Entdeckung eine unverzichtbare Rolle.

Im Idealfall leiten die Medien dabei die Information nicht einfach unkritisch weiter, sondern nutzen ihre traditionelle Rolle als Gegenspieler der Macht, sei es der politischen Macht oder auch der wissenschaftlichen Macht (die Fähigkeit, die Geheimnisse der Natur und des Menschen zu enthüllen, ist gewiss eine Form von Macht). Damit die diese Wachhundfunktion erfüllen können, müssen sie die Aussagekraft von Daten kritisch hinterfragen können, scharfe Fragen stellen und journalistisch unabhängig sein. Zudem müssen die Motive erkennbar sein, damit letztlich der Empfänger der Informationen sachkundig beurteilen kann, wie die unterschiedlichen Interpretationsweisen der Medien im Umgang mit wissenschaftlichen Beweisen zu bewerten sind.

Leider ist diese Art eines unabhängigen und intelligenten Wissenschaftsjournalismus selten. Weder Fachzeitschriften wie das *Journal of the American Medical Association (JAMA)* noch Einrichtungen wie die *Corporation for Public Broadcasting* sind Garanten für eine fundierte, mutige und unvoreingenommene Berichterstattung über Gesundheitsthemen. Ich nenne diese Beispiele, weil beide gemeinhin als die Spitzenvertreter ihres jeweiligen Medienformats gelten, von denen man also am wenigsten erwartet, dass sie es mit der Wahrheit nicht so genau nehmen. Ich will nicht auf ihnen herumhacken, weil sie etwa schlechter wären als andere Medien, und man muss wirklich nicht lange suchen, um weitaus anspruchslosere und weniger ehrbare Gesundheitsreportagen in den Zeitungen und Nachrichtensendungen zu finden.

Ich möchte nur aufzeigen, dass es sich nicht um ein paar schwarze Schafe handelt, sondern dass das Problem das System ist, in dem die Medien eingebettet sind, und die gewinnorientierten Institutionen, denen sie verpflichtet sind.

Der Wissenschaftsjournalismus

Die erste Station, den Forschungsergebnisse auf dem Weg in die breite Öffentlichkeit machen, ist bei einer der Fachzeitschriften, deren Einfluss und Ansehen unterschiedlich ist. Artikel aus *Nature*, *JAMA* und dem *New England Journal of Medicine (NEJM)* schaffen es oft in die Abendnachrichten, wenn sie interessant und relevant erscheinen. Andere anerkannte Zeitschriften arbeiten eher im Verborgenen und sind nur den Akteuren auf dem jeweiligen Fachgebiet bekannt. Beispiele hierfür sind *Cancer Research*, *The American Journal of Cardiology* und Hunderte weitere Zeitschriften, die ganz spezifische Disziplinen oder Unterdisziplinen zum Gegenstand haben. Wieder andere Zeitschriften gelten als zweitrangig und veröffentlichen Artikel, die es nicht in die Topfachzeitschriften geschafft haben, weil sie „nicht auf dem neuesten Stand" sind.

Die wichtigsten Schutzinstanzen vor schlechten Wissenschaftsveröffentlichungen sind die Zeitschriften mit einem sogenannten Peer-Review-Verfahren. Die Herausgeber leiten die eingereichten Artikel zunächst an zwei oder drei qualifizierte Gutachter weiter, die Experten auf dem Gebiet sind und die Qualität der Forschungsarbeit und die Relevanz der Ergebnisse bewerten sollen. Die Gutachter bleiben dabei für die Autoren der Manuskripte anonym. Dank dieses Systems lassen sich schlecht

durchgeführte und unseriöse Forschungsberichte besser aussortieren. Bei gewissenhafter Ausführung ist dieses Verfahren der wichtigste Garant für wissenschaftliche Integrität. Jeder angeblich hochwissenschaftliche Artikel, der dieses Verfahren nicht erfolgreich durchlaufen ist, sollte meiner Meinung nach unter keinen Umständen als Beleg für irgendetwas herangezogen werden.

Das Verfahren stößt jedoch an seine Grenzen, wenn der Gutachter seine eigenen Überzeugungen mit in die Waagschale wirft und schon im Voraus weiß, dass bestimmte Forschungsthemen durchfallen werden, dass bestimmte Studiendesigns (z. B. holistische) nicht erlaubt sind und bestimmte Schlussfolgerungen nicht richtig sein können. Mit anderen Worten: Wenn sie lieber dogmatisch an ihren Paradigmen festhalten, statt zu versuchen, sie auszuweiten oder darüber hinauszugehen. Das Peer-Review-Verfahren wird leicht zu einem Gefängnis, wenn Neugier und Kreativität erstickt und vielversprechende Forschungsansätze mit der Versicherung abgeblockt werden, dass die Ergebnisse nicht publiziert werden. Dies geschieht leider viel zu oft. Und es ist auch kein Zufall, wenn eine deutliche reduktionistische Grundeinstellung das Peer-Review-Verfahren durchzieht. Diese Tendenz dient den finanziellen Interessen der Zeitschrift, indem sie Werbekunden anzieht bzw. bindet.

Erinnern Sie sich noch an den Vergleich zwischen reduktionistischem und holistischem Studiendesign und daran, dass die Medikamententestung das Thema ist, das sich am besten für ein reduktionistisches Studiendesign eignet? Es ist durchaus sinnvoll, ein reduktionistisches Phänomen wie etwa die Wirkung einer einzelnen Substanz mit der reduktionistischen Brille zu untersuchen. Es ist auch nicht überraschend, dass die medizinischen Fachzeitschriften viel Geld verdienen können, wenn sie die Pharmaindustrie zufriedenstellen. Fachzeitschriften finanzieren sich wie die Boulevardpresse zum Großteil durch Werbung. Die frühere Herausgeberin des *NEJM* Marcia Angelli hat berichtet, dass die Pharmaindustrie im Jahr 2001 in den medizinischen Fachzeitschriften Werbeanzeigen im Wert von 380 Millionen Dollar geschaltet hat. Die Zeitschriften könnten sich ohne diese Einnahmen nicht halten. So kann es auch niemanden wundern, dass das Peer-Review-Verfahren nicht die Hand beißt, die es füttert.

Die Pharmaindustrie finanziert die Fachjournale aber auch noch durch eine weniger offensichtliche Methode, nämlich durch Nachdrucke von Studien. Stützt eine Studie, die in einer angesehenen Fachzeitschrift erscheint, die Aussagen eines Pharmaunternehmens über ein neues Medikament, fördert das natürlich den Verkauf, denn für die Pharmaunternehmen verläuft der kürzeste Weg zum Rezeptblock des Arztes über teure und bunte Nachdrucke der Artikel, die ihm der Pharmavertreter überreicht (meist mit einer Packung Donuts oder ausgefalleneren Geschenken garniert). Die Zeitschriften machen große Gewinne mit solchen Nachdrucken, mitunter bis zu 80 Prozent, glaubt man dem früheren Herausgeber des *British Medical Journal* Richard Smith.[1] Eine Studie aus dem Jahr 2010 sah ebenfalls einen Zusammenhang zwischen hohen Nachdruckzahlen und den von der Industrie finanzierten Studien.[2] Das heißt, dass die von der Pharma-

industrie finanzierten Studien mit wesentlich höherer Wahrscheinlichkeit den Zeitschriften die Erträge für die Nachdrucke einbringen. Um wie viel Geld es dabei eigentlich geht? Ein einzelner Nachdruck kann durchaus einige Millionen Dollar kosten.[3]

Wir sparen uns jetzt die Frage, ob die Peer-Review-Gremien der Fachzeitschriften Studien mit einem positiven Medikamentennachweis bevorzugen. Man ahnt auch so, dass holistische Forschungen wohl kaum zu profitablen Nachdrucken einladen. Wer könnte ein finanzielles Interesse daran haben zu verbreiten, dass industriell verarbeitete Lebensmittel, Fabrikfleisch, Milchprodukte und Geflügel das Risiko für Krankheiten erhöhen? Sogar die Biosupermarktkette *Whole Foods* profitiert von industriell verarbeiteten Lebensmitteln. Das *Wall Street Journal* zitierte den Firmenchef John Mckey 2009 mit den Worten: „Wir verkaufen einen Haufen minderwertiges Zeug".[4]

Kurz gesagt, gibt es für die medizinischen Fachjournale einen gehörigen finanziellen Anreiz, wenn nicht sogar ganz offenen Druck ihrer Gönner aus der Pharmaindustrie, reduktionistische Studien zu veröffentlichen, welche die Wirksamkeit von Medikamenten und anderen profitablen Verfahren preisen. Andere Modelle und Blickwinkel sind in der medizinischen Literatur deutlich unterrepräsentiert. Dies lässt wiederum die Leser dieser Zeitschriften (Ärzte, Wissenschaftler, Politiker und letztlich die Bevölkerung) fälschlicherweise glauben, dass die Datenschnipsel, die den tendenziösen Filter der Medizinjournale passieren, Teil einer größeren Wahrheit sind.

Dieser sogenannte Publikationsbias ist mir während meiner beruflichen Laufbahn häufig untergekommen. Obwohl wir unsere Befunde zu den Wirkungen tierischer Proteine in sehr renommierten Zeitschriften veröffentlichen konnten, blieb die weitere Diskussion über die mögliche Bedeutung dieser Ergebnisse ein ganz eigenes Thema (das ich jedoch nach der Fertigstellung dieses Buches vorantreiben möchte).

In Kapitel 3 hatte ich ein Gespräch mit Peter Magee erwähnt, dem Herausgeber von *Cancer Research*, der Fachzeitschrift für die Krebsforschung. Ich erzählte ihm von dem neuen Experiment, das wir planten, das den beachtlichen Proteineffekt für das Krebswachstum mit den bekannten Wirkungen eines potenten chemischen Kanzerogens vergleichen sollte. Ich erwartete, zeigen zu können, dass eine relativ geringfügige Ernährungsumstellung für das Krebswachstum von größerer Bedeutung sein kann als die Aufnahme des potenten Kanzerogens. Er war skeptisch, zog aber die Platzierung auf der Titelseite in Betracht, falls es tatsächlich ein solches Ergebnis gäbe.

Als dann die Veröffentlichung anstand, war der Herausgeber inzwischen in Pension gegangen. Sein Nachfolger und das neue Gutachtergremium lehnten die Vorstellung ab, dass die Ernährung Einfluss auf Krebs hat. Sie suchten „intellektuell anregendere" Arbeiten, die sich z.B. mit dem Krebswachstum auf molekularer Ebene befassen, vor allem wenn sie dann auch chemische Substanzen, Gene und Viren zum Thema hatten. Obwohl wir uns streng an reduktionistische Versuchsbedingungen gehalten hatten, wurde unsere Untersuchung über den Ernährungseffekt auf das Krebswachstum praktisch als Nicht-Wissenschaft behandelt. Überflüssig zu erwähnen, dass *Cancer Research* unsere Arbeit nicht veröffentlichte.

Auch andere medizinische Fachzeitschriften zeigten mir nach meiner Zusammenarbeit mit Alan Goldhamer, dem Gründer und Leiter des *True North Health Center*, die kalte Schulter. Wir verfassten gemeinsam eine retrospektive Analyse über die eindrucksvollen Auswirkungen seines Fastenprogramms bei seinen Hypertoniepatienten.[5] Jeder der 176 Patienten, die für die Analyse untersucht wurden, verzeichnete einen Rückgang des erhöhten Blutdrucks, die meisten bereits nach wenigen Fastentagen. Der Effekt zeigte sich also recht schnell und war weitaus stärker als bei jedem bis dahin bekannten blutdrucksenkenden Mittel und hatte außerdem keine Nebenwirkungen. Die Diät erwies sich als ungewöhnlich wirkungsvolle Maßnahme. Aber Zeitschriften wie das *JAMA* und das *NEJM*, die sich zum Teil aus den üppigen Werbeeinnahmen von Anzeigen für antihypertensive Medikamente finanzieren, lehnten eine Publikation ab, obwohl die Gutachter sie befürworteten. Sie stellten damit ihren Profit über unsere Gesundheit.

Der ungeheuerlichste Fall von Befangenheit und Mundtotmachen, den ich je seitens eines wissenschaftlichen Fachblatts erlebt habe, drehte sich um eine äußerst fehlerhafte Studie[6], die angeblich nachwies, dass übergewichtige und adipöse Frauen mit der gefährlichen Atkins-Diät effektiver abnehmen als mit drei anderen Diäten, darunter auch die Low-Fat-Diät von Dr. Dean Ornish. Die Studie wurde im März 2007 im *JAMA* veröffentlicht, obwohl der Beitrag die Ergebnisse der Studie grob entstellte. Dazu ein Beispiel: Die Autoren gaben an, dass die Probanden der Ornish-Diät auf maximal 10 Prozent Fettanteil gesetzt worden seien, was den Empfehlungen in der

Diät entspricht. Schaute man sich die Daten jedoch genauer an, stellte man fest, dass die angeblichen Teilnehmer an der Ornish-Diät tatsächlich 12 Monate lang rund 29 Prozent ihrer Kalorien über Fett zu sich nahmen. Die Autoren behaupteten trotzdem, einen ordentlichen Vergleich angestellt zu haben. Bei diesem Schwindel wurden sie vom Herausgeber der *JAMA-Letters* Robert Golub unterstützt, der es ablehnte, auch nur eine einzige kritische Stellungnahme zu den doch schwerwiegenden Fehlern der Studie zu veröffentlichen, auch keine Kommentare, die ohne Absprache untereinander von Dean Ornish selbst, von John McDougall, von Caldwell Esselstyn und von mir selbst eingereicht worden waren. Nachdem das *JAMA* diese Eingaben übergangen hatte, schrieb ich an Robert Golub und beklagte die antiwissenschaftliche Haltung der Redaktion und drängte ihn dazu, wenigstens eine der fundierten Kritiken dieser fehlerhaften Studie zu veröffentlichen. Seine markige Antwort:

Lieber Professor Campbell,
wir haben Ihren Beitrag abgelehnt
und werden uns auf keinen weiteren
E-Mail-Verkehr zu diesem Thema
einlassen.

Robert Golub hätte dafür mit sofortiger Wirkung und einer zusätzlichen Abmahnung entlassen werden müssen. Das ist ein Mangel an Integrität von höchster Güte. Doch im gegenwärtigen System der medizinischen Publikationen ist das eigentlich nicht ungewöhnlich. Im Grunde vertritt die Atkins-Gesellschaft mehr als nur eine Diät. Sie ist der Propagandaarm eines Milliardengeschäfts. Sie spielt die erste Geige bei der Beschaffung von Fördergeldern in jähr-

licher Millionenhöhe[7]. Die Ärzte und Wissenschaftler, die kein Problem damit haben, ihre berufliche Glaubwürdigkeit zu verkaufen, tanzen weiterhin fröhlich auf den Seiten einer der angesehensten medizinischen Fachzeitschriften weltweit.

Die Massenmedien

Die meisten Menschen lesen keine medizinischen Fachzeitschriften, sondern beziehen ihre Gesundheitsinformationen aus Tageszeitungen, Fernsehnachrichten oder online Nachrichtenseiten großer Medienkonzerne. Im Idealfall lesen Journalisten, die für das Gesundheitsressort schreiben, die medizinischen Topzeitschriften, besuchen Medizinkongresse und interviewen Wissenschaftler über ihre neuesten Entdeckungen und laufenden Forschungsaktivitäten. Sie nutzen ihre wissenschaftliche Ausbildung (so mager die mitunter auch ist) und ihren fachlichen Hintergrund, um die Ergebnisse für ein Publikum zu beurteilen und zu interpretieren, dem das wissenschaftliche Fachwissen völlig fehlt – dazu gehören auch die meisten gewählten Volksvertreter. Eine der wichtigsten Aufgaben der Medizinjournalisten besteht darin, neue Erkenntnisse in einen Gesamtzusammenhang zu stellen und zu zeigen, wie die neue Information zum bereits existierenden Wissen passt. Bestätigt sie das aktuelle Paradigma oder widerspricht sie ihm, erweitert sie es oder fügt sie nur eine Winzigkeit hinzu?

Die Massenmedien sollten sich also bemühen, fair, gründlich und verständlich über Gesundheitsthemen zu berichten, doch oft genug trifft keine dieser Eigenschaften auf ihre Berichterstattung zu. Die meisten Medien beugen sich den im Hintergrund wirkenden Kräften der Konzerne, denen die großen Medienhäuser und Printmedien gehören, der Werbekunden und/ oder Versicherungsträger, der staatlichen Aufsichtsbehörden und der gewählten Beamten (bei den öffentlich-rechtlichen Sendern und anderen staatlich geförderten Medien).

Sowohl die privaten als auch die öffentlich-rechtlichen Medien folgen einfach der von Industrie und Staat vorgegebenen Linie. Diese Linie stützt das reduktionistische Paradigma und erzeugt, gewissermaßen als Bonus, manche herrlich griffigen und sensationellen Neuigkeiten, die das Publikum bei der Stange halten: „Wissenschaftlicher Durchbruch im Kampf gegen den Krebs!“, „Südamerikanische Wunderfrucht ermöglicht neue Abnehmpille!“, „Heilt Schokolade Depressionen?“ Sicherlich haben Sie schon zahllose solcher Überschriften gelesen.

Wären die Massenmedien besser, d. h. wissenschaftlich gebildeter, unabhängig und verantwortungsbewusst, könnte die Forschergemeinschaft nicht einfach so mit der Verbiegung von Fakten durch schlampiges Studiendesign und tendenziöse Medizinzeitschriften fortfahren. Die Journalisten und die Bevölkerung, für die sie arbeiten und die sie informieren, würden mehr Abwechslung beim Studiendesign, klarere Erläuterungen der Grenzen des gegenwärtigen Wissens und eine verstärkte Forschungsaktivität auf Gebieten erwarten, die wirklich von Belang sind. Denn letztlich sind wir Bürger die ultimative Quelle der ganzen Förderung, sei es nun über unsere Steuergelder, die vom NIH kanalisiert werden, durch unsere Versicherungsprämien und Zuzahlungen an die Pharmaindustrie

oder über unsere Spendengelder für medizinische Gesellschaften oder Selbsthilfeorganisationen. Wären die Medien wirklich frei und fair, würden sie unsere Interessen vertreten. Stattdessen reden sie, von wenigen Ausnahmen abgesehen, der Industrie nach dem Mund und erzählen uns, was die Industrie uns glauben lassen will. Dann verkaufen sie es uns als die ganze Wahrheit. Sie biegen sich die Studienergebnisse zurecht, um unser angeschlagenes Gesundheitssystem zu rechtfertigen und als den Königsweg darzustellen.

Wie wir gesehen haben, erzeugt die reduktionistische Forschung „Wahrheiten“ ohne Kontext, die nur dazu dienen, uns hinters Licht zu führen und zu berauschen. Verkaufen die Medien dieses Detailwissen als etwas Bedeutendes, trägt das zur weiteren Verwirrung der Öffentlichkeit bei. Sie berichten aus dem Kontext gerissene Details über Fasern im Hafermehl, Lykopene in Tomaten und Vitamin A in Möhren. An einem Tag wird berichtet, dass uns ein Glas Wein täglich länger leben lässt, und am nächsten Tag, dass ein Glas Wein lebertoxisch ist. Heute sind die Low-Fat-Diäten angesagt, morgen die Vollfette. Wozu führen all diese Berichte? Die meisten Konsumenten schlagen die Hände über dem Kopf zusammen und sind hin- und hergerissen zwischen falschen Hoffnungen („wusstest Du schon, dass Sardinen vor Herzinfarkt schützen?“) und Fatalismus („anscheinend bringt einen alles um. Da kann man geradeso gut aufhören, sich Sorgen zu machen“). Diese bipolare Einstellung zur Ernährung ist sowohl für die Industrie nützlich, die uns diese Nahrungsmittel verkauft, als auch für jene, die uns die Behandlung der Krankheiten verkaufen, die durch unsere schlechte Ernährungsweise erst verursacht werden. All die Verwirrung und das Getöse haben zur Folge, dass sich auch schlechte Konzepte durchmogeln, die noch vergleichsweise positiv erscheinen.

Die hier beschriebene Berichterstattung lehnt sich zwangsläufig für die Interessen der Industrie eingenommen. Eine Voreingenommenheit ist noch keine Lüge. Es kann auch einfach bedeuten, kleine Details zu einer großen Offenbarung werden zu lassen.

Eine andere Form von Voreingenommenheit ist die Unterdrückung unbequemer Daten. Die Medien können nur über einen Bruchteil der biomedizinischen Forschungsarbeiten berichten, die jährlich durchgeführt werden. Die Medien haben dabei eine legitime Filterfunktion. Sie wählen die wichtigsten und verlässlichsten Ergebnisse aus und verbreitet sie, während der Rest nicht beachtet wird. Doch manche Medien schieben diese Verantwortung als Entschuldigung dafür vor, einige der besten und wichtigsten Gesundheitsinformationen nicht zu verbreiten, weil sie nicht in das reduktionistische Paradigma passen oder die Ziele eines Werbekunden oder Sponsors unterminieren.

Mit Befangenheit allein lässt sich nicht erklären, warum die Medien dabei versagen, uns über eine gesunde Ernährung und auf Gesundheitsthemen zu informieren. Ein anderes Problem ist der haarsträubende Mangel an wissenschaftlicher Fachkenntnis, den viele der einflussreichsten Journalisten auf dem Gebiet Gesundheit und Ernährung an den Tag legen. Da sie nicht in der Lage sind, die Informationen, die aus Industrie, von staatlichen Stellen und aus den Universitäten kommen, kritisch zu bewerten, spielen sie vornehmlich die Rolle eines Sprachrohrs dieser Institutionen und weniger als Verfechter des Rechts der Bevölkerung auf Informationen. Viele Artikel sind nichts weiter als minimal umgeschriebene Presseerklärungen der Unternehmen oder der Behörden, die mit Expertengesprächen angereichert sind, welche die PR-Abteilungen der Unternehmen praktischerweise auf einem silbernen Tablett servieren. So kommt es, dass die reduktionistischen Halbwahrheiten, die das tatsächliche Wissen verschleiern, unreflektiert und unverarbeitet an uns weitergeleitet werden. Es ist nichts Schlechtes daran, wenn Nichtwissenschaftler über Wissenschaft berichten. Es liegt mir fern, Diskussionen zu begrenzen oder jemandem den Mund zu verbieten. Doch würde ich mir wünschen, dass Journalisten die Grenzen ihrer Fachkompetenz erkennen würden, statt den Eindruck von Kompetenz zu vermitteln, über die sie nicht verfügen.

Letztlich stammen also die Storys, die uns die Medien zum Thema Gesundheit und Ernährung erzählen, aus Manuskripten, die Menschen verfasst haben, die mit unseren Schmerzen und Beschwerden Geld verdienen. Ich habe selbst viel zu oft erlebt, wie die Medien die mächtige Verbindung zwischen Ernährung und Gesundheit manipulieren, verschleiern und unterdrücken, um noch irgendetwas anderes zu glauben.

Verdrehungen, Auslassungen und Inkompetenz in TV-Nachrichten

Etwa zu der Zeit als ich im Jahr 2007 mit den Arbeiten zu diesem Buch begann, strahlte die Nachrichtensendung *PBS NewsHour* eine Reportage von Jim Lehrer aus, der über aufregende Neuigkeiten von der *American Cancer Society* (ACS) berichtete: Die Zahl der Krebstoten in den Vereinigten Staaten sei im Jahr 2004 bereits im zweiten Jahr in Folge zurückgegangen,[8] vor allem im Jahr 2003 sei ein starker Rückgang verzeichnet worden. Die Art der Berichterstattung ließ darauf schließen, dass sich das Blatt im bereits seit 36 Jahren andauernden „Krieg gegen den Krebs" nun wirklich gewendet hätte. Etwas später im Programm interviewte die News-Hour-Korrespondentin Margaret Warner den medizinischen Leiter der ACS. Voller Stolz verkündete er die Gründe für diesen Rückgang vor allem bei den Todesfällen durch Lungen-, Brust- und Prostatakrebs: verbesserte Therapien, häufigeres Screening und Rückgang der Raucherzahlen. Insgesamt war es ein euphorischer Bericht, der zufällig pünktlich zu Beginn der jährlichen Spendenkampagne der ACS gesendet wurde.

Am nächsten Tag landete die Geschichte brav auf der Titelseite meiner Tageszeitung in Raleigh in North Carolina.[9] Kurze Zeit später wurde Präsident Bush dazu überredet, den NIH-Labors einen Besuch abzustatten und zu erklären, dass der „Rückgang der Krebstoten in diesem Jahr der stärkste seit Beginn der Aufzeichnungen" gewesen sei.[10] Darüber hinaus war dieser „starke" Rückgang mehr, als man sich erhofft hatte, wie die Presse immer wieder aufs Neue wiederkäute und damit einem neuen Trend folgte, der im Jahr zuvor eingesetzt hatte.

Ich habe den größten Teil meiner beruflichen Laufbahn damit verbracht, gegen den Krebs zu kämpfen, und war deshalb von dieser wundervollen Nachricht fasziniert. Statt mich auf die Zeitungs- und Fernsehberichte zu verlassen, beschloss ich, ein wenig tiefer zu bohren und mir die neuen Zahlen etwas genauer anzusehen: Auf jeweils 200 Krebstote im Jahr 2003 kam 2004 ein Toter weniger, ein Rückgang von 0,5 Prozent.[11] Das war nicht ganz der „starke Rückgang", den ich nach den bisherigen Berichten erwartet hatte. Natürlich ist jeder noch so geringe Rückgang der Krebstoten erfreulich. Ich bezweifle jedoch, dass irgendjemand, der an diesem Tag die Nachrichten oder den nachfolgenden Bericht gesehen oder die Rede des Präsidenten mitbekommen hat, den Rückgang auf ein mageres halbes Prozent geschätzt hätte.

Zudem betrug der Rückgang aller Krebstoten zwischen 2002 und 2003 lediglich 0,07 Prozent, was nicht einmal ein Toter pro 1000 Todesopfer weniger bedeutete. Diese Zahlen passten nicht zu der Ankündigung der ACS, die von allen Nachrichtenagenturen kritiklos und ohne Rückfragen nachgeplappert und verbreitet wurde und die letztlich vom Präsidenten öffentlich legitimiert worden war. Als ich das mitbekam, konnte ich die Krebsindustrie nur um ihren Einfluss auf die Medien und präsidiale Werbeplattform beneiden. Was hätte ich mit so einer geballten Werbemacht alles erreichen können?

Technisch gesehen, waren die meisten Details dieser Neuigkeit zum Thema Krebs wohl korrekt, aber die Präsentation war völlig irreführend. Von einem „starken" Rückgang der Zahl der Krebstoten zu sprechen, obwohl es sich um eine Größenordnung von unter einem Prozent handelte, war schlichtweg falsch. Die langen Gespräche über die möglichen Gründe für den Rückgang machten die rückläufigen Zahlen und die mutmaßlichen Ursachen bedeutender, als sie waren.

Ich kenne mich ein wenig mit Krebs aus. Neben meinen experimentellen Krebsforschungsprogrammen, die etwa 40 Jahre lang liefen, war ich Mitglied in verschiedenen Expertenkommissionen, welche die Versicherungsunternehmen bei Fragen zum Thema Krebs beraten. Zudem war ich bei der ACS, der NCI, *American Institute for Cancer Research* und beim *World Cancer Research Fund* als Gutachter bei der Fördermittelvergabe tätig. Tatsächlich war ich auch für die Organisation einiger dieser Fördermittelkommissionen verantwortlich. Wenn ich also behaupte, dass die Medien die Wahrheit verdrehen, spreche ich aus eigener Erfahrung. Sowohl mein Hintergrund als Wissenschaftler als auch meine enge Beteiligung an der ganzen Geschichte ermöglichen mir einen Blickwinkel, der den meisten Mediennutzern verwehrt bleibt.

Die einzige Botschaft, die dem Publikum von diesem ACS-Bericht im Gedächtnis bleiben wird, lautet so: Dank unserer Spender beginnt sich die Suche nach einem Heilmittel gegen den Krebs endlich auszuzahlen. Sie denken vielleicht, dass mich dieser irreführende Bericht über die Todesfallzahlen durch Krebs über die Maßen aufregt, da bin ich jedoch anderer Meinung. In unserem „Überinformationszeitalter" verlassen wir uns auf prägnante Aussagen wie „Endlich gewinnen wir den Kampf gegen Krebs", damit wir über die Welt Bescheid wissen und entsprechend handeln können. Wenn „den Krieg gewinnen" bedeutet, nach 36 Jahren und zig Milliarden Forschungsgeldern einen derart winzigen Erfolg erstritten zu haben, dann wird es wahrlich ein langer Krieg (diese Milliarden werden größtenteils über das NIH von der US-Regierung bereitgestellt; das Budget für die Krebsforschung betrug im Jahr 2012 rund 5,9 Milliarden Dollar).[12] Dieser unangebrachte Vertrauensvorschuss ist das mit Abstand größte Hindernis auf unserem Weg, dem Krebs wirklich den Garaus zu machen. Für einen wirklichen Sieg gegen den Krebs ist es erforderlich, dass jeder von uns die Verantwortung für seine Ernährung übernimmt. Solange wir für unsere Rettung auf den nächsten Durchbruch der Pharmaindustrie oder auf das Wunder der Gentechnik warten, wird dieses machtvolle Instrument, das wir bereits besitzen, um uns dieser Geißel zu entledigen, ungenutzt bleiben. In der Zwischenzeit profitieren die Medizin- und die Pharmaindustrie weiter von unserer Jagd nach dem einen Heilmittel gegen Krebs, und die Tierfabriken und Junkfood-Konzerne häufen weiter Gewinne an, indem sie das Wissen über die Krebsursachen unterdrücken.

Wäre ich Journalist mit der Aufgabe gewesen, die Pressemitteilung der ACS öffentlich zu verbreiten, hätte ich einige Fragen an die Verantwortlichen gehabt: Wie stark war der Rückgang der Krebsfälle? Wer war für die Einfügung des Wortes „stark" verantwortlich? Wer hat den Bericht finanziert? Welche Krebszahlen sind zurückgegangen und welche sind konstant geblieben oder angestiegen? (Und warum sind eigentlich die Krebsraten in den Vereinigten Staaten im Vergleich zu China und vielen anderen Staaten so hoch?)

Warum hat niemand von *NewsHour* diese Fragen gestellt? War es einfach Befangenheit? Ignoranz? Ich kann den Journalisten, die diese Story verbreitet haben, nicht in den Kopf schauen, deshalb kann ich über ihre Beweggründe nur Vermutungen anzustellen. Vielleicht war es beides, gepaart mit dem Druck, immer etwas Neues bringen zu müssen, während das Budget immer kleiner wird, was nicht gerade zu ruhigen und umsichtigen Betrachtungen anregt, sondern stattdessen dazu verleitet, einfach einen Gefälligkeitsartikel verfasst.

Übermacht der Werbung: entstellende Auslassungen

Kurz nach der Veröffentlichung der *China Study* führte ich ein Telefoninterview mit Ann Underwood, der sehr gebildeten und hoch angesehenen Chefredakteurin von *Newsweek*. Sie teilte mir zu Beginn des Telefongesprächs mit, dass der Herausgeber an dem Buch sehr interessiert sei. Wir sprachen fast zwei Stunden miteinander. Sie zeigte sich an der Bedeutung unserer Ergebnisse persönlich interessiert. Natürlich hoffte ich, dass das Interview auch gedruckt würde, auch wenn Ann Underwood mir sagte (oder mich warnte?), dass es zunächst von der Redaktionsleitung angenommen werden müsse. Aufgrund ihrer Fragen und ihrer persönlichen Begeisterung erwartete ich einen besonders guten Artikel. Allerdings hörte ich dann monatelang nichts mehr von der Geschichte. Dann erhielt ich per Mail eine *Newsweek*-Ausgabe mit dem Titel „Sonderausgabe zur Zukunft der Medizin" – eine ganze Ausgabe zum Thema Gesundheit, und ich dachte nur: Das ist es!

Ich öffnete die Datei, um mir das Inhaltsverzeichnis anzusehen und zählte über 20 Artikel zu verschiedenen, zukunftsweisenden Gesundheitsthemen. Abgesehen von einem oberflächlichen Artikel zum Zusammenhang zwischen Diät und Diabetes Typ 2 kam das Thema Ernährung überhaupt nicht vor. Es ging ausschließlich um neue Medikamente, neue Operationen und

Genetik. Wäre ich noch in der Phase der experimentellen Laborversuche gewesen und noch nicht an die Öffentlichkeit gegangen, wäre ich von den in dieser Ausgabe präsentierten Möglichkeiten bestimmt fasziniert gewesen. Grundlagenforschung zur Funktion der Zelle ist ein absolut mitreißendes Thema. Jedoch hat diese *Newsweek*-Sonderausgabe etwas ans Tageslicht gefördert, das für die Öffentlichkeit weitaus bedeutender ist: *Newsweek* hat die Ernährung als mit Abstand wichtigsten Faktor für Gesundheit und Wohlbefinden unterschlagen und damit seinen Lesern den größtmöglichen Bärendienst erwiesen.

Enttäuscht las ich mir einige Absätze im Vorderteil des Hefts durch und fand dort diesen sehr nachdenklich stimmenden Brief von Richard M. Smith, dem Vorstand und Herausgeber von *Newsweek*:

> *Wir pflegen bei Newsweek eine lange und bedeutende Tradition der Berichterstattung zu den Themen Wissenschaft, Medizin und Gesundheit. Jetzt hat die biomedizinische Forschung eine neue Tür aufgestoßen, und wir sind stolz darauf, Ihnen eine Sonderausgabe über diese Fortschritte präsentieren zu können (als Bonusausgabe für unsere Abonnenten), die das Gesicht der Medizin des 21. Jahrhunderts verändern werden.*
>
> *Wir freuen uns, dass Johnson & Johnson sich als exklusiver Werbepartner für diese Ausgabe angeboten hat. Ich kenne die Erwartungen unserer Newsweek-Leser und kann sagen, dass unser Werbepartner keinen Einfluss auf die redaktionellen Inhalte dieses Magazins genommen hat.*

Johnson & Johnson gehört zu den weltweit größten Medizinproduktherstellern. Der Konzern war der einzige Werbepartner in der *Newsweek*-Sonderausgabe zur „Zukunft der Medizin". Und ich soll wirklich glauben, dass *Newsweeks* Abhängigkeit von den Werbegeldern seines Sponsors dieses Loblied auf die reduktionistische, profitorientierte Gesundheitsinformation im Hochglanzformat absolut nicht beeinflusst haben soll? Ich bin mir sicher, dass kein hochrangiger Vertreter von *Johnson & Johnson* mit am Tisch der Redaktionskonferenz gesessen hat, um bei jedem Artikel mit dem Daumen nach oben oder unten zu zeigen, doch kann es sich kein Magazin, das finanziell angeschlagen ist, erlauben, einen so finanzstarken Gönner zu vergraulen. (*Newsweeks* Gewinn sank zwischen 2007 und 2009 um 38 Prozent und wurde im Jahr 2010 für den symbolischen Preis von einem Dollar an den Musikanlagenhersteller Sidney Harman unter der Bedingung verkauft, dass er die aufgelaufenen Verpflichtungen in Höhe von 47 Millionen Dollar übernimmt.[13])

Kurz nach der Anfrage von *Newsweek* rief mich die Journalistin Susan Dentzer an, die das Gesundheitsressort von *PBS NewsHour* betreute. Das Gespräch dauerte über eine Stunde und war sehr anregend. Sie stellte gewiss gute Fragen und machte auf mich einen recht interessierten Eindruck, vor allem als sie mir die Möglichkeit eines Interviews mit Jim Lehrer in Aussicht stellte, ohne jedoch etwas zu versprechen. Ich machte mir trotzdem Hoffnungen, da ich ja für dieses Programm schon einmal interviewt worden war.

Meine Hoffnung wurde letztlich enttäuscht, ein Interview kam nie zustande.

Aber warum? Ich bin mir über den Grund nicht ganz im Klaren. Aber ich habe die wachsende Zahl von Sponsoren bemerkt, die *PBS* unterstützen und meine Sicht auf die Ernährung nicht teilen. Irgendjemand im *NewsHour*-Team wird wohl realisiert haben, wie unbeliebt meine Sichtweise für einige der Sponsoren sein muss. Warum sollte man hier einen Einbruch bei den Werbeeinnahmen riskieren, wenn es noch so viele andere Storys da draußen gibt, die sich ohne ein solches Risiko erzählen lassen?

In jüngster Zeit verwischen die großen Unternehmen ihre Spuren etwas geschickter, wenn sie vorgeblich unabhängige Sendungen wie *NewsHour* finanziell unterstützen. Einer der aktuell größten Sponsoren der Sendung ist die *John S. and James L. Knight Foundation*. Der Präsident und Geschäftsführer der Stiftung, Alberto Ibargüen, sitzt im Aufsichtsrat von *Pepsi*.[14] Anna Spangler Nelson, eine Treuhänderin der *Knight Foundation*, ist seit 1988 Teilhaberin der *Wakefield Group*[15], einem Investment-Unternehmen aus North Carolina, das an vielen medizinischen und biochemischen Unternehmen dieses Staates beteiligt ist.[16] E. Roe Stamps IV ist seit 2006 ein weiterer Treuhänder der *Knight Foundation* und Mitgründer und geschäftsführender Teilhaber der *Summit Group*, einer Investment-Gruppe, in deren Portfolio z.B. die *ApoCell Inc.* vertreten ist, die auf Moleklardiagnostik spezialisiert ist und für große Pharma- und Biotechunternehmen die Wirkung von Chemotherapeutika analysiert. Oder die *Aurora Diagnostics LLC*, eine auf pathologische Anatomie spezialisierte Laborgruppe, die auf ihrer Website mit dem „unmittelbaren Zugang zu innovativer Labortechnik" wirbt[17], dazu gehört auch die Neuordnung der Gene. Außerdem verschiedene andere Unternehmen der Medizintechnik und der Gesundheitsbranche. Der Treuhänder Earl W. Powell stiftete das *Powell Gene Therapy Center* an der *University of Miami*.[18]

Mir geht es hier nicht darum, die *Knight Foundation* oder ihre Treuhänder zu kritisieren. Jeder beliebige andere Sponsor von *NewsHour* wird bei genauerer Betrachtung ähnliche Verbindungen aufweisen. Soweit ich weiß, leistet die Stiftung gute Arbeit und unterstützt normalerweise die Belange „des kleinen Mannes" gegen die Interessen von Unternehmen. Außerdem ist es für eine gemeinnützige Organisation sinnvoll, ihre Treuhänderschaft mit erfolgreichen und gut situierten Persönlichkeiten zu besetzten, die in der Politik etwas zu sagen haben und Spendengelder beschaffen können. Aber ich möchte hier die inhärenten Interessenkonflikte aufzeigen, die im Verborgenen bleiben, über die nicht berichtet wird und die auch nicht nachweisbar sind, wenn sich eine mutmaßlich unabhängige Nachrichtenagentur auf eine Spenderquelle verlässt, deren Treuhänderschaft und ausführenden Organe tief mit dem System verstrickt sind, das es zu hinterfragen und zu durchleuchten gilt. Vielleicht liege ich mit meinen Verdächtigungen auch falsch, was Nachrichtensendungen wie *NewsHour* betrifft, die mit öffentlichen Geldern finanziert werden, doch hat mich eine mehr als 20 Jahre zurückliegende Erfahrung mit der „journalistischen Unabhängigkeit" der *PBS* etwas zynisch werden lassen. Einige Jahre nachdem die *New York Times*, *USA Today* und die *Saturday Evening Post* in Leitartikeln über unser Projekt in China berichtet hatten, hatte die *PBS* im Jahr 1992 die interessante Idee

einer vergleichenden Reportage über die Ernährungsgewohnheiten und den Gesundheitszustand in drei ländlichen Regionen zu verfassen: eine in Italien, eine in den Vereinigten Staaten und eines unserer Dörfer im ländlichen China. Zumindest war es das, was mir ein Filmteam in Colorado berichtete, das seinerseits einen Vertrag mit *PBS* (in Chicago) über die Beschaffung des Filmmaterials unterschrieben hatte. Die Filmcrew besuchte für die Aufnahmen Cornell, China und die Universität von Oxford in England und kam in Peking mit mir und meinem Freund und Kollegen Dr. Junshi Chen zu einem Interview zusammen.

Unser Gespräch vor der Kamera in Peking verlief für mein Empfinden gut, vor allem als wir über die gesundheitlichen Vorteile einer fettarmen, pflanzenbasierten Ernährung im ländlichen China diskutierten und den Vergleich zur typischen, fettreichen Ernährungsweise in Nordamerika auf Basis tierischer Nahrungsmittel herstellten, wie sie generell von der *US Dietary Guidelines Advisory Committee of the USDA* favorisiert wird (das Gremium, das auch die berühmte Ernährungspyramide aufstellt). Ich gestand dann – und würde dies heute mit noch größerem Nachdruck tun –, dass ich weder ein Anhänger der typisch amerikanischen Ernährungsweise sei noch der politisch brisanten Empfehlungen des staatlichen Komitees.

Alles verlief gut, und das Filmteam war so freundlich, uns zwei Wochen vor der Ausstrahlung im Fernsehen zu benachrichtigen. Sie sagten, dass uns der Film sicherlich gefallen würde, vor allem weil die bekannte Moderatorin Judy Woodruff die Begleitkommentare sprechen würde. Unsere Freunde und Kollegen hatten sich zur angekündigten Stunde vor dem Fernseher versammelt, nur um festzustellen, dass von dem, was uns versprochen worden war, rein gar nichts zu sehen war. Es gab keinen Vergleich zwischen den Ernährungsgewohnheiten der drei ländlichen Regionen und die relevanteren Gespräche zur Politik wurden gekürzt und entschärft. Dr. Chen und ich wurden im Abspann genannt, und das war es dann. Ich rief am nächsten Morgen meinen Kontaktmann in Colorado an um zu hören, was passiert sei. Er erklärte mir, dass dem *PBS*-Team meine Kritik an den Ernährungsleitlinien sowie an der Art, wie diese beim USDA zustande kommen, nicht gefallen hatte. Diese Punkte wurden also zusammen mit unseren Erklärungen und Begründungen für die Kritik einfach herausgeschnitten. Der verbliebene Rest war eine irreführende und einseitige Geschichte zur Beruhigung der amerikanischen Bürger, dass unsere Ernährungsweise prima ist und die Regierung unsere Gesundheit schützt.

Konnte es sein, dass die *PBS*, ein für ihre Überparteilichkeit bekanntes Medienunternehmen, gar nicht so unparteiisch ist? Als die Sendung im Jahr 1992 ausgestrahlt wurde, führte die *PBS NewsHour* an prominenter Stelle als einen der Hauptsponsoren *Archer Daniels Midlands* (ADM) auf. Dieses Unternehmen erwirtschaftete im Jahr 2011 weltweit 70 Milliarden Dollar Betriebseinnahmen, unter anderem mit Zutaten für Viehfutter. Ich konnte nur Vermutungen anstellen, ob die ADM-Gelder eine Rolle gespielt haben, als die PBS-Verantwortlichen meine Kommentare aus der Dokumentation herausgeschnitten hatten. Vielleicht irre ich mich ja auch. Bilden Sie sich selbst ein Urteil.[19] Auf jeden Fall hat sich diese Erfahrung

mit PBS tief in mein Gedächtnis eingebrannt, und ich musste unwillkürlich daran denken, als Susan Dentzer mich später zur *China Study* interviewen wollte.

Ich habe diese beiden Erfahrungen unter der Kategorie „entstellende Auslassungen" zusammengefasst. Mit dem Herausstreichen meiner Anmerkungen zu den Ernährungsrichtlinien hat die *PBS* ihren eigenen Bericht entwertet. Verglichen mit meiner heutigen Sicht fielen meine damaligen Kommentare merkwürdigerweise wesentlich milder aus.

Als Nachtrag zu dieser Geschichte erfuhr ich neulich von einem prominenten Freund in Harvard, der den Online-Kurs meiner *T. Colin Campbell Foundation* absolvierte, dass er kurz zuvor mit Susan Dentzer gesprochen hatte. Als das Gespräch auf mich kam, erklärte Dentzer, dass sie unser früheres Interview an die *PBS* geschickt habe und nicht verstehen konnte, warum ich nie als Gast in die Lehrer-Show eingeladen wurde.

Die subtile Macht der Medien

Nichts von dem, was ich hier über die Medien geschrieben habe, ist wirklich dramatisch. Man kann eben keinen spannenden Film über *Newsweek* oder *PBS* machen, in dem es darum geht, dass sie nicht auf die Ernährung als Teil einer umfassenden Gesundheitsfürsorge eingehen. Ich glaube nicht, dass Matt Damon daraus einen Blockbuster machen möchte. Niemand hat gelogen, betrogen oder eine geheime Verschwörung angezettelt. So weit ich weiß, gab es auch keine Deals in dunklen Hinterzimmern, bei denen Koffer voller Schweigegeld den Besitzer wechselten. Und es war sich wohl auch keiner der Journalisten, die tendenziöse Storys verfassten, darüber im Klaren, was sie da taten oder welchem Druck sie sich gerade beugten. Diese Menschen sind nicht böse oder ehrlos. Sie wollen nur ihre Sendezeit füllen, unterhalten und die Zuschauer informieren, ohne dabei jemanden zu beleidigen. Und sie wollen ihre Jobs behalten, indem sie denen, die ihre Gehaltschecks unterschreiben, nicht auf die Füße treten. So wird die subtile Macht am wirksamsten und am perfidesten ausgeübt: keine Fingerabdrücke, keine Schrammen, kein Blut, kein Dreck. Nur der scheinbar harmlose Bericht über ein Stück Wissenschaft, als handle es sich um die ganze und offensichtliche Wahrheit. Doch der Preis für die fehlenden Teile der Geschichte ist nichts Geringeres als großes menschliches Leid.

Anmerkungen

1 Richard Smith, „Medical Journals: A Gaggle of Golden Geese", BMJ Group (blog), Juli 3, 2012, http://blogs.bmj.com/bmj/2012/07/03/richard-smith-medical-journals-a-gaggle-of-golden-geese/.

2 A. Lundh, M. Barbateskovic, A. Hrobjartsson und P.C. Gotzsche, „Conflicts of Interest at Medical Journals: The Influence of Industry-Supported Randomised Trials on Journal Impact Factors and Revenue – Cohort Study", PLoS Medicine 7 (2010): 1-7.

3 Adam E. Handel, Sunil V. Patel, Julia Pakpoor, George G. Ebers, Ben Goldacre und Sreeram V. Ramagopalan, „High Reprint Orders in Medical Journals and Pharmaceutical Industry Funding: Case-control Study", British Medical Journal, 344 (June 28, 2012): e4214, doi:10.1136/bmj.e4212.

4 Jacob Goldstein, „Whole Foods CEO: 'We sell a bunch of junk'", Wall Street Journal Health Blog, August 6, 2009, http://blogs.wsj.com/health/2009/08/05/whole-foods-ceo-we-sell-a-bunch-of-junk/.

5 A. Goldhamer, D.L. Lisle, B. Parpia, S.V. Anderson und T.C. Campbell, „Medically Supervised Water-Only Fasting in the Treatment of Hypertension", Journal of Manipulative and Physiological Therapeutics 24, Nr. 5 (2001): 335–39; A. Goldhamer, D.L. Lisle, B. Parpia, S.V. Anderson, and T.C. Campbell, „Medically Supervised Water-Only Fasting in the Treatment of Borderline Hypertension", Journal of

Alternative and Complementary Medicine 8, Nr. 5, (Oktober 2002): 643–50.

6 Christopher D. Gardner, Alexandre Kiazand, Sofiya Alhassan, Soowon Kim, Randall S. Stafford, Raymond R. Balise, Helena C. Kraemer und Abby C. King, „Comparison of the Atkins, Zone, Ornish, and LEARN diets for Change in Weight and Related Risk Factors among Overweight Premenopausal Women. The A to Z Weight Loss Study: A Randomized Trial", Journal of the American Medical Association, 297, Nr. 9 (2007): 969–77.

7 „Grants", The Dr. Robert C. and Veronica Atkins Foundation, accessed November 1, 2012, http://www.atkinsfoundation.org/grants.asp.

8 Lehrer, J. The News Hour with Jim Lehrer. Januar 20, 2007.

9 C. Emery und J. Rockoff, „Cancer Death Rate Falls", News & Observer (Raleigh, NC), Januar 18, 2007, 1A, 14A.

10 Associated Press, „Cancer Deaths Drop for 2nd Straight Year", MSNBC.com, Januar 17, 2007, http://www.msnbc.msn.com/id/16668688/ns/health-cancer/t/cancer-deaths-decline-nd-straight-year/.

11 Ebd.

12 National Cancer Institute, „NCI Budget Requests", letzte Änderung 1. November 2011, http://www.cancer.gov/aboutnci/servingpeople/nci-budget-information/requests.

13 „Obituary: Sidney Harman, 1918-2011", Bloomberg-Businessweek, April 14, 2011, http://www.businessweek.com/magazine/content/11_17/b4225024048922.htm.

14 „Alberto Ibargüen, President and CEO", John S. and James L. Knight Foundation, 2012, http://www.knightfoundation.org/staff/alberto-ibarguen/.

15 „Anna Spangler Nelson, Trustee", John S. and James L. Knight Foundation, 2012, http://www.knightfoundation.org/staff/anna-spangler-nelson/.

16 Lee Weisbecker, „Wakefield Group Joins VCs Going Invisible", Triangle Business Journal, Juli 6, 2009, http://www.bizjournals.com/triangle/stories/2009/07/06/story6.html.

17 „Services", Aurora Diagnostics, 2011, http://www.auroradx.com/services/.

18 „Management", Powell Investment Advisors, 2011, http://www.powellinvestmentadvisors.com/index.php/management/.

19 ADM ist eher für seinen Maissirup bekannt, der von manchen Stellen für zunehmende Adipositaserkrankungen verantwortlich gemacht wird. Zudem wurde der Name durch längere Rechtsstreitigkeiten und Bußgelder bekannt, von denen einige in dem Matt-Damon-Film Der Informant aufgegriffen wurden.

17 Staatliche Desinformation

Wie die Industrie die Regierung gekauft hat 259

Die sogenannte Gesundheitsdebatte 261

Fehlinformationen zur Gesundheit – mit freundlicher
Genehmigung der Bundesregierung 263

Die Tagesordnung der NIH 267

Es gibt nur ein einziges Gut für den Menschen: die Wissenschaft. Und nur ein einziges Übel: die Unwissenheit.

Sokrates

Unsere Bundesregierung spielt bei allen Fragen, die unsere Gesundheit betreffen, eine wichtige Rolle. Sie ist für die Förderung der medizinischen Forschung, für die Zulassung von Medikamenten und Behandlungsmethoden, für die Ernährungsempfehlungen in öffentlichen Einrichtungen und Schulspeisungsprogrammen sowie für die Regeln zur Kennzeichnungspflicht von Lebensmitteln und vieles mehr zuständig. In den Vereinigten Staaten erfreuen wir uns ja angeblich an einer Regierung der Bürger, von den Bürgern und für die Bürger. Das sollte dann auch zu einer Regierung führen, deren Politik bestrebt ist, die Gesundheit aller seiner Bürger zu verbessern, indem sie die besten Maßnahmen zur Vorbeugung und zur Behandlung von Krankheiten sucht, findet, finanziert und verbreitet, doch leider funktionieren die Dinge so nicht.

Meiner Erfahrungen nach zieht die Bevölkerung bei der Gesundheitspolitik und der gesundheitlichen Aufklärung leider den Kürzeren. Wir werden in die Irre geleitet, und das mit tragischen Konsequenzen. Die landesweite Diskussion über die Gesundheitsreform geht komplett am Ziel vorbei. Demokraten und Republikaner streiten lieber darüber, wer denn jetzt was bezahlen soll, statt sich darum zu kümmern, was die Menschen nun eigentlich gesünder macht. Die nationale Ernährungspolitik unterstützt eher die Interessen mächtiger Konzerne als die objektive Wissenschaft. Fast alle staatlichen Gesundheitsbehörden nehmen die Tatsache nicht zur Kenntnis, dass die Ernährung sowohl für die Allgemeinheit wie für den Einzelnen ein wichtiger Gesundheitsfaktor ist. Wenn Sie jemand darum bitten würde, die Gesundheitspolitik nach der Maßgabe zu gestalten, dass möglichst viele Menschen in die Irre geführt werden und ihre Gesundheit schädigen, während die Pharma-, die Medizin- und die Junkfood-Industrie davon profitieren, sollten Sie genau so vorgehen, wie es das gegenwärtige System tut. Mein Freund Howard Lyman, der früher Landwirt und Lobbyist der Agrarindustrie war, sagte einmal: „Wir haben die beste Regierung, die man sich für Geld kaufen kann".

Bekommen denn verantwortlichen Politiker gar nicht mit, dass sie genau das Gegenteil von dem erreichen, was sie vorgeblich bezwecken? Wohl kaum. Die Industrie hat ungehindert Zutritt zu sämtlichen Regierungsebenen und treibt die Regierung mit Zuckerbrot und Peitsche zur Fortführung ihrer krankmachenden und reduktionistischen Politik an, die sie immer reicher und uns alle kränker macht.

Wie die Industrie die Regierung gekauft hat

Die Pharma-, die Medizintechnik- und die Versicherungsriesen gehören zu den größten Spendengebern der US-Politiker. *OpenSecrets.org* zufolge, eine Seite, welche die Geldströme in der Politik und deren Einfluss aufzeigt, stehen Angehörige aus Gesundheitsberufen (selbstständige Ärzte,

Angehörige der Pflegeberufe und Ernährungsberater sowie große Standesorganisationen wie die *American Medical Association* [AMA]) an vierter Stelle der Spenderliste für Kongressmitglieder im Wahlzyklus 2011/2012 (mit fast 19 Millionen Dollar), gefolgt von der Versicherungsbranche auf Platz 6 (knapp 15 Millionen Dollar) und den Pharma- und Medizingeräteherstellern auf Platz 10 (mehr als 9 Millionen Dollar).[1] Diese Summen bedeuten mächtige Druckmittel, wenn es darum geht, die Richtung der Gesundheitspolitik festzulegen. Sie können Millionen Dollar an Spendengeldern ganz gezielt zu den Kandidaten fließen lassen, deren Politik sie unterstützen, und mit weiteren Millionen Kandidaten aufstellen, die dann diejenigen besiegen, die nicht mitspielen wollen. Auf einem AMA-Kongress verkündete Präsident Obama im Jahr 2009 seinen Plan zur Einführung der gesetzlichen Krankenversicherung als Teil seiner Gesundheitsreform.[2]

Keine der genannten Industriebranchen kann an einem leistungsfähigeren und effektiveren Gesundheitssystem etwas verdienen. Im Gegenteil, würde jeder Amerikaner ab morgen seine Ernährung auf eine vollwertige, pflanzenbasierte Kost umstellen, würden diese Unternehmen in große Turbulenzen geraten. Man könnte jetzt einwenden, dass eine Verbesserung des Gesundheitsvorsorge durch eine Änderung der Ernährungsweise und anderer Lebensstilfaktoren „wachstumshemmend" oder sogar „antiamerikanisch" sei. Und wenn jemand aufgrund seiner gesunden Ernährungsweise nicht operiert werden muss, trägt er nichts zum Bruttosozialprodukt bei. Die Ernährung mit Cheeseburgern, großen Portionen Fritten und Cola ist in dem Moment, wo man diese Sachen kauft, gut für die Wirtschaft, aber noch besser, wenn es dadurch zu Herzerkrankungen und einer satten Krankenhausrechnung kommt.

Die Industrie kann sich die besten Lobbyisten leisten. Viele von ihnen werden aufgrund ihrer Beziehungen und wegen ihrer Überzeugungskraft angeheuert. Die „Drehtür" zwischen der Industrie und den staatlichen Behörden, die mit der Regulierung der Unternehmen beauftragt sind, dreht sich schneller als je zuvor.

Regulierungsbehörden machen Industrielobbyisten und sogenannten Wissenschaftlern, die sich mit ihrem akademischen Grad etwas dazuverdienen wollen, regelmäßig Stellenangebote. Der Wechsel aus einem Regierungsamt in eine dem ehemaligen Job nahestehende Branche der Privatwirtschaft ist gängige Praxis. Der Direktor der *National Institutes of Health* (NIH) Elias Zerhouni gab 2009 seine Stelle auf, um zur *Johns Hopkins University* zu wechseln.[3] Nach nur vier Monaten ging er dann als Leiter der Abteilung Forschung und Entwicklung zum französischen Pharmaunternehmen *Sanofi*.[4] Dieser Karriereschritt wurde auf der NIH-Website passenderweise nicht vermerkt, im Gegensatz zu denen früherer Direktoren, die wieder an eine Universität zurückgekehrt waren.

Die Vorsitzende der *Centers for Disease Control and Prevention* (CDC) in den Jahren von 2002 bis 2009, Julie Gerberding, fand kurz nach Beendigung ihres Staatsdienstes eine einträgliche Stelle bei *Merck Vaccines*.[5] Von dieser Beschäftigung profitiert *Merck* in erheblichem Maße, denn die Kontakte und Einflussmöglichkeiten Gerberdings in der Regierung und bei der

WHO machen sich bezahlbar, wenn sich dadurch mehr Impfstoffe in den Vereinigten Staaten und in der ganzen Welt verkaufen lassen. Doch wirft dieser Karriereschritt auch Fragen zur Glaubwürdigkeit auf. Sicherlich hat sich Gerberding mit ihrem Drängen zur Grippeschutzimpfung aller Amerikaner, als sie für die CDC tätig war, bei ihrem zukünftigen Arbeitgeber zumindest nicht unbeliebt gemacht (es brachte ihr den Spitznamen „Chicken Little" ein, was so viel bedeutet wie „Drama Queen" oder jemand, der „aus einer Mücke einen Elefanten macht", da ihre jährlichen Warnungen vor einer Grippepandemie nie eintraten).

Wir wissen es nicht, und es gibt keine Beweise dafür, dass Gerberding ihre Impfkampagnen absichtlich mit Blick auf ihre spätere Tätigkeit bei *Merck* forcierte. Doch wenn Sie ein Regierungsvertreter sind, dessen Hauptstrategie zur Bekämpfung von Krankheiten wie Autismus eine Impfung ist[6], lässt sich nur schwer darüber hinwegsehen, dass die Amtszeit zwar begrenzt ist, am Ende jedoch ein Job in der Privatwirtschaft wartet, wenn man sein Blatt nur richtig ausspielt. Zusammen mit einer Gesundheitspolitik, die aussieht, als hätte die Pharmaindustrie sie diktiert, nimmt uns dieser systemimmanente Anreiz, als Politiker der Industrie zu Diensten zu sein, ein wenig von dem Vertrauen, dass die staatlichen Behörden immer nur unser Bestes im Sinn haben.

Die Lobbyisten der Industrie machen mehr, als bloß Hände zu schütteln und nach dem Golfspielen ein paar Drinks zu spendieren. Sie verfassen und redigieren auch Gesetzesvorlagen und Verordnungen für dankbare Abgeordnete und Abteilungsleiter mit unterbesetzten Büros in Ministerien. Ihre Aufgabe, für die sie von der Industrie reich entlohnt werden, besteht darin, alle Formulierungen zu eliminieren, die den Profit gefährden könnten. Die Politiker spielen mit, um ihre Karriere zu sichern. Auch wenn niemand darüber schreibt, ist das im Kongress und in der K Street in Washington, wo viele Lobbyisten traditionell ihre Büros haben, allgemein bekannt. Ich habe im Laufe der Jahre viele hochrangige Entscheider der Regierung getroffen. Privat gestehen sie häufig ein, dass meine Ansichten über Ernährung offizielle Politik sein sollten, doch habe ich gelernt, dass das politische System jeden gewählten Entscheidungsträger bestraft, der sich um eine ernsthafte Reform der Ernährungspolitik und des Gesundheitswesens bemüht. Die Unternehmensinteressen finanzieren nicht einfach die Wahlkämpfe. Ihre Vertreter sind willens und fähig, Politikerkarrieren zu beenden und eine fortschrittliche Gesetzgebung scheitern zu lassen, sobald die Erträge der Unternehmen davon auch nur im Mindesten berührt werden. Das bedeutet, dass Gesetze erlassen werden, die weiter den Interessen der Reichsten dienen und nicht dem Gemeinwohl.

Die sogenannte Gesundheitsdebatte

Zu den heftigsten politischen Debatten der vergangenen vier Jahre zählt die Diskussion um die Gesundheitsreform. Es kann kein Zweifel daran bestehen, dass unser Gesundheitssystem ziemlich am Boden ist. Doch wenn Sie sich die Argumente in der öffentlichen Debatte anhören, werden Sie erkennen, dass eigentlich alle am Kern der Sache vorbeizielen: Der Hauptgrund dafür, dass unser kostspieliges Gesundheitssystem nicht mehr funktioniert, besteht darin, dass es keine Gesundheit bringt und scheinbar auch kein Interesse daran hat, es zukünftig zu tun. Wir zahlen viel zu viel Geld für viel zu wenig Gesundheitsleistung. Jedes andere Problem ist eine Folge dieses Kernproblems.

In den vergangenen Jahren hat eine Heerschar von Autoren, Wissenschaftlern, Politikern und Wirtschaftsführern ihre Meinung zum Problem des Gesundheitssystems kundgetan und Programme für die Lösung des Problems vorgeschlagen. Die fortschrittliche Seite weist auf die hohe Zahl nicht versicherter Menschen hin und verlangt, die Lasten auf die Schultern all jener zu verteilen, die es sich leisten können. Das konservative Lager beklagt die hohen Kosten für die Unternehmen durch steigende Versicherungsprämien und versucht, Gesetze auf den Weg zu bringen, welche die Unternehmen von jeder Verpflichtung befreien, den Arbeitnehmern eine Krankenversicherung zu bezahlen. Sollte das nicht gelingen, wollen sie Arbeitsplätze ins Ausland verlagern. Die Ökonomen schlagen ein Gesundheitssparkonto vor, um die Kosten und die Krankheitsrisiken zu privatisieren. Diese Diskussionen und Pläne greifen allesamt zu kurz, weil sie nur auf die Kostenseite schauen und sich darum sorgen, wer die Zeche zahlt, und nicht darum, die Nachfrage nach Gesundheitsleistungen zu verringern, indem man die Menschen gesund macht.

Wir führen endlose Gespräche darüber, wie man Zahlungsverpflichtungen zwischen unterschiedlichen Interessengruppen – privater Sektor, öffentliche Hand, Arbeitgeber, Arbeitnehmer – hin- und herschie-

ben kann, als ließen sich dadurch die Kosten in den Griff bekommen, die unserem Land das Genick zu brechen drohen: im Jahr 2009 waren es rund 2,5 *Billionen* Dollar.[7] Es greift viel zu kurz, nur die Finanzierungsfragen zu diskutieren. All diese politischen Machenschaften, die oft mit viel öffentlichem Tamtam (oder besser heißer Luft) und dem Einsatz der Medien angefacht werden, mögen hin und wieder den Politikern und speziellen Interessengruppen von Nutzen sein, doch ändern sie nichts an der Hauptfrage, warum wir so krank sind und warum wir nicht im Stande sind, etwas dagegen zu unternehmen.

Diese Diskussionen bleiben allerdings nicht ohne Folgen. Sie lenken von der eigentlich entscheidenden Frage ab, wie sich die Gesundheit wirklich verbessern lässt. Diese Frage bringt uns unmittelbar zum Thema Ernährung und nicht zu Medikamenten und Krankenhäusern. Diese Irreführung ermöglicht es dem System, weiterhin das Gewinnstreben im Auge zu behalten.

Eines der bekanntesten Instrumente zur Kostenkontrolle im Gesundheitssystem ist das HMO-Gesetz (*Health Maintenance Organization*) aus den 1990er Jahren. Nach der Einführung des Gesetzes sind die Gesundheitskosten einige Jahre lang nur langsam gestiegen, doch war dieser Trend nur kurzlebig. Die Gesundheitskosten steigen wieder steil an, ohne dass ein neues Plateau in Sicht wäre.

Die anfänglichen Einsparungen durch harte Verhandlungen mit den Ärzten einerseits und Effizienzsteigerung andererseits hatten keine Auswirkungen auf das eigentliche Problem: Zu viele Menschen werden krank, und der Medizintechnik- und

Pharmaindustrie gelingt es überhaupt nicht, uns wirklich gesund zu machen. Kostenkontrolle ist nicht dasselbe wie Krankheitskontrolle. In den HMOs war die Rede von der sogenannten Präventivmedizin, aber so oberflächlich, dass die Botschaft praktisch keinen Eindruck hinterließ. Die Ernährungsempfehlungen erschöpften sich im Großen und Ganzen in Ratschlägen wie „Esst mehr Gemüse, trinkt weniger Limonade und esst kleine Fleischportionen". Das ist etwa so, als rate man einem Raucher, nicht mehr vier Packungen am Tag zu rauchen, sondern nur noch drei – definitiv ein Schritt in die richtige Richtung, aber absolut unzureichend. Die Botschaft war so nichtssagend und unangemessen, dass sie ungehört verhallte.

Doch die HMOs sind nicht das letzte Wort bei der Kostenbegrenzung. Wird das Geld zu knapp, streichen manche Arbeitgeber aus der Privatwirtschaft die Krankenversicherungsprogramme, entlassen Mitarbeiter, schließen Filialen oder verlagern ihr Geschäft und ihre Arbeitsplätze ins Ausland, wo sie oft ganz legal die Gesundheit der Arbeitnehmer missachten und keine derartigen Zahlungen leisten. Die Verlagerung eines Großteils der Autoindustrie aus Detroit nach Mexiko ist ein solcher Fall. Bei *General Motors* fließen mindestens 1500 Dollar jedes Neuwagens, der in den Vereinigten Staaten produziert wird, in die Krankenversicherung der Arbeitnehmer.[8] Wenn wir weiterhin alles, was wir haben, in das gefräßige Monster Gesundheitssystem stecken, droht unsere gesamte Wirtschaft den Bach runterzugehen.

Fehlinformationen zur Gesundheit – mit freundlicher Genehmigung der Bundesregierung

Wir sprachen bereits kurz in Kapitel 5 darüber, wie sich unsere Regierung die reduktionistische Ernährungsweise auf die Fahnen schreibt, die nur Nährstofftabellen und empfohlenen Tagesdosen im Blick hat. Doch diese reduktionistische Haltung ist nur die halbe Wahrheit.

Der empfohlene Tagesbedarf (recommended daily intake [RDI])[9] auf den Verpackungsetiketten gehört zu den mächtigsten, allgegenwärtigen und nachhaltigsten Instrumenten der Regierung, den Menschen vorzuschreiben, was sie essen sollen und was lieber nicht. Wie bereits erwähnt, ist der empfohlene Tagesbedarf die Essenz der reduktionistischen Ernährungsweise. Die meisten Lebensmittelkennzeichnungen führen etwa ein Dutzend Nährstoffe auf, als wären dies die einzigen Inhaltsstoffe bzw. die einzigen, die eine Rolle spielen. Die empfohlenen Mengen werden auch als Prozent des Tagesbedarfs in Gramm angegeben. Als ich es zuletzt geprüft habe, waren die Amerikaner nicht gerade Experten in metrischen Maßeinheiten oder im Prozentrechnen. Wie wir gesehen haben, ist es praktisch unmöglich, Nährstoffkonzentrationen derart präzise zu bestimmen. Die Hersteller verstehen es gut, die bedrohlichen Werte für Fette, Zucker und Natrium – auf die Portionsmenge bezogen – mitunter bis auf null herunterzurechnen, selbst wenn das Produkt ziemlich viel davon enthält. Der empfohlene Tagesbedarf ist also optimal dafür geeignet, den Verbraucher im Gewand der Wissenschaft weiter an der Nase herumzuführen und von der einfachen Frage abzulenken, welche Nahrungsmittel gesund sind und welche nicht.

Zu allem Überfluss sind die meisten empfohlenen Tagesdosen für den größten Teil der Bevölkerung viel zu hoch angesetzt. Die Festlegung eines empfohlenen Tagesbedarfs für einen Nährstoff beginnt in der Regel damit, für eine Gruppe von Probanden eine Mindestmenge zu bestimmen, die der Körper zur Ausübung bestimmter Funktionen benötigt. Diese Menge wird auch als Mindesttagesbedarf (minimum daily requirement [MDR]) bezeichnet. Ein Beispiel: Man möchte bestimmen, wie viel Eiweiß (gemessen als Stickstoff) erforderlich ist, um den täglichen Stickstoffverlust in einer Untersuchungsgruppe auszugleichen. Weil der errechnete Wert jedoch nur für eine sehr kleine Untersuchungsgruppe ermittelt wird, korrigiert man ihn für die ganze Bevölkerung nach oben, damit gewährleistet wird, dass die allermeisten Menschen (d. h. 98 Prozent) ihren Bedarf gesättigt bekommen. Dieser deutlich höhere Wert wird dann zum empfohlenen Tagesbedarf.

Wenn wir also davon ausgehen, dass der Mindesttagesbedarf korrekt wiedergibt, welche Menge wir zum Erhalt vollständiger Gesundheit benötigen (an sich bereits eine ziemlich riskante Annahme), nehmen theoretisch ca. 98 Prozent von uns mit dem empfohlenen Tagesbedarf eines Nährstoffs viel mehr davon zu sich, als sie tatsächlich täglich davon brauchen. Außerdem nehmen die meisten Menschen, und auch die meisten Menschen in den Heilberufen, fälschlicherweise an, dass die empfohlene Menge den Mindestanforderungen entspricht. Das ermutigt uns dazu, abermals mehr von diesem Nährstoff einzunehmen,

als wir brauchen. Dies kommt wiederum den Unternehmen zugute, die solche Zusätze, funktionelle Lebensmittel und Ergänzungsmittel herstellen.

Aber es geht noch weiter. Nach meiner Beobachtung wurden die empfohlenen Tagesdosen für bestimmte Nährstoffe – so wie sie gemeinhin ausgelegt werden – über lange Zeit so einseitig überzogen, dass sie zum Verzehr tierischer Produkte anregen. Kennen Sie auch Märchen, dass wir viel Kalzium zu uns nehmen müssen, um unsere Knochen stabil zu halten und Osteoporose zu verhindern? Die Kalziumempfehlungen in den Vereinigten Staaten (1200–1300 mg/d) liegen deutlich über den Werten für Länder, in denen man keine Milchprodukte und weniger Kalzium zu sich nimmt (400–600 mg/d), in denen aber weniger Osteoporosefälle verzeichnet werden.[10] Es gibt überzeugende Hinweise darauf, dass eine geringere Kalziumzufuhr sinnvoll ist. Aber es genügt wohl festzustellen, dass die Milchindustrie das Komitee, das diese Empfehlungen aussprach, lange Zeit fest im Griff hatte, und die „neutralen Experten" dazu drängte, den empfohlenen Tagesbedarf für Kalzium möglichst hoch anzusetzen.[11] Auch die Empfehlungen für Riboflavin (Vitamin B_2) wurden lange Zeit hoch angesetzt. Daraus leitete sich der – wenn auch falsche – Eindruck ab, dass Milchprodukte reich an Vitamin B_2 sind. Dieser Mythos geht auf die 1950er Jahre zurück.[12] (Milchprodukte sind keine gute Riboflavin-Quelle, zumindest nicht so gut wie manche pflanzlichen Nahrungsmittel.) Und schließlich wurde die „Tagesdosis" für Cholesterin auf 300 mg gesetzt. Die Aufnahme von Cholesterin in die Nährstoffliste vermittelt den Eindruck, dass Cholesterin als Nährstoff benötigt wird, was definitiv nicht der Fall ist! Unser Körper erzeugt alles Cholesterin, das er benötigt, selbst. Das Cholesterin in der Nahrung stammt von tierischen Lebensmitteln. Eine weitaus gesündere Empfehlung für die „Tagesdosis" wäre null.

Dann gibt es noch die ewige Geschichte über Protein, das als Nährstoff lange Zeit der Liebling aller Regierungen war. Jahrzehntelang betrug der empfohlene Tagesbedarf für Eiweiß zehn bis elf Prozent der täglichen Kalorienmenge, was schon mehr als genug ist (und nicht zufällig der durchschnittlichen Eiweißmenge bei einer vollwertigen, pflanzenbasierten Ernährung entspricht). Viele Menschen glauben, dass durchschnittlich 17 bis 18 Prozent des Kalorienbedarfs durch Eiweiß gedeckt sein sollte, was auch dem durchschnittlichen Eiweißkonsum der amerikanischen Bevölkerung entspricht. Im Jahr 2002 erklärte das *Food and Nutrition Board* der *National Academy of Sciences* (FNB) auf der Basis unglaubwürdiger Belege in einem Bericht, dass wir den Eiweißanteil bei den Kalorien ohne gesundheitliche Risiken auf erstaunliche 35 Prozent steigern können[13], was dem Dreifachen des empfohlenen Tagesbedarfs entspricht, der bis dahin gegolten hatte! Als dieser Bericht aufkam, war der Direktor der FNB als wichtiger Berater der Milchindustrie tätig und sechs von elf weiteren Ausschussmitgliedern (USDA-Komitee, das für die Ernährungspyramide verantwortlich ist) hatten ebenfalls gut getarnte Verbindungen zur Milchindustrie. Die Milchkonzerne halfen selbst bei der Finanzierung des Berichtes mit. Kurz: Es fehlte nicht viel, und die Regierung hätte sich für die Einführung eines Milchhahns gleich neben dem Wasserhahn in der Küche ausgesprochen.

Das gegenwärtige System, in dem empfohlene Tagesdosen und Richtlinien auf die Interessen der Industrie zugeschnitten werden, ist beschämend, und zwar nicht nur, weil diese industriefreundlichen Standards und die Dokumente, die sie stützen, die Grundlage zahlreicher Regierungsprogramme sind. Diese angeblich offiziellen Werte sind dann die wissenschaftliche und politische Rechtfertigung für die Zusammenstellung der landesweiten Schulspeisungsprogramme, der Krankenhauskost und der besonderen Empfehlungen für Frauen, Säuglinge und Kinder.[14]

Als Mitglied der Expertengruppe, die im Jahr 1982 für die NAS den Bericht über den Zusammenhang von Diäten, Ernährung und Krebs verfasst hat, erinnere ich mich noch gut daran, dass eine unserer zentralen Debatten darum ging, welche Empfehlung wir auf Grundlage der damaligen Erkenntnisse zu den Nahrungsfetten geben sollten, um das Krebsrisikos zu senken. Wäre eine Reduktion auf 30 Prozent des Kalorienbedarfs empfehlenswert (statt 35 bis 37 Prozent), wenn die Erkenntnisse doch eindeutig für einen viel geringeren Wert sprachen? In der Debatte ging es jedoch nicht um diese Erkenntnisse. Vielmehr sorgten wir uns darum, ob eine ernsthafte Empfehlung zur Reduktion des Fettanteils auf etwa 20 Prozent (immer noch das Doppelte dessen, was bei einer pflanzenbasierten Ernährungsweise empfohlen wird) politisch durchsetzbar wäre. Eine derartige Empfehlung hätte vor 30 Jahren den sicheren Untergang unseres Berichts zur Folge gehabt. Schließlich entschieden wir uns dafür, nicht unter 30 Prozent zu gehen, und zwar aus Rücksicht für ein prominentes Mitglied unseres USDA-Komitees, der uns versicherte, dass dieses Vorgehen zu einem rückläufigen Konsum von Eiweiß und tierischen Nahrungsmitteln führen würde. Der Wert von 30 Prozent wurde fortan zur definierten Grenze einer Low-Fat-Diät und blieb danach viele Jahre im öffentlichen Gedächtnis verhaftet. Unter anderem führten die Anhänger der Atkins-Diät diese falsche Marke für ihr Argument ins Feld, dass die sogenannten „Low-Fats" nicht funktionierten. Die Relativierung unserer eigenen Befunde in der Grundsatzerklärung schützte letztlich die Fleisch- und Milchindustrie und trug nichts zu unser aller Gesundheit bei.

Während die Bedeutung der realen Nahrung als potenzielle Gesundheitsquelle marginalisiert wird, übergeht und verschleiert die Regierung die Wahrheit über die tödlichen Folgen des amerikanischen Gesundheitssystems. Wie bereits in Kapitel 1 gezeigt wurde, haben die *Centers for Disease Control and Prevention* (CDC) auf ihrer Website Behandlungsfehler von der Liste der häufigsten Todesursachen in den Vereinigten Staaten einfach gelöscht, obwohl „Irrtümer von Ärzten, Medikationsfehler und Medikamentennebenwirkungen und Operationsfolgen"[15] auf dieser Liste den dritten Platz einnehmen und nur von Herzerkrankungen und Krebs übertroffen werden. Diese Todesfälle gehen alle auf das Konto des medizinischen Systems, etwa die Hälfte davon auf das Konto von Medikamentennebenwirkungen.

Vielleicht sind Sie ja der Auffassung, dass der Grund für das Weglassen dieser Informationen auf der CDC-Seite darin liegt, dass die Regierung diese Angaben zu den Todeszahlen durch Kunstfehler als falsch eingestuft hat. Vielleicht haben die Wissenschaftler etwas falsch verstanden, doch sind die Fakten und nackten Zahlen auch in dem angesehenen *Journal of the American Medical Association* nachzulesen.[16] Die Verantwortung für die landesweite Registrierung aller Behandlungsfehler in den meisten Kliniken übernahm als Bundesbehörde im Jahr 1999 die *Agency for Healthcare Research and Quality of the U.S. Department of Health and Human Services.* Sie hatten fleißig alle Kliniken in den Vereinigten Staaten auf die Aufzeichnung solcher Informationen eingeschworen und haben bis heute Daten aus etwa fünf Jahren angehäuft. Der Trend zeigt nicht nur, dass diese Zahlen korrekt sind, sondern auch, dass die Zahl der „Kunstfehler" zunimmt. Zudem mag dies im Hinblick auf die tatsächliche Zahl der vermeidbaren Todesfälle nur die Spitze des Eisbergs sein. Eine Analyse der Teilmenge aller *Medicare*-Patienten ergab zum Beispiel in den Jahren zwischen 2000 und 2002 landesweit 575 000 vermeidbare Todesfälle.[17]

Dieser Bericht jüngeren Datums bestätigt, dass Kunstfehler weiterhin eine der Haupttodesursachen sind. Tatsächlich stimmen die Autoren darin überein, dass angesichts der Größenordnung von einer „Epidemie" gesprochen werden sollte. Wie kann es sein, dass eine epidemieartige Todesursache keine Berücksichtigung in einem Regierungsbericht und nicht einmal auf der entsprechenden Regierungswebsite findet? Natürlich ist eine solche Meldung schlecht für das Geschäft mit den Krankheiten, und wenn sich die US-Regierung um eine Sache kümmert, dann sind es die ökonomischen Interessen des medizinischen Establishments, das einer der größten Geldspender für politische Kandidaten, Parteien und politische Arbeitskreise ist.

Die Tagesordnung der NIH

Wie bereits weiter oben erwähnt, verwenden die NIH nur einen winzig kleinen Teil ihrer Gelder für die Ernährungsforschung. Mit diesen geringen Summen werden dann zumeist reduktionistische Studien finanziert, in denen es um die Wirkung einzelner Nährstoffe und nicht um die vollständigen Nahrungsmittel geht. Die NIH betreiben wenig Öffentlichkeitsarbeit, doch ist ihr Einfluss auf die Richtung der medizinischen Forschung immens. Mit seinem Budget von jährlich 28 Milliarden Dollar finanzieren die NIH 68 bis 82 Prozent aller biomedizinischen Forschungsvorhaben in den Vereinigten Staaten und einen beträchtlichen Teil weltweit. Gemessen an den Fördermitteln sind die beiden größten Institute des NIH das *National Cancer Institute* (NCI) und das *National Heart, Lung, and Blood Institute* (NHHLBI). Dies entspricht auch den beiden Spitzenrängen in der Todesursachenstatistik. Natürlich gibt es kein „Institute of Medical Error and Adverse Drug Effect Prevention" in Entsprechung zur dritthäufigsten Todesursache, und, wie gesagt, auch kein „Institut für Ernährungsforschung".

Die NIH haben den Ruf einer unabhängigen Forschungseinrichtung, doch kann von Unabhängigkeit natürlich keine Rede sein, wenn es um die Finanzierungsprioritäten geht. Lassen Sie uns näher betrachten, wie das Geld der Steuerzahler vom US-Kongress verteilt wird. Nachdem die NIH-Beamten ihre Anträge und Budgetvorschläge beim Kongress eingereicht haben, stellt dieser den NIH die Mittel in einem Gesamtbudget zur Verfügung. Die NIH verteilen die Gelder dann an ihre Institutsdirektoren, die ihre Gelder wiederum in verschiedene Schwerpunktbereiche steckt. Da die Institute im Zuge der Fördermittelzuweisung auf verschiedenen Ebenen tatsächlich miteinander konkurrieren, sind sie tendenziell äußerst sensibel für die Interessen mächtiger Kongressmitglieder. Ganz unabhängig davon, wie visionär der einzelne Institutsdirektor sein mag, muss er doch stets den Löwenanteil der Gelder der reduktionistischen, gewinnorientierten Forschung überlassen, da er sich sonst der Kritik der Kongressabgeordneten aussetzt, die wiederum den finanziellen Druck von den Industrielobbyisten zu spüren bekommen. Da bleiben nicht mehr viele Mittel für die Art der Systemanalyse übrig, die dabei helfen könnte, unsere Gesundheitsausgaben in effizientere und nachhaltigere Kanäle zu lenken. Für Untersuchungen zu den sozialen Auswirkungen der Gesundheitspolitik bleibt praktisch nichts mehr übrig, nur belangloses Zeug wie z. B. die Auswirkungen der von empfohlenen Tagesdosen und der Schulspeisungsprogramme für die Gesundheit der Menschen.

Die NIH verteilen die Gelder als Zuschüsse. Dazu werden Experten in den Bewilligungsausschuss eingeladen, um die vielen eingereichten Förderanträge zu beurteilen, die um die Mittel konkurrieren. Unter „Experten" verstehen die NIH etwas viel Spezielleres als „beruflich qualifiziert zur Evaluation von Studiendesigns und Forschungspotenzial". Ausschlaggebend dafür, dass jemand als geeignet eingestuft wird, die Prioritäten der Forschungsgeldvergabe zu beurteilen, ist, dass er bereits früher NIH-Fördergelder bekommen hat. Dieses System unterhält sich selbst und stellt sicher, dass innovative holistische Forschungsansätze nicht berücksichtigt werden.

Ich war Mitglied in Bewilligungsausschüssen sowohl der NIH als auch von regierungsunabhängigen Krebsforschungseinrichtungen. Vor einigen Jahren wurde ich von zwei aufeinanderfolgenden Direktoren des *National Cancer Institute* (NCI) eingeladen, um dem Institutsleiter und rund 15 seiner Mitarbeiter aus meiner Sicht den Zusammenhang zwischen Krebs und Ernährung vorzustellen. Kurz vor meinem zweiten Vortrag hatte ich einen neuen Bewilligungsausschusses „Krebs und Ernährung" vorgeschlagen, in der Hoffnung, dem Thema dadurch etwas mehr Gewicht zu verleihen. Dieser Ausschuss wurde tatsächlich ins Leben gerufen, firmierte aber unter der Bezeichnung „Metabolische Pathologie", womit sein eigentliches Ziel unterlaufen wurde. Bei meinem Vortrag äußerte ich meine Betroffenheit darüber, dass der Name des Ausschusses das Ziel zur Erforschung der Ernährung und ihres Potenzials, Krebswachstum zu verhindern oder sogar umzukehren, vernebelt würde – ein Phänomen, das ich bereits im Tierversuch nachgewiesen hatte und das durch die China-Studie bei der Übertragung auf den Menschen untermauert worden war. Ich fragte also den damaligen Direktor Sam Broder, warum der Begriff „Ernährung" nicht im Namen des Ausschusses vorkommen dürfe. Nach einer hitzigen Diskussion blaffte er schließlich: „Wenn Sie weiter so reden, können Sie gleich wieder zurück nach Cornell gehen". Broder beharrte darauf, dass das NIC bereits Projekte zur Ernährungsforschung fördern würde, doch verstanden wir beide unter „Ernährungsforschung" leider etwas grundsätzlich anderes. Für Ernährungsforschung standen zu diesem Zeitpunkt wie auch heute noch

lediglich zwei bis drei Prozent des gesamten NIH-Budgets zur Verfügung. Von diesen Geldern fließt das meiste in die klinische Erforschung von Nahrungsergänzungsmitteln. Die zweistündige Diskussion hatte mich dabei kein Stück weitergebracht.[18]

Man erkennt die reduktionistische Agenda der NIH deutlich daran, was in den öffentlichen Äußerungen zu den Ursachen und zukünftigen Behandlungsoptionen bei heute noch „unheilbaren" Krankheiten gesagt wird und was nicht. Um ein typisches Beispiel für ein von den NIH gefördertes Projekt voller reduktionistischer Philosophie zu geben, wende ich mich noch einmal der angeblichen Verbindung zwischen Aflatoxin und Leberkarzinom zu. Auf der NIH-Website findet sich ein Beitrag von mir zu diesem Zusammenhang vom März 2012, immerhin rund 40 Jahre nachdem Len Stoloff (der damalige Leiter des FDA-Bereichs, der sich mit der Erforschung von Mykotoxinen befasste) und ich erstmals unsere Zweifel an der Rolle von Aflatoxin als humanem Kanzerogen veröffentlicht hatten. Diese NIH-Seite beginnt mit folgendem Text:

Seit beinahe 40 Jahren erforschen [vom National Institute of Environmental Health Sciences unterstützte] Wissenschaftler die Rolle des natürlichen Schimmeltoxins Aflatoxin bei der Entwicklung des Leberkarzinoms. Ihre Entdeckungen zu den auf das Aflatoxin zurückzuführenden genetischen Veränderungen haben zu einem besseren Verständnis für den Zusammenhang zwischen Aflatoxin und dem Krebsrisiko beim Menschen geführt. Diese Entdeckungen fließen auch in die Präventionsmaßnahmen gegen Krebs mit ein …

Die vom NIEHS geförderten Wissenschaftler am Massachusetts Institute of Technology gehörten zu den ersten, die nachweisen konnten, dass Aflatoxin ein Leberkarzinom verursachen kann. Ihre Forschungen haben auch gezeigt, dass das kanzerogene Potenzial von Aflatoxin mit seiner Fähigkeit zusammenhängt, veränderte DNA-Formen (sogenannte Addukte) zu schaffen.[19]

Haben Sie die reduktionistische Prämisse erkannt? Aflatoxin verändert die DNA und verursacht dadurch Krebs, so als handle es sich um einen gänzlich linearen und unkomplizierten Prozess, in den nicht Tausende andere Reaktionen und Interaktionen hineinwirken! Doch lassen Sie uns sehen, was die NIH noch schreiben (und wie sie konsequent die entscheidende Rolle der Ernährung beim Verlauf dieser Erkrankung übergehen):

Die Wissenschaftler der Johns Hopkins University … haben als erste die Wirkung von Chlorophyllin zur Senkung des Leberkarzinomrisikos bei Aflatoxin-Exposition untersucht. Es handelt sich dabei um ein Chlorophyll-Derivat, das als frei verkäufliches Nahrungsergänzungsmittel und Lebensmittelfarbstoff verwendet wird. Untersuchungen in Qidong in China haben gezeigt, dass die Zugabe von Chlorophyllin zu jeder Mahlzeit zu einem Rückgang der Aflatoxin-bedingten Urinkonzentration von DNA-Addukten um 55 Prozent führt. Die

Wissenschaftler vermuten, dass Chlorophyllin die Aflatoxin-Spiegel senkt, indem es die Absorption des Stoffs im Verdauungstrakt hemmt. Diese Ergebnisse sprechen dafür, dass die Einnahme von Chlorophyllin oder der Verzehr von grünem, chlorophyllreichem Gemüse eine praktikable und kostengünstige Maßnahme sein kann, um die Inzidenz des Leberkarzinoms in Gebieten mit hoher Aflatoxin-Exposition zu senken.[20]

Die Wissenschaftler haben also einen Biomarker identifiziert – einen Wert, der gemessen werden kann und vermutlich mit der Krebsentwicklung assoziiert ist. In diesem Fall ist der Biomarker die Konzentration der Aflatoxin-bedingten DNA-Addukte im Urin. Zudem wurde eine einzelne Substanz identifiziert, die in rein reduktionistischer Manier die Absorption dieser Substanz im Verdauungstrakt blockieren kann.

Zwei erstaunliche Dinge sind Ihnen vielleicht in diesem Textauszug aufgefallen. Zum einen wird grünes Gemüse erwähnt, wenngleich in einem abwertenden Ton. Das Chlorophyllin ist „praktikabel und kostengünstig", nicht Spinat, Broccoli oder Kohl. Die NIH erkennen die Vorteile von grünem Gemüse für die Krebsprävention an, allerdings nur in einer Form, die einem möglichen Pillenverkauf nicht im Weg steht.

Zum anderen beruht der hier beschriebene Wirkmechanismus auf der völlig unbegründeten Annahme, dass die Aflatoxinbedingten DNA-Addukte im Urin mit der Karzinomentwicklung in Zusammenhang stehen. Das ist zwar möglich, ist aber keinesfalls gewiss. Krebs lässt sich über Addukte im Urin genauso wenig quantifizieren, wie sich die Schokoladenmenge, die ein Kind zu Halloween verdrückt hat, durch das Zählen der Schokoladenpapierchen im Mülleimer seines Kinderzimmers bestimmen lässt.

Der Artikel endet mit einer vorhersehbaren Anmerkung über die Entdeckung eines Gens, das erklären könnte, warum manche Menschen nach Aflatoxin-Exposition ein Leberkarzinom entwickeln und andere nicht:

> *Bei ihren Bemühungen, die genetische Ursache für das Leberkarzinom aufzudecken, fand das Team von der Johns Hopkins University bei Patienten, die später diese Diagnose erhielten, Mutationen in einem verdächtigen Krebs-Gen (p53). Diese Entdeckung eröffnet unter Umständen neue Wege in Diagnose, Prävention und Therapie von Lebertumoren bei prädisponierten Personen.[21]*

Um es noch einmal zu wiederholen: Unser medizinischer Forschungsbetrieb, der vom Staat finanziert wird, empfiehlt gegen die Bedrohung durch das Leberkarzinom die Einnahme einer Pille, um die Resorption eines Biomarkers im Darm zu hemmen, der mit dem Kanzerogen in Verbindung steht, aber vielleicht auch gar nichts mit der Krankheit zu tun hat. Außerdem werden weitere teure Forschungsarbeiten in der Gentherapie versprochen, die uns eines Tages vor unseren fehlerhaften Körpern retten könnte. Die Ernährung wird dabei mit keinem Wort erwähnt, es sei denn als Vehikel für einen Nährstoff, den man einfacher als Nahrungsergänzungsmittel einnehmen kann.

Eine Weile arbeitete ich mit dem Leiter des Forschungsteams von der *Johns Hop-*

kins University zusammen, das oben erwähnt wurde. Er ist gelernter Chemiker und wie die meisten seiner Art ein wahrer Reduktionist. Seine Suche nach den Ursachen des Leberkarzinoms begann er in der festen Überzeugung, dass Aflatoxin eine der Hauptursachen für das Auftreten von Leberkrebs beim Menschen ist (wie auch ich es zu Beginn meiner Laufbahn annahm). Er konzentrierte sich somit also auf mögliche Aflatoxinquellen in Nahrungsmitteln, was die Routineanalyse von solchen Nahrungsmitteln erforderte. Er war zudem sehr umtriebig und plante mit seinen Kollegen, ein lukratives Unternehmen zu gründen, das genau diese Aufgaben übernehmen sollte. Zudem arbeiteten er und weitere Kollegen von der *Johns Hopkins University* an einer von den NIH finanzierten klinischen Studie in China, um die auf der NIH-Website erwähnte Einschätzung zu überprüfen, nach der das Chlorophyllin und verwandte Substanzen möglicherweise in der Lage sind, Leberkrebs zu verhindern.

Zu diesem Zeitpunkt seiner Laufbahn arbeitete er zusammen mit meiner Forschungsgruppe an dem Projekt zur Ermittlung des Zusammenhangs von Aflatoxin und Leberkrebs. Sein Labor verfügte über die aus meiner Sicht beste Methode zur Analyse der Aflatoxin-stämmigen DNA-Addukte im Urin als Gradmesser für die Aflatoxin-Exposition war. Die Zusammenarbeit mit ihm erlaubte es uns, einen möglichen Zusammenhang mit der Mortalität bei Leberkrebserkrankungen genauer zu bestimmen. Sehr zu seinem (geschäftlichen und sonstigen) Leidwesen konnten wir keinen Zusammenhang nachweisen, obwohl wir die Aflatoxin-Exposition auf drei verschiedene Arten dokumentiert und eine umfassendere Studie zum Thema Aflatoxin und Leberkarzinom durchgeführt hatten, als alle anderen Studien zusammen.[22] Er lehnte es ab, als Koautor dieser Arbeit genannt zu werden. Soweit ich weiß wurde auch sein Interventionsprojekt über die Verabreichung von Chlorophyllin an Menschen im ländlichen China nach achtjähriger NIH-Förderung ergebnislos abgebrochen.

Diese Umstände wurden allerdings auf der NIH-Website nicht erwähnt, und das Fehlen dieser Informationen eröffnet einer Vielzahl lukrativer Geschäftsmodelle Tür und Tor, zu denen nicht zuletzt die chemische Analyse unbedeutender Aflatoxin-Mengen gehört (wie sie auch von der Firma des Forschers von der *Johns Hopkins University* angeboten wurde).

In diesem Fall sieht man den Reduktionismus – und Ihre Steuergelder – bei der Arbeit. Statt Krebs zu verhindern, wirkt die NIH-Methode wie eine psychologische Impfung gegen echte Gesundheit: „Sie müssen Ihre Ernährung nicht umstellen. Sie können es tun, wenn Sie wollen, aber es ist viel einfacher und billiger, eine Pille zu nehmen. Und, keine Sorge, wir haben das Problem mit der Identifizierung eines Leberkrebsgens praktisch schon gelöst. Nur noch ein paar Jahre, dann haben wir ein Heilmittel". Tröstliche Worte – mit ernsten Konsequenzen.

Das ist also das Ergebnis all der politischen Manöver und finanziellen Druckmittel, die wir uns in diesem Kapitel angesehen haben: eine Version der Realität, die von den Wirtschaftsplänen der Pharmaindustrie, den Ergänzungsmittelproduzenten, den Kliniken, Chirurgen und von der

Fleisch-, Milch- und Lebensmittel-verarbeitenden Industrie geprägt wurde, aber nicht die Wirklichkeit. Wenn diese Kräfte in der Lage sind, die Äußerungen einer mächtigen staatlichen Behörde, die angeblich in unserem ureigensten Interesse handelt, so stark zu beeinflussen, wie können wir dann noch den Entscheidungen unserer Regierung bei der Frage trauen, wie wir gesünder werden?

Anmerkungen

1 „Top Interest Groups Giving to Members of Congress, 2012 Cycle", OpenSecrets.org, Zugriff 9. November 2012, http://www.opensecrets.org/industries/mems.php.
2 „Influence & Lobbying: Health Professionals", OpenSecrets.org, Zugriff 1. November 2012, http://www.opensecrets.org/industries/indus.php?Ind=H01.
3 „Elias Zerhouni", *Wikipedia*, zuletzt geändert am 19. November 2012, http://en.wikipedia.org/wiki/Elias_Zerhouni.
4 Johns Hopkins Medicine, „Former NIH Director Elias Zerhouni Rejoins Johns Hopkins Medicine as Senior Advisor", Zugriff 2. Dezember 2012, http://www.hopkinsmedicine.org/news/media/releases/Former_Nih_Director_Elias_Zerhouni_Rejoins_Johns_Hopkins_Medicine_as_Senior_Advisor.
5 „Dr. Julie Gerberding Named President of Merck Vaccines", BusinessWire, 21. Dezember 2009, http://www.businesswire.com/news/home/20091221005649/en/Dr.-Julie-Gerberding-Named-President-of-Merck-Vaccines.
6 John Stone, „Mr. Gates, Dr. Julie Gerberding Told Dr. Sanjay Gupta Vaccines Cause Autism, Did You Forget?" *Age of Autism*, Februar 7, 2011, http://www.ageofautism.com/2011/02/mr-gates-dr-julieger berding-told-dr-gupta-vaccines-cause-autism-did-you-forget.html.
7 U.S. Census Bureau, Statistical Abstract of the United States, „Table 134. National Health Expenditures — Summary: 1960 to 2009", Zugriff 1. November 2009, http://www.census.gov/compendia/statab/2012/tables/12s0134.pdf.
8 Ali Frick, „GM CEO: Serious Health Care Reform 'Undoubtedly Would Help Level the Playing Field'", *Think Progress*, 5. Dezember 2008, http://think progress.org/politics/2008/12/05/33286/gm-health-care-reform/?mobile=nc.

9 Wie erwähnt, ist recommended daily intake (RDI) ein neuerer Begriff und hat die recommended daily allowances (RDA) ersetzt. Im hier dargestellten Zusammenhang sind sie jedoch austauschbar.

10 Hegsted, D. M. Calcium and osteoporosis. *Journal of Nutrition* 116, 2316-2319 (1986).

11 See *The China Study*, S. 311–314.

12 Campbell, T. C., Brun, T., Chen, J., Feng, Z. und Parpia, B. Questioning riboflavin recommendations on the basis of a survey in China. *American Journal of Clinical Nutrition* 51, 436-445 (1990).

13 The National Academies, „Report Offers New Eating and Physical Activity Targets to Reduce Chronic Disease Risk", 5. September 2002, http://www8.nationalacademies.org/onpinews/newsitem.aspx?RecordID=10490.

14 Für weitere Informationen http://www.jeffnovick.com/RD/Should_I_Eat_That.html.

15 B. Starfield, „Is US Health Really the Best in the World?"

16 Ebd.

17 Ebd.

18 Diese Auffassung hat Broder allerdings weitergebracht. Nachdem er das NCI im Jahr 1989 verlassen hatte, wechselte er auf eine Forschungsstelle beim Pharmaunternehmen *Ivax*, bis er schließlich seine gegenwärtige Position als ärztlicher Leiter beim Biotechnologiegiganten *Celera Corporation* bekam. „Ivax and Teva on the Heels of Taxol and Zovirax", *The Pharma Letter*, 7. April 1997, http://www.thepharmaletter.com/file/41937/ivax-and-teva-on-the-heels-of-taxol-and-zovirax.html; „Samuel Broder", LinkedIn, Zugriff 1. November 2012, http://www.linkedin.com/pub/samuel-broder/25/649/b31..

19 „Aflatoxin & Liver Cancer", The National Institute of Environmental Health Sciences, zuletzt geändert am 9. November 2007, http://www.niehs.nih.gov/about/congress/impacts/aflatoxin/index.cfm.

20 Ebd.

21 Ebd.

22 T. C. Campbell, J. Chen, C. Liu, J. Li und B. Parpia, „Nonassociation of Aflatoxin with Primary Liver Cancer in a Cross-Sectional Ecological Survey in the People's Republic of China", *Cancer Research* 50 (1990): 6882–93.

18 Den Verführern erlegen

Industriekapital bei der Arbeit   276
Die American Cancer Society (ACS)   276
Die National Multiple Sclerosis Society (MS Society)   281
Die Academy of Nutrition and Dietetics (AND)   282
Die American Society for Nutrition (ASN)   286
Der angerichtete Schaden   287
Die Abkehr von der persönlichen Verantwortung   289

Wenn sich das Wahrheitsstreben mit politischen Interessen vermischt, reduziert sich das Erkenntnisstreben auf die Machtfrage.

Alston Chase

Würde man eine Liste der „Guten" im Gesundheitssystem erstellen, stünden gewiss ganz oben die selbstlosen Gesellschaften, die sich dem Kampf gegen eine Krankheit verschrieben haben und die Grundsätze einer gesunden Lebensführung verbreiten. Ich meine natürlich die Patienten-Selbsthilfegruppen und Spendensammler wie z. B. die *American Cancer Society* (ACS) und die *National Multiple Sclerosis Society* (MS Society), die Gelder beschaffen und auf die Behandlungsmöglichkeiten sehr ernster Krankheiten aufmerksam machen. Außerdem meine ich Berufsverbände wie die *American Society for Nutrition* (ASN) und die *Academy of Nutrition and Dietetics* (AND, bis zum Jahr 2011 *American Dietetic Association*), die für Ausbildung, Vernetzung und Führungspositionen ihrer Mitglieder sorgen, damit diese ihren Aufgaben möglichst effektiv nachkommen können. Doch alle Spendengelder, PR-Maßnahmen, Auszeichnungen und Wohltätigkeitsveranstaltungen stärken letztlich nur das System, in das sie eingebettet sind – ein System, das die reduktionistische Forschung preist und die Ernährung übergeht.

Die traurige Wahrheit ist jedoch, dass sehr viele dieser Organisationen eher die Lockvögel der Pharmaunternehmen und der Lebensmittelindustrie sind, als dass sie sich für die Patienteninteressen einsetzen oder wissenschaftliche Erkenntnisse verbreiten. Und weil sich diese Wölfe selbst den Schafspelz der selbstlosen Unterstützung überziehen, führen sie uns so gut hinters Licht.

Selbsthilfegruppen wie die ACS und die *MS Society* stehen angeblich im Dienst der Ausrottung einer bestimmten Krankheit. Die *MS Society* hilft ihrer Website zufolge „Menschen, die von MS betroffen sind, indem sie die Spitzenforschung fördert, Veränderungen durch Unterstützung vorantreibt, die berufliche Ausbildung verbessert und Programme und Dienstleistungen anbietet, die den Betroffenen und ihren Familien helfen, ihr Leben zu meistern".[1] Wenn Sie jetzt noch „MS" durch „Krebs", „Diabetes", „Herzkrankheit" oder irgendeine andere Krankheit oder irgendeinen Körperteil ersetzen, kennen Sie im Grunde das Leitbild jeder Selbsthilfegruppe. Auch Ärztegesellschaften verfolgen ein ähnliches Ziel. Der Hauptunterschied liegt im Fokus auf eine bestimmte medizinische Fachrichtung und weniger auf eine bestimmte Krankheit, die eine Behandlung erfordert. Die AND beispielsweise „verpflichtet sich zur Verbesserung der Gesundheit der Menschen und zur Weiterentwicklung des Berufs des Ernährungsberaters durch Forschung, Lehre und Vertretung der eigenen Interessen."[2] Beiden Organisationsformen geht es sowohl um Macht und Einfluss als auch um Therapie und Heilung. Das Ziel der meisten medizinischen Gesellschaften besteht darin, sich selbst als „offizielles Organ" darzustellen, das die Politik auf das Thema ihrer Krankheit einschwört, während die Berufsverbände üblicherweise versuchen, Standards und Kriterien für die Zugehörigkeit zu ihrer Berufsgruppe festzulegen.

Diese Organisationen nehmen ihre „Pförtnerfunktion" sehr ernst, um die Öffentlichkeit vor Betrügereien und Inkompetenz zu schützen, doch lassen sich dadurch ebenso leicht innovative Ansätze und neue Denkmodelle unterdrücken. Aus einem etwas zynischen Blickwinkel wirken diese Verbände wie Monopolisten, die ihren Machterhalt auf Kosten derer erhalten wollen, die ihre Weltsicht bedrohen. Im Zentrum jeder medizinischen Gesellschaft und jedes Ärzteverbandes steht das Urteil darüber, wer ein legitimer Praktiker und wer ein Quacksalber ist. Diese Urteile bleiben gewöhnlich unausgesprochen, bis jemand mit einem Therapieprotokoll oder einem Forschungsplan die Bühne betritt, die der vorherrschenden Meinung widersprechen. Diese Weltsicht ist in diesen Verbänden und Gesellschaften ebenso wie überall sonst in unserem Gesundheitssystem das reduktionistische Paradigma. Daraus folgt, dass trotz der wohlmeinenden Bemühungen so vieler Menschen, diese Organisationen die Behandlung und Heilung der Krankheiten behindern, die sie in ihren Werbekampagnen und bei Spendenaktionen so dämonisieren.

Industriekapital bei der Arbeit

In einem gesunden System sind diese Organisationen, vor allem die gemeinnützigen, unabhängig und nur ihren Mitgliedern und den Patienten, denen sie dienen, verpflichtet. Die Hauptquelle für die Spendengelder, die diese Organisationen finanzieren, ist – wie bei den Institutionen, die wir uns in den vergangenen Kapiteln angesehen haben – das Geflecht aus Medizintechnik- und Pharmaindustrie.

Die Verbände und Gesellschaften sind von der Industrie auf unterschiedliche Weise abhängig. Die meisten erhalten großzügige Spenden der Unternehmen, deshalb gestalten sie zwangsläufig ihre Politik und ihre Mitteilungen so, dass es sich positiv für die Geldgeber auswirkt. Viele bilden Partnerschaften mit schwerreichen Konzernen, die dann Veranstaltungen und Initiativen mit finanzieren, die von den gemeinnützigen Organisationen ohne eine solche Partnerschaft nicht auf die Beine gestellt werden könnten. Und hier befindet sich wie bei der Verbindung zwischen Staat und Industrie die Drehtür, die für Geschäftsführer gemeinnütziger Organisation und Wissenschaftler ein zusätzlicher Anreiz ist, ihre Aktionen industrietauglich zu gestalten. Dieselben Industrieunternehmen werden sie dann vielleicht als Lobbyisten oder „Vordenker" einstellen – sogenannte „Meinungsführer", z.B. prominente Ärzte oder Wissenschaftler, die gezeigt haben, dass sie ihre Fachkollegen in wirksamer Weise beeinflussen können –, sobald ihre gemeinnützige Tätigkeit endet.

Ich möchte mir einige dieser gemeinnützigen Organisationen etwas genauer ansehen: zwei medizinische Gesellschaften und zwei Ärzteverbände, die ich ziemlich gut kenne.

Die American Cancer Society (ACS)

Die ACS widmet sich der weltweiten Bekämpfung von Krebs. Sie finanziert Forschungsprojekte, fördert die Aufklärung der Patienten, rüttelt die Öffentlichkeit auf und bricht das Schweigen über diese Erkrankung. All dies ist eine große Hilfe für Krebspatienten und ihre Angehörigen. Die mutige Kampagne der ACS gegen die Tabakkonzerne hat zu einem deutlichen Rückgang der Raucher in den Vereinigten Staaten geführt und erfolgreich die Brandmarkung von Tabak vorangetrieben. Wer will also hier ein Geizhals sein und ihre Arbeit nicht unterstützen? Sagen Sie ein falsches Wort gegen diese Gesellschaft und man wird sie behandeln, als stünden Sie mit dem Leibhaftigen resp. dem Krebs im Bunde. Doch die ACS ist auch einer der großen Hemmschuhe, die verhindern, dass die Krebszahlen im Land zurückgehen. Samuel Epstein nannte sie „die reichste gemeinnützige Organisation der Welt"[3]. Die ACS leitet jährlich Hunderte Millionen Dollar in Früherkennungsmaßnahmen und in die Forschung und praktisch keinen Cent in die Erforschung oder zur Unterstützung der Ernährung. Während Epsteins Buch den Fokus auf umweltbedingte Krebsursachen zu Lasten der ernährungsbedingten Auslöser legt, ist seine Enthüllungsgeschichte über die Doppelzüngigkeit der ACS und ihre Interessenkonflikte eine Pflichtlektüre für alle, die immer noch von der ACS fasziniert sind.

Stellen Sie sich vor, Sie würden bei einer reichen und mächtigen Organisation, die sich die Ausrottung des Krebsleidens auf die Fahnen geschrieben hat, eine Führungsposition bekleiden, wie würden Sie Ihre Forschungsaktivitäten darstellen? Ich würde mit einem Forschungsprogramm zum besseren Verständnis der natürlichen biologischen Komplexität dieser Erkrankung beginnen, dann würde ich versuchen, mir die Natur selbst zur Heilung der Krankheit zunutze zu machen. Ich würde die ganze Bandbreite der Forschung bedienen, reduktionistisch und holistisch, mechanistisch und dynamisch, palliativ und kurativ, reak-

tiv und präventiv. (Je vielfältiger die Forschungen und Therapieansätze, desto größer die Chance, etwas Neues zu entdecken und über einen echten Durchbruch zu stolpern.) Und ich würde den größten Teil der Fördermittel dafür aufwenden, die Menschen über das zu unterrichten, was wir über die Rolle der Ernährung bei der Prävention und Behandlung von Krebserkrankungen wissen. Die ACS sucht im Gegensatz dazu nach einfachen Lösungen mit chemischen Substanzen, die selektiv Krebszellen vernichten, doch dieser synthetische Ansatz lässt die natürlichen Mittel zur Wiederherstellung und Erhaltung der Gesundheit außer Acht. In dieser Hinsicht unterscheidet sich die ACS nicht von den Marketingabteilungen in Konzernen wie *AstraZeneca*, die als Pharmaunternehmen das Brustkrebsprogramm der ACS finanziert haben und nicht ganz zufällig verschiedene Chemotherapeutika, die bei Brustkrebs eingesetzt werden, herstellen und vertreiben; oder auch *Amgen*, ein Biotech-Unternehmen, dessen Geschäftsführer Gordon Binder Mitglied des ACS-Vorstands war. Neben *AstraZeneca* und *Amgen* erscheinen die folgenden Firmen auf der „Excalibur"-Liste, die Sponsoren mit Spenden von mindestens 100 000 Dollar ausweist: aus der Pharmaindustrie *Bristol-Myers Squibb*, *GlaxoSmithKline*, *Merck* und *Novartis* sowie *Genentech* als Biotech-Unternehmen.[4]

Mit einer einzigen Ausnahme – der lobenswerten und erfolgreichen, über Jahrzehnte durchgeführten ACS-Kampagne gegen das Rauchen – geht es bei den von der ACS geförderten Forschungsprojekten und Programmen um „Vorsorgemaßnahmen" (seit wann ist die Diagnose einer Erkrankung in einem fortgeschrittenen Stadium eigentlich eine „Vorsorge"?) und um die molekularen Mechanismen der Krebsentwicklung, die zu den neuesten Chemotherapeutika oder Genmanipulationen führen könnten.

Die Mammografie als häufigste und lukrativste Brustscreeningmethode ist eine der Säulen der ACS-Praxis und -Philosophie. Epstein weist darauf hin, dass fünf der ehemaligen ACS-Präsidenten Radiologen waren und *DuPont*, ein Hersteller von Mammografiefilmen, unterstützt großzügig das *ACS Breast Health Awareness Program*. Dieses Programm hat seinen Höhepunkt im *National Mammography Day*, ein Event, das von den Sponsoren ausgerichtet wird. Die ACS rührt nicht nur die Werbetrommel für die Mammografie, sondern übergehen auch die Leitlinien der Regierung zum Brustkrebsscreening, wenn diese verhindern, dass der Geldbeutel ihrer Sponsoren gefüllt wird. Im Jahr 2009 stellte die US-Taskforce für Präventivmaßnahmen fest, dass das Risiko eines jährlichen Brustscreenings größer ist als der mögliche Nutzen für Frauen unter 50 und empfahl deshalb, die Mammografie als Routineuntersuchung erst ab diesem Alter und nur im Zweijahresrhythmus durchzuführen.[5] Die ACS, die den Herstellern von Röntgengeräten verbunden ist, propagiert immer noch die jährliche Mammografie ab dem 40. Lebensjahr.

Die ACS erhält nicht nur Gelder von Pharma- und Versicherungskonzernen. Auch die Junkfood-Industrie ist ein großzügiger und tatkräftiger Sponsor. Auf der Excalibur-Liste der ACS finden sich *Wendy*, *McDonald's*, *Unilever/Best Foods* (Hersteller Hunderter Lebensmittelmarken wie z. B. *Rama* Margarine, *Bertolli* Olivenöl, *Hellmann* Mayonnaise, *Knorr* Suppen) und *Coca-Cola*. Es ist somit auch nicht überraschend, dass die ACS kein Vorreiter in Sachen Ernährung ist. Ihre Ernährungsempfehlungen (tief in den Unterverzeichnissen ihrer Website vergraben[6]) sind vage und lassen die Märkte und Gewinnchancen ihrer Sponsoren unangetastet. Hier einige Beispiele für die aktuellen Ernährungsempfehlungen:

▌ Lesen Sie sich die Lebensmittelkennzeichnungen durch, um mehr über die Portionsgrößen und den Kaloriengehalt zu erfahren.

▌ Essen Sie kleinere Portionen, wenn Sie hochkalorische Nahrungsmittel zu sich nehmen.

▌ Begrenzen Sie den Konsum zuckerhaltiger Getränke wie Softdrinks, Sportgetränke und aromatisierter Fruchtsäfte.

▌ Begrenzen Sie den Konsum von raffiniertem Zucker, z. B. in Backwaren, Süßigkeiten, gezuckertem Müsli usw.

▌ Essen Sie mehr Fisch, Geflügel oder Bohnen statt rotes Fleisch (Rind, Schwein, Lamm).

▌ Wenn Sie rotes Fleisch essen, wählen Sie magere Stücke und essen Sie kleinere Portionen.

Diese Empfehlungen bedeuten kein echtes finanzielles Risiko für die Fleisch- und Junkfood-Industrie. Die Empfehlungen der ACS zur Einschränkung (nicht etwa zur Vermeidung) bestimmter Lebensmittel entspricht in etwa dem Rat an einen Kokainsüchtigen, „seinen Kokainkonsum zu begrenzen". Die Empfehlungen sind nicht ernsthaft genug, um irgendjemanden zu beeindrucken, und ganz bestimmt nicht weitreichend genug, um irgendeinen Einfluss auf die Gesundheit zu haben. (Erstaunlich, wie weit sich die ACS von ihren Anfängen vor einem Jahrhundert entfernt hat, als ihr Gründer Frederick Hoffmann die Ernährung als Schlüsselelement der Krebsentstehung bezeichnete! Hoffmann wurde drei Jahre später als Direktor abgesetzt und seine Verdienste auf der ersten Jahreskonferenz im Jahr 1922 in Lake Mohonk im Staat New York kleingeredet.)

Sie fragen sich vielleicht, warum ich keine der halbherzigen ACS-Empfehlungen zum „eingeschränkten Konsum" von Milcherzeugnissen erwähne. Aus dem einfachen Grund, weil es keine gibt. Trotz aller Belege, die für einen eingeschränkten Verzehr sprechen, findet sich in den ACS-Empfehlungen kein Wort über die Vermeidung oder Reduzierung beim Konsum von Milch, Käse oder anderen Milcherzeugnissen. Stattdessen empfiehlt die ACS laut einem Auszug aus dem *National Dairy Council* von Januar bis Februar 2008, dass Männer und Frauen das Dickdarmkrebsrisiko durch eine erhöhte Kalziumzufuhr reduzieren können, die „vorwiegend über Milchprodukte mit geringem oder keinem Fettanteil zu decken" sei.[7]

Die ACS begnügt sich nicht damit; Werbung für chirurgische, pharmakologische und radiologische Behandlungsansätze in der Krebsprävention und -behandlung zu machen. Die Unterabteilung für alternative und komplementäre Methoden der Krebsbekämpfung (die von den linientreusten Angestellten und Unterstützern gern als „Abteilung für Quacksalberei" bezeichnet wird[8]) verweigert die Förderung von Ärzten, die natürliche, nicht patentierbare und nicht medizinische Behandlungsansätze der

Krebsbehandlung befürworten, und führt stattdessen diese Ärzte in einer schwarze Liste. (Nur für den Fall, dass Sie sich fragen, ob die pflanzenbasierte Ernährung (PBE) als Quacksalberei eingestuft wird, nenne ich Ihnen hier zwei Fragen aus einer Liste der ACS zur Identifizierung nicht zu empfehlender Behandlungen auf: „Behauptet die Behandlungsform zu wirken, ohne von Nebenwirkungen begleitet zu werden?" und „Greifen die Verfechter dieser Methode die medizinische oder wissenschaftliche Gemeinschaft an?" Hier geht es scheinbar auch um eine gewisse Paranoia.)

Ich habe die Anfeindungen der ACS im Rahmen einer Schmutzkampagne gegen mich und meine Forschungstätigkeiten selbst erlebt. In den frühen 1980er Jahren hatte man das Thema Ernährung praktisch überhaupt nicht auf der Tagesordnung. Der im Jahr 1982 von der *National Academy of Sciences* (NAS) vorgelegte Bericht zu den Themen Diät, Ernährung und Krebs, an dem ich selbst mitgewirkt hatte, wurde dort nur widerwillig abgenickt. Etwa zur gleichen Zeit wurde aufgrund einer privaten Initiative eine neue Krebsforschungsgesellschaft gegründet, das *American Institute for Cancer Research* (AICR), für das ich wissenschaftlicher Berater bis 1986 und dann noch einmal von 1990 bis 1997 tätig war. Die einzige Aufgabe der AICR bestand darin, den Blick auf ernährungsbedingte Ursachen von Krebserkrankungen zu lenken. Zuerst glaubte ich etwas naiv, dass eine Gesellschaft, die sich die Auslöschung des Krebses auf die Fahnen geschrieben hat, jede wissenschaftliche oder politische Chance begrüßen würde, die Hoffnung auf eine Verlangsamung oder gar Umkehr des Krankheitsprozesses macht. Aber da hatte ich mich geirrt. Die ACS war gegenüber der AICR äußerst ablehnend eingestellt. Und ich war überrascht, mich persönlichen Verleumdungen ausgesetzt zu sehen, die der Präsident der ACS in einem Memo über die AICR an alle Lokalstellen im Lande geschickt hatte. Das *National Dairy Council* brachte dieses Memo schließlich in die Presse, wo es sogar von der berühmten Kolumnistin Ann Landers erwähnt wurde.

Einige Jahre später, als sich das AICR erfolgreich etabliert hatte (und die ACS endlich erkannt hatte, dass es auch so bleiben würde), lud mich die ACS dazu ein, eines von sechs ständigen Mitgliedern einer Expertengruppe zur Evaluation von Anträgen auf Förderung von Forschungsprojekten zu werden, die die Rolle der Ernährung bei der Krebsbekämpfung untersuchten. (Mit dem Status „ständig" wurde mir die Freiheit eingeräumt, diese Aufgabe so lange ich es wünschte auszuüben, was auf die Akzeptanz meiner Rolle bei der Gründung des AICR zurückzuführen war.) Ich glaubte, dass dies der Ausdruck eines frischen Windes bei der ACS sei, und dass ein neues und ernsthaftes Interesse an den Zusammenhängen zwischen Ernährung und Krebs bestünde. Ich arbeitete einige Jahre mit, musst dann jedoch wegen zu großer Arbeitsbelastung damit aufhören. Auch wenn ich es zum damaligen Zeitpunkt nicht genau hätte beschreiben können, war ich doch mehr und mehr desillusioniert, weil sich die ACS schwerpunktmäßig mit hochreduktionistischer Forschung beschäftigte.

Ein paar Jahre später kehrte die ACS mit neuem Management und einer neuerlichen Kursänderung wieder zu ihren Wurzeln zurück, was die Ablehnung eines Zusammenhangs zwischen Ernährung und Krebs be-

deutete, und sponserte an ihrem Hauptsitz in Atlanta im Jahr 2003 den *Cattle Barons Ball* („Ball der Rinderbarone") als Teil ihrer jährlichen Spendensammeltour. Ich fragte bei der ACS nach, was es angesichts der bekannten Zusammenhänge zwischen dem Konsum von tierischem Eiweiß und Krebs mit diesem veränderten Verhalten auf sich habe, worauf ich eine Antwort von der damaligen Präsidentin erhielt. Sie erklärte mir, dass es bei diesem Ball nicht um Fleisch gehe und dass es bei der Veranstaltung weder eine Zusammenarbeit noch eine Partnerschaft mit der Fleischindustrie oder ihren Interessenvertretern gäbe und dass der Ball auch nicht als Aufwertung der Fleischindustrie durch die ACS gemeint sei. Es ginge bei der Veranstaltung nur ums Vergnügen.

Ich vermute, es gibt einige, die diese rein formale Erklärung schlucken. Es gab während dieser Veranstaltung keine ausdrückliche Empfehlung zu vermehrtem Fleischkonsum. Doch angesichts der Erfahrung der ACS in Öffentlichkeitsarbeit, die ja ihr Kerngeschäft ist, kann ich mir nur schwer vorstellen, dass sie das selbst glaubten. Sie haben nie einen „Marlboro Man Marathon" organisiert, um Gelder für die Krebsforschung aufzubringen.

Die ACS ist vielleicht rein formal keine Partnerschaft mit der Fleischindustrie eingegangen, um eine negative Presse zu vermeiden, die eine solche Zusammenarbeit wahrscheinlich eingebracht hätte. Doch sie hätte viel aufs Spiel gesetzt, wenn sie eine pflanzenbasierte Ernährungsweise (PBE) zu Lasten der Kontostände der Rinderbarone befürwortet hätte. Die ACS unterstützt sehr engagiert den chemotherapeutischen Behandlungsansatz bei vielen Krebsformen, und eine Ernährung, die frei von tierischen Bestandteilen ist, passt da nicht recht ins Bild. Angesichts des guten Einvernehmens mit den Rinderbaronen ist es nicht überraschend, dass es bis zum heutigen Tag keine ernsthaften Forschungsprojekte über die Rolle der Ernährung bei der Krebsentwicklung und -behandlung in dieser uramerikanischen Organisation gibt.

Die National Multiple Sclerosis Society (MS Society)

Die *MS Society* ist ein weiteres Beispiel für eine medizinische Gesellschaft, deren Objektivität und angeblicher Wunsch zur Verbesserung der Gesundheit des Menschen dadurch Lügen gestraft wird, dass sie sich von der Industrie finanzieren lässt und eine dogmatische Haltung gegenüber neuen Erkenntnissen einnimmt.

Ebenso wie die ACS hängt die *MS Society* finanziell zum Großteil am Tropf der Lebensmittel- und Pharmaindustrie. Während die direkten Spenden der Pharmaindustrie im Jahr 2011 gerade einmal vier Prozent ihres Jahresumsatzes von 165 Millionen Dollar[9] ausmachten und andere Unternehmen jährlich weitere Millionen spenden, beteiligen sich diese Unternehmen intensiv an den Veranstaltungen, die den Großteil der Spendensammelaktionen der *MS Society* ausmachen, wie etwa den Hunderten Wanderungen, Läufen und Radtouren, die von engagierten Menschen organisiert werden, die an ihren Beitrag für die Sache glauben. Die Hauptsponsoren des Bike-MS-Projekts sind *Pure Protein* und das Pharmaunternehmen *Novartis*, das das MS-Medikament Gilenya® produziert und vertreibt. *Pure Protein* stellt Nutraceuticals als Riegel, Shakes und in Pulverform her.[10]

Diese „Nahrung" verspricht zwar Gesundheit, doch bietet sie nur einen beunruhigenden Mix aus industriell verarbeiteten Zutaten wie z. B. Sucralose, hydrolysiertes Kollagen, Sorbitol, Malitolpulver und Palmkernöl.

Beim Herumstöbern auf der Website der *MS Society* stieß ich auf Hinweise, dass die Gesellschaft finanziell von weiteren Unternehmen abhängig ist, die nicht von einer Heiltherapie profitieren, sondern vom Verkauf industriell hergestellter Lebensmittel, die auch mit dem Beginn der Erkrankung in Zusammenhang stehen könnten. In North Carolina wird ein lokales Büro der *MS Society* von der Restaurantkette *Golden Corral* gesponsert. Sara Lee brachte mit dem *Summer Bun Program* im Jahr 2011 insgesamt 111 000 Dollar zusammen. Der Mutterkonzern, die *Bimbo Bakeries USA* (der Name stammt nicht von mir), hat im Sommer 2012 landesweite Werbeveranstaltungen in Supermärkten durchgeführt, um über den Verkauf ihrer anderen Junkfood-Marken *Stroehmann, Freihofer's, and Arnold breads and baked goods* Gelder für die *MS Society* einzusammeln.

Die *MS Society* beschreibt ganz offen die Vorzüge des Industriesponsorings durch *Women Against MS Luncheon* als „greifbaren Marketingerfolg", einschließlich „Warenproben, Markendarstellung und Medienpräsenz".[11] Unerwähnt (aber trotzdem klar ersichtlich) bleibt dabei, dass die Verbindung der Markenartikel mit der *MS Society* dem Verbraucher suggeriert, dass diese Produkte im Kampf gegen Multiple Sklerose helfen oder zumindest das MS-Problem nicht vergrößern, was jedoch im Fall dieser Sponsoren mit ihren Junkfood-Produkten nicht der Fall ist.

Es gibt eindrucksvolle Belege dafür, dass ein starker Milchkonsum mit einer hohen MS-Prävalenz verbunden ist. Langfristige Untersuchungen belegen eine deutlich geringere Todesrate unter MS-Patienten, die eine pflanzenreiche Kost bevorzugen (fünf Prozent im Vergleich zu 80 Prozent bei Patienten, die sich ungesund ernähren).[12] Doch bei der *MS Society* ist über die Rolle der Ernährung bei der Prävention der Erkrankung oder bei der Linderung der Symptome praktisch nichts zu erfahren. Ihre generellen Ernährungsempfehlungen lauten:

> *Die Erhaltung der allgemeinen Gesundheit ist für Patienten mit MS oder einer anderen chronischen Krankheit äußerst wichtig. Eine ausgewogene und sorgfältig zusammengestellte Kost hilft dabei, dieses Ziel zu erreichen. MS-Experten raten dazu, dass sich die Betroffenen an die Empfehlungen für eine Ernährung mit geringem Fett- und hohem Ballaststoffanteil halten, die auch für die gesamte Bevölkerung gelten.[13]*

In etwas ausführlicheren Ernährungsempfehlungen für MS-Kranke empfiehlt die *MS Society* Low-Fat-Milchprodukte (wegen des Kalziumgehalts!) und mageres Fleisch (wegen der Proteine!). Dazu gesellen sich die üblichen Lippenbekenntnisse zu reichlich Obst und Gemüse. Kein Wort über den nachweislichen Zusammenhang zwischen Milcherzeugnissen und dem Einsetzen einer MS-Erkrankung, ebenso wenig zu den deutlichen Auswirkungen, welche die Ernährung auf die Überlebensrate gezeigt hat. Die *MS Society* beschönigt also die Ursachen der MS und spricht zufällig gleichzeitig ihre Sponsoren aus der Junkfood-Industrie von jeder Schuld frei, während gleichzeitig die Sponsoren aus der Pharmaindustrie mit ihren Produkten und Forschungen zur größten und einzigen Hoffnung im Kampf gegen diese schreckliche Krankheit gemacht werden.

Die Academy of Nutrition and Dietetics (AND)

Im Gegensatz zur ACS und zur *MS Society* befasst sich die AND (bis zum Jahr 2012 *American Dietetic Association*) nicht mit Krankheiten, sondern richtet sich an eine professionelle Zielgruppe. Sie ist der Verband der eingetragenen Ernährungsberater, der seine Beratungstätigkeit in Krankenhäusern, Schulen, Spezialkliniken, Kindergärten, staatlichen Einrichtungen und allen interessierten Laien anbietet und darüber informiert, wie man sich gesund ernährt. Die Ernährungsberater haben damit großen Einfluss darauf, wie wir zur Ernährung in unserem Land stehen. Schade für die Ernährungsberater und für die Bevölkerung, dass sie überwiegend falsche Informationen weitergeben. Die Empfehlungen der AND sind auf die speziellen Interessen ihrer Sponsoren aus der Fastfood-Industrie zugeschnitten.

Haupteinnahmequelle der AND sind bestimmte Leistungen für ihre Mitglieder (z. B. für Publikationen, Zulassungen, Fortbildungen und ermäßige Beiträge bei den Jahrestreffen) und steuerlich absetzbare Spendenbeiträge. Sie sucht jedoch auch in der profitorientierten Privatwirtschaft nach Spenden. Laut Jahresbericht aus dem Jahr 2011[14] gehören zu den „großzügigen Spendern" *Aramark, Coca-Cola*, das *Hershey Center for Health & Nutrition* und der *National Dairy Council*. „Premiumsponsoren" waren *Abbott Nutrition, CoroWise* (Zweig von *Cargill* für Nahrungsergänzungsmittel), *General Mills, Kellogg, Mars Incorporated, McNeil Nutritionals, PepsiCo, Soyjoy, Truvia* (Vermarkter eines Süßstoffs von *Cargill* und *Coca-Cola*) sowie *Unilever*. Der *National Cattlemen's Beef Association* und dem *National Dairy Council* wurde neben vielen Junkfood-Produzenten wie *Mars, PepsiCo* und *Coca-Cola* im AND-Bericht speziell für eine Spende von mindestens 10 000 Dollar gedankt.

Dreimal habe ich auf Einladung einer Expertengruppe der Gesellschaft bei den großen Jahresversammlungen der AND Vorträge über vegetarische Ernährung gehalten. Beim letzten Mal in Chicago prangten auf der Kongresstasche deutlich sichtbar die Namen der ADA-Partner, eine regelrechte „Verbrecherkartei" von Interessenvertretern der Pharma- und der Lebensmittelindustrie. Eine kunterbunte Mischung von Partnern mit ganz synergistischen Tagesordnungen: Während die eine Gruppe für Softdrinks und Milchprodukte in den Ernährungsprogrammen der Schulen des ganzen Landes sorgt (Sponsoren der Lebensmittelindustrie), wirbt die andere Gruppe (Sponsoren der Pharmaindustrie) gleich für die Medikamente, um die Beschwerden zu lindern, die auf das Konto dieser Programme gehen.

Was ich an der AND besonders abstoßend finde, ist ihr erdrückender Einfluss auf die Ernährungsbildung. Die AND wacht sowohl über die Lehrinhalte an den Schulen und Universitäten, die für die Zulassung als Ernährungsberater erforderlich sind, als auch über die Kriterien, nach denen jeder einzelne Bundesstaat die Zulassung zum Ernährungsberater vergibt. Die

AND ist über die *Commission on Dietetic Registration* (CDR) außerdem für die Ausbildung und Anerkennung von Ernährungswissenschaftlern im ganzen Land verantwortlich. Den Status eines eingetragenen Ernährungsberaters können nur Personen wie Pflegekräfte und Diätassistenten erhalten, die an den verpflichtenden Rezertifizierungen des *Professional Development Portfolio* der AND teilnehmen. Die CDR legt auch fest, wer diese Weiterbildungen abhalten darf, die für alle, die im Gesundheitsbereich arbeiten wollen und für Schadensersatzansprüche von Versicherungen haftbar gemacht werden können, von entscheidender Bedeutung ist.

Meine Freundin und Kollegin Pamela Popper hat den bösartigen Maulkorberlass der AND am eigenen Leib erfahren. Sie hat die ganze Geschichte mit allen haarsträubenden Details in ihrem exzellenten Buch *Solving America's Healthcare Crisis* beschrieben. Im Jahr 1993 gründete sie eine kleine Firma und bot in ihrem Heimatstaat Ohio Kurse an, in denen die Teilnehmer alles über eine Umstellung auf eine pflanzenbasierte Ernährung (PBE) lernten. Alsbald zog sie den Zorn des *Ohio Board of Dietetics* auf sich. Man schnüffelte ihr hinterher, forderte sie dazu auf, die Namen anderer Personen „preiszugeben", die ebenfalls keine eingetragenen Ernährungsberater seien, damit man auch über sie Nachforschungen anstellen könne und drohte ihr schließlich mit Haft. Beth Shaffer, die beim Ohio Board für die Einhaltung der Regeln zuständig war, erklärte ihr, dass der erste Verfassungszusatz[15] in Ohio nicht gelte, wenn es um Nahrungsmitteln und Ernährung gehe.[16]

Im Gegensatz zu den meisten Menschen, die von der Lebensmittelindustrie gemobbt werden, schlug Popper zurück. Sie gab zig-tausend Dollar für die besten Anwälte des Staates aus. Schließlich gewann sie und durfte offiziell ihren Geschäften in Ohio nachgehen. Per E-Mail schickte sie mir Folien einer Präsentation von einer Schulung des ehemaligen Direktors *des Ohio Board of Dietetics* und gegenwärtigen Vorsitzenden der *AND Licensure Workgroup* Kay Mavko. Sie zeigen, wie die lokalen Ernährungsberater dazu gedrängt werden, ihre Konkurrenz zu den staatlichen Lizenzierungsstellen aufzugeben.[17] Für den Fall, dass Sie mich im Hinblick auf die wahren Ziele der AND für zynisch oder paranoid halten, habe ich hier ein paar Folien abgebildet (▶ Abbildung 18.1–18.3).

Man beachte den letzten Punkt der Aufzählung in Abbildung 18.1 „Die Lizenzierungsstellen müssen immer wieder von Störungen Kenntnis bekommen, um Gegenmaßnahmen einleiten zu können". Das bedeutet, wenn es keine Beschwerden gibt, hat die Lizenzierungsbehörde nichts zu tun. Auf einer weiteren Folie wird vor der „Einstellung aller Aktivitäten" gewarnt, weil eine untätige Behörde ohne Funktion aufgelöst werden könnte. Die Ernährungsberater müssen also dafür sorgen, dass sie beschäftigt bleibt. Aber auch hier wird es auf der Folie viel klarer ausgedrückt, als ich es kann (▶ Abbildung 18.2).

Bestimmt engagieren sich Kay Mavko und die AND aus gutem Grund bei dieser Hexenjagd. Sie versuchen doch nur, die Gesellschaft vor dem zu schützen, was sie als schlechte Ernährungsberatung all jener betrachten, die nicht den rigorosen Anerkennungsprozess der AND durchlaufen haben, oder? Mavkos Folien räumen alle möglichen Missverständnisse aus (▶ Abbildung 18.3).

Wenn die registrierten Ernährungsberater zu selbstgefällig sind, „können andere

---

Wann sollten Regelverletzungen gemeldet werden?

→ Heute

→ Morgen

→ Und an jedem Tag, an dem es zu Regelverstößen kommt

→ Die Lizenzierungsstellen müssen immer wieder von Störungen Kenntnis bekommen, um Gegenmaßnahmen einleiten zu können

Abbildung 18.1 Folie aus einer Schulung der AND

Warum sollten Sie Meldung erstatten?

Ohne die Meldung von Regelverstößen

→ Gibt es keine Nachforschungen

→ Gibt es keine Disziplin

→ Gibt es wenig Aktivitäten des Gremiums

→ Wird die Existenz der Lizenzierungsstelle infrage gestellt

→ Wird die Bedeutung des Gremiums herabgewürdigt

→ Droht die Einstellung aller Aktivitäten

Abbildung 18.2 Weitere Folie aus einer Schulung der AND

Warum soll ich Regelverstöße melden?

→ Weil Sie dazu verpflichtet sind

→ Wenn die eingetragenen Ernährungsberater keine Regelverstöße melden, haben andere Gruppen einen Wettbewerbsvorteil

→ Ihre Selbstgefälligkeit macht es ihnen dann möglich

→ Die Aktivitäten des Gremiums schützen Ihren Arbeitsbereich

→ Die Wettbewerbssituation verlangt danach

Abbildung 18.3 Weitere Folie aus einer Schulung der AND

Gruppen einen Wettbewerbsvorteil erlangen". Sie müssen ihren Arbeitsbereich „schützen". Nicht schlecht! Man sieht jetzt auch, warum diese Präsentation nicht auf der Website der AND zu finden ist und warum sie von „abtrünnigen" AND-Mitgliedern, die über die Vorstellung entsetzt waren, zu AND-Spionen gemacht zu werden, Journalisten zugespielt wurde.[18]

Die AND und die Prüfungsämter fühlen sich nur deshalb von einer Ernährungsbildung bedroht, die nicht an die offizielle AND-Linie angepasst ist, weil sie um ihre Jobs fürchten. Das ist verständlich, solange die Öffentlichkeit und die Aufsichtsbehörden wissen, dass die AND, wie Popper schreibt, „ein Handelsunternehmen ist und keine Autorität in Ernährungs- und Gesundheitsfragen".[19]

In den Augen der AND ist Popper nicht dazu legitimiert, Informationen zur Ernährung zu verbreiten. Aber wer denn? Es stellt sich heraus, dass es dieselben Industriekonzerne und Unternehmen sind, die auch die Rechnungen der AND bezahlen. Einige der vom CDR anerkannten Ausbilder gehören zum Pharmagiganten *Abbott Labs*, zu den Lebensmittel- und Verpflegungsunternehmen *Aramark, Sodexo* und *Sysco* sowie zu den Speerspitzen der Junkfood-Industrie wie z.B. die mit durchschaubarem Namen

versehene *Coca-Cola*-Firma *Beverage Institute for Health & Wellness*, das *ConAgra Food Science Institute*, das *General Mills Bell Institute of Health and Nutrition*, die *Kraft Foods Global Inc.*, *Nestle HealthCare Nutrition*, *PepsiCo Nutrition* und *US Foods*.[20]

Nur für den Fall, dass einige Junkfood-Produzenten die Vorteile noch nicht ganz erfasst haben, wenn man ein akkreditierter Anbieter für die berufliche Weiterbildung der AND-Mitglieder ist, stellt die CDR diese noch einmal klar und deutlich auf ihrer Website in der Rubrik „Absatzmöglichkeiten" heraus:

▌ Kontakt zu einem Markt mit über 65 000 eingetragenen Ernährungsberatern.

▌ Förderung individueller Fortbildungsmaßnahmen über die CDR-Datenbank, zu der die Ernährungsberater per E-Mail, Fax, Telefon und online Zugang haben.

▌ Nennung auf der CDR-Website als Anbieter von Fortbildungsmaßnahmen.

▌ Erlaubnis, das CDR-Logo, das einen als akkreditierten Anbieter von Weiterbildungen ausweist, bei der Vermarktung von Fortbildungsveranstaltungen und zugehöriger Materialien zu verwenden.[21]

Hier macht man also den Bock zum Gärtner.

Nach meiner Erfahrung dienen die Fortbildungsprogramme allmächtiger Organisationen vornehmlich der Erhaltung des Status quo, vor allem wenn es um die angeblichen Vorzüge von Milchprodukten für junge Menschen geht. Man schmückt sich gern mit einer vegetarischen Unterabteilung, doch wird diese eher wie ein politisch nützliches Stiefkind behandelt, und nicht als vollwertiges Mitglied der AND-Familie. Ohnehin ist der Vegetarismus noch ein ganzes Stück von einer vollwertigen, pflanzenbasierten Ernährungsweise (PBE) entfernt, welche die Forschung empfiehlt. Fleisch wird zwar weggelassen, doch werden immer noch erhebliche Mengen an Milchprodukten, Eiern und industriell hergestellten Lebensmitteln konsumiert, was echte Gesundheit und Freiheit von Krankheiten verhindert.

Die Tätigkeit der AND geht noch über die Ausbildung (oder Indoktrination?) der Ernährungsberater hinaus. Im Jahr 2011 flossen von dort auch 62 000 Dollar an Spendengeldern an Kongressabgeordnete, um ihre politische Agenda zu unterstützen. Eine großartige Gelegenheit für *Coca-Cola*, *Pepsi* und andere Gönner der AND ihren politischen Einfluss zu verschleiern! Die AND ist im Grunde genommen eine hoch angesehene PR-Agentur ihrer Kooperationspartner. Sie steht aufgrund ihres Leumunds, ihrer PR-Arbeit und der obligatorischen Ausbildungspartner für die Pharma- und Lebensmittelindustrie und deren Interessen an vorderster Front.

Mich betrübt dieser Umstand, denn die Ernährungsberater, die Mitglieder bei der AND sind, gehören nach meiner Erfahrung zu den am besten ausgebildeten Ernährungsprofis, denen ich bei meinen Vortragsreisen begegnet bin. Sie vermitteln ihrem Publikum sehr sachkundig Informationen über Ernährung und gehen mit hoher Motivation an die Arbeit. Woran ich mich jedoch sehr stoße, ist die Bevormundung der Mitglieder, oft ohne dass es ihnen bewusst wird, bei der Vorgabe, was noch eine vertretbare Meinung ist und was nicht.

Die American Society for Nutrition (ASN)

Ich komme hier nicht nur deshalb auf die ASN (ursprünglich *American Institute of Nutrition*) zu sprechen, weil sie ein besonders erbitterter Gegner meiner Sichtweise ist, sondern weil ich mit der subtilen und zersetzenden Wirkung von Sponsorengeldern auf diese einstmals ausgezeichnete Organisation sehr vertraut bin. Zu ihrer Entlastung muss ich anführen, dass man dort mittlerweile ein Instrument zur Aufdeckung von Interessenkonflikten geschaffen hat, mit dem sich offensichtliche Versuche zu unlauteren Machenschaften ausmerzen lassen. Doch der Einfluss der Industriegelder hat das ganze System derart durchdrungen, dass kein Versuch zur Selbstregulation wirklich effektiv sein kann, ganz gleich wie ernst er gemeint ist.

Ich war 45 Jahre lang Mitglied dieser Gesellschaft und die meiste Zeit über sehr aktiv. Sie hielten ihre nationalen Forschungsmeetings zusammen mit fünf (später sechs) biologischen Gesellschaften ab, die gemeinsam unter dem Namen *Federation of American Societies for Experimental Biology* firmierten. Zu Spitzenzeiten zogen die jährlichen Treffen, die fünf Tage dauerten, 20 000 bis 25 000 Wissenschaftler aus dem Fachbereich Biologie an. Ich liebte diese Atmosphäre und den offenen Austausch mit Kollegen über Forschungsergebnisse. Zu den denkwürdigsten Erinnerungen gehören die Auszeichnungen meiner Studenten, die Symposien, die ich organisierte oder an denen ich teilnahm, sowie der Austausch von Forschungsideen bei den offiziellen Vorträgen.

Doch eines hat mich immer geärgert, und es wurde von Jahr zu Jahr schlimmer, und zwar die sogenannten prestigeträchtigen Auszeichnungen, mit denen alljährlich verschiedene etablierte Forscher bedacht wurden und die gewöhnlich mit einem von der Lebensmittel- und Pharmaindustrie bereitgestellten Preisgeld dotiert waren. Das Preisgeld war moderat und lag zwischen 1500 und 5000 Dollar, doch waren die Preisgelder insgesamt (40 000 bis 50 000 Dollar) ein deutliches Zeichen für den monetären Einfluss, der die ASN an ehrlichen Aussagen zum Thema Ernährung hinderte. In der Industrie weiß man, dass auch kleine Zuwendungen für die Loyalität von Forschern sorgen können, für die es einfacher und weniger unangenehm ist, Forschungen durchzuführen, die nicht die Produkte betreffen, die von ihren Gönnern verkauft werden.

Als ich mehr Führungsaufgaben in der Organisation bekam, erkannte ich allmählich die viel zu engen Bande mit der Industrie. Besonders auffällig war, zumindest für mich, der Versuch verschiedener ASN-Mitglieder (prominente Berater des *American Egg Board*, der *General Mills Company* und anderer Unternehmen), meinen Rücktritt zu betreiben. Es war übrigens der erste derartige Versuch in der 40-jährigen Geschichte der ASN. Offenbar hatte ich zwei schwere Sünden begangen: Ich hatte als führender wissenschaftlicher Berater das neue Krebsforschungsinstitut AICR unterstützt, dessen Schwerpunkt die Erforschung der pflanzenbasierten Ernährungsweise (PBE) war, und ich war außerdem ein prominentes Mitglied des NAS-Komitees von 1982, das den Bericht über die Zusammenhänge von Ernährung und Krebs im Hinblick auf die Krebsprävention durch PBE vorgelegt hatte. Nach einer Untersuchung sprach mich das achtköpfige Präsidium mit 6 zu 0 Stimmen (bei zwei Enthaltungen) von jedem Fehlverhalten frei. Was blieb, war der aggressive Versuch der industrienahen Mitglieder, mich zum Schweigen zu bringen, was, wie Sie sich denken können, nicht funktioniert hat.

Die Fachgesellschaften schützen kurz- und langfristig ihre Existenz, indem sie ihre eigene Linie nach den Interessen der traditionellen Lebensmittel- und Pharmaunternehmen ausrichten und die Erwähnung einer eventuellen positiven Wirkung einer pflanzenbasierten Ernährungsweise auf die Gesundheit vermeiden. Als früheres Mitglied in verschiedenen Fachgesellschaften kann ich Ihnen versichern, dass Ergebnisse, welche die Vorteile dieser Ernährungsweise aufzeigten, praktisch nie anerkannt werden – und das betrifft auch die Gesellschaften, denen ich lange Zeit angehörte.

Der angerichtete Schaden

Vielleicht fragen Sie sich, was denn so schlimm an alldem ist. Letztlich können diese Gesellschaften nach Belieben veröffentlichen und bewerben, was sie wollen, und für jeden Unsinn bezahlen, genau wie Sie und ich. Die Ausbildung von Ernährungsberatern und die Einflussnahme auf Wissenschaftler ist nicht dasselbe, wie zu bestimmen, was man essen sollte (wer von

uns war schon bei einem Ernährungsberater?). Man könnte deshalb diese Gesellschaften auch einfach ignorieren. Das Problem besteht jedoch darin, dass sie sich
durch das Industriesponsoring und ihren
quasibehördlichen Status ermächtigt fühlen, darüber zu bestimmen, wer die Ernährungswissenschaft erlernen und unterrichten darf und wer kleingehalten wird oder
durch disziplinarische Maßnahmen wieder
auf die offizielle Linie gebracht werden
muss. Dadurch können sie die Regierungspolitik, die medizinische Praxis und die öffentliche Wahrnehmung mehr, als es ihre
finanziellen Möglichkeiten eigentlich erlauben, auf vielfältige Art und Weise beeinflussen. Ich habe das unprofessionelle Verhalten dieser Gesellschaften sowohl im Zuge ihrer Untersuchungsverfahren wegen
meiner beruflichen Aktivitäten kennengelernt als auch während meiner Amtszeit bei
der ASN und ihren Schwestergesellschaften
im Rahmen der Etatberatungen des US-
Kongresses.

Zuerst nutzen sie die Vorstellung aus,
man sitze im Kampf gegen Krankheiten auf
einem hohen moralischen Ross. Stellt man
sich gegen sie, hat das etwas vom Überlau-
fen zum Feind bzw. zu den Krankheiten,
die uns und unsere Angehörigen bedrohen.
Jeder kann sich die mögliche soziale Ausgrenzung vorstellen, die einem droht, wenn
man der an Brustkrebs erkrankten Nachba-
rin erklären muss, warum man nicht für eine rosa Schleife, einen Sponsorenmarsch,
ein Rennen, einen Kuchenstand, eine Ta-
lentshow, eine Einweihungsfeier, einen Le-
sezirkel oder ein „Wohltätigkeitsessen"
spenden möchte. Wie wir gesehen haben,
klammern sich die meisten Menschen, die
an einer Krankheit leiden, ebenso wie ihre

Angehörigen, an ihre Hoffnung auf das
medizinische System. Nach einer Operation, einer medikamentösen Behandlung,
Bestrahlung oder Chemotherapie, welche
die Körperfunktionen wiederherstellen und
eine weitere Zerstörung aufhalten, werden
sie zu wahren Cheerleadern des medizinischen Systems und zu Jüngern des Glau-
bens an die unmittelbar bevorstehende
Entdeckung des Heilmittels. Konzerne wie
AstraZeneca und *Merck* können diese Leidenschaft und den Aktionismus zwar nicht
direkt steuern, doch über die gemeinnützigen Gesellschaften verwandeln sie die enorme Energie dieser wohlmeinenden Menschen in üppige Gewinne. Besonders die
Lobby- und Spendenorganisationen meinen, dass sie das Recht dazu haben, und
nur wenige gewählte Mandatsträger, Journalisten oder Geschäftsleute, verfügen über
das Wissen, die Motivation und den Mut,
diese Legitimation zu hinterfragen. Wenn
die ACS eine Pressemeldung herausgibt,
werfen selbst die angesehensten Journalisten ihre Neutralität über Bord, als wären sie
Lokalreporter, die Stimmung für den hei-
mischen Fußballklub machen. „Ein dreifa-
ches Hoch auf den ACS und seinen Kampf
gegen den Krebs" tönen *NewsHour* und der
Rest des Boulevards in ehrfurchtsvoller Bewunderung.

Die gemeinnützigen ebenso wie Fachgesellschaften haben darüber hinaus die Illusion von Unparteilichkeit erzeugt. Das einzige, um das man sich dort sorge, so versi-
chert man uns, sei die Besserung der Gesundheit, sei es durch Auslöschung der
Krankheit, der sie sich verschrieben haben,
oder durch die bestmögliche Ausbildung
ihrer Mitglieder in der medizinischen Versorgung. Wegen dieses augenscheinlichen

Mangels an jeglichen finanziellen Interessen vertrauen wir ihren Richtlinien und den Forschungsbewertungen. Wenn *Astra-Zeneca* behauptet, dass Tamoxifen ein sicheres und wirkungsvolles Mittel gegen Brustkrebs ist, wissen wir, dass es sich um Werbung im eigenen Interesse handelt, egal ob die Werbebotschaft korrekt ist oder nicht. Behauptet die ACS dasselbe, halten wir es für die Wahrheit.

Das bedenklichste Ergebnis dieser unschönen Verquickungen von gemeinnützigen Gesellschaften und der Industrie besteht vielleicht in dem scheinbaren Heiligenschein der Gesellschaften, der sich bis zu den Unternehmen ausdehnt, deren Interessen sie fördern. Solange die Industrie ihre Absätze und ihre Werbemaschinerie in das Gewand uneigennütziger Wohlfahrt hüllt, ist es kein Wunder, dass die meisten Amerikaner nicht realisieren, dass der Müll, der uns als Nahrung vorgesetzt wird, tatsächlich unser größtes Gesundheitsproblem ist, und dass das Zeug, das uns als Medizin verkauft wird, uns gerade so gesund erhält, dass wir auch weiterhin ihr Essen und ihre Medizin kaufen können.

Die Abkehr von der persönlichen Verantwortung

Das Resultat dieser schleichenden Einflussnahme der Wirtschaft auf Institutionen, die uns angeblich dabei helfen, gesünder zu werden, ist die völlige Verweigerung der meisten Amerikaner, mehr Verantwortung für ihre eigene Gesundheit zu übernehmen. Das ist jedoch nicht ihre Schuld. Die gemeinnützigen Organisationen haben uns so indoktriniert, dass wir glauben, keinen großen Einfluss auf unsere Gesundheit zu haben, und uns nichts anders bleibt, als zu

spenden, aufzumarschieren, zu laufen, rosa oder gelbe Schleifen zu tragen, um dazu beizutragen, die Welt von ihren größten Geißeln zu befreien. Die Tatsache, dass die allermeisten von uns ihr Risiko, frühzeitig an Krebs, Herzerkrankungen, Schlaganfall, Diabetes oder Dutzenden weiterer Erkrankungen zu sterben, selbst praktisch auf null senken können, wird von eben jenen Gesellschaften aktiv geleugnet, die diesen Erkrankungen vorgeblich den Garaus machen wollen. Mich machen die vielen Milliarden Dollar und die Millionen Arbeitsstunden der Ehrenamtlichen ganz krank, die alle von dem Thema Ernährung weggeführt werden, um sich reduktionistischen, patentierbaren und so profitablen Spielereien zuzuwenden. Und das Schlimmste daran ist, dass all diese engagierten und wohlmeinenden Menschen, welche die drei genannten Gesellschaften in dem festen Glauben unterstützen, dass sie eine sozial verantwortungsvolle und konstruktive Arbeit leisten, im Gedenken an ihre Freunde und Angehörige, die diesen Krankheiten zum Opfer gefallen sind.

Als wir gerade das Manuskript zu diesem Buch fertigstellten, flatterte mir das folgende Beispiel auf den Schreibtisch. Es handelt sich um einen Blog-Eintrag vom 3.10.2012 auf der Website der ACS. Verfasst hatte ihn J. Leonhard Lichtenfeld, der stellvertretende medizinische Leiter im *ACS National Office*, und er war so überschrieben: „Während des *Breast Cancer Awareness Month* sollten wir nicht nur unsere Erfolge feiern, sondern auch unsere Grenzen erkennen".[22] Dieser gut geschriebene und von Herzen kommende Beitrag zeugt von einer Sensibilität gegenüber Frauen, denen der medizinische Betrieb nicht mehr helfen kann, auch wenn man gerade die Verbesserungen durch die jüngste Screening-Techniken feiert. Lichtenfeld äußerte sich so:

> *Ich verstehe den Ärger der an Brustkrebs erkrankten Frauen, die sich fragen: „Und was ist mit mir?" Unter diesen Frauen finden sich auch jene, die bei der Vorsorge und Früherkennung alles „richtig" gemacht hatten … Diese Frauen beten für einen Durchbruch, ein Heilmittel, und fragen sich, ob Frauen, bei denen kein Brusttumor diagnostiziert wurde oder die keine fortgeschrittene Erkrankung haben, das wirklich verstehen.*

Das sind bewegende, tröstende und mitfühlende Worte. Zudem steht man ihnen völlig hilflos gegenüber. Frauen mit Brustkrebs, so macht er uns weis, beten für einen Durchbruch und für die Heilung, denn ihre Rettung liegt in den Händen derjenigen, die neue Medikamente zusammenstellen, neue Bestrahlungsapparate erfinden, eine neue Operationstechnik wagen und neue Wege zur Genmanipulation ersinnen. Sogar wenn er sich demütig und reuig zeigt angesichts des medizinischen Establishments, das seine „Magie" überreizt hat und manchmal „zu viel versprochen und zu wenig gehalten hat", verkauft er immer noch die Therapie im reduktionistischen Sinn als einzige Hoffnung für die betroffenen Frauen. Kein Wort über Prävention, Selbstbestimmung oder über die Tatsache, dass eine einfache Umstellung der Ernährung das Fortschreiten einer Krebserkrankung bremsen kann. Es ist im ganzen Gesundheitssystem die gleiche Botschaft, und diese Haltung, den Menschen den Schneid abzukaufen, ist der übelste Teil der ganzen Geschichte, ganz gleich ob es in bester Absicht geschieht, was vermutlich auf J. Leonhard Lichtenfeld zutrifft, oder mit einem gewissen Zynismus, um mehr Profit zu machen.

Es tut mir leid, dass ich dieses Kapitel nicht mit einem schockierenden Beispiel für ein auf frischer Tat ertapptes Unternehmen enden lassen kann, das mit seinem Einfluss die staatliche Gesundheits- und Ernährungspolitik, die Berichterstattung in den Medien und die verschiedenen Organisationen im Gesundheitssystem korrumpiert. Aber genau das ist der Punkt. Will man einen konkreten Beweis haben, wird man nie das gesamte Bild erkennen können, da diese hässliche und heimliche Einflussnahme das gesamte System durchdringt, das von gut vernetzten Akteuren aufrechterhalten wird, die alle in ihrem eigenen Interesse handeln und ihre eigenen Ziele verfolgen. Das Problem dabei sind nicht die Akteure selbst und auch nicht ihr Motivation, sondern das übergreifende Ziel des Systems ist der Fehler, das den Profit der Unternehmen über die Gesundheit der Bevölkerung stellt.

Ich habe die ACS, die *MS Society*, die AND und die ASN bei diesen Beschreibungen nicht aus dem Grund herausgegriffen, weil sie schlimmer vorgehen als Hunderte andere medizinische oder Fachgesellschaften, sondern weil ich sie am besten kenne. Sie sind nicht die faulen Äpfel in einer Kiste mit ansonsten guten Äpfeln. Die Kiste selbst, d. h. das System, dessen Sprache das Geld und der Reduktionismus ist, ist die Quelle dieses ethischen Fäulnisprozesses. Es belohnt die Gesellschaften und Organisationen, die ihren moralischen Einfluss und ihre mediale Schlagkraft für teure und ineffektive reduktionistische Verfahren verschleudern und gleichzeitig die tatsächliche präventive Kraft der Ernährung ignorieren oder schlichtweg bestreiten.

Anmerkungen

1 „About the Society", National Multiple Sclerosis Society, Zugriff 1. November 2012, http://www.nationalmssociety.org/about-the-society/index.aspx.

2 „About the Academy of Nutrition and Dietetics", Academy of Nutrition and Dietetics, 2012, http://www.eatright.org/Media/content.aspx?id=6442467510.

3 Samuel S. Epstein, *National Cancer Institute and American Cancer Society: Criminal Indifference to Cancer Prevention and Conflicts of Interest* (Bloomington, NY: Xlibris, 2011).

4 Cancer Prevention Coalition, „The American Cancer Society (ACS) 'More Interested in Accumulating Wealth Than Saving Lives,' Warns Samuel S. Epstein, M.D.", PR Newswire, accessed December 3, 2012, http://www.prnewswire.com/news-releases/the-american-cancer-society-acs-more-interested-in-accumulating-wealth-than-saving-lives-warns-samuel-s-epstein-md-117942029.html.

5 „Screening for Breast Cancer", U.S. Preventive Services Task Force, Juli 2010, http://www.uspreventiveservicestaskforce.org/uspstf/uspsbrca.htm.

6 „Diet and Physical Activity: What's the Cancer Connection?", American Cancer Society, letzte Änderung 13. Januar 2012, http://www.cancer.org/cancer/cancercauses/dietandphysicalactivity/diet-and-physical-activity.

7 „Dairy Foods & Cancer Prevention", *Dairy Council Digest* 79, Nr. 1 (Januar/Februar 2008): 6, http://www.nationaldairycouncil.org/SiteCollectionDocuments/health_wellness/dairy_nutrients/dcd791.pdf.

8 William T. Jarvis, „Cancer Quackery", National Council Against Health Fraud, Dezember 17, 2000, http://www.ncahf.org/articles/c-d/caquackery.html.

9 „Sources of Support", National Multiple Sclerosis Society, Zugriff 2. Dezember 2012, http://www.nationalmssociey.org/about-the-society/sources-of-support/index.aspx.

10 Ein Nutraceutical ist laut *lebensmittellexikon.de* ein Kunstwort, das aus engl. *nutrition* (= „Ernährung") und *pharmaceutical* (= „pharmazeutisch") zusammengesetzt ist und nicht direkt übersetzt werden kann, da eine solche Mischung aus zulassungspflichtigen Arzneien und Lebensmitteln nicht zulässig ist (Anm. d. Übers.).

11 „Women against MS Luncheon: Sponsorship Opportunities", Triangle WAMS Luncheon website, Zugriff 1. November 2012, http://www.trianglewams.org/event-details/sponsorship-opportunities.

12 In *China Study*, S. 194–98 gibt es eine Zusammenfassung über die bemerkenswerte 34 Jahre alte Forschungsarbeit von Roy Swank über MS-Patienten; siehe auch R.L. Swank und B.B. Dugan, „Effect of Low Saturated Fat Diet in Early and Late Cases of Multiple Sclerosis", Lancet 336, Nr. 8706 (1990): 37–39.

13 „Nutrition and Diet", National Multiple Sclerosis Society, Zugriff 1. November 2012, http://www.nationalmssociety.org/living-with-multiple-sclerosis/healthy-living/nutirtion-and-diet/index.aspx.

14 „The Academy's Annual Reports", Academy of Nutrition and Dietetics, 2012, http://www.eatright.org/annualreport/.

15 Der erste Verfassungszusatz beinhaltet u.a. die Meinungs-, Religions- und Pressefreiheit in den Vereinigten Staaten (Anm. d. Übers.).

16 Pamela Popper, *Solving America's Healthcare Crisis* (Worthington, OH: Bristol Woods Publishing, 2011), Kindle edition, Kindle location 4932.

17 Pamela Popper, E-Mail-Korrespondenz mit dem Autor, 15. Oktober 2012.

18 Die Präsentation können Sie sich unter http://thechinastudy.com/and-monopoly ansehen. Für weitere Hintergrundinformationen, E-Mail-Beweismaterial und interne AND-Dokumente verweise ich auf Michael Ellbergs äußerst kritische Enthüllungsgeschichte auf Forbes.com, „Is the ADA Intentionally Using State Legislatures to Block Alternative Nutrition Providers?", http://www.forbes.com/sites/michaelellsberg/2012/07/10/american_dietetic_association_2/.

19 Pamela Popper, E-Mail-Korrespondenz mit dem Autor, 16.10.2012.

20 „Commission on Dietetic Registration Continuing Professional Education Accredited Providers", Commission on Dietetic Registration, Academy of Nutrition and Dietetics, accessed November 1, 2012, http://www.cdrnet.org/whatsnew/accredited_providers.cfm.

21 „Benefits of Becoming a CPE Accredited Provider", Commission on Dietetic Registration, Academy of Nutrition and Dietetics, accessed November 1, 2012, http://www.cdrnet.org/pdrcenter/pabenefits.cfm.

22 J. Leonard Lichtenfeld, „During Breast Cancer Awareness Month We Must Not Only Celebrate Our Success But Also Understand Our Limitations", *Dr. Len's Blog*, American Cancer Society, 3. Oktober 2012, http://www.cancer.org/aboutus/drlensblog/post/2012/10/03/during-breast-cancer-awareness-month-we-must-not-only-celebrate.aspx.

IV Schlussgedanken

19 Anleitung zum Gesundsein   295

19 Anleitung zum Gesundsein

Wenn ein kleiner Vogel ein Sandkorn vom Strand in seinen Schnabel nähme und ihn ir-
gendwie bis zum entferntesten Quasar des Universums transportieren könnte und wenn er
dann zurückkehren würde und das wiederholte, bis jedes Sandkorn von allen Stränden
und vom gesamten Meeresboden verschwunden wäre, würde die Ewigkeit gerade erst be-
ginnen.

Anonymer Autor, gefunden auf der Hauswand
des Maté Factor Cafes, Ithaca Commons, NY

Ich hoffe, dieses Buch konnte Sie davon überzeugen, dass wir zu einem anderen Denken über das Thema Gesundheit finden müssen. Wir müssen die Ernährung als Säule unseres Gesundheitssystems begreifen, nicht als Fußnote. Auch sollten wir die Grenzen unseres reduktionistischen Paradigmas erkennen und zu akzeptieren lernen, dass es auch gültige Beweise jenseits dessen gibt, was das reduktionistische Paradigma uns sehen lässt. Wenn wir die Bedeutung der Ernährung, ihre Wirkung auf den Organismus und ihr Potenzial zur Förderung unserer Gesundheit wirklich verstehen möchten, müssen wir damit aufhören, die reduktionistische Forschung für die einzige Möglichkeit zu halten, die uns Erkenntnisgewinn bringt, und sie vielmehr als Werkzeug nutzen. Die Ergebnisse dieser Forschung lassen sich am besten innerhalb eines holistischen Bezugssystems bewerten und einordnen. Außerdem sollten wir uns die Ganzheitlichkeit bzw. den Holismus auch jenseits der Ernährung zunutze machen. Der Körper ist ein äußerst komplexes System. Die menschlichen Körper, die sich zu einer Gesellschaft verbinden, sind sogar ein noch komplexeres System, und das menschliche Leben in seinen wechselseitigen Beziehungen zu der gesamten Natur des Planeten ist von einer Komplexität, die unsere Vorstellungskraft übersteigt. Wir

können es uns nicht länger erlauben, diese Komplexität zu ignorieren.

Mir ist bewusst, dass meine Vorschläge hier tektonischen Verwerfungen in unserem Denken über die Themen Ernährung, Medizin und Gesundheit gleichkommen. Diesen Prozess voranzutreiben, wird sicher nicht leicht sein. Aber es ist möglich. Ich weiß das, denn ich habe diesen Schwenk während meiner beruflichen Laufbahn selbst vollzogen.

Meine Promotionsarbeit, die ich vor über 50 Jahren geschrieben habe, hat sich mit dem übergeordneten biologischen Nutzen von tierischem Eiweiß befasst. Ich glaubte so fest wie jeder Fleisch liebende Rinderbaron, dass es keine bessere und gesündere Proteinform für uns gibt als die aus Milch und Fleisch. Doch wie ich Ihnen hier – und bereits in der *China Study* – auseinandergesetzt habe, ist meine heutige Einstellung eine völlig andere. Heute bin ich davon überzeugt, dass es keine gesündere Ernährungsform gibt als eine vollwertige, pflanzenbasierte Ernährung (PBE), ohne Zusätze von Fett, Salz oder raffinierten Kohlenhydraten.

Mein Sinneswandel geht auf die wissenschaftlichen Beweise zurück, auf die vielen empirischen und wissenschaftlich fundierten Belege, die meine Forschungsgruppe über viele Jahre zusammengetragen hat. Gestützt wurden diese Ergebnisse in den vergangenen Jahren von Kollegen aus der klinischen Medizin, die unabhängig und auf überzeugende Weise die Möglichkeiten der PBE für eine Rückbildung ernster Erkrankungen ohne Medikamente und medizinische Eingriffe dokumentieren konnten.

Doch für solch einen Wandel im Denken brauchen wir mehr als nur wissenschaftliche Beweise. Wir brauchen ein anderes Verständnis für unseren Körper und somit auch für die Art, in der Erkenntnisse in Bezug zu den Körperfunktionen verstanden werden. Ich hoffe, dass Ihnen dieses Buch dabei helfen kann, auch das zu erreichen.

Ganz am Anfang meiner wissenschaftlichen Laufbahn, noch bevor ich mich mit Aflatoxin und der mischfunktionellen Oxidase (MFO) beschäftigte, hatte ich ein Gespräch mit einem meiner Professoren in Cornell über einige, die sich mit der Rolle von vier verschiedenen Nährstoffen bei zwei Krankheiten befassten: der Enzephalomalazie (Hirnerweichung) bei Hühnern und der progressiven Muskeldystrophie (Muskelschwund) bei Kälbern. Es zeigte sich, dass die Aktivität jedes einzelnen der vier Stoffe die Aktivität der anderen drei maßgeblich beeinflusst, was zu veränderten Reaktionen des Körpers auf die Erkrankung führte.

Als ich meinen Professor fragte, wie häufig solche Interaktionen bei anderen Nährstoffen vorkämen, meinte er, dass dies häufig der Fall sein, in der experimentellen Forschung aber nur wenig untersucht würde. Diese Effekte seien äußerst schwierig zu untersuchen und beinahe unmöglich korrekt zu interpretieren. Obwohl die Nährstoffe in der Natur in komplexer Weise agieren, mussten wir uns damit begnügen, ihre Aktivität in einer simplen, linearen

Weise vorzustellen, um überhaupt akzeptable wissenschaftliche Ergebnisse zu erzielen. Mit anderen Worten: Sogar als die Notwendigkeit eines holistischen Bezugsrahmens erkennbar wurde, mussten wir immer noch reduktionistische Forschung betreiben, als handle es sich dabei um die ganze Wahrheit.

Diese Komplexität zu übergehen, hat mich enorm gewurmt und die Art meiner Forschungsarbeiten mit Aflatoxin und MFO beeinflusst. Ich hätte diese Arbeiten wohl nicht in Angriff genommen, wenn ich nicht bereit gewesen wäre, eine unbestrittene reduktionistische Tatsache infrage zu stellen: Aflatoxin verursacht Leberkrebs. Hätte mich die Idee von Komplexität nicht so interessiert, hätte ich wohl nicht nach anderen Faktoren neben Aflatoxin gesucht, die möglicherweise die Entwicklung des Leberkarzinoms beeinflussen. Ich hätte wohl auch nicht entdeckt, dass Aflatoxin dabei nicht einmal der wichtigste Faktor ist. Und ich hätte wohl auch keine Gelegenheit gehabt, mein Verständnis und meine Wertschätzung für unsere biologische Komplexität zu vertiefen, die ich mit Ihnen teilen möchte.

Dieses Verständnis für die ungeheure Komplexität war der entscheidende Faktor, um die vielen reduktionistischen Forschungsergebnisse anders einordnen zu können. Ich sah ein, wie wichtig es ist, diese Ergebnisse nicht als vollständige, in sich abgeschlossene Wahrheiten zu betrachten, sondern als Teile eines größeren und bedeutenderen Puzzles.

Kein einzelner Befund – dass z. B. die MFO-Katalyse von Aflatoxin zu Leberkrebs führt, oder dass Betacarotin vor Lungenkrebs schützt – steht für das Ganze. Deshalb ist dieser auch deutlich weniger Erfolg versprechend als andere Wege, oder sogar gefährlich, wenn das Vorgehen nach diesen Einzelergebnissen ausgerichtet wird (Aflatoxin meiden, um kein Leberkarzinom zu bekommen; Betacarotin als Ergänzungsmittel nehmen, um Lungenkrebs zu verhindern), ohne sie in ihrem komplexen, holistischen Gesamtzusammenhang zu sehen.

Die Ergebnisse aus unseren reduktionistischen Experimenten mit MFO und tierischem Eiweiß sind wichtig, aber weniger aufgrund des speziellen Ergebnisses (nach dem tierisches Eiweiß ein entscheidender Kofaktor bei der Entstehung des Leberkarzinoms ist), sondern wegen des biologischen Prinzips, die sich daraus ableiten lassen. Ich habe dadurch das Krebsgeschehen besser verstanden und wie die Ernährung als komplexes System die Krebsentwicklung und möglicherweise auch anderer Erkrankungen beeinflusst. Das grundlegende biologische Prinzip, dass durch die MFO-Experimente aufgedeckt wurde, zeigt dass es nötig ist, die Wirkung von tierischem Eiweiß am ganzen Menschen in der realen Welt und in seiner ganzen Komplexität zu untersuchen.

Mit diesen Gedanken im Kopf machten wir uns an das Projekt im ländlichen China, das dann in Buchform als *China Study* bekannt wurde. Wir wollten keine einzelnen chemischen Mechanismen untersuchen, wie ich es die ganzen Jahre zuvor im Labor gemacht hatte, sondern Muster für Ursachen und Wirkungen erkennen, die dabei helfen könnten, die komplexen Zusammenhänge zwischen Ernährung und Krankheit besser zu verstehen. Wir suchten nach dem größeren Zusammenhang, der solche Befunde wie mein MFO-Ergebnis

bestätigen oder infrage stellen würde. Und wir fanden ihn auch. Danach hatte sich meine Sicht auf die Themen Ernährung und Gesundheit endgültig verändert.

Im Rückblick fragt man sich leicht, was an diesem Wandel so schwierig war und warum er so lange gedauert hatte. Doch ich musste gegen die gleichen Glaubenssätze und Annahmen ankämpfen, die es mir jetzt so schwer machen, meine Kollegen und die Öffentlichkeit von dem zu überzeugen, was ich heute weiß.

Ganz oben steht da unsere Verehrung des tierischen Proteins. Der Glaube an die gesundheitlichen Vorzüge von Milch und Fleisch ist in unserer Gesellschaft derart tief verwurzelt, dass uns allein die Vorstellung schwerfällt, dass wir uns irren könnten und diese Nahrungsmittel in Wahrheit ziemlich ungesund sind. Es ist so ganz anders, als das, was wir seit Jahrzehnten zu glauben gelernt haben, ganz gleich, wie wahr es tatsächlich ist.

Dann ist da noch das reduktionistische Paradigma, das unseren Blick auf Dinge lenkt, die aus dem komplexen Ganzen herausgelöst wurden – und es damit auch ausschließt. Der Körper ist ein komplex verschaltetes System, doch wir haben uns daran gewöhnt, ihn uns als Ansammlung von Einzelteilen und Systemen vorzustellen, in denen einzelne Substanzen separate Dinge tun, die nichts miteinander zu tun haben. Mit der reduktionistischen Brille wird aus der Ernährung eher ein Haufen einzelner Nährstoffe als reichhaltige Kost und eher ein isoliertes Forschungsgebiet als der einflussreichste Faktor für unsere gesamte Gesundheit. Und trotz der Tatsache, dass diese Vorstellung von unserem Körper und unserer Gesundheit keine befriedigenden Antworten geliefert hat, halten wir weiter an dem Glauben fest, dass wir diese Antworten letztlich bekommen werden, wenn wir diesem Pfad immer weiter folgen, statt uns einzugestehen, dass an diesem Ansatz etwas nicht stimmen kann. Gefangen in diesem Paradigma, ist es schwer, sich auf eine Vorstellung einzulassen, die der Reduktionismus nicht vollständig erfassen kann.

Außerdem hält uns das profitorientierte System davon ab, nach nicht reduktionistischen Auswegen zu suchen. Der Reduktionismus ist mit seinen schnellen und einfachen Antworten, die jeweils nur auf eines von unzähligen möglichen Problemen ausgerichtet sind, viel profitabler als der Holismus. Und so lange die Industrie als treibende Kraft bestimmt, was die Wissenschaft erforscht, welche Studien finanziert werden, welche Ergebnisse veröffentlicht, verbreitet und in die offizielle Politik integriert werden, solange wird der Ausbruch aus dem reduktionistischen Paradigma ein schwieriges Unterfangen bleiben.

Die Biologie ist unfassbar komplex. Die Art und Weise, wie unser Körper Gesundheit erzeugt und erhält, ist das Ergebnis einer Millionen Jahre währenden Evolution – der Evolution nicht der einzelnen Zelle, nicht der Organe, auch nicht der Funktionssysteme oder gar des ganzen Körpers, sondern des Körpers als Teil des Nahrungsnetzes und der gesamten Natur. Doch entweder aus Ignoranz oder aus Gier spielen einige von uns lieber mit den einzelnen Elementen herum, reißen das Ganze auseinander und erschaffen mit den Einzelteilen ihre eigene, falsche Wirklichkeit. Krankheit, Behinderung und der vorzeitige Tod sind das zwangsläufige Ergebnis.

Doch wie können wir das alles aufhalten? Ich habe mich jahrelang darum bemüht, dass eine Veränderung von oben nach unten angestoßen wird, aber es klappt einfach nicht. Selbst wenn wir einzelne einflussreiche Persönlichkeiten von den Ergebnissen, die meine Kollegen und ich herausgefunden hatten, überzeugen konnten, sind ihnen oft die Hände gebunden, weil sie denen gegenüber verpflichtet sind, die dafür sorgen, dass sie im Amt bleiben (z. B. gegenüber Unternehmen, die Wahlkampagnen finanzieren). Selbst wenn dieser Umstand ihre guten Absichten nicht zu Fall bringt, sind sie immer noch dem politischen System ausgeliefert. Es gibt viele Wege, um gute aber unkonventionelle Ideen in ein bürokratisches Labyrinth zu steuern, wo sie dann zu wertlosen Programmen und Richtlinien verwässert werden, die nur noch wenig Ähnlichkeiten mit den ursprünglichen Ideen haben.

Doch die politischen Entscheider sind auch ihren Wählern verpflichtet, und das verleiht uns als Individuen Macht. Diese Idee kann wie ein Samenkorn nur von unten nach oben aufgehen, und nur wenn sich Wurzeln gebildet haben, kann sie auch Früchte tragen.

Ich habe mir viele Gedanken über die nächsten Schritte gemacht, die jeder Einzelne unternehmen kann, den ich in diesem Buch und in der *China Study* einigermaßen überzeugen konnte und der an einer Veränderung mitwirken möchte. Das Wichtigste ist eine Umstellung der Ernährung. Der Speiseplan lässt sich denkbar einfach zusammenstellen: Essen Sie vollwertige, pflanzenbasierte Nahrungsmittel mit wenig oder möglichst ohne Zusatz von Öl, Salz oder raffinierten Kohlenhydraten wie Zucker oder

Weißmehl. (Es gibt mittlerweile eine große Vielfalt nicht nur an veganen Kochbüchern, in denen jeder, der seine Ernährung umstellen möchte, Rezepte nach seinem Geschmack findet.) Nichts ist überzeugender, als Veränderungen selbst zu erfahren. Die entscheidende Veränderung unserer Einstellung zur Gesundheit wird sich Schritt für Schritt einstellen, bis schließlich auch die Politik an den Veränderungen mitwirkt. Wenn die Konzerne keinen Profit mehr aus unseren Krankheiten und unserer Unwissenheit schlagen können, wird auch die Industrie folgen.

Es wird Zeit, dass wir eine richtige Revolution anzetteln. Der Anfang ist gemacht, wenn wir unsere Glaubenssätze infrage stellen und unsere Ernährung umstellen. Das Ziel ist die Umwandlung der Gesellschaft als Ganzes.

V Anhang

Danksagung

Es gibt viele Menschen, die mich bei der Entstehung dieses Buchs unterstützt haben.

Zuerst und vor allem möchte ich meiner Frau Karen danken, ohne ihre Unterstützung wäre dieses Buch nicht zustande gekommen. Sie hat das Manuskript gegengelesen, hingenommen, dass ich die ganze Zeit am Computer saß, auch dann, wenn wir gemeinsam etwas hätten unternehmen können, das ihr mehr Spaß gemacht hätte. Sie war stets eine gute Zuhörerin und Kritikerin, wenn ich ihr meine Ideen vortrug. Nach 50 Ehejahren kennt sie meine Arbeit genau, und nachdem sie in den vergangenen zehn Jahren mindestens 400 meiner Vorträge gehört hat, weiß sie inzwischen genau, was der normale Leser und Zuhörer lesen und hören will. Sie sorgt dafür, dass ich auf dem Boden bleibe.

Howard Jacobson (promoviert in Gesundheitswissenschaften) hat als mein Koautor das Ganze erst lesbar gemacht. Er kann ausgezeichnet schreiben (mir gefiel vor allem seine bildhafte Ausdrucksweise). Er sorgte zusammen mit Leah Wilson, der Programmleiterin meines Verlags BenBella, dafür, dass wirklich ein Buch herauskommt. Sie stellten verschiedene Abschnitte um und setzten sie zu einer zusammenhängenden Geschichte zusammen. Ich kann ihre Professionalität und ihren Einsatz für das Buch nicht genug würdigen. Ich hatte das Privileg, das bestmögliche Redaktionsteam an meiner Seite zu haben. Ihr tiefes Einverständnis mit der Botschaft dieses Buches hat mich besonders gefreut. Ich möchte mich auch bei Glenn Yeffeth, der bereit war, sowohl dieses Buch und auch seinen Vorgänger *China Study* zu verlegen, für sein großes Interesse an meiner Arbeit bedanken.

Viele andere Menschen haben mich bei meinen Arbeiten in der experimentellen Forschung und bei meinen Bemühungen auf dem politischen Parkett unterstützt: Studenten, wissenschaftliche Assistenten, Techniker, Gaststudenten und die Mitarbeiter im Labor und vor Ort. Außerdem habe ich von der tatkräftigen Unterstützung Hunderter Kollegen profitiert, die Koautoren bei Forschungsberichten waren, mir in Fachgremien bei der Entwicklung der Nahrungsmittel- und Gesundheitspolitik zur Seite standen und die Ergebnisse für die Veröffentlichung kritisch prüften. Ohne ihr Engagement wäre dieses Buch nicht zustande gekommen.

Es liegt mir besonders am Herzen, den amerikanischen Steuerzahlern zu danken, die meine Forschungsarbeiten mit großen Summen finanziert haben (die ich in Konkurrenz zu anderen Wissenschaftlern meist vom *US National Cancer Institute* der NIH erhalten habe). Dadurch hatte ich die seltene Gelegenheit, mich frei von irgendwelchen Wirtschaftsinteressen der experimentellen Forschung zu widmen.

Schließlich möchte ich der Cornell University danken, die mir im Alter von 40 Jahren eine volldotierte Professorenstelle zuwies. Der Direktor *der Division of Nutritional Sciences* Mal Nesheim, der Dekan der *School of Nutrition* Dick Barnes, der Dekan der *School of Nutrition* Keith Kennedy und der Präsident der Universität Dale Corson führten die Bewerbungsgespräche mit mir und verschafften mir gemeinsam ei- ne Stellung, die mir eine praktisch beispiel- lose Gelegenheit für den Griff nach den Sternen verschaffte. Um meine Dankbarkeit für ihre Unterstützung in angemessener Weise auszudrücken, reichen Worte nicht aus. Die beispielhafte persönliche Einstel- lung jedes dieser Ehrenmänner verleiht der Idee von der Freiheit der Forschung echte Bedeutung – eine Idee, die dringend jede Unterstützung braucht, die sie in diesen schwierigen Zeiten bekommen kann.

Über die Autoren

T. Colin Campbell gehört seit über 50 Jahren zu den führenden Ernährungswissenschaftlern. Er hat über 300 wissenschaftliche Beiträge verfasst. Sein Vermächtnis, die *China Study*, die er zusammen mit seinem Sohn Thomas Campbell geschrieben hat, ist seit seiner Veröffentlichung im Jahr 2005 ein internationaler Bestseller. Er ist Jacob-Gould-Schurman-Emeritus für Biochemie an der Cornell University, war Koautor verschiedener staatlicher Expertenberichte zum Thema Ernährung und Gesundheitspolitik und hat weltweit unzählige Vorträge über die wenig bekannten, aber umso bemerkenswerteren Effekte der Ernährung als Lösungsmodell für die Krise der Gesundheitssysteme gehalten. Er rief in Zusammenarbeit mit der *T. Colin Campbell Foundation* (tcolincampbell.org) und der Universität von Cornell eine einzigartige und äußerst erfolgreiche Reihe von Online-Kursen zum Thema pflanzenbasierte Ernährung (PBE) ins Leben.

Howard Jacobson ist Online-Marketingberater, Gesundheitserzieher und Ökogärtner in Durham in North Carolina. An der *Temple University* in Philadelphia erwarb er den Mastergrad in *Public Health* und promovierte in *Health Studies*. Zudem schloss er ein Geschichtsstudium in Princeton mit dem Bachelor ab. Er leitet eine Online-Marketingagentur und ist Autor des Buchs *Google AdWords For Dummies*. Er arbeitet als individueller Gesundheitsberater, berät zu Fragen der ökologischen Nachhaltigkeit und ist unter howard@permanator.com erreichbar.

Abkürzungsverzeichnis

ACS	*American Cancer Society*
AICR	*American Institute for Cancer Research*
ALA	Alpha-Linolensäure
AMA	*American Medical Association*
AND	*Academy of Nutrition and Dietetics*
ASN	*American Society for Nutrition*
CAFO	Confined Animal Feeding Operation
CBP	Carcinogen Bioassay Program
CDC	*Centers for Disease Control and Prevention*
CDR	*Commission on Dietetic Registration*
COPD	chronisch obstruktive Lungenerkrankung
DHA	Docosahexaensäure
DNA	Desoxyribonukleinsäure
EPA	Eicosapentaensäure
FDA	*Food and Drug Administration*
FNB	*Food and Nutrition Board*
FTC	*Federal Trade Commission*
HDL	high density lipoproteins
HMO	*Health Maintenance Organization*
ICD-10	*International Statistical Classification of Diseases and Related Health Problems*
JAMA	*Journal of the American Medical Association*

KHK	koronare Herzkrankheit
LDL	low density lipoproteins
MDR	minimum daily requirement (Mindesttagesbedarf)
MFO	mischfunktionelle Oxidase
MS	Multiple Sklerose
NAS	*National Academy of Sciences*
NEJM	*New England Journal of Medicine*
NCI	*National Cancer Institute*
NHHLBI	*National Heart, Lung, and Blood Institute*
NIH	*National Institutes of Health*
PAK	polyzyklische aromatische Kohlenwasserstoffe
PBE	pflanzenbasierte Ernährung(sweise)
PCB	polychlorierte Biphenyle
RDA	recommended daily allowances (empfohlene Tagesdosis)
RDI	recommended daily intake (empfohlener Tagesbedarf)
RNA	Ribonukleinsäure
TCM	Traditionelle Chinesische Medizin

Stichwortverzeichnis

A

Aberglaube   52
Addukte, DNA   269, 270
ADP-Ribose-Hydrolase, zyklische   102
Aflatoxin   34, 64, 79, 93, 95, 103, 105 f., 133, 137,
   268 ff., 298
   Katalyse   107
   Krebsentstehung   64, 95
   Leberkarzinom   64, 270, 298
Akne, Ernährung   9
Alpha-Linolensäure (ALA)   166
American Cancer Society (ACS)   250 f., 275 ff.,
   288 ff.
American Society for Nutrition (ASN)   286
Ames-Test   140
Aminosäuren   117
Analoga (Vitamine)   165
Angelli, Marcia   245
Angina pectoris   20
Anhang, Jeff   178
Antioxidanzien   10
   Betacarotin   70 f., 163, 167
Apfel
   Nährstoffe   66, 159 f., 162
   Oxidation   9 f.
   Vitamin C   159, 161 f., 231
Asbest   137
Aspergillus flavus   VII, 93
Astor, Jacob   21
Atkins-Diät   246, 266
Atkins-Gesellschaft   247
Ausbeutung, industrielle   205

B

Basenpaare, DNA   116 f.
Benyus, Janine   84
Benzene   137
Betacarotin   70 f., 163, 167
   Lungenkrebs   167 f.
   Nahrungsergänzung   168
Binder, Gordon   277
Biochemie, Ernährung   97
Bionik   84
Biotechnologie   277
Bioverfügbarkeit   69
Bluthochdruck. *Siehe Hypertonie*
Bohnen, Kalziumgehalt   71
Boone, Daniel   21
Boyer, Jeanelle   161
Broder, Sam   268

Brustkrebs   39
   Körperfett   86
   Mammografie   278
Bush, George W.   250

C

Carcinogen Bioassay Program (CBP)   136 f.
Carotinoide   70 f.
Casein   34 f., 40, 42, 96
Catechin   161
Chemotherapie   38, 150
Chen, Junshi   254 f.
China-Studie   38, 83, 89
Chlorogensäure   161
Chlorophyllin   269, 271
Cholesterin   40 f., 103
Chromosomen   117
CO_2,Treibhausgas   178
Cobalamin   122
Codon, RNA   117
Confined Animal Feeding Operation (CAFO)
   180 f., 183
Cook, Martin   209
COPD, Vitamin E   165

D

da Vinci, Leonardo   54
Damon, Matt   255
DDT   137
Dentzer, Susan   253, 255
Desoxyribonukleinsäure. *Siehe DNA*
Determinismus, genetischer   125 f.
Diabetes   6 ff., 197
   Omega-3-Fettsäuren   166 f.
   PBE   19
   Vitamin E   165
Dioxin   36, 136 f.
Disposition, genetische   87, 122, 131
DNA   113
   Addukte   269
   Basenpaare   116
   Doppelhelix   115 f., 121
   Molekül   116 f.
   Schädigung   106
Docosahexaensäure (DHA)   166
Dogma   56 f.
Dogmatismus   51
Doll, Richard   123
Doppelhelix, DNA   115 f., 121
Doppelverblindung, Studie   85
Drittmittel, Forschung   228 ff., 232, 234, 236

E

Eicosapentaensäure (EPA)   166
Eisen, Bioverfügbarkeit   70 f.
Eiweiß   35, 94, 96, 104 ff., 122, 265
    pflanzliches   10, 23, 35
    tierisches   23, 33 ff., 40, 65, 83 f., 106, 140, 149, 177, 299
Entzündung, Omega-3-Fettsäuren   166
Enzephalomalazie   298
Enzyme   93, 101 f.
    Homöostase   107
    Katalyse   103, 106
    MFO   103, 106
    Reaktionsgeschwindigkeit   102
Enzymreaktion. *Siehe Katalyse*
Epidemiologie   82, 89
Epoxid   104 ff.
Epoxidhydrolase   106 f.
Epstein, Samuel   277
Erdnüsse   VII
    Aflatoxin   64
    Leberkarzinom   93 ff., 147
Erdnussbutter, Aflatoxin   94
Erektionsstörungen   9
Erkältung, Ernährung   9
Ernährung
    Biochemie   97
    Definition   62
    ideale   8, 17
    Krebsentstehung   123
    pflanzenbasierte. *Siehe PBE*
Ernährungsberater   282
Ernährungsdeterminismus   126
Ernährungsempfehlungen   278, 282
    Milchprodukte   279
    MS   282
Ernährungsforschung   63, 89, 122, 167 f., 268
Ernährungsmedizin   153 f., 211, 217
Ernährungswissenschaft   121
    reduktionistische   62 ff., 122, 230, 233 f.
Esselstyn, Caldwell   20, 24 f.
Evolution, Genmutation   132
Evolutionsbiologie   84 f.

F

Fachzeitschrift   244
    Peer-Review-Verfahren   244
    Pharmaindustrie   245
    Publikationsbias   245
    Werbung   245
Fall-Kontroll-Studie   86
Falsifizierbarkeit, wissenschaftliche   56
Fastenprogramm, Hypertonie   246
Fastfood   20, 282
Fatigue-Syndrom   152
Fehlernährung   139, 154
Fettsäuren   103

gesättigte   40
ungesättigte   72, 164
Fibromyalgie   152
Fischölkapseln   167
Fixx, Jim   114
Flavonoide   161
Fleischindustrie   178, 278, 280
Fördergelder   195, 227, 230, 236
    NIH   267
    Pharmaindustrie   228
    Vergabe   267
Formaldehyd   137
Forschung
    Drittmittel   228 ff., 232, 234, 236
    empirische   82
    Fördergelder   195, 227, 230, 236
    Goldstandard   34
    holistische   88 f.
    Manipulation   229
    Markttauglichkeit   229
    Peer-Review-Verfahren   19
    pharmazeutische   151
    reduktionistische   64 f., 80, 88, 139, 151
    Spezialisierung   232
Fotosynthese   10

G

Galileo Galilei   52
Ganzheitlichkeit, Holismus   55 f., 297
Garner, Colin   104
Gen   117, 126, 131
    Expression   118 f., 126
    Manipulation   5
    Mutation   132, 135
    Schädigung   132
    Sequenzierung   115, 120
Genetik   113, 115, 116, 234
Genexpression   118 f., 126, 135
Genom, Entschlüsselung   115, 120
Gentherapie, Marktpotenzial   235
Gerberding, Julie   260
Geschmacksknospen, PBE   11
Gesundheit   26, 107
Gesundheitsforschung   17 f.
Gesundheitsinformation   225
Gesundheitsreform (USA)   261
Gesundheitssystem   147, 190, 192
    ideales   191
    Machtverhältnisse   198
    Profit   191
    Reaktivität   148
Ginseng   21
Glukosestoffwechsel   97, 100
Gluten   13
Gödel, Kurt   53
Gofman, John   23
Goldhamer, Alan   246
Goldstandard, Studien   85

Golub, Robert 247
Goodland, Robert 178
Gore, Al 177
Gorillas, Ernährung 84
Gottesteilchen 81
Grippe, genetische Disposition 131
Grundwasser 179

H

Hämophilie 131
Harman, Sidney 253
Hart, Ron 139
Hawking, Stephen 81
Heisenberg, Werner 54
Herzerkrankungen
    Cholesterin 40
    Fettsäuren, gesättigte 40
    Proteine 40
Herzkrankheit, koronare. *Siehe KHK*
Higgs-Boson 81
High-dose-to-low-dose-Interpolation 137
Hoffmann, Frederick 279
Holismus 50, 54f., 80, 88
    Bionik 84
    Evolutionsbiologie 84
    Forschung, empirische 82
    Physik 81
    Selbstähnlichkeit 81
Homöostase 107
Hühnerzucht 181
Human-Genom-Projekt 120
Humanismus 52
Humankanzerogen 137
Hypertonie 149, 246
Hysterie 152

I

Ibargüen, Alberto 253
ICD-10 152
Immunsystem, Gentherapie 235
Industrie
    Fastfood 282
    Gewinne 201, 214ff., 219, 235
    Gewinnmaximierung 225, 237
    Interessen 186, 194, 235, 249, 265
    Junkfood 278, 285
    Lobby 259ff., 267
    medizinische 6
    medizintechnische 200, 211f.
    Nahrungsergänzungsmittel 163f., 205, 217ff.
    pharmazeutische 6, 212ff., 217, 228, 245, 251, 277, 281, 287
    Spenden 276, 281, 287
Interferon, Krebstherapie 208

J

Jobs, Steve 206
Johnson, Lyndon B. 214
Junkfood, Industrie 278, 285

K

Kalzium
    ACS-Empfehlungen 279
    Osteoporose 264
    Resorption 70
    Wechselwirkungen 71
Kanzerogen 36, 133, 137
    Aflatoxin 34, 64, 79, 93, 95, 104, 268, 270, 298
    Ames-Test 140
    Casein 35, 40, 42
    chemisches 37, 40, 104, 142
    Dioxin 36
    Lebensmittelfarben 36
    Nitrate 36
    Tierversuch 137
Katalyse 101, 103, 106
    Aflatoxin 107
KHK (koronare Herzkrankheit)
    Ernährung 20, 24
    PBE 24
    Vitamin E 165
Klimaerwärmung 177
Kohlendioxid. *Siehe CO$_2$*
Kohlenwasserstoffe, polyzyklische aromatische (PAK) 137
Kopernikus 32, 52
Kopfschmerzen 18, 22, 216
Korrelation, statistische 82
Krankenhauskost 265
Krankheit
    Ätiologie 147f.
    Disposition, genetische 122
    Entstehung 131
    ICD-10 152
    Klassifizierung 152f.
    Umwelteinfluss 122
Krankheitsmanagement 154
Krankheitsversorgungssystem 5, 7, 147
Krebs. *Siehe Tumorerkrankung*
Kubena, Karen 71
Kühe 180
    Mastitis 181
Kupfer, Wechselwirkungen 71

L

Lebensmittel, Nährstoffgehalt 70f.
Lebensmittelindustrie 270, 275ff., 281, 283
Lebensmittelkennzeichnung 67, 263
Lebensstil, Änderung 20, 26, 198, 216f., 260
Leberkarzinom
    Aflatoxin 64, 106, 270, 298
    Erdnüsse 93

Lee, Sara   281
Lehrer, Jim   249, 253
Lichtenfeld, J. Leonhard   289
Liebig, Justus von   35
Light, Donald   213
Linné, Carl von   21
Liu, Rui Hai   159 f.
Low-Carb-Diät   13, 182
Low-Fat-Diät   246, 248
    Fettgehalt   266
Lungenerkrankungen, chronisch-obstruktive.
    Siehe COPD
Lungenkarzinom   79, 123, 167 f.
    Betacarotin   167 f.
Lykopene   248
Lyman, Howard   259

M

Magee, Peter   36, 246
Magnesium, Wechselwirkungen   71 f.
Mammografie   278
Maslow, Abraham   80
Massentierhaltung   180 ff.
Mastitis, Kühe   181
Mavko, Kay   284
McCay, Clive   121
Mckey, John   245
McMurray, David   71
Medien
    Fachzeitschriften   243 ff.
    Gesundheitsinformation   243
    Massenmedien   243, 247 ff.
    Wissenschaftsjournalismus   244 ff.
Medikamentenmetabolismus   72
Medizin
    chinesische   21, 56, 160
    reduktionistische   154
    westliche   56
Medizinbetrieb   205, 211
Melanom   207 f.
Metabolismus. *Siehe Stoffwechsel*
Metabolit   101
    kanzerogener   96
Methan   178
MFO (mischfunktionelle Oxidase)   93, 95, 103,
    106 f., 151, 298
Migräne, Ernährung   9
Milch   40, 65, 96, 122, 140, 180
    Multiple Sklerose   282
    Riboflavin   264
    Schulspeisungsprogramme   198
    Vitamin B$_2$ 264
Milcheiweiß. *Siehe Casein*
Milchindustrie   198 ff., 264
Miller, Jim und Betty   104
Mindesttagesbedarf, Nährstoffe   264
Molekulargenetik   116, 234
Monokausaliät   80 f.

Morrison, Lester   23
MS Society   281 f.
Mulder, Gerhard   35
Multiple Sklerose   281 f.
    Ernährungsempfehlungen   282
    Milchkonsum   282
Muskeldystrophie   298

N

Nährstoffaufnahme   69 f.
Nährstoffe   97
    Megadosen   72
    Mindesttagesbedarf   264
    Normalwerte   73
    paarweise   71
    Stoffwechsel   97
    Tagesdosis/-bedarf   68, 263
    Wechselwirkungen   71
Nährstoffgehalt, Lebensmittel   70 f.
Nährstoffmangel   68
Nahrungsergänzungsmittel   66, 68, 70, 159
    Betacarotin   168
    Chlorophyllin   269
    Gesundheitsnutzen   219
    Industrie   163 f., 205, 217 ff.
    Konsum in den USA   68
    Omega-3-Fettsäuren   166
    Vitamin E   165, 238
Nahrungsfette   71, 86 f., 265
Nahrungsmittel-Datenbank   67
National Institutes of Health. Siehe NIH
Nebenwirkungen   9, 18, 22, 198, 279
    Medikamente   5 f., 19 f., 22, 148, 150 f., 194, 266
NIH *(National Institutes of Health)*   235
    Aflatoxin   268
    Ernährungsforschung   267
    Fördergelder   267
    Forschungsbudget   268
Nikotin. *Siehe Rauchen*
Nitrate   36
Nitrosamine   137

O

Obama, Barack   260
Ogallala-Aquifer   179
Omega-3-Fettsäuren   166 ff.
    Diabetes   167
    Entzündung   166
    Fischölkapseln   167
    KHK   167
    Krebs   167
    Studien   167
Omega-6-Fettsäuren   166
Ornish, Dean   24, 27, 246
Ornish-Diät   246
Osteoporose, Kalzium   264

Oxidase, mischfunktionelle. *Siehe MFO*
Oxidation 9 f., 162

P

PAK. *Siehe Kohlenwasserstoffe, polyzyklische aromatische*
Paradigma 49
   Definition 50
   holistisches 51
   reduktionistisches 57, 61, 186
Pathogenese, Tumorerkrankung 133
PBE (pflanzenbasierte Ernährung) 8, 12, 17 f., 21, 50, 65, 83, 154, 175, 186, 189, 297
   Diabetes 19
   Forschungsergebnisse 26
   KHK 24
   Krebsprävention 134
   Melanom 209
   Nebenwirkungen 9
   Stoffwechsel 19
   Umstellung 183
   Wirkung 9
   Wirkungseintritt 198
   Wirkungsgrad 23
   Wirtschaftsinteressen 227
Peto, Richard 123
Pfirsich, Betacarotingehalt 70
Pflanzenstoffe, sekundäre 161
Pharmaindustrie. *Siehe Industrie, pharmazeutische*
Philosophie, wissenschaftliche vs. theologische 51
Phlorizin 161
Physik, theoretische 81
Phytotherapie 21
Pimentel, David 176
Placeboeffekt 85
Polypille, Prävention 215 f.
Popper, Karl 41
Powell, Earl W. 254
Prävention 18, 123, 125, 135, 164 f., 269 f.
   Polypille 215 f.
Primaten, Ernährung 84
Pritikin, Nathan 23
Prostatakarzinom, Vitamin E 238
Protein. *Siehe auch Eiweiß*
   Genexpression 117
   Synthese 119
Proxmire, William 218

Q

Quantenphysik 53
Quercetin 161
Querschnittsstudie 82

R

Radikale, freie 10, 167
Ranolazin 20, 24
Rauchen 11, 79 f., 123, 277
Reduktionismus 51 f., 56, 61, 79 f., 88, 175, 184, 197, 231
   Elefanten-Parabel 49
   Ernährungswissenschaft 62
   Grenzen 53
   Statistik 86 f.
   Studien 85 f.
   versus Holismus 50
Renaissance 52, 54
Retinol 70
Retrokausalität 81
Riboflavin 264
RNA (Ribonukleinsäure) 117
Rohn, Jim 69

S

Saccharin 138
Scheinkorrelation 83
Schimpansen, Ernährung 84
Schmerzen, chronische 9, 20, 22
Schock, hypoglykämischer 20
Schulspeisungsprogramm 189, 265
   Milch 199
Schweinezucht 181
Sears-Diät 69
Selbstheilungsmechanismus 106
Selen 71, 164
Sequenzierung, Genetik 115, 120
Shaffer, Beth 283
Skorbut 68
Smarr, Larry 115
Smith, Richard 245
Smith, Richard M. 252
Smuts, Jan 55
Soja 35
Spangler Nelson, Anna 253
Species-to-species-Extrapolation 138
Stamps IV, E. Roe 253
Statistik
   Ausreißer 33, 41
   Korrelation 82
Steroidhormon 103
Stimulus, Umwelt 131
Störvariable, Studien 86 f.
Stoffwechsel 19, 101 f.
   Aflatoxin 64, 104
   Nährstoffe 97 ff.
Stoloff, Len 268
Strahlentherapie 38
Studien
   Biomarker 169
   Doppelverblindung 85
   empirische 82 f.

Fall-Kontroll-Studie   86
Goldstandard   85
Korrelationsstudie   82
prospektive   85
Querschnittsstudie   82
randomisierte kontrollierte   85, 89
Störvariable   86 f.
Studiendesign   82, 85 f., 88
Substrat   101

T

Tagesbedarf, empfohlener   68, 263
Tagesdosis, Nährstoffe   68, 218, 264 f.
Tay-Sachs-Syndrom   126
Teilchenphysik   81
Theologie   51
Thomas, Lewis   131
Tierhaltungsindustrie   178, 180 ff.
Tierquälerei   179
    Hühnerzucht   181
    Massentierhaltung   180
    Schweinezucht   181
Tierversuch
    High-dose-to-low-dose-Interpolation   137
    Kanzerogenitätsbestimmung   137, 142
    Ratten   138
    Species-to-species-Extrapolation   138
Todesursachen, Vereinigte Staaten   6
Tokopherole   166
Tokotrienole   166
Traditionelle Chinesische Medizin
    21, 56, 160
Treibhausgase   178
Triglyceride   20
Tumorerkrankung   133
    Ernährung   123
    Ernährungstherapie   38
    Melanom   207
    Pathogenese   133
    Prävention   135
    Rauchen   80
    Vitamin E   165
    Wächterlymphknoten   207

U

Umweltschutz   176
Umwelttoxin   37
Underwood, Ann   252
Unvollständigkeitssatz   53

V

Venter, Craig   120
Verdauungsstörungen   9
Viehzucht, Klimaerwärmung   178
Vitamin   121
    Analoga   165 f.
Vitamin A   70 f., 167
Vitamin B_2 264
Vitamin B_{12} 122
Vitamin C   159
    Mangel   68
Vitamin D   71
Vitamin E   71, 164 f.
    KHK   238
    Nahrungsergänzung   238
    Prostatakarzinom   238

W

Wachstumshormone, Massentierhaltung   181
Wallace, David Foster   49
Warburton, Rebecca   213
Warner, Margaret   250
Wechselwirkungen
    Kalzium   71
    Kupfer   71
    Magnesium   71 f.
    Nährstoffe   71
Weight Watchers   69
Weizen   35, 176
Werbung, Pharmaindustrie   245
Wille, freier   80
Wissenschaft   51, 53 f., 57
    Falsifizierbarkeit   56
    Fördergelder   227, 236
    Hypothese   41
    Methoden   226
    Publikationsbias   245
    reduktionistische   53, 79, 186
    Spezialisierung   232
    westliche   52
    Wirtschaftsinteressen   226
Wissenschaftsjournalismus   244 ff.
Woodruff, Judy   254

Z

Zellmutation   104
Zerhouni, Elias   260
Zink   71
Zitratzyklus   97
Zone-Diät   69
Zwischenmetabolit   104 f.

T. Colin Campbell, Thomas M. Campbell

China Study

Die wissenschaftliche Begründung für eine vegane Ernährungsweise

2. Auflage, 2011
440 Seiten | Flexocover | 63 Abbildungen | 2-farbig
€ 29,80 | ISBN 978-3-86401-001-9

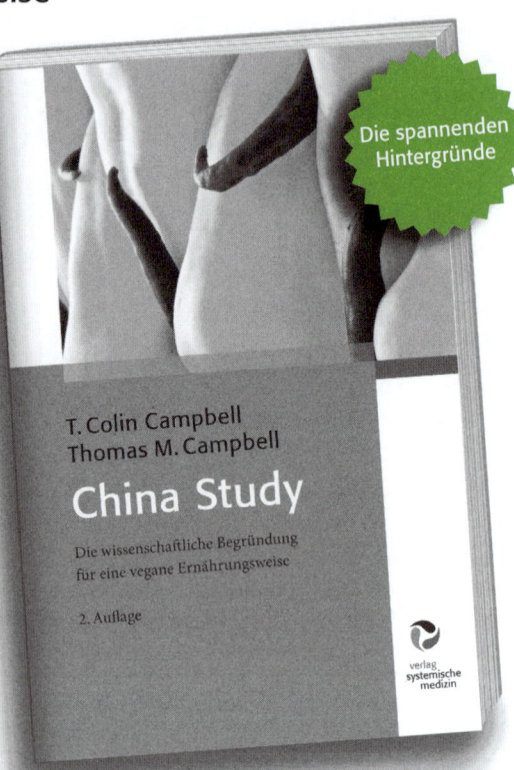

Die spannenden Hintergründe

Der renommierte Ernährungswissenschaftler T. Colin Campbell leitete die sogenannte China Study, die umfassendste Studie über Ernährung, Lebensweise und Krankheit in der Geschichte der biomedizinischen Forschung.

Die Studie belegt eindeutige Zusammenhänge zwischen tiereiweißreicher Ernährung und der Entstehung von chronischen Erkrankungen. Um die Vorteile einer veganen Ernährung zu untermauern, haben die Autoren hunderte weiterer ernährungswissenschaftlicher Studien ausgewertet. Ihre Ergebnisse fassen sie in diesem Buch auf verständliche und anschauliche Weise zusammen.

Unser Ernährungsverhalten beeinflusst unsere Gesundheit, aber auch die Entstehung von Krebs, koronaren Herzerkrankungen, Diabetes, Adipositas und Autoimmunerkrankungen wie Multiple Sklerose und Rheuma.

Die Autoren geben konkrete Ratschläge, wie wir durch vegane Ernährung gesundheitliche Vorschädigungen und chronische Erkrankungen erfolgreich bekämpfen können.

„Nachdem ich das Buch gelesen habe, habe ich meine Ernährung komplett umgestellt. Ich vermisse nichts und es geht mir Bombe."

Christoph Maria Herbst

Weitere Informationen unter: **www.verlag-systemische-medizin.de**

Adelheid Stöger

400 Rezepte der veganen Küche

Das Kochbuch zur China Study
In Zusammenarbeit mit Claudia Nichterl

2013 | 413 Seiten | Flexocover | 4-farbig
€ 29,80 | ISBN 978-3-86401-033-0

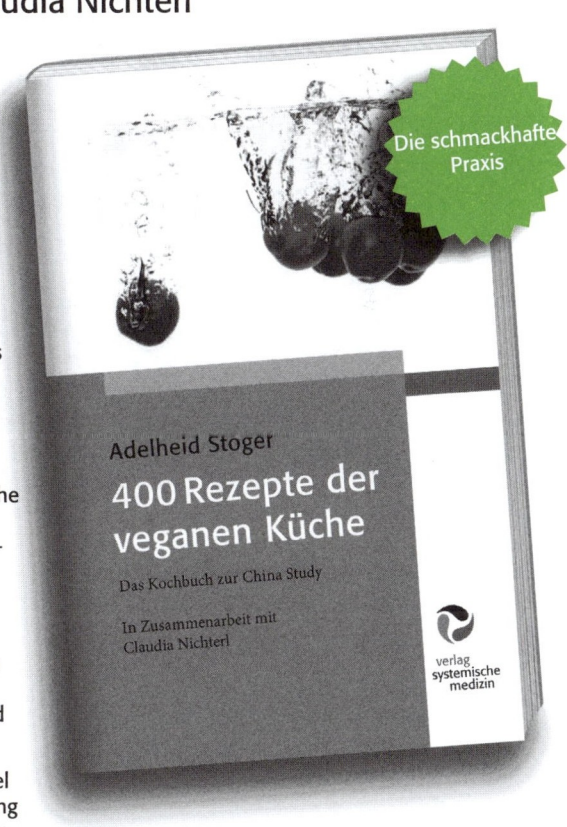

Die Lektüre der China Study hat eine Ärztin und eine Ernährungswissenschaftlerin zusammengeführt. Die Hauptzutaten für das Kochbuch zur China Study waren gefunden. Dieses Buch ist mit 400 Rezepten die wohl umfassendste vegane Rezeptsammlung im deutschsprachigen Raum.

Einzigartig ist die ernährungswissenschaftliche Einleitung, die die Grundlagen und Hintergründe der veganen Ernährung mit Querverweisen auf die China Study darlegt. Dort finden Gesunde wie chronisch Kranke viele gute Gründe, ihre Ernährung umzustellen.

Der Rezepturteil umfasst 17 Abschnitte: Von Suppen über Gemüse- und Currygerichte, Nudeln und Pasta bis Chutneys, Kuchen und Gebäck sowie Getränke.

Abgerundet wird das Buch mit einem Kapitel zur veganen Küchenpraxis und einem Anhang mit allem Wissenswerten über Möglichkeiten der Nahrungsergänzung, Auszügen aus der China Study und Literaturtipps aus Print und Online.

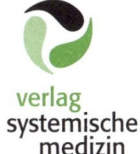

medizin weiter denken.

verlag
systemische
medizin

China Study – Das Hörbuch
Gelesen von Christoph Maria Herbst

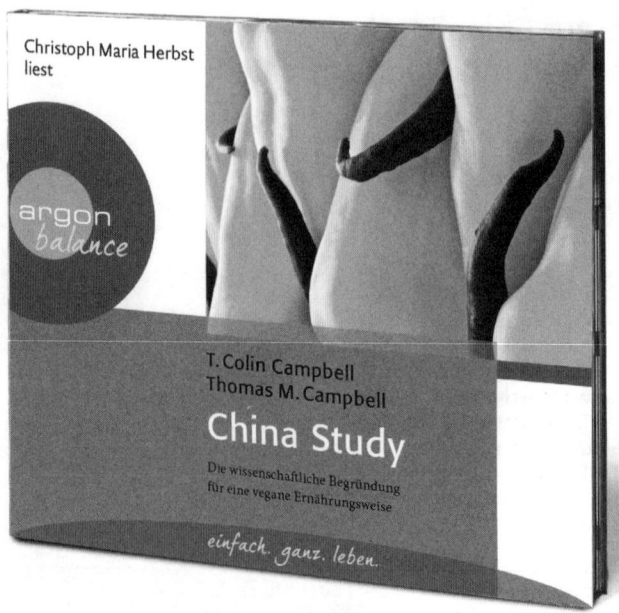

T. Colin Campbell   *China Study.*
Die wissenschaftliche Begründung
für eine vegane Ernährung

Sprecher: Christoph Maria Herbst
Laufzeit 3 Stunden, 7 Minuten
3 CDs   €16,95   ISBN 978-3-8398-8034-0

»Nachdem ich das Buch gelesen habe,
habe ich meine Ernährung
komplett umgestellt. Ich vermisse nichts
und es geht mir Bombe!«

CHRISTOPH MARIA HERBST

www.argon-balance.de